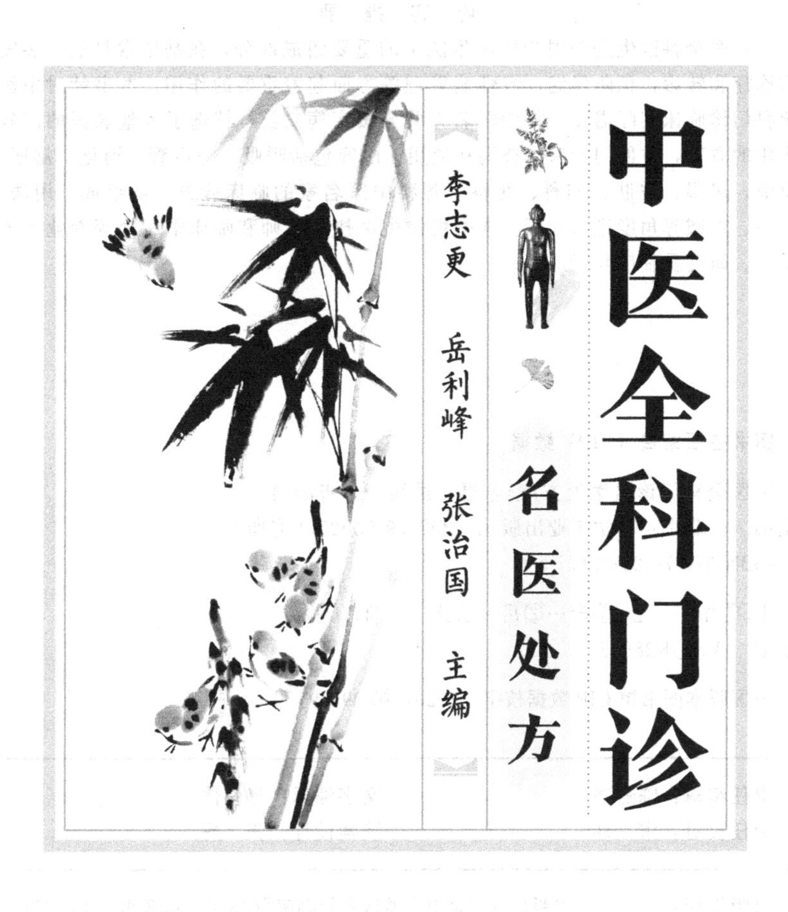

中医全科门诊名医处方

李志更　岳利峰　张治国　主编

化学工业出版社
·北京·

内 容 提 要

中医全科医生是中国全科医生队伍的重要组成部分，在基层常见病、多发病诊疗和转诊，预防保健，慢性病管理等方面起着重要的作用。本书针对中医全科门诊临床实际需要，将中医名方验方按疾病归类，精选了大量名医的高效实用的方剂，方便门诊医生查询和使用。内容包括呼吸、心血管、消化、泌尿、血液、风湿、皮肤、妇科、儿科等各科中医名家的临床验方，从组成、用法、主治、加减等角度进行介绍。本书可供中医执业医师和临床中医师等专业人士学习、研究及临床参考应用。

图书在版编目（CIP）数据

中医全科门诊名医处方/李志更，岳利峰，张治国主编. —北京：化学工业出版社，2020.9（2025.1重印）

ISBN 978-7-122-37177-5

Ⅰ.①中…　Ⅱ.①李…②岳…③张…　Ⅲ.①验方-汇编　Ⅳ.①R289.5

中国版本图书馆 CIP 数据核字（2020）第 095395 号

责任编辑：陈燕杰　　文字编辑：赵爱萍

责任校对：宋　玮　　装帧设计：张　辉

出版发行：化学工业出版社（北京市东城区青年湖南街 13 号　邮政编码 100011）

印　　装：北京盛通数码印刷有限公司

850mm×1168mm　1/32　印张 20　字数 604 千字

2025 年 1 月北京第 1 版第 7 次印刷

购书咨询：010-64518888　　售后服务：010-64518899

网　　址：http://www.cip.com.cn

定　　价：69.00 元

本书编写委员会

主　编　李志更　岳利峰　张治国

副主编　朱　典　高　珊　康　庆　曾仁宏　陈　颖
艾娟娟　东潇博　王冬梅　王燕宁　王　福

编　委　李志更　岳利峰　张治国　朱　典　高　珊
康　庆　曾仁宏　陈　颖　艾娟娟　东潇博
王冬梅　王燕宁　王　福　王　仑　陈静雯
程　引　曹亦楠　高　荣　高文波　何　恒
胡超群　姜幼明　雷雨晴　李苗苗　李亚楠
刘凡琪　刘　林　刘　阳　田　芃　王历花
王佩佩　王　艺　王　寅　王舢泽　肖　狄
肖　虹　徐元波　薛　琴　薛茸丹　于佳澜
于雁鸿　翟丽静　张　宁　张巧丽　张旭东
张稚淳　周丛笑　周宇馨　梁　媛　白明华
刘铁钢　霍素坤　陈昌乐　刘景波　刘玥芸
陈晓珩　祝成业　薛婉君　车轶文　甘大楠
刘忠杰　傅　强　解　华　韦　娜　田　莉
邵小桐　张　宇　杨　帆　唐　璐　唐　棠
郝学增　郑晨颖　程　淼　孔令博　郭明章
李卫东　谭　欣　孙琛琛　刘　果　李盼飞
芦红梅　康　杰　杜　娟　王莎莎　倪博然
丁　鹏　高姗姗　周培培　刘立安　潘　军

前言

中医全科医学与大卫生、大健康理念和预防为主的方针一脉相承，可以承担起广泛普及健康知识、提升健康素养，加快形成更健康的生活方式以及不断提升人民群众的健康获得感、幸福感和生活质量的时代健康重任。中医全科医学“养生治未病、疾病整体调理”的理念由来已久，可以追溯到上古时代，已为中华民族的繁衍昌盛和人民群众的健康做出了突出的贡献。然而中医全科医学的系统化建设不过二十多年的时间，初具规模，方兴未艾，随着“以治病为中心”向“以人民健康为中心”的健康内涵转变，大力发展中医全科医学，普及养生防病治病知识，具有很强的时代紧迫性。

本书内容力求将中医名方验方按疾病归类，做到所选方剂高效实用，门诊医生查询和使用简单明了，防病治病方便高效。本书整理了呼吸、心血管、消化、泌尿、血液、风湿、皮肤、妇科、儿科等各科中医名家的临床验方，从组成、用法、主治、加减等角度进行了简单的介绍，可供中医执业医师、主治医师、正副主任医师等专业人士学习、研究及临床参考应用，书中方剂排序不分先后。囿于时间及检索范围，有许多名家的名方还没有录入，我们会在今后的工作中不断补充和完善。同时在编写过程中，为了方便检索、编辑和运用，在衷于原方方义的前提下，我们对一些方剂进行了命名和适度改动，不当之处敬请谅解。

本书方剂中含有川乌、草乌、附子、马钱子、半夏、天南星、雄黄、何首乌、水蛭等有毒药物或有肝肾损害的药物以及超量应用药物的情况，对于因经验不足、配伍不当或其他应用不当而造成的医疗事故，本书编者概不负责任。最后，希望本书能对读者朋友有所裨益，恳请大家指教不逮！

本书在编写过程中得到中国中医科学院有关项目和北京中医药大学青年名医培育项目（BUCM-2019-QNMYB011）的资助，在此表示感谢！

主编

2020 年 8 月于北京

目录

第一章 呼吸系统疾病

第二章 心血管疾病

第三章 消化系统疾病

第四章 泌尿系统疾病

第五章 血液系统疾病

第六章 内分泌及代谢系统疾病

第七章 风湿性疾病

第八章 精神与神经系统疾病

第九章 皮肤系统疾病

第十章 男科疾病

第十一章 妇科疾病

第十二章 五官科疾病

第十三章 肿瘤疾病

第十四章 儿科疾病

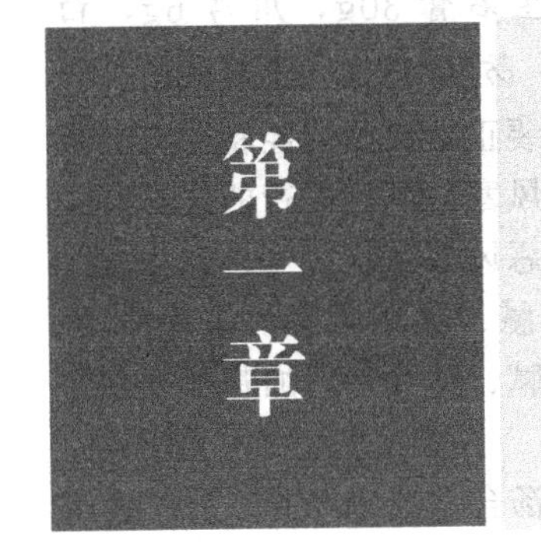

第一章 呼吸系统疾病

上呼吸道感染

上呼吸道感染简称上感，为外鼻孔至环状软骨下缘包括鼻腔、咽部或喉部急性炎症的总称。本病多属于中医“感冒”的范畴。

【方剂1】白云辉经验方

柴胡15g，黄芩12g，天花粉15g，葛根15g，金银花15g，连翘15g，板蓝根15g，桔梗10g，牛蒡子10g，菊花10g，薄荷（后下）6g，甘草5g。

用法与主治 水煎服，每日1剂，早晚各一次温服。此方为青海省中医院老中医白云辉教授的经验方，具有清热解毒，疏风散表的作用。用于治疗实证感冒之风热证、时行感冒证。主要症见发热，恶寒或寒热往来，头痛，咽干咽痛，鼻塞流涕，周身不爽，舌苔薄白微黄，脉微数。

加减 若感冒初起，表现为风寒证者，酌减清解药物剂量，加羌活、防风、荆芥等辛温发散之药；发热重者，重用柴胡、葛根；咽痛重者加山豆根15g、青果10g；咳嗽加杏仁10g、麦冬10g；鼻塞流涕不止加苍耳子15g、辛夷10g；头痛加川芎10g、白芷10g。

出处 巨邦科．白云辉老中医辨治感冒经验［J］．中国临床医生，2000，28（12）：18-19.

【方剂 2】裴正学经验方

麻黄 10g，桂枝 10g，杏仁 10g，生石膏 30g，川芎 6g，白芷 6g，细辛 3g，羌活 10g，独活 10g，防风 12g，甘草 6g。

用法与主治 水煎服，每日 1 剂。此方为裴正学教授的经验用方。具有祛风散寒，调和营卫的作用。用于治疗风寒与风热伴行的感冒。主要症见头痛、发热、鼻塞、流涕、喷嚏、恶风等症状。

加减 若见头痛、鼻塞、流清涕、舌苔白腻、脉浮弱者，加苍耳子、辛夷；若见头痛、鼻塞、流浊涕、舌苔黄腻、脉数者，加苍耳子、辛夷、白芷、金银花、败酱草等。

出处 祁元刚．裴正学教授运用麻黄桂枝汤合方临床经验 [J]．西部中医药，2011，24（10）：21-23.

【方剂 3】史锁芳经验方

羌活 10g，苍术 10g，防风 10g，白芷 10g，细辛 3g，川芎 3g，麻黄 4g，杏仁 10g，生石膏（先煎）35g，薄荷（后下）6g，一枝黄花 15g，桔梗 6g。

用法与主治 水煎服，每日 1 剂。此方为江苏省中医院呼吸内科主任医师，南京中医药大学博士研究生导师史锁芳教授的经验方。具有祛风透表、清宣解热的作用。用于治疗急性病毒性上呼吸道感染。主要症见恶寒发热、无汗、头项疼痛、肢体酸楚疼痛、口干口苦、咽痛、或有咳嗽、舌苔薄白或黄、边尖红、脉浮等。

加减 寒热往来、口苦、恶心，加柴胡、黄芩、法半夏（小柴胡意）；头身困重、胸闷、苔腻，加淡豆豉、大豆黄卷、六一散（去甘草）；咽痛、咳嗽明显，加连翘、僵蚕、桔梗、前胡（去细辛、苍术）；口苦微渴者，加生地黄、黄芩。

出处 王聪．史锁芳教授治疗急性病毒性上呼吸道感染发热的经验 [J]．吉林中医药，2011，31（2）：103-104.

【方剂 4】赵淳经验方

荆芥 10g，防风 10g，太子参 15g，茯苓 15g，丹参 15g，金银花 15g，桔梗 10g，前胡 10g，枳壳 10g，甘草 5g。

用法与主治 水煎服，日一剂。此方为第三、四、五批全国老中医药专家学术经验继承工作指导老师，云南省老中医赵淳教授的经验方。具有疏风解表，益气清肺，祛痰通络的作用。用于治疗体虚感冒。主要症见鼻塞、流涕、咽痛、咳嗽、咳少量白色泡沫痰、神疲、乏力等。

加减 痰多加法半夏15g、化橘红10g；痰黄、咽痛加金荞麦15g、鱼腥草（后下）30g；便溏、纳呆加炒白术15g、炙鸡内金15g；喘甚加地龙15g、葶苈子15g；发热加柴胡10g、淡竹叶10g；咯血加地榆炭10g、白及15g、白茅根15g。

出处 张振宇，普勇斌，赵淳，等．赵淳教授经验方加减荆防败毒散治疗感冒经验 [J]．中医临床研究，2016，8（2）：66-67.

【方剂5】袁长津经验方

柴胡15g，黄芩15g，苍耳子15g，板蓝根15g，法半夏10g，羌活10g，辛夷10g，僵蚕12g，蒲公英30g，蝉蜕6g，炙甘草6g。

用法与主治 水煎服，日一剂，分两次口服。此方为湖南省名中医、全国第四批老中医药专家学术经验继承工作指导老师袁长津教授的经验方。具有祛邪解表、清热解毒、化痰和胃的作用。用于治疗流行性感冒及多因素所致的急性上呼吸道感染。主要症见头身疼痛，发热，乏力，恶寒或不恶寒，鼻、咽不适，分泌物增多，或伴咳、喘、咳痰等。

加减 风寒表证重者，重用羌活，另加红枣、生姜；风热表证重者，加连翘、蝉蜕；咽喉红肿疼痛，再选加桔梗、牛蒡子等；烦热、口渴者，加石膏、知母；胸闷呕恶、肠鸣泄泻者，去板蓝根，加藿香、厚朴、茯苓；腹胀、便秘者，加槟榔，甚则加大黄；嗳腐吞酸、腹胀纳差者，加炒莱菔子、神曲、槟榔；低热缠绵、小便黄赤者，加芦根、滑石；咳嗽，甚或喘息者，加麻黄、杏仁；气血虚者，加黄芪、党参、当归；气阴两虚者，加太子参、玉竹、麦冬等。

出处 周妍，袁长津．袁长津教授治疗流行性感冒经验 [J]．中医药导报，2009，15（12）：4-5.

【方剂6】王明月经验方

金银花10g，连翘10g，竹叶10g，荆芥10g，防风10g，牛蒡子10g，薄荷30g，生甘草10g。

用法与主治 每日1剂，水煎服。此方为山东中医药大学王月明教授的经验方。具有清热解毒，宣肺开闭的作用。用于治疗肺系温病初期肺卫表证阶段，也可用于风热感冒以及各种外感温热风热邪气。

加减 发热重者，加生石膏、黄芩；咳嗽者，加紫菀、川贝母；湿疹者，加苍术、苦参等。

出处 刘媛，王月明．王月明教授运用银翘散治疗儿科诸疾经验[J]．广西中医药大学学报，2012，(7)：13-15.

【方剂7】杨兰英经验方

金银花9g，连翘10g，竹叶4～6g，荆芥9g，牛蒡子10g，薄荷6g，生甘草6g，桔梗9g，芦根10g，葛根14g，羌活10g。

用法与主治 每日1剂，水煎服。此为定西名医马景忠老先生的徒弟杨兰英的经验方。具有辛凉解表的作用。用于治疗风热感冒。主要症见咽痛，咽喉红肿，发热，恶风，肢体酸楚，流浊涕，鼻窍干热，口干，口渴，咳嗽，痰黄，舌尖红，舌苔白干，脉浮数。

加减 咽痛较重、糜烂者，加板蓝根、玄参、蒲公英、黄芩；口渴发热者，加石膏；鼻塞、额头痛者，加辛夷、白芷；咽哑者，加胖大海。

出处 张萍，李玉霞．杨兰英治疗普通感冒经验总结[J]．中国民间疗法，2017，25(11)：17-18.

慢性支气管炎

慢性支气管炎简称慢支，是气管、支气管黏膜及其周围组织的慢性非特异性炎症。临床上以咳嗽、咳痰为主要症状，或有喘息，每年发病持续3个月或更长时间，连续2年或2年以上，并排除具有咳嗽、咳痰、喘息症状的其他疾病。

【方剂1】天龙咳嗽方

紫苏子15g，芥子6g，莱菔子10g，法半夏12g，黄芩10g，款冬花10g，百部10g，陈皮6g，甘草6g。

用法与主治 每日1剂，分早、晚两次内服。此方为广东省名中医邱志楠教授的经验方。具有止咳平喘的作用。用于治疗急、慢性支气管炎。主要症见咳嗽喘息、声高息涌、咳痰色黄、黏着稠厚等。

出处　王峰，潘俊辉．天龙咳嗽方治疗急慢性支气管炎65例[J]．中国中医药咨讯，2010，2（11）：206.

【方剂2】钟一棠经验方

南沙参15g，北沙参15g，金银花20g，菊花10g，杏仁10g，薄荷6g（后下），甘草2g。

用法与主治　将上述药物入锅用500ml的清水浸泡20分钟，再用大火煎煮5～6分钟，滤出药汁。在锅中加入400ml的清水用大火煎煮5分钟去渣取汁。将两次所得的药汁合在一起，放入热水瓶中，用适量的沸水冲泡1个小时，可频频代茶服用，每日服1剂。此为浙江省名老中医、全国五百名老中医药专家之一钟一棠的经验方。具有清宣透表、疏散风热、养阴清肺、化痰止咳的作用。用于治疗慢性支气管炎。临床适合有发热恶寒、头痛口干、喉痒咽痛、咳嗽或气急、舌质偏红、脉数等症状的患者使用。

加减　若有咽喉肿痛的症状，可去掉此方中的杏仁，加入玄参20g、桔梗6g、蝉蜕10g；患者的体温若较高，可增加此方中北沙参、金银花和菊花的用量或在此方中加入黄芩15g、蒲公英30g；患者咳嗽的症状若较剧烈，可去掉此方中的薄荷，加入前胡15g、象贝母15g；患者若有较重的呼吸急促症状，可去掉此方中的薄荷，加入枇杷叶（包煎）15g、地龙10g；患者若宿有痰饮，可去掉此方中的薄荷，加入茯苓18g、法半夏10g、芦根20g。

出处　南式达．名医钟一棠治慢性支气管炎的经验方[J]．求医问药，2013，（10）：39.

【方剂3】温肺煎

麻黄10g，生姜3片，细辛3g，紫菀10g，款冬花10g，法半夏10g，矮地茶20g，天浆壳15g。

用法与主治　水煎服，每日1剂，分两次温服。此为是江西中医药大学洪广祥教授的经验方。具有温肺散寒，止咳化痰的作用。用于治疗慢性支气管炎反复发作。主要症见咳嗽频作，咳稀白色痰，咳嗽不畅，鼻音重浊，胸部满闷，气短，喉间痰声明显，口不渴，恶风寒，无发热、平素怯寒，易感冒。舌质偏红，舌苔白微黄腻，脉浮弦滑。

出处 李美玲，李映霞．温肺煎治疗慢性支气管炎经验浅析［J］．中国民族民间医药，2016，25（22）：39-40.

【方剂4】武维屏经验方

生石膏20g，桑叶12g，太子参12g，麦冬10g，阿胶10g，杏仁10g，炙枇杷叶12g，柴胡10g，黄芩10g，法半夏10g，前胡10g，防风10g，钩藤12g，生甘草4g，丹参10g，浙贝母10g。

用法与主治 水煎服，每日1剂，分两次温服。此为武维屏教授运用小柴胡的经验方。具有清热润燥，益气养阴，调和枢机的作用。用于治疗慢性支气管炎。主要症见咳嗽复作、干咳，闻异味咳甚、少痰、咽干痒，大便溏，舌淡胖，边有齿痕，苔薄腻微黄，脉细弦尺弱。

出处 郑佳昆，冯淬灵，武维屏．武维屏伍用小柴胡汤治疗咳嗽经验［J］．世界中西医结合杂志，2016，11（2）：157-160.

【方剂5】王莒生经验方

炙麻黄10g，杏仁10g，炙甘草10g，防风10g，紫苏子10g，黄芩10g，桑叶10g，白芍10g，陈皮10g，法半夏10g，茯苓10g，辛夷10g，苍耳子9g，蝉蜕10g，僵蚕10g，葶苈子20g，干姜10g，细辛6g，旋覆花10g。

用法与主治 水煎服，每日1剂，早晚分服。此为全国第四批名老中医王莒生教授治疗亚急性咳嗽的经验方。具有散风宣肺、化痰通络的作用。用于亚急性咳嗽证属风邪恋肺、肺失宣降。主要症见长期咳嗽、咳少许白痰、咽痒、无喘憋等。

出处 周继朴，王莒生．王莒生教授治疗亚急性咳嗽经验［J］．世界中西医结合杂志，2012，7（12）：1022-1024.

【方剂6】麻菀咳宁汤

炙麻黄2g，炙紫菀6g，炙百部6g，杏仁5g，桑叶6g，辛夷6g，白芷6g，地龙6g，牛蒡子6g，陈皮4g，姜半夏5g，炒白术6g，瓜蒌子6g，莱菔子6g，焦山楂6g，炙甘草4g。

用法与主治 水煎服，每日1剂，早晚分服。此为桑杲主任医师辨治小儿咳嗽的经验方。具有宣肺止咳，运脾化痰的作用。用于拟治疗小儿慢性咳嗽。主要症见咳嗽，咳痰色白质黏，伴鼻塞流涕，舌质红，苔黄厚，脉浮。

加减　咳喘甚者，加用赭石、紫苏子、桑白皮；痰多色黄黏稠，鼻流浊涕，加用浙贝母、海浮石、竹茹，姜半夏改竹沥半夏；鼻塞流涕，加用辛夷、白芷、石菖蒲；纳食不馨，加用焦神曲、焦山楂、炒枳壳；恶寒头痛，加用荆芥、川芎；咽干咽痛，加用蝉蜕、桔梗；咳嗽无力，面色少华，加用党参、南北沙参、白术；阴虚重者，加用五味子、太子参。

出处　郭自强，桑杲．“调肺运脾，化痰祛湿”治疗小儿慢性咳嗽经验［C］．中国民族医药学会儿科分会 2017 年学术大会论文集，浙江立同德医院，2017：53-56.

【方剂 7】叶人经验方

厚朴 12g，姜半夏 12g，紫苏梗 12g，茯苓 15g，炙甘草 6g，柴胡 10g，炒枳壳 10g，炒白芍 15g，黄芩 10g，焦栀子 10g，浙贝母 15g，海螵蛸 15g，瓜蒌皮 12g，桑白皮 15g，郁金 12g，生鸡内金 12g，生姜 6g，大枣 15g。

用法与主治　水煎服，每日 1 剂，早晚分服。此为全国第三批优秀中医临床人才，浙江省中青年临床名中医叶人主任医师从肝胃论治慢性咳嗽的经验方。具有调顺肝胃之气，佐以清解郁热的作用。用于治疗慢性咳嗽属肝胃气逆、痰热蕴肺型。主要表现为反复咳嗽咳痰，伴情志不畅、咽中梗滞、胸闷脘痞、嗳气呕恶、吞酸嘈杂等症状。

加减　咳嗽较剧，咳痰色黄较多者酌加杏仁、紫菀、款冬花清热化痰止咳；身热懊憹，胸闷嘈杂者，加淡豆豉除烦宣郁；咳痰色白，胸闷喘逆，形寒肢冷者去黄芩、焦栀子，加干姜、五味子、细辛温化痰饮；咽痒咽痛较重者加僵蚕、牛蒡子利咽解痉，化痰散结；喘息咳逆，呼吸急促者去紫苏梗易为炒紫苏子，加当归、地龙平喘降气；情志焦虑，脘腹胀闷者加四磨汤疏肝理气。

出处　黄佳杰，方媚媚，袁拯忠，等．叶人主任医师从肝胃论治慢性咳嗽经验［J］．中国中医药现代远程教育，2017，15（19）：71-72.

【方剂8】利咽汤

金银花24g，连翘15g，板蓝根21g，黄芩15g，薄荷9g，射干12g，山豆根9g，玄参24g，生薏苡仁30g，锦灯笼6g，牛蒡子15g，蝉蜕9g，甘草6g。

用法与主治 水煎服400ml，分早晚2次温服。此为郑心教授的经验方。具有疏风清热、通鼻窍、利咽喉、宣肺益气的作用。用于治疗鼻后滴漏综合征所致的慢性咳嗽。主要表现为反复咳嗽、咳痰半年余，伴鼻塞、流黄涕，时有鼻内分泌物后流。痰量少，色黄，质黏。

出处 张丰燕，刘思远，刘筠，等. 郑心教授运用利咽汤加减治疗鼻后滴漏综合征致慢性咳嗽经验[J]. 亚太传统医药，2017，13（17）：101-102.

慢性阻塞性肺疾病

慢性阻塞性肺疾病简称慢阻肺，是以持续气流受限为特征的可以预防和治疗的疾病，其气流受限多呈进行性发展，与气道和肺组织对香烟烟雾等有害气体或有害颗粒的异常慢性炎症反应相关。临床表现为咳嗽、咳痰、气喘，本病多属于中医“咳嗽”“喘证”“肺胀”的范畴。

【方剂1】李俊杰经验方

桑白皮15g，黄芩12g，麻黄9g，石膏30g，杏仁10g，法半夏10g，陈皮10g，地龙10g，桃仁10g，芦根30g，瓜蒌15g，甘草6g。

用法与主治 每日1剂，水煎服。此方为陕西中医药学院李俊杰主任医师的经验方。具有清肺化痰，宣肺止咳平喘的作用。用于治疗痰热蕴肺的喘证。主要症见咳喘胸满，痰黄黏稠，不易咳出，或见发热不恶寒或微恶寒，小便黄，大便干，舌红苔黄或黄腻，脉滑数。

加减 若以风热表证为主，见咽部红肿疼痛，舌质红者，可合银翘散加味，热甚者加入鱼腥草、板蓝根等清热解毒之品。

出处 温霞. 李俊杰主任医师治疗慢性阻塞性肺病经验总结[D]. 陕西中医学院，2011.

【方剂 2】刘华为经验方

生黄芪 30g，党参 30g，苇茎 30g，瓜蒌皮 30g，白茅根 30g，冬瓜子 30g，桃仁 10g，杏仁 10g，桔梗 10g，麻黄 10g，炮姜 10g，五味子 6g，桂枝 6g，炙甘草 6g。

用法与主治 水煎 400ml，分两次早晚各温服 200ml。此方为刘华为教授的经验方。具有益气活血，化痰平喘的作用。主治肺胀（COPD）气虚血瘀，痰瘀互结证。主要症见胸闷气喘，气短乏力，自汗心悸，甚或双下肢水肿、颜面口唇紫暗等。

加减 如喘促气短、咳声低微、自汗恶风者，应酌加白术、防风；如食少纳呆、腹胀便溏突出者，可合用健脾益气的六君子汤；如腰膝酸软、动则气短、尿频量多突出者，可加参蛤散、冬虫夏草、胡桃仁等以益肾纳气；如咳痰不利、色黄质黏、口干、胸闷之时，可将瓜蒌皮换成全瓜蒌，再加黄芩、浙贝母、鱼腥草等以清泻肺热。

出处 马战平．刘华为教授“气化理论”学术思想述要及对慢性阻塞性肺病的临床研究［D］．陕西中医学院，2011.

【方剂 3】宋康经验方

虎杖 30g，芦根 30g，薏苡仁 30g，肺形草 15g，鱼腥草 15g，黄芩 10g，紫草 10g，淡竹茹 10g，前胡 10g，紫苏子 10g，杏仁 10g，枇杷叶 10g，丹参 10g，瓜蒌皮 10g，木蝴蝶 6g，生白术 20g，甘草 5g。

用法与主治 水煎 400ml，分两次早晚各温服 200ml。此方为宋康教授经验方。具有清热解毒、活血化瘀、化痰止咳的作用。用于治疗肺胀，属痰热夹瘀。主要症见咳嗽，夜间为甚，咳吐黄痰，质黏量少，难咳，咽干痒甚，舌色暗红，苔根黄厚稍腻，中前少苔，脉滑数。

加减 随证加减，在疾病缓解期，可根据患者的不同症状，在辨证施治的同时，加大益气固本之力，方恰到好处。若伴神疲纳少，舌质淡、苔薄白，脉濡细者，加薏苡仁等健脾利湿药。

出处 陈素珍，李柏颖．宋康教授基于络病理论运用“虎化汤”治疗慢性阻塞性肺疾病经验［J］．浙江中西医结合杂志，2014，(9)：747-748＋749.

【方剂4】陶凯经验方

麦冬24g，人参18g，黄芪9g，生地黄12g，五味子9g，当归9g，川贝母6g，砂仁6g。

用法与主治 水煎服，每日1剂。此方为陶凯教授经验方。具有补益肺肾、益气养阴生津兼清肺活血的作用。用于治疗慢阻肺危急重症期。主要症见咳嗽无力，呼多吸少，气短而喘，咳嗽痰少，吐痰清稀，声低，乏力，舌红少苔，脉弱细数。

出处 张煜潇，马君．陶凯辨治慢阻肺危急重症经验［J］．江西中医药，2016，47（10）：26-27＋28．

【方剂5】李红经验方

姜半夏10g，陈皮10g，胆南星10g，葶苈子10g，苦杏仁6g，黄芩10g，瓜蒌子10g，枳实10g，姜竹茹10g，当归10g，桂枝10g，地龙10g，丝瓜络10g。

用法与主治 水煎服，每天1剂，分3次，饭后半小时温服。此方为李红教授治疗肺胀急性期的经验方。具有清肺热、化痰浊、通血络的作用。用于治疗肺胀急性发作期。主要症见咳嗽痰多，痰质黏，色黄或白，难于咳出，喘息气急，甚者难以平卧，胸中满闷，小便短赤，大便干结亦可溏泄，舌暗，苔腻，脉滑数。

加减 便秘者加肉苁蓉10g、酒大黄6g以通畅大便；痰多者加炒莱菔子10g、紫苏子10g、芥子10g；气虚乏力者加党参15g、黄芪15g益气扶正。

出处 马玉坤，李红．李红教授中西医结合治疗老年慢性阻塞性肺疾病临床经验［J］．亚太传统医药，2018，14（12）：140-141．

【方剂6】龙丹理肺汤

地龙10g，丹参20g，麻黄6g，苦杏仁10g，炒黄芩10g，石膏15g，佛耳草10g，前胡20g，海浮石15g，干姜3g，陈皮10g，生甘草6g。

用法与主治 水煎服，每日1剂，早晚两次内服。此方为孟河医派费氏传人申春悌教授的经验方——龙丹理肺汤。具有清热化痰，化瘀平喘的作用。用于治疗慢性阻塞性肺疾病急性发作期痰热证。主要症见咳喘频作，胸闷气短，动则尤甚，咳痰量多，色黄白相间，质黏，咳吐不畅，时感心悸不适，唇有瘀点，舌暗红苔薄黄，脉细滑。

出处 高斌，申春悌．孟河医派从痰热瘀论治慢阻肺的临床经验分析[J]．医药前沿，2017，7（6）：342-343.

【方剂7】曾国强经验方

柴胡10g，法半夏12g，炒黄芩15g，明党参25g，炒白术20g，茯苓20g，川芎15g，丹参15g，防风15g，枳壳25g，桔梗15g，炙麻黄6g，杏仁10g，炙瓜蒌壳15g，砂仁10g，甘草6g。

用法与主治 水煎服，每日1剂。此方为云南省第三批名老中医曾国强主任医师的经验方。具有健脾益气、解表清里、疏肝理气、化痰祛瘀、止咳平喘的作用。用于治疗肺胀，主要症见咳嗽、咳黏痰、量多、胸部憋闷、动则喘促等。

加减 咳嗽，咳黄黏痰量多，舌暗红，苔黄腻，脉滑者，加浙贝母15g、天花粉15g、款冬花15g以加强清热化痰止咳。

出处 和丽菊，钟伟，曾国强．曾国强主任医师治疗肺胀经验[J]．云南中医中药杂志，2015，36（8）：6-8.

【方剂8】邵长荣经验方

桑椹12g，桑寄生12g，桑白皮9g，黄芪15g，当归12g，川芎15g，丹参15g。

用法与主治 水煎服，每日1剂。此方为上海中医药大学附属龙华医院邵长荣教授的经验方。具有补肾通络、泻肺祛痰的作用。用于治疗慢性阻塞性肺疾病（COPD）肺动脉高压属痰浊内蕴，肾虚血瘀证。主要症见咳嗽痰多，色白如泡沫样，质黏稠，活动后气急，伴乏力自汗，腰膝酸软，夜尿频繁，头晕耳鸣，面色稍见晦暗，双下肢无水肿，舌暗红，边有瘀点，脉细弦。

出处 郑敏宇．邵长荣补肾通络法治疗COPD肺动脉高压经验[C]．第九届国际络病学大会论文集，2013：71-73.

支气管哮喘

支气管哮喘简称哮喘，是由多种细胞（如嗜酸粒细胞、肥大细胞、T淋巴细胞、中性粒细胞、平滑肌细胞、气道上皮细胞等）和细胞组分参与的气道慢性炎症反应性疾病。主要特征包括气道慢性炎症，气道对多种刺激因素呈现的高反应性，广泛多变的可逆性气流受限以及随病程延长而导致的一系列气道结构的改变，即气道重构。临床表现为反复发作的喘息、气急、胸闷或咳嗽等症状，常在夜间及凌晨发作或加重，多数患者可自行缓解或经治疗后缓解。属于中医的“哮病”范畴。

【方剂1】定喘方

金银花15g，连翘15g，桑白皮10g，麻黄6g，生石膏20g，生姜10g，大枣10g，地龙6g，蒲公英10g，紫苏子10g，芥子15g，法半夏10g，黄芩10g，杏仁6g。

用法与主治 水煎服，每2日1剂，1日3次。此方为郑永科副主任医师的经验方。具有清热化痰、止咳平喘的作用。用于治疗小儿哮喘属热性哮喘。主要症见咳嗽喘息、声高息涌、喉间吼哮痰鸣、咳痰色黄、黏着稠厚、身热、面赤、口干尿黄等。

加减 痰多者加胆南星、竹沥；咳甚加款冬花；热重加栀子、鱼腥草。

出处 郑永科，谢庭俊．中医治疗小儿哮喘经验方［J］．中外健康文摘，2012，9（5）：408.

【方剂2】张志远经验方

经验方①：麻黄10g，芥子10g，连翘10g，梓白皮（或桑白皮）10g，杏仁10g，赤小豆15g，甘草6g，生姜3片，大枣3枚。

经验方②：麻黄9～12g，桂枝9～12个，杏仁9～12g，石膏15～30个，紫菀9～15g，紫苏子9～15g，甘草3～6g，生姜9～12片，大枣10～15枚。

用法与主治 水煎服，每日1剂。此方为山东省名老中医张志远活用经方治疗哮喘经验方。经验方①具有宣肺发表、清热除湿的作用。用治湿热郁蕴肺卫，气机被阻之喘证。主要症见气短、咳嗽、痰涎上涌等。经验方②具有宣肺清热、止咳平喘的作用。用于治疗哮喘属于外寒浮动，内热壅肺证。主要症见咳喘气促，烦躁不宁，痰黄黏稠，渴喜冷饮。

加减 经验方①：治表邪夹痰热蕴肺的哮喘，可去生姜之温，加地龙以增强清热平喘之效；用治邪郁肺卫的哮喘，加辛寒之浮萍以助麻黄散邪于表；治过敏因素致病者，方中麻黄、连翘、甘草用量稍增，或再加黄芪、防风、乌梅之类。经验方②：若津津出汗则将桂枝减去，增重石膏之量。

出处 岳娜，李明轩，王润春，等．张志远先生应用经方治疗哮喘经验［C］．中华中医药学会第十七次中医医史文献学术年会论文集，2015：238-239.

【方剂3】武维屏经验方

经验方①：柴胡10g，防风6g，乌梅10g，五味子6g，桂枝6g，白芍10g，厚朴10g，杏仁10g，炙甘草6g。

经验方②：当归15g，熟地黄20g，陈皮10g，法半夏10g，茯苓15g，金沸草10g，炙麻黄6g，连翘10g，赤小豆20g，知母10g，贝母10g，紫苏梗10g，藿香梗10g。

经验方③：柴胡10g，赤芍10g，白芍10g，枳壳10g，厚朴6g，旋覆花10g（包煎），赭石15g，煅瓦楞子12g，郁金10g，桑叶10g，桑白皮10g，炙枇杷叶10g，炙甘草6g。

经验方④：当归15g，赤芍10g，白芍10g，川芎10g，柴胡10g，炒枳壳10g，茯苓15g，白术10g，泽兰10g，泽泻10g，桃仁10g，杏仁10g，桂枝5g，紫苏子10g，紫苏梗10g。

经验方⑤：乌梅15g，当归10g，赤芍10g，白芍10g，太子参15g，细辛3g，桂枝6g，椒目10g，炙麻黄6g，制附片6g，黄芩10g，黄柏6g，枳实10g。

用法与主治 水煎服，每日1剂。此方为首都国医名师，北京中医药大学博士生导师武维屏教授的经验方。经验方①具有祛外风，息内风，降逆止咳的作用。用于治疗哮喘属风哮，内外相合，风摇钟鸣。主要特点为哮喘时发时止，或时轻时重，多可寻及明显诱因（过敏原），胁肋隐痛，胸憋干哮无痰，鼻塞流涕，咽干口渴，舌红少苔，脉弦细。经验方②具有滋肾益肺，化痰渗湿，宣肺理气的作用。用于治疗“痰哮”，证属肺肾两虚，痰湿上泛。主要特点见咳嗽气短，略有喘息，晨起咳大量白色泡沫痰，午后白黄相间，伴头晕乏力，手足心热，小便不利，舌质淡暗，苔白腻微黄，脉沉细略滑。经验方③具有调肝理肺，和胃降逆的作用。用于治疗哮喘发病或加重常与情志因素有关，女子又与月经周期关系密切以及支气管哮喘与胃-食管反流有关，为气郁哮。主要特点为干咳少痰，呛咳不已，易于夜间发作，咳甚喘起，夜寐不安，呕恶泛酸，两胁不舒，舌淡红，苔薄白，脉弦。经验方④具有疏肝健脾，活血化痰的作用。用于治疗血瘀哮，为肝郁脾虚，血行不畅，痰浊内阻，枢机不利，升降失常所致。主要特点见面色晦暗，胸憋气短，咳痰不爽，色白质黏，夜寐不安，抑郁不舒，纳呆懒言，舌质淡暗，苔薄白，脉弦细。经验方⑤具有调补阴阳气血，祛风活血化痰的作用。用于虚哮（激素依赖型哮喘），肝肾阴虚，肺卫不固，外风引动内邪，内外相合，风痰上扰，痰瘀互阻。主要特点见喘憋，不能平卧，咳痰黄白相间，气短，动则汗出，心烦口苦，口唇发绀，腰膝酸软，四肢厥冷，大便干结，二日未行，小便调，舌质暗红，苔薄黄，脉弦细略数。

加减 经验方①若由外感风寒引起者，酌加炙麻黄、紫苏叶；外感风热引动者，酌加蝉蜕、桑叶；若肝阳上亢明显者，酌加钩藤、地龙；阴虚血燥明显者，酌加生地黄、山茱萸。武维屏教授还常结合哮喘患者过敏原皮肤试验结果进行辨治，特别对霉菌过敏者更有其独到的经验，认为病发于冬季者，多为风寒挟湿袭肺所致，常选用麻杏苡甘汤加味，药如炙麻黄、杏仁、炒薏苡仁、苍术、白术、芥子、厚朴、炙甘草；病发于夏暑季节者，多为风、湿、热相合犯肺所致，常选用麻黄连翘赤小豆汤加减，药如炙麻黄、连翘、赤小豆、杏仁、石韦、苦参、白鲜皮等。经验方②如寒哮咳痰稀白，纳呆便溏，苔白腻，脉濡滑或沉滑者，常用其经验方柴朴二三汤：柴胡、厚朴、橘红、法半夏、茯苓、紫苏梗、芥子、炒莱菔子；对于热哮，咳痰黄黏，口渴欲饮，便秘，苔黄腻，脉弦滑或滑数者，常选用柴胡陷胸汤（大柴胡汤合小陷胸汤）加减：柴胡、黄芩、清半夏、全瓜蒌、枳实、赤芍、生大黄、胆南星。经验方③若见大便干结、腑实明显者，急当通腑降逆，常以大柴胡汤化裁。经验方④如兼有痰浊壅盛，痰瘀互阻者，加全瓜蒌、石菖蒲。

出处　崔红生，牛常霞．武维屏辨治支气管哮喘经验举隅［J］．北京中医药大学学报，2001，24（6）：66-67.

【方剂4】江柏华经验方

金银花（双花）30g，连翘20g，桔梗20g，枳壳20g，大贝母15g，紫菀20g，百部20g，前胡20g，枇杷叶15g，麦冬20g，五味子20g，太子参25g，白术20g，陈皮15g，甘草15g。

用法与主治　水煎服，每日1剂。此方为江柏华教授的经验方。具有疏风清热，润肺止咳的作用。用于治疗咳嗽变异性哮喘。主要特点为长期顽固性干咳，常常在运动、吸入冷空气、上呼吸道感染后诱发，在夜间或凌晨加剧，大多没有明显的气喘症状。

加减　伴鼻塞流黄涕者加辛夷10g，石菖蒲10g，苍耳子15g；伴有咽部充血，或有咽痛咽痒，可配清利咽喉化痰之品，如青果、诃子及沙参、玄参、木蝴蝶、桔梗等；伴有遇刺激性气味咳嗽加重，鼻痒、喷嚏、流清涕、流泪或眼部不适，可酌加蝉蜕、防风、僵蚕、苍耳子、紫苏叶、地龙、地肤子、白鲜皮等；伴有鼻窍不通者，可酌加宣通鼻窍如辛夷、白芷等宣通鼻窍。

出处　杨怡，张碧海，谭莉君，等．江柏华教授经验方治疗热邪蕴肺型咳嗽变异性哮喘［J］．黑龙江中医药，2016，45（1）：22-23.

【方剂5】徐志瑛经验方

炙麻黄9g，野荞麦根30g，炒黄芩12g，鹅不食草4g，浙贝母12g，桑白皮12g，桔梗9g，白芷12g，木蝴蝶9g，生薏苡仁30g，黄荆子12g，紫苏梗12g，苏木12g，浮萍12g，地肤子12g，紫草12g，炒白芍15g，川芎15g，浮海石12g。

用法与主治　水煎服，每日1剂。此方为国家级名老中医徐志瑛教授诊治支气管哮喘的经验。具有清热豁痰，祛风通窍的作用。用于治疗哮喘之冷哮。主要症见遇冷后咳嗽，夜间咳嗽甚，鼻塞，喉中痰鸣，咽痒，鼻痒，胸闷气急明显，不能平卧，舌质淡紫苔薄白，脉细滑。

出处　严颖，徐志瑛．徐志瑛治疗支气管哮喘经验［J］．浙江中医药大学学报，2013，(5)：522-523.

【方剂6】巴芪辛祛风止痒方

黄芪，巴戟天，细辛，麻黄，紫苏子，地龙，刺蒺藜，杏仁，白前，蜜紫菀，桔梗，甘草，桃仁，路路通，黄芩。

用法与主治 水煎服，每日1剂。此方为福建省名中医严桂珍教授诊治支气管哮喘的经验方。具有温补肺肾，止咳平喘，祛风止痒通窍的作用。适用于肾气肾阳不足，卫外不固型支气管哮喘，症见：气喘明显，呼多吸少，气不得续，干咳，夜间阵发性出现，咽痒，稍恶寒，乏力，伴鼻塞、流清涕，纳可，寐安，二便自如，舌红，苔白，脉沉紧。也适用于过敏性鼻炎、过敏性气管炎等。

加减 ①若新发外感恶寒、发热者，风寒者可予羌活、独活、紫苏叶辛温解表；风热者可用金银花、连翘、薄荷疏散风热；表虚恶风、卫外不固者，选白术、防风益气固表；鼻塞、流涕者，加苍耳子、辛夷、白芷宣通鼻窍；鼻鼽时作喷嚏者，酌加藿香、鹅不食草芳香化浊、通窍。②若咳嗽痰黄、量多，甄选鱼腥草、蒲公英、浙贝母等一两味药，清热化痰解毒，辅以黄芪、杏仁、桔梗排痰化脓外出。③若长期入寐困难，偏阴虚者加酸枣仁、柏子仁、百合养心安神；偏肝热者加栀子、淡豆豉、白芍；偏肝阳上亢者加龙骨、牡蛎、珍珠母重镇平肝潜阳；痰热扰心者加竹茹、远志。④若哮病伴有过敏性鼻炎、荨麻疹时作喷嚏瘙痒者，选用当归、补骨脂两味，旨在温肾、养血、祛风、止痒。

出处 李斌．严桂珍教授治疗支气管哮喘的经验［J］．广西中医药，2019，42（5）：49-50.

肺部感染

肺炎指终末气道、肺泡和肺间质的炎症，可由病原微生物、理化因素、免疫损伤、过敏及药物所致。细菌性肺炎是最常见的肺炎，也是最常见的感染性疾病之一。属中医学“咳嗽”“胸痛”“风温”“虚劳”“肺痿”等范畴。

【方剂1】和解清化方

柴胡、黄芩、金银花、连翘、法半夏、冬瓜子、枳壳、桔梗、甘草等（由小柴胡汤合银翘散加减组成）。

用法与主治 水煎服，每日1剂，早晚各一次温服。此方为黄吉赓教授治疗反复肺部感染的经验方，具有解其表而和其里，清其热而解其毒的作用。适用于反复慢性肺部感染疾病。

加减 按照黄痰量的多少和痰色的深浅加服穿心莲内酯片合银黄片或金荞麦片。对于有喘息的患者，加嫩射干、炙麻黄等；瘀象明显者，加紫丹参、广郁金；有胃疾者，加川黄连、吴茱萸、海螵蛸等；对于久病气虚明显的患者，加太子参、云茯苓、炒白术等。

出处 宣文豪，黄吉赓．黄吉赓用和解清化方治疗反复肺部感染经验[J]．上海中医药大学学报，2004，(4)：23-24.

【方剂2】麻杏石甘汤

麻黄5g，杏仁10g，石膏15g，甘草3g。

用法与主治 先将石膏用水浸泡30分钟，150ml水煮沸15分钟，加入预先浸泡好的其他药物，加水至盖过药面2cm，小火煎煮40分钟，直至药液浓缩至200ml左右，分早晚2次服完。麻杏石甘汤具有辛凉宣泄、清肺平喘之功效，是治疗风热闭阻证的经典方剂，开肺泄热功效显著。采用麻杏石甘汤治疗小儿支原体肺炎取得较好结果。

加减 热退去石膏，加芦根、土茯苓各10g；痰多加橘红、莱菔子各10g；咳嗽剧烈加桔梗、百部、紫菀各10g；高热不退加荆芥、金银花各10g。风寒袭肺证加淡豆豉、桔梗、防风各10g；风热犯肺证加连翘、薄荷、牛蒡子各10g；痰热壅肺证加桑白皮、前胡、紫苏子、黄芩各10g；阴虚肺热证加南沙参、麦冬、玉竹、天花粉各10g。

出处 杨春，梁文旺，李日东．麻杏石甘汤治疗小儿支原体肺炎的优势及机制探析[J]．世界中医药，2019，14(3)：691-695.

【方剂3】李发枝经验方

鲜芦根30g，桃仁30g，冬瓜子30g，薏苡仁30g，紫苏叶10g，鱼腥草30g，桔梗12g，葶苈子20g，浙贝母15g，紫苏子12g，陈皮12g，桑白皮30g，款冬花12g，甘草10g。

用法与主治 水煎服，每日1剂，早晚各一次温服。此方为全国第四批名老中医、河南省中医药专家组组长李发枝教授治疗中风后肺部感染的经验方，具有清热化痰、通瘀排脓的作用。

出处 杨俊红，陈英哲，张国海．李发枝教授治疗中风后肺部感染经验［J］．中医研究，2016，29（9）：38-40.

【方剂4】肺感方

黄芩，鱼腥草，法半夏，桃仁，瓜蒌，薏苡仁，芦根，大黄。

用法与主治 水煎服，每日1剂，早晚各一次温服。此方为第五批全国老中医药专家学术经验继承工作指导老师黄李平教授治疗重型颅脑损伤并发肺部感染急性期的经验方，具有清热化痰、泻下通便、养阴生津的作用。临床以发热、咳嗽、咳痰、痰黄、便秘、舌质红、脉滑数为主要表现。

加减 口干舌燥显著者，可加天花粉、百合、知母生津润肺；喘息者加射干、葶苈子泻肺平喘；痰多者可加浙贝母、胆南星加强祛痰止咳；痰黏黄稠者，可加天竺黄、竹沥清热化痰利肺；热重者加金银花、连翘清热泻火；腑气不通，大便秘结加芒硝、枳实通腑泄热，化痰除痞；咳痰带血者加白茅根、侧柏叶凉血止血；舌质暗、唇发绀，瘀血明显者加红花、丹参、川芎、牛膝等活血通经，化瘀通窍。

出处 吕军影，谢爱泽，李凯．黄李平教授治疗重型颅脑损伤并发肺部感染经验总结［J］．广西中医药大学学报，2015，18（4）：45-47.

【方剂5】黄李平经验方

陈皮，法半夏，厚朴，茯苓，薏苡仁，藿香，杏仁，石菖蒲。

用法与主治 水煎服，每日1剂，早晚各一次温服。此方为第五批全国老中医药专家学术经验继承工作指导老师黄李平教授治疗重型颅脑损伤并发肺部感染恢复期的常用方，具有燥湿化痰、健脾渗湿、化湿和胃的作用。临床以咳嗽重着、痰多壅盛、色白而稀、喉间痰声辘辘、舌质淡、苔白腻、脉滑等为主要表现。

加减 痰热未净、痰多者，加胆南星、浙贝母清热祛痰；痰气阻络，咳痰不畅者，可加白豆蔻、瓜蒌行气化痰；泡沫寒痰者加干姜、细辛温肺化痰；唇舌紫暗加桃仁、红花、赤芍活血化瘀。

出处 吕军影，谢爱泽，李凯．黄李平教授治疗重型颅脑损伤并发肺部感染经验总结［J］．广西中医药大学学报，2015，18（4）：45-47.

【方剂 6】清肺承气汤

陈皮 15g，瓜蒌子 15g，黄芩 10g，制胆南星 10g，法半夏 10g，茯苓 10g，大黄 12g，苦杏仁 9g，枳实 9g，厚朴 6g。

用法与主治　水煎服，每日 1 剂，早晚各一次温服。此方具有清肺解毒和泄热通便等功效。研究表明在西医临床治疗的基础上加用清肺承气汤治疗重症肺炎痰热壅肺证，能够改善患者中医主症积分和慢性健康状况评分，提升患者的临床治疗效果。

出处　张磊．清肺承气汤在重症肺炎痰热壅肺证治疗中的辅助作用[J]．湖北中医杂志，2019，41（3）：32-33.

【方剂 7】调补固元汤

党参 30g，黄芪 30g，麦冬 20g，白术 20g，川贝母 20g，枸杞子 20g，黄精 20g，薏苡仁 15g，山药 15g，炙枇杷叶 15g，炙甘草 9g。

用法与主治　每天 1 剂，水煎，分 2 次温服。此方可增强患者免疫力，减轻炎症反应，从而提高疗效。研究表明调补固元法辅助治疗肺脾肾虚型老年肺炎患者疗效肯定，能显著改善患者中医证候，降低炎症反应程度，且安全性高。

加减　口咽干燥、干咳无痰者，加用桑白皮、鲜芦根；血痰者，加茜草、白茅根、藕节、白及；胸背疼痛者，加延胡索、川芎、乳香、姜黄。

出处　蔡书宾，陈韵，张忠德．调补固元法治疗肺脾肾虚型老年肺炎疗效观察[J]．新中医，2018，50（8）：81-83.

间质性肺病

间质性肺病是一组主要累及肺间质、肺泡和（或）细支气管，以慢性炎症和间质纤维化为主要病理特征的肺部弥漫性疾病。临床主要表现为进行性加重的呼吸困难、限制性通气功能障碍伴弥散功能降低、低氧血症以及影像学上的双肺弥漫性病变，间质性肺病可最终发展为弥漫性肺纤维化和蜂窝肺，导致呼吸衰竭而死亡。间质性肺病在中医学中范畴较广，归属“肺痹、肺痿、喘证、咳嗽”等。

【方剂1】养肺汤

人参（或党参），黄芪，五味子，沉香，麦冬，玄参，当归，白术。

用法与主治 水煎服，每日1剂。此方是第五批全国老中医药专家学术经验继承指导老师，山西省著名呼吸病专家王有奎主任医师的经验方。具有益气养阴，健脾和胃的作用，适用于气阴两虚的肺间质纤维化，症见气短不足以息，动则加重，行动困难，咽干口干，声低气怯，咳嗽无痰或痰少不利，身热心烦，倦怠无力，不思饮食，便溏，肢体消瘦，舌红少苔，脉细。

加减 食欲不振者加砂仁、焦三仙；口黏，恶心呕吐者加紫苏、姜半夏；背冷或恶冷食者加干姜；腰背疼痛加狗脊、杜仲；下肢无力加牛膝；关节痛者加桂枝、白芍、威灵仙；面唇发绀加桃仁、红景天。

出处 尹政先，王济梅，王有奎．王有奎治疗肺间质纤维化经验简介[C]．山西省太原市中医院，2014：708-710.

【方剂2】王玉光经验方

生黄芪30g，金银花30g，当归30g，生甘草10g，穿山龙15g，石韦15g，天花粉15g，浙贝母10g，红景天15g，生地黄20g，山药10g，桔梗10g，百合15g，法半夏10g。

用法与主治 水煎服，每日1剂，早晚分服。此方是王玉光教授运用芪银三两三治疗肺部疾病的经验方。具有益气活血通络开痹的作用。适用于肺气亏虚、脉络痹阻的特发性肺间质纤维化，症见咳嗽、咳少量的白黏痰，气短，乏力，胸背痛，不喜饮，夜尿频，夜寐差，舌质红，少苔，脉弦略滑。

出处 李小军，王玉光．王玉光应用芪银三两三经验[J]．世界中西医结合杂志，2016，11（8）：1080-1082.

【方剂3】徐艳玲经验方

百合，玉竹，生地黄，麦冬，五味子，沙参，玄参，桑白皮。

用法与主治 水煎服，每日1剂，早晚分服。此方是辽宁省名医、呼吸病专家徐艳玲教授的经验方。具有滋阴清热，润肺生津的作用。适用于肺阴虚的间质病变，症见气逆喘促，干咳无痰，或甚则痰中带有血丝，口干咽燥，形体消瘦，低热，皮毛干枯，舌红乏津，脉虚数。

加减　口干咽燥甚者可加天花粉、芦根；午后潮热者可加银柴胡、地骨皮；痰中带血者可加三七、阿胶、白茅根。

出处　王丽娜．徐艳玲教授治疗肺间质纤维化学术经验浅探［D］．辽宁中医药大学，2008.

【方剂 4】宋康经验方

前胡 9g，紫苏子 15g，枇杷叶 9g，杏仁 9g，蝉蜕 6g，鲜芦根 45g，冬瓜子 9g，生薏苡仁 45g，虎杖根 30g，金荞麦 30g，石见穿 9g，皂角刺 9g，浙贝母 15g，半枝莲 15g，半边莲 15g，鱼腥草 30g，地肤子 9g，陈皮 9g，姜半夏 9g，茯苓皮 30g，桑白皮 9g，大腹皮 9g。

用法与主治　水煎服，每日 1 剂，早晚分服。此方为第四批全国名老中医学术经验继承指导教师宋康的经验方。具有宣肺降气，利水消肿，清热化痰的作用。适用于肺气不敛降，痰湿偏盛困脾的肺间质纤维化，症见咳嗽咳痰，咳痰色白量多，胸闷气急，双下肢水肿，舌淡苔白腻，脉滑。

加减　若患者干咳无痰，伴有口干，可选用沙参麦冬汤加减润肺降气；若患者痰少气逆，呛咳气短，肺气浮散，选用五味子、百合、乌梅等敛肺降气；若胸闷气急，双下肢水肿轻者，可去掉茯苓皮、桑白皮、大腹皮等利水消肿的药物。

出处　陈彬，杨珺超．宋康教授治疗肺间质纤维化经验［J］．云南中医中药杂志，2014，35（5）：11-12.

【方剂 5】刘建秋经验方

川芎 20g，丹参 20g，红花 15g，法半夏 15g，炙麻黄 10g，瓜蒌 10g，杏仁 5g，甘草 10g。

用法与主治　水煎服，每日 1 剂，早晚分服。此方是第 5 批全国名老中医药专家学术经验继承工作指导老师、黑龙江中医药大学附属第一医院呼吸科学科带头人刘建秋教授的经验方。具有补肺益肾，清热化瘀的作用。适用于肺肾两虚，热瘀互结的特发性肺纤维化，症见呼吸困难，活动后加重，干咳无痰，口干，乏力，面色晦暗，口唇轻度发绀。

加减 热盛者加黄芩、金银花、生石膏；痰多者加胆南星、前胡、款冬花；瘀重者重用川芎、丹参、红花，加桃仁、泽兰；肺气虚者加黄芪、党参；肺阴虚者加玉竹、沙参；肾气虚者加山药、菟丝子；肾精亏虚者加熟地黄、制何首乌、女贞子；肾阴虚者加龟甲、鳖甲、天冬；肾阳虚者加紫河车、补骨脂、淫羊藿；咳喘不止者加椒目、炒紫苏子；动则喘甚者加蛤蚧、磁石等。

出处 刘晓东，李竹英，刘建秋．刘建秋教授治疗特发性肺纤维化经验［J］．甘肃中医，2010，23（1）：14-15.

【方剂6】徐志瑛经验方

炒苍术、姜半夏、瓜蒌皮、薤白、制胆南星、广郁金、草果各12g，茯苓、荷叶、红景天各15g，生薏苡仁、鸡血藤各30g，防己、淡竹叶各9g，川黄连6g，肉桂3g。

用法与主治 水煎服，每日1剂，早晚分服。此方为全国老中医药专家学术经验继承工作指导教师徐志瑛教授的经验方。具有清热化痰、滋阴降火，兼少许活血化瘀的作用。适用于为痰热蕴肺合并肾阴亏虚的虚实夹杂证，症见面色潮红，咳嗽咳痰，痰色白量不多，活动后气急，时感胸闷，腰酸，胃纳可，寐欠安，大便调，小便正常。舌质淡紫、苔白腻，脉弦滑。

出处 吴雪琴．徐志瑛治疗间质性肺病的经验［J］．浙江中医杂志，2015，50（7）：471-472.

【方剂7】达络肺仙饮

麻黄6g，桔梗12g，浙贝母12g，杏仁9g，川芎9g，白果9g，黄芩12g，蜈蚣1g，甘草6g。

用法与主治 水煎服，每日1剂，分2次餐后服用。此方为张伟教授从“久病入络”学说的角度论治间质性肺病的经验方，以“宿邪缓攻”为治疗原则，用辛味药宣通络脉，择虫类药剔邪搜络。症见咳嗽、气短、胸闷、喘息、胸胁疼痛、动则加重等。

出处 陈聪，张伟．张伟从“久病入络”学说论治间质性肺病经验［J］．湖南中医杂志，2016，32（10）：29-31.

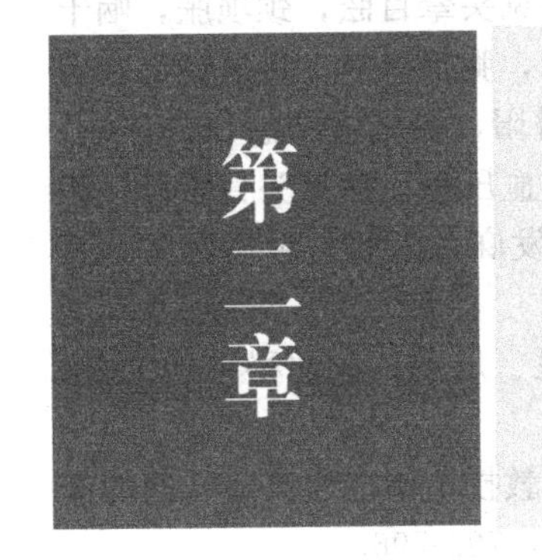

心血管疾病

高血压病

高血压病是一种以体循环动脉血压持续升高为特征的心血管综合性疾病，持续升高的动脉压可导致靶器官如心脏、肾脏、脑和血管的损害。本病多属于中医学“眩晕”“头痛”和“中风”等范畴。

【方剂1】张崇泉经验方

经验方①：夏枯草10g，栀子6g，白蒺藜15g，黄芩6g，生白芍20g，生地黄15g，泽泻10g，生石决明（后下）30g，甘草5g。

经验方②：生石决明20g（先煎），生地黄20g，生白芍20g，麦冬15g，女贞子15g，丹参15g，杭菊花10g（后下），天麻10g，牡丹皮10g，墨旱莲10g，葛根20g，生牡蛎20g（先煎）。

经验方③：天麻10g，钩藤（后下）、生白芍、生龙骨（先煎）、生牡蛎（先煎）各20g，怀牛膝10g，杜仲、桑寄生各15g，生地黄、怀山药各20g，丹参15g，僵蚕10g，全蝎3g，干地龙6g。

用法与主治 水煎服，每日1剂，早晚各一次温服。此方为浙江省名老中医张崇泉教授的经验方。经验方①具有清肝泻火的作用。适用于肝火亢盛型高血压病。症见头胀、头痛、面红目赤、急躁易怒、舌红苔黄、脉弦数等。经验方②具有滋阴平肝潜阳，活血通络的作用。适用于阴虚阳亢，心脉瘀阻型高血压病。症见头晕目眩，颈项胀，咽干口燥，走路头重脚轻，手抖，肢麻，健忘，胸部隐痛，舌质暗红，舌苔薄而干，脉细弦。经验方③具有平肝潜阳，通络化痰息风的作用。适用于阴虚阳亢，肝风夹瘀上扰清窍型高血压病。症见头目眩晕，甚则复视（视物有重影），步行欠稳，手足发麻，腰软，舌质红暗，舌苔根黄，脉细弦。

加减 经验方①兼痰热内蕴者可加胆南星、瓜蒌；大便秘结加大黄、草决明。

出处 王风雷，张炜宁，张崇泉．张崇泉教授论治老年高血压病的经验摭拾[J]. 中医药学刊，2005，23（5）：793-796.

【方剂2】张学文经验方

经验方①：生龙骨（先煎）30g，生牡蛎（先煎）30g，灵磁石（先煎）30g，石决明（先煎）30g，天麻12g，钩藤（后下）12g，川牛膝30g，川芎10g，地龙10g，红花10g，豨莶草30g，杜仲12g，葛根12g，僵蚕10g，松节15g，丹参15g，炒酸枣仁15g，合欢花10g。

经验方②：枸杞子12g，菊花12g，生地黄、熟地黄各10g，灵磁石（先煎）30g，山茱萸12g，杜仲12g，续断15g，石菖蒲10g，蝉蜕6g，川牛膝15g，丹参15g，红花6g，炒酸枣仁12g，栀子12g，首乌藤（夜交藤）30g，天麻10g。

用法与主治 水煎，每日1剂，早晚温服。此方为国医大师张学文的经验方。经验方①具有平肝潜阳，息风活血，滋补肝肾的作用。适用于肝阳上亢，瘀血阻滞之高血压病。症见眩晕，头痛，时轻时重，乏力，伴双手抖动、失眠多梦、小便频数、大便不爽、舌质暗、舌下络脉紫暗、苔薄黄、脉弦滑等。经验方②具有滋补肝肾，化瘀祛痰的作用。适用于肝肾不足，痰瘀内阻之高血压病。症见头晕，目眩，行走不稳，伴脑鸣，听力明显减退，腰膝酸软，下肢畏冷，心烦失眠，便秘、便溏交替出现，舌质淡，苔微黄腻，舌下脉络迂曲，脉弦细数。

加减 经验方①兼腰酸者可加楮实子；经验方②兼腹胀者可加白术、炒山药。

出处 沈智理，刘春华．国医大师张学文运用活血化瘀法治疗眩晕经验［J］．湖南中医杂志，2015，（7）：13-15.

【方剂3】王庆海经验方

山茱萸20g，炒山药15g，熟地黄15g，茯苓15g，盐泽泻15g，牡丹皮30g，丹参30g，牛膝10g，制附子（先煎）15g，桂枝7g，鸡内金15g，焦山楂15g，麸炒枳实15g，芥子10g，紫苏子10g，莱菔子15g，牡蛎（先煎）25g，炒桃仁15g，黄连6g。

用法与主治 水煎，每日1剂，早晚温服。此方为王庆海教授的经验方，具有温补肾阳，化痰降浊的作用。适用于肾阳不足，痰浊内阻之高血压病。症见血压升高，头部昏沉、胀痛，胸闷气短，偶有咳嗽喘逆，神疲乏力，肢体沉重，记忆力减退，腰膝酸软，畏寒肢冷，肥胖，口气重，平素喜食肥甘厚腻，寐差，不易入睡，夜尿频，稍有不尽感，大便干燥。

出处 仝兴瑞，王庆海，王立新，等．从肾虚痰浊论治原发性高血压病经验总结［J］．光明中医，2019，34（4）：544-546.

【方剂4】史大卓经验方

天麻30g，生杜仲20g，桑寄生30g，川牛膝20g，钩藤30g，黄芩10g，菊花10g，珍珠母30g，茯苓20g，丹参30g，益母草20g，赤小豆20g，柴胡10g，槐花20g。

用法与主治 水煎服，每日1剂，早晚各一次温服。此方为史大卓教授的经验方，具有补肾平肝的作用。适用于肝肾亏虚，肝阳偏亢型高血压病。症见头晕、头痛，伴有两胁胀痛，夜间入睡困难，持续不见缓解，下肢稍有水肿，舌质红，舌苔白，脉沉弦。

出处 马金辉，蔡玉芬，宋然，等．史大卓教授辨治原发性高血压经验［J］．中西医结合心脑血管病杂志，2018，16（17）：2579-2581.

【方剂5】张晓云经验方

龙胆15g，黄芩15g，柴胡15g，焦栀子30g，车前草30g，泽泻30g，白木通10g，生地黄30g，当归15g，怀牛膝30g，地龙14g，夏枯草30g，海藻15g，甘草10g。

用法与主治 水煎服，每日1剂，早晚各一次温服。此方为张晓云教授的经验方，具有平肝潜阳，活血化瘀的作用。适用于肝阳上亢，痰瘀互阻型高血压病。症见头胀痛，以早上明显，时有耳鸣，腿软乏力，四肢偶有麻木，怕热，稍动则汗出，无口干口渴，无手脚心发热，纳食可，夜眠差，二便调。舌质暗红苔白腻，脉弦细。

出处 胡瑞，张晓云，时文远，等．张晓云教授诊治顽固性高血压经验[J]．现代中医药，2015，35（4）：8-9.

【方剂6】李士懋经验方

黑附子（先煎）15g，熟地黄10g，生地黄10g，酒茱萸10g，石斛10g，醋五味子10g，制远志10g，石菖蒲9g，当归10g，桂枝10g，羌活10g，川芎9g，盐巴戟天10g，麦冬10g，炙甘草9g，天麻10g。

用法与主治 水煎服，每日1剂，两煎连服取正汗，当日无汗，来日再汗，当日汗透，则服如常法，不必再汗。此方为国医大师李士懋教授的经验方，具有阴阳双补，发汗解肌的作用。适用于阴阳两虚，外寒凝涩型高血压病。症见面色暗青，头晕乏力，颈部有僵硬感，平时怕冷，后背发凉，食欲可，无胸闷，腰部酸痛，小便清，大便常不成形，舌淡苔薄白，脉沉拘细无力。

出处 范京通，王强．地黄饮子取正汗治疗原发性高血压经验[J]．中国临床医生杂志，2018，46（6）：750-751.

【方剂7】颜乾麟经验方

炙黄芪30g，桂枝3g，白芍10g，黄连3g，吴茱萸2g，木香10g，苍术、白术各10g，牛膝30g，车前子30g（包煎），黄芩10g，川芎15g，党参10g，北柴胡10g，葶苈子18g（包煎），陈皮6g，炙甘草5g。

用法与主治 水煎服，每日1剂，早晚各一次温服。此方为颜乾麟教授的经验方，具有健脾益气，疏肝理脾的作用。适用于气虚肝郁型高血压病。症见头晕头胀，嗜睡，偶尔胸闷不适，空腹时隐痛，进食后有灼热感，清晨痰白黏量少，入夜鼻鼾，舌红、苔薄白，脉两寸弱。

出处 刘珺，颜琼枝，韩天雄，等．颜乾麟治疗原发性高血压经验

[J]. 中医杂志，2015，56（13）：1099-1101.

【方剂8】任仲传经验方

桑叶10g，菊花10g，地龙15g，磁石30g，钩藤30g，赭石30g，桑枝30g，豨莶草30g，制何首乌30g，黄连10g，生地黄30g，桑寄生30g，牛膝30g，生龙骨30g，牡蛎30g。

用法与主治 水煎服，每日1剂，早晚各一次温服。此方为世界中医药学会脑病分会筹委会主任任仲传的经验方，具有清热化痰，平肝息风的作用。适用于痰热型高血压病。症见头目眩晕，自汗出，右手麻木，腰脊酸痛，脉弦滑数，舌红苔黄腻。

出处 吴轩．任仲传教授治疗高血压经验［J］．内蒙古中医药，2019，38（5）：70-71.

冠心病

冠状动脉粥样硬化性心脏病是冠状动脉血管发生动脉粥样硬化病变而引起血管腔狭窄或阻塞，造成心肌缺血、缺氧或坏死而导致的心脏病，属于中医学“胸痹”范畴。

【方剂1】白玉参景脉通汤

景天三七12g，灵芝草9g，苦参6g，白果9g，桃仁9g，虎杖15g，玉米须15g，苍术9g，郁金9g，瓜蒌皮9g。

用法与主治 水煎服，每日1剂，早晚各一次温服。此方为上海市名中医何立人教授的经验方，具有清心通脉，化瘀安神，理气泄浊的作用。适用于痰瘀阻滞型冠心病。症见心前区闷痛不舒、咳痰色白、口无干渴、舌暗苔薄、脉弦滑等。

加减 兼心神不宁者可加合欢皮、远志；痰多者加浙贝母、鱼腥草。

出处 张倩，张焱．何立人治疗冠心病经验方浅析［J］．光明中医，2016，31（14）：2026-2027.

【方剂2】养心通脉方

红参，黄芪，丹参，玉竹，麦冬，檀香，川芎，当归，五味子，白芍，防风，白术，砂仁。

用法与主治 水煎服，每日1剂，早晚各一次温服。此方为全国名老中医李锡光教授的经验方，具有益气养阴，活血通脉的作用。适用于气阴两虚夹瘀型冠心病。

加减 老年患者有高血压病史伴头晕者加杜仲、钩藤；梦多眠差者加首乌藤（夜交藤）、酸枣仁；年老血脂异常者加荷叶、山楂；胸闷痛，舌暗瘀者加延胡索、桃仁、红花；头痛时加白芷。

出处 徐发飞，陈远平，韩景波．李锡光治疗冠心病经验［J］．湖南中医杂志，2017，33（4）：17-18.

【方剂3】温通心阳汤

桂枝10～15g，赤芍10g，通草10g，当归10g，荜茇6g，细辛3g。

用法与主治 水煎服，每日1剂，早晚各一次温服。此方为天津市名老中医专家马连珍学术思想传承人樊瑞红主任医师的经验方，具有温通心阳，散寒通脉的作用。适用于心阳虚弱型冠心病。症见胸闷、气短，重则气机痹阻，心痛彻背，痛不得卧。

加减 兼中阳虚弱者可加高良姜、冰片、白芷等；胃气阻滞者可加川楝子、延胡索、吴茱萸、黄连、枳实、厚朴；血瘀明显者，可加丹参、川芎、红花、降香、水蛭、蒲黄、五灵脂；水饮内停者可加猪苓、茯苓、桑白皮、葶苈子、川椒、大黄；肝郁气滞者可加用柴胡疏肝散、肝着汤（茜草、旋覆花）。

出处 董丽，许晨，樊瑞红．樊瑞红主任医师运用温通心阳法治疗冠心病经验［J］．广西中医药，2018，41（3）：48-50.

【方剂4】养心活血汤

党参15g，麦冬15g，五味子10g，丹参30g，陈皮10g，三七粉3g（冲服）。

用法与主治 水煎服，每日1剂，早晚各一次温服。此方为国医大师雷忠义的经验方，具有益气养阴，活血化瘀，祛痰通络的作用。适用于气阴两虚、痰瘀互结型冠心病。症见胸闷，气短，心悸，头晕，舌暗红，舌苔白腻，脉弦滑。

加减 痰湿明显者可加泽泻、瓜蒌；心阳不足者可桂枝、薤白。

出处 王勇．国医大师雷忠义中医药辨治冠心病的临床经验［J］．陕西中医药大学学报，2018，41（3）：22-23+40.

【方剂 5】补肾逐瘀汤

仙茅 12g，淫羊藿 14g，肉苁蓉 15g，杜仲 14g，葛根 15g，丹参 14g，牡丹皮 10g，水蛭 8g，连翘 8g。

用法与主治 水煎服，每日 1 剂，早晚各一次温服。此方为胡业彬教授的经验方，具有滋补肾气，活血化瘀的作用。适用于老年人肾虚血瘀型冠心病。症见胸闷、胸痛，面色晦暗，口唇爪甲青紫，脉象沉涩。

出处 潘军，胡业彬．胡业彬从肾虚血瘀论治老年冠心病经验［J］．中医药临床杂志，2017，29（10）：1611-1613.

【方剂 6】五参顺脉方

西洋参，丹参，三七，沙参，苦参，赤芍，山楂。

用法与主治 水煎服，每日 1 剂，早晚各一次温服。此方为全国名老中医毛德西教授的经验方，具有益气养阴、活血化瘀、理气止痛、利湿化痰、安神定悸、调整阴阳的作用。适用于气阴两虚，血行瘀滞型冠心病。症见胸闷，气短，甚则胸痛，口唇紫暗，舌暗。

加减 胸闷甚者加薤白；汗多加地骨皮、五味子；畏寒肢冷加桂枝、制附子；便秘加生白术、全瓜蒌；睡眠欠佳加黄连、肉桂；舌质紫暗甚者加桃仁、红花。

出处 曾垂义，毛德西．毛德西辨治冠心病经验［J］．中国中医基础医学杂志，2017，23（10）：1408-1409.

【方剂 7】保丹饮

黄芪 30g，党参 24g，麦冬 30g，丹参 24g，瓜蒌 30g，檀香 10g，砂仁 10g，炒酸枣仁 30g，葛根 30g，石菖蒲 12g，炙甘草 3g。

用法与主治 水煎服，每日 1 剂，早晚各一次温服。此方为邵念方教授的经验方，具有益气养阴、活血通络的作用。适用于气阴两虚，血行瘀滞型冠心病。症见胸闷，气短，乏力，活动后加重，手足心热，口干少津，舌淡红有瘀斑，舌体胖大，苔薄白稍腻，脉弦细。

加减 兼见胸痛：①痛如刺，加桃仁、红花、川芎活血行气；②胸痛彻背连颈项，加薤白宽胸温阳；③胸中急剧疼痛加醋延胡索、麝香活血行气止痛。兼见胸闷：①痰多而闷，加前胡、清半夏燥湿化痰；②兼见食滞而闷，加生山楂、炒莱菔子、炒枳壳消食理气。兼见心悸怔忡：①脉数，加生地黄、川黄连、磁石、琥珀粉镇静安神；②脉迟，加桂枝、细辛、熟附子温阳通脉；③脉时数时迟，加川黄连、桂枝；④脉结代者，炙甘草加至10～12g，加桂枝、生地黄、石斛。

出处 姜梦娜，姚莉，陈泽涛，等．邵念方教授运用益气活血法治疗冠心病的经验［J］．广西中医药大学学报，2017，20（3）：5-6.

【方剂8】疏肝通脉饮

柴胡，白芍，麸炒枳壳，香附，川芎，当归，丹参，延胡索，乌梢蛇。

用法与主治 水煎服，每日1剂，早晚各一次温服。此方为辽宁省名老中医周升平教授的经验方，具有疏肝调气的作用。适用于气滞血瘀型冠心病。症见胸闷胸痛，时痛时止，窜行左右，疼痛多与情绪因素有关，伴有胁胀，喜叹息，舌暗或紫暗、苔白，脉弦。

加减 伴心悸、夜寐差者加炒酸枣仁；若苔黄腻或苔白腻者加用黄连；苔厚而腻者加茵陈、泽泻；心烦热甚者加用牡丹皮、焦栀子；大便不通者加瓜蒌、苦杏仁、火麻仁。

出处 刘宁，周文林．周升平主任从气论治冠心病学术经验总结［J］．中国实用医药，2017，12（18）：194-195.

心绞痛

心绞痛是冠状动脉供血不足，心肌急剧的暂时缺血与缺氧所引起的以发作性胸痛或胸部不适为主要表现的临床综合征。心绞痛是心脏缺血反射到身体表面所感觉的疼痛，特点为前胸阵发性、压榨性疼痛，可伴有其他症状，疼痛主要位于胸骨后部，可放射至心前区与左上肢，劳动或情绪激动时常发生，每次发作持续3～5分钟，可数日一次，也可一日数次，休息或用硝酸酯类制剂后消失。本病多见于男性，多数40岁以上，劳累、情绪激动、饱食、受寒、阴雨天气、急性循环衰竭等为常见诱因。

【方剂 1】陈鼎祺经验方

川芎 10g，赤芍 10g，郁金 10g，延胡索 10g，菖蒲 12g，柏子仁 15g，夏枯草 8g，丹参 15g。

用法与主治 水煎服，每日 1 剂，早晚各一次温服。此方为全国名老中医专家陈鼎祺教授的经验方，具有行气活血化瘀、豁痰的作用。适用于血脉瘀阻，痰浊阻滞型心绞痛病。症见心悸、胸闷憋气、胸骨后痛时有发生、心烦甚、头晕、头后枕部疼痛，失眠、耳鸣、左耳为甚；舌紫暗、苔黄腻、脉沉弦等。

加减 兼时有汗出者加浮小麦 20g、煅龙牡各（不先煎）30g。

出处 何庆勇．冠心病心绞痛名老中医经验继承与方证对应的临床研究［D］．北京中医药大学，2008.

【方剂 2】张大荣经验方

全瓜蒌 15g，郁金 15g，降木香 9g，前胡 12g，丹参 15g，赤芍 15g，酸枣仁 30g，生蒲黄 10g，延胡索 12g，白芷 12g，川芎 12g，鸡血藤 15g，桃仁 9g，首乌藤（夜交藤）30g。

用法与主治 水煎服，每日 1 剂，早晚各一次温服。此方为张大荣教授的经验方，具有宣痹益气活血通脉的作用。适用于血瘀气虚型心绞痛。症见胸闷气短、心前区时有疼痛，每次持续 3 分钟左右，每天发作 2～3 次。劳累后加重。时有心悸，失眠，时有头痛，腹胀，大便干，小便可。舌质暗红，苔薄黄。脉弦缓。

加减 兼眠差、大便干者加玄参 15g，火麻仁 15g，酸枣仁 30g。

出处 何庆勇．冠心病心绞痛名老中医经验继承与方证对应的临床研究［D］．北京中医药大学，2008.

【方剂 3】王明福经验方

经验方①：太子参 20g，沙参 40g，丹参 15g，麦冬 10g，五味子 6g，生龙齿 15g，茯苓 10g，枳壳 10g，炒酸枣仁 20g，三七 4g，延胡索 15g，柴胡 6g，赤芍、白芍各 10g，黄连 6g，淡竹叶 15g。

经验方②：柴胡 15g，赤芍、白芍各 15g，枳壳 15g，枳实 15g，香附 10g，川芎 10g，陈皮 6g，葛根 15g，郁金 12g，瓜蒌30g，三七4g，天花粉20g，炒酸枣仁30g，甘草6g。

经验方③：瓜蒌15g，薤白10g，清半夏10g，丹参15g，陈皮10g，茯苓15g，甘草6g，远志12g，石菖蒲12g，黄芩15g，生龙齿30g，香附10g，紫苏梗10g，焦槟榔6g，党参15g，三七4g，荷叶10g，决明子15g，生山楂15g。

用法与主治 水煎服，每日1剂，早晚各一次温服。此方为全国名老中医专家王明福的经验方。经验方①具有益气养阴，活血通络的作用。适用于气阴两虚，瘀血阻络型心绞痛。症见阵发左胸闷痛，向后背放射，汗出，乏力，口干，怕冷怕热，心烦，腰背痛，纳可，便调，眠安，舌淡红，舌上裂纹，舌下络脉瘀血，苔薄白少，根部白腻，脉沉细数。经验方②具有疏肝理气，活血止痛的作用。适用于肝气郁滞型心绞痛。症见阵发胸背痛，窜痛，叹息则舒，与情绪异常有关，怕冷怕热，自汗恶风，口干口苦，夜间需饮水，纳可，失眠，大便秘结，小便正常，舌淡红，舌下络脉瘀滞，苔白腻，脉沉弦细。经验方③具有化痰通阳，祛瘀散结的作用。适用于痰瘀阻络型心绞痛。症见阵发胸闷，心脏紧缩感，梦后尤甚，发作后即不能眠，每天夜间2～4点发作，乏力，视物欠清，口苦，纳可，胃胀，尿黄，大便调，舌暗，苔白腻，舌下络脉迂曲，脉沉弦滑。

出处 付晓双，王明福．王明福辨治冠心病冠脉支架植入术后心绞痛经验［J］．光明中医，2019，34（2）：209-211.

【方剂4】郭维琴经验方

党参15g，生黄芪15g，丹参20g，红花10g，鬼箭羽12g，郁金10g，片姜黄10g，赤芍15g，白芍15g，首乌藤（夜交藤）30g，远志6g，炒酸枣仁15g，五味子10g，浮小麦30g。

用法与主治 水煎服，每日1剂，早晚各一次温服。此方为全国名老中医专家郭维琴教授的经验方，具有益气活血，养心安神的作用。适用于气虚血瘀，心神不宁型心绞痛。症见心前区疼痛频繁发作，劳累后加重，乏力，气短，头晕，视物旋转，自汗，眠差，早醒不易复眠，食欲好，二便正常。舌暗，苔薄白，胖大有齿痕，脉沉细无力。

加减 脾气虚者，见腹胀便溏，食后胀满，加茯苓、白术；肾气不足，腰酸腿软，夜尿频，可加补骨脂、菟丝子、益智；肾阴虚者，常见五心烦热，失眠，舌红少苔，或剥脱苔，与生脉散合用，加牡丹皮、地骨皮。

出处 闫文婷，刘玉霞，李靖靖，等．郭维琴治疗心绞痛临床经验[J]．辽宁中医杂志，2014，41（6）：1119-1120.

【方剂5】任寿山经验方

经验方①：丹参20g，檀香6g，砂仁6g，全瓜蒌30g，薤白12g，法半夏9g。

经验方②：黄芪30g，生白术12g，山药15g，山茱萸15g，熟地黄15g，牡丹皮12g，茯苓12g，泽泻12g，红参6g，麦冬12g，五味子6g，丹参20g。

用法与主治 水煎服，每日1剂，早晚各一次温服。此方为任寿山教授的经验方。经验方①具有化瘀豁痰，行气止痛的作用。适用于气滞血瘀，痰湿中阻型心绞痛。症见心前区刺痛，持续3～5分钟，甚则痛彻左侧肩背，动则加重，尤夜间为重，多由饮食不节、情志不畅等诱发，多见舌暗红，苔腻或黄腻，脉弦滑。经验方②具有补肾养心，化瘀畅脉的作用。适用于心肾亏虚、脾虚血瘀型心绞痛。症见心前区疼痛不明显，以胸闷、气短、汗出、倦怠乏力、五心烦热、腰膝酸软为主要症状，多由起居无常等诱发，多见舌淡红，苔薄白，脉沉细。

出处 宋利芳，张秀娟，任寿山．任寿山主任医师治疗稳定型心绞痛经验[J]．中国中医急症，2019，28（1）：143-144+155.

【方剂6】黄斌经验方

瓜蒌15g，薤白12g，法半夏12g，三七6g，当归15g，水蛭1只，川芎15g，姜黄10g，茯苓15g，佛手15g，葛根20g，决明子12g，玄参15g，麦冬15g，生地黄10g，远志15g，酸枣仁20g，焦三仙各10g。

用法与主治 水煎服，每日1剂，早晚各一次温服。此方为知名青年中医黄斌教授的经验方，具有活血通脉，豁痰开结的作用。适用于痰阻血瘀型心绞痛。症见心前区疼痛为主，无放射痛，多于爬楼、上坡时好发，停下活动休息数分钟后胸痛可自行缓解，胸痛发作伴心慌、咽喉部阻塞感，口渴不欲饮，食纳一般，睡眠欠佳，大便秘结，舌质暗，苔白腻，脉弦滑。

出处 卜阳阳，黄斌．黄斌治疗冠心病稳定型心绞痛经验［J］．湖北中医杂志，2018，40（2）：19-20.

【方剂7】于慧卿经验方

地龙8g，羌活、秦艽、川芎、当归各10g，黄芪15g，甘草6g，桃仁、红花各9g，丹参15g，牛膝10g，炒谷芽15g，黄芩10g，炒白芍12g，桂枝6g，防风10g。

用法与主治 水煎服，每日1剂，早晚各一次温服。此方为河北省名老中医于慧卿教授的经验方，具有祛风通络，活血止痛的作用。适用于心血瘀阻，风邪阻络型心绞痛。症见心前区疼痛伴肩背沉痛感，胸闷气短，活动后加剧，偶有头晕、乏力，自觉腹部胀，偶有腹冷痛，喜按揉，纳尚可，食后或情志不遂时频频嗳气，小便可，大便不成形，2～3日一行，舌质紫暗，舌边尖红、舌苔薄，舌下络脉增粗紫暗，脉沉弦细。

出处 李双，鲍克剑，于慧卿．浅析于慧卿主任医师以“祛风通络活血止痛”法治疗不稳定性心绞痛经验［J］．河北中医药学报，2019，34（3）：49-51.

【方剂8】许彭龄经验方

黑附片（先下）12g，生黄芪30g，肉苁蓉30g，五味子12g，生甘草12g，桂枝12g，丹参30g，干姜12g。

用法与主治 水煎服，每日1剂，早晚各一次温服。此方为全国名老中医许彭龄教授的经验方，具有温补脾肾，活血通络的作用。适用于脾肾阳虚，心血瘀阻型心绞痛。症见间断胸闷胸痛，伴左肩背放射痛，四肢欠温，乏力气短，动则汗出，胃脘胀满，腰膝酸软，大便稀溏，夜寐欠安，小便频多，舌质淡暗、有瘀斑，舌体胖大，舌苔白，脉沉细。

出处 张文娜，解琳莉．许彭龄教授从调理脾肾治疗难治性心绞痛经验［J］．环球中医药，2019，12（5）：789-791.

心力衰竭

心衰是由于任何原因的初始心肌损伤（如心肌梗死、心肌病、血流动力学负荷过重、炎症等）引起心肌结构和功能的变化，最后导致心室泵血和（或）充盈功能低下。主要表现是呼吸困难、无力和液体潴留。属于中医学“心悸”“怔忡”“喘证”“水肿”“痰饮”“心痹”等病证范畴。

【方剂1】益气泻肺汤

生黄芪，党参（人参），泽兰，葶苈子，桑白皮，茯苓，车前子，猪苓。

用法与主治 水煎服，每日1剂，早晚各一次温服。此方为郭维琴教授的经验方，具有益气温阳，活血利水的作用。适用于阳气亏虚、血瘀水停型慢性心力衰竭。症见心慌胸闷，休息后可缓解，腹胀纳差，或伴双下肢水肿，或伴咳喘，或伴颈项青筋暴露，口唇发绀，爪甲青紫，心悸，胁下积聚。

加减 合并胸痛者，加用丹参、红花、郁金、片姜黄；脾虚不运者，加砂仁、鸡内金；肝郁气滞者，加白蒺藜、当归、白芍；心悸失眠者，加生磁石、远志、炒酸枣仁、五味子；腹泻者，加苍术、白术；阳虚者，加桂枝、干姜、荜茇、细辛；气阴两虚者，去党参、生黄芪，加太子参、麦冬、五味子；痰热阻肺者，加鱼腥草、浙贝母、连翘；虚性便秘者，加肉苁蓉、生白术、瓜蒌。

出处 赵勇，周笑允，常佩芬．郭维琴教授辨病论治冠心病心力衰竭临床经验介绍［J］．现代中医临床，2016，23（5）：11-13.

【方剂2】生脉逐瘀汤

生晒参10g，麦冬10g，地黄15g，黄精20g，五味子15g，玉竹20g，桃仁15g，红花20g，珍珠母30g，当归15g，川芎15g，赤芍10g，大腹皮15g，柴胡15g，龟甲20g。

用法与主治 水煎服，每日1剂，早晚各一次温服。此方为焦晓民教授的经验方，具有益气养阴，活血化瘀的作用。适用于气阴两虚夹瘀型慢性心力衰竭。症见胸闷、喘促、气短，活动后加重，干咳少痰，纳少，眠差，舌质红，无苔，脉弦细。

加减 若患者胸闷如窒，可加用瓜蒌、薤白等药以通阳散结、行气化痰；若腰膝酸冷，命门火衰可酌情选用肉桂、制附子等温通经脉之药；心衰病患者多喘促气短，水肿咳嗽，治疗时可加用化痰利水与平喘降逆之品。如半夏、旋覆花、葶苈子、茯苓、泽泻、木通等；若失眠焦虑，可酌加养心安神解郁之品，如酸枣仁、郁金、合欢花、远志、石菖蒲等药物。

出处 赵畅，焦晓民．焦晓民运用生脉逐瘀汤治疗慢性心衰经验[J]．中医药临床杂志，2018，30（7）：1214-1216.

【方剂3】张艳效验方

牛膝15g，菟丝子15g，山茱萸15g，肉桂10g，陈皮15g，清半夏10g，茯苓15g，白术10g，砂仁15g，菖蒲15g，瓜蒌15g，薤白15g，延胡索10g，川芎10g，焦三仙各10g，黄连10g。

用法与主治 水煎服，每日1剂，早晚各一次温服。此方为辽宁省名中医张艳教授治疗脾肾阳气不足，痰浊内生，阻于胸中型扩张性心力衰竭的用方，具有温补脾肾，化痰消浊作用。症见胸闷气短，乏力，畏寒，腰酸，夜间阵发性呼吸困难，自觉胃脘部不适，纳差，大便每日一至二行，质软溏，眠差，舌质暗淡，苔白腻，脉细弦。

出处 袁梓勋，张艳．张艳教授从脾肾论治舒张性心力衰竭经验总结[J]．中西医结合研究，2017，9（4）：221-222.

【方剂4】张伯礼经验方

党参15g，茯苓15g，白术12g，生地黄15g，当归15g，川芎15g，玉竹20g，降香15g，五灵脂15g，延胡索15g，丹参30g，郁金15g，杜仲15g，砂仁12g，桑枝30g，葛根15g，牡蛎20g（先煎）。

用法与主治 水煎服，每剂药3煎（分别煎煮40分钟、30分钟、20分钟），药液混匀分4份，分两日服。此方为国医大师张伯礼教授治疗心气不足、气虚血瘀型慢性心力衰竭的用方，具有益气养心、活血化瘀的作用。症见周身乏力，少气懒言，畏寒，时有心悸，劳累后出现胸闷憋气及胸痛，纳可，入睡困难，夜寐易醒，二便调，舌淡紫、苔薄白，脉涩。

出处 金鑫瑶，张俊华，张立双，等．张伯礼分期诊治慢性心力衰竭经验[J]．中医杂志，2018，59（19）：1633-1636.

【方剂5】益气活血通脉方

黄芪30g，桂枝10g，芍药10g，生姜3片，大枣6枚，红景天6g，益母草10g，水蛭6g。

用法与主治 水煎服，每日1剂，早晚各一次温服。此方为江西省名中医刘中勇教授的经验方，具有益气通阳，活血通脉，利水消肿的作用。适用于气虚血瘀型顽固性心力衰竭。症见活动后胸闷气短明显，端坐呼吸，不能平卧，肢体困重，易疲劳乏力，四肢冰冷，咳嗽，咳痰，痰白清稀，舌质淡紫色，舌下脉络迂曲，苔白滑，脉弦细。

出处 叶银霞，冯伟，刘中勇．刘中勇治疗顽固性心力衰竭经验[J]. 江西中医药，2017，48（7）：27-28.

【方剂6】李七一经验方

炙黄芪30g，生晒参20g，白术10g，泽泻10g，茯苓10g，猪苓10g，当归10g，丹参10g，川芎10g。

用法与主治 水煎服，每日1剂，早晚各一次温服。此方为第五批全国老中医药专家学术经验继承教师李七一教授的经验方，具有益气活血，利水消肿的作用。适用于心肺脾肾气虚，水湿血瘀互阻型慢性心力衰竭。症见心悸、胸闷气喘、动则汗出、腹胀纳差、小便短少、下肢水肿、口唇发绀、舌暗紫、苔薄或腻、脉细弱不调等本虚标实之征。

加减 兼阴虚者，可加山茱萸20g，麦冬10g，五味子5g；气虚及阳者，或者阳虚体质的，可加炙附片10g、炙桂枝10g、淫羊藿10g、肉苁蓉10g等温阳之品；痰湿明显的，可加海藻10g、生薏苡仁10g、薤白5g等化痰利湿药，水瘀明显的，可酌情加泽兰10g、路路通20g、红花10g、益母草10g等活血利水之品。

出处 赵惠，李七一．中医“治未病”理论指导慢性心力衰竭临床治疗经验[J]. 江西中医药，2017，48（5）：20-22.

【方剂7】补肾活血汤

炮附子（先煎）6g，肉桂6g，人参9g（另兑），麦冬30g，五味子15g，山茱萸15g，茯苓18g，泽兰15g，桃仁6g，三七粉3g（冲）。

用法与主治 水煎服，每日1剂，早晚各一次温服。此方为第五批全国名老中医药专家学术经验继承工作指导老师吉中强教授的经验方，具有补肾益气，活血利水的作用。适用于肾虚血瘀水停型心力衰竭缓解期。症见心悸气短，胸闷，动则尤甚，汗出，面青，形寒肢冷，无尿或少尿，下肢水肿，舌淡胖，苔白滑或无苔，脉象弦滑或沉细而滑，双尺沉。

加减 如遇胃脘痞满、大便秘结者，应加重补气之力。

出处 纪文岩，王昱茜，聂颖颖，等．吉中强教授辨治慢性心力衰竭经验［J］．中西医结合心脑血管病杂志，2017，15（7）：886-887.

【方剂8】温肾强心汤

茯苓15g，白术15g，白芍10g，制附子（先煎）10～15g，生姜3片，桃仁15g，红花10g，桂枝15g，益母草30g，黄芪30g，泽泻15g，车前子30g（包），肉桂3～6g。

用法与主治 水煎服，每日1剂，早晚各一次温服。此方为首届国家级中医药名师袁肇凯教授的经验方，具有强心扶阳，温肾利水的作用。适用于心肾两脏阳气虚衰，兼有血瘀水停型心力衰竭。主症为心悸，气喘，胸憋，下肢水肿。

加减 若咳喘不能平卧，尿少，水肿明显者，可加桑白皮30g，葶苈子20g。

出处 刘吉勇，袁肇凯．袁肇凯教授辨证治疗心病经验［J］．湖南中医药大学学报，2017，37（3）：281-284.

【方剂9】樊瑞红经验方

瓜蒌10g，薤白10g，通草10g，细辛3g，茯苓30g，猪苓30g，桑白皮15g，葶苈子15g，水红花子30g，椒目30g，火麻仁10g。

用法与主治 水煎服，每日1剂，早晚各一次温服。此方为天津市名老中医马连珍的学术继承人樊瑞红主任医师的经验方，具有通利三焦，行气利水，兼顾通阳的作用。适用于阳气亏虚，三焦壅塞型心力衰竭。症见胸闷，气短，动则喘促，咳白痰，夜间不能平卧，伴乏力，纳呆，腹胀，大便秘结。

加减 若上焦壅闭较重，临床表现为咳嗽，咳痰，喘息较甚，根据寒热温凉，在基础方中加前胡、白前、胆南星、天竺黄、苦杏仁、金银花、藿香等；若中焦壅闭较重，则腹胀、纳差较重，上方加陈皮、炒薏苡仁、砂仁、佩兰、枳壳等健脾化湿；若下焦壅闭较重，则多腹胀便秘，小便不利，上方加车前子、车前草、大黄、槟榔、大腹皮、枳实等利尿通淋、下气通腑；若气虚较甚，加黄芪补益肺、脾、肾，助三焦之气。

出处 张发艳．樊瑞红主任医师运用通利三焦法治疗慢性心力衰竭经验［J］．甘肃中医药大学学报，2017，34（1）：21-23.

大动脉炎

多发性大动脉炎是一种慢性进行性非特异性炎性疾病。主要累及大血管，特别是主动脉弓及其分支，肾动脉、肺动脉及冠状动脉也可受累。临床根据病变部位可分为头臂动脉型（主动脉弓综合征）、胸腹主动脉型、广泛型及肺动脉型。其临床表现也因受累血管的部位及严重程度不同而出现不同临床症状，从单纯的无脉到严重的脑血管病、充血性心力衰竭等。属中医学之“无脉证”“脉痹”“眩晕”等疾病范畴。

【方剂1】翁维良经验方

丹参15g，川芎12g，红花12g，穿山龙15g，郁金12g，川牛膝12g，地龙15g，路路通15g，络石藤15g，薏苡仁15g，北沙参12g，黄连10g，黄芩15g，菊花12g，五味子6g，炒酸枣仁15g，百合15g，延胡索15g。

用法与主治 水煎服，每日1剂，早晚各一次温服。此方为翁维良教授的经验方，具有理气活血，清热解郁的作用。适用于气滞血瘀，郁热内结型的大动脉炎。症见胸痛时作，以心前区为重，左肩部疼痛，左侧后背痛，易急躁。纳可，寐差，易醒，入睡困难。二便调。舌质红，苔薄黄，无脉。

出处 刘桑仡．翁维良治疗多发性大动脉炎经验［J］．中华中医药杂志，2015，30（12）：4359-4361.

【方剂2】郭维琴经验方

党参15g，生黄芪20g，丹参20g，红花10g，三棱10g，莪术 10g，山慈菇 15g，穿山龙 30g，夏枯草 12g，昆布 10g，菊花 10g，潼蒺藜 10g，白蒺藜 10g，桂枝 6g，赤芍 15g，白芍 15g。

用法与主治 水煎服，每日 1 剂，早晚各一次温服。此方为郭维琴教授的经验方，具有益气通阳，活血散结的作用。适用于气虚血瘀，兼有阳虚型的大动脉炎。症见双桡动脉无脉，视物模糊，畏寒肢冷，纳可便调，睡眠安。舌质紫暗，苔薄白腻，双侧寸口脉未触及。

出处 赵勇，周笑允．郭维琴教授益气活血散结治疗大动脉炎经验总结 [J]. 现代中医临床，2015，22（3）：38-40.

【方剂 3】张凤山经验方

黄芪 100g，赤芍 30g，川芎 15g，当归 15g，地龙 20g，桃仁 15g，红花 15g，牛膝 15g，桂枝 15g，白芍 40g，穿山龙 30g，伸筋草 30g，鸡血藤 30g，合欢皮 30g。

用法与主治 水煎服，每日 1 剂，早晚各一次温服。此方为张凤山教授的经验方，具有补气养血，活血化瘀，疏通经络的作用。适用于气虚血瘀型大动脉炎。症见右侧肢体活动受限伴疼痛，语笨，乏力，心烦，舌暗淡，伴瘀斑，苔白，脉缓无力。

出处 王晓东，于慧敏．张凤山教授治疗多发性大动脉炎经验 [J]. 中医药学报，2012，40（2）：125-126.

【方剂 4】张素清经验方

黄芪 12g，黄精 12g，石斛 12g，当归 12g，巴戟天 12g，淫羊藿 12g，生薏苡仁 12g，炒桑枝 12g，路路通 12g，鸡血藤 12g，红藤 12g，怀牛膝 12g，丹参 12g，红花 10g，茜草 12g，甘草 3g。

用法与主治 水煎服，每日 1 剂，早晚各一次温服。此方为张素清教授的经验方，具有温阳益气，舒经活血通脉兼补肝肾祛风湿的作用。适用于肝肾气血亏虚，脉络瘀滞型大动脉炎。症见因劳累后出现头晕，怕光，上肢酸困乏力，心悸，行走不稳，嗜睡，面色淡白，口唇淡暗，舌紫暗，苔薄白，双侧桡动脉未触及。

出处 马振，杨国春，黄晓莉．张素清教授治疗多发性大动脉炎经验

[J]. 中国中医急症，2011，20（7）：1083-1084.

【方剂5】张宏亮经验方

经验方①：熟地黄30g，黄芪60g，茯苓30g，当归20g，地龙20g，桂枝15g，肉桂15g，人参12g，制附子（先煎）12g，延胡索12g，红花12g，桃仁15g，甘草9g。

经验方②：桃仁15g，红花15g，川芎20g，地龙30g，当归30g，桂枝15g，黄芪50g，人参12g，清半夏12g，陈皮15g，延胡索20g，茯苓30g，贝母12g，甘草9g，柴胡12g。

用法与主治 水煎服，每日1剂，早晚各一次温服。此方为张宏亮教授的经验方。经验方①具有温阳益气，活血化瘀的作用。适用于气虚阳微型大动脉炎。症见左上肢无力、发凉怕冷、双目畏光、头晕目眩、心慌心悸、时伴有腰膝冷痛、形寒肢冷、食欲不振、失眠多梦、悲喜无常等症，舌淡苔白，右脉沉细，左脉未及。经验方②具有活血化瘀，化痰通络的作用。适用于瘀痰交阻型大动脉炎。症见形体消瘦，头晕目眩，失眠多梦，悲喜无常，形寒肢冷，泛恶纳差，上肢冷疼，指端紫红，舌暗而苔腻，右脉沉细而涩，左寸口脉无。

出处 李素琴，张宏亮．张宏亮主任医师治疗多发性大动脉炎经验[J]. 辽宁中医药大学学报，2010，12（2）：118-119.

【方剂6】孙祥经验方

熟地黄、鹿角胶、肉桂、干姜、骨碎补、当归、芥子各10g，黄芪、地龙、丹参各30g，水蛭2g，甘草5g。

用法与主治 水煎服，每日1剂，早晚各一次温服。此方为孙祥名老中医的经验方，具有益气温阳，活血通脉的作用。适用于气阳大伤，心脉痹阻型大动脉炎。症见面色苍白，口唇发绀，形体消瘦，畏寒肢倦，步态蹒跚，四肢酸痛，苔白，四肢无脉。

出处 杨林．孙祥治疗多发性大动脉炎经验简介[J]. 吉林中医药，1989，（6）：7-8.

房 颤

心房颤动也称心房纤颤，简称房颤，是临床上常见的心律失常之一，是由心房主导折返环引起的许多小折返环导致的房律紊乱。房颤时心房激动的频率为300～600次/分钟，心率往往快而且不规则，有时候可以达到100～160次/分钟，而且绝对不整齐，心房失去有效的收缩功能。多属中医学“心悸”“怔忡”等范畴。

【方剂1】樊瑞红经验方

葛根24g，苦参15g，玉竹15g，柏子仁20g，炙甘草20g，党参15g，黄芪15g，细辛3g，荜茇9g，白芷10g，瓜蒌15g，薤白15g，通草15g，丹参24g，桃仁15g，红花15g，川芎15g。

用法与主治 水煎服，每日1剂，早晚各一次温服。此方为樊瑞红教授的经验方，具有益气活血，化痰通脉的作用。适用于气阴两虚、痰阻血瘀型房颤。症见心慌、胸闷憋气，偶有心前区及后背部疼痛，头晕，纳少，寐欠安，小便可，大便略干，舌暗红苔白腻，脉弦。

加减 兼寐差梦多，于原方加酸枣仁30g，远志15g。

出处 陈怡宁，张文华，樊瑞红．樊瑞红治疗阵发性房颤经验[J]．亚太传统医药，2017，13（14）：85-86.

【方剂2】顾宁经验方

酸枣仁15g，柏子仁15g，甘松1g，徐长卿10g，莲子心5g，茯苓15g，茯神15g，合欢皮15g，炙远志15g，首乌藤（夜交藤）15g，川芎10g，煅龙骨15g（先煎），煅牡蛎15g（先煎），丹参10g，天冬12g，麦冬12g，五味子10g，生地黄10g，太子参1g，百合10g，炙甘草3g。

用法与主治 水煎服，每日1剂，早晚各一次温服。此方为顾宁教授的经验方，具有益气养阴，安神定悸的作用。适用于气阴两虚型房颤。症见阵发性心慌加重，气短乏力，时有头晕，夜寐不佳，多梦易醒，口干，二便调，舌质淡红，苔白，脉弦细。

加减 兼食纳欠佳者加炒川黄连1g，紫苏叶3g，刀豆壳6g，炒白术10g。

出处 刘东晖，顾宁．顾宁教授辨治阵发性房颤经验撷萃[J]．中国中医急症，2019，28（4）：709-711.

【方剂3】赵立群经验方

红参10g，麦冬15g，五味子6g，黄芪30g，仙鹤草30g，白芍18g，龟甲30g，酸枣仁30g，龙骨、牡蛎各30g，紫石英30g，琥珀10g，石菖蒲15g，法半夏9g，葛根18g。

用法与主治　水煎服，每日1剂，早晚各一次温服。此方为赵立群教授的经验方，具有益气养阴的作用。适用于气阴两虚型房颤。症见发作性心慌，伴有胸闷、胸痛，偶有乏力气短，自觉五心烦热，纳可，眠差，二便可，舌红少苔，脉细数。

出处　袁宏宽，赵立群．赵立群教授应用益气养阴法治疗老年房颤经验[J]．世界最新医学信息文摘，2018，18（2）：251.

【方剂4】冯晓敬经验方

柴胡15g，木香10g，青葙子15g，枳壳15g，赤芍15g，白芍15g，桃仁15g，红花15g，党参片30g，麦冬6g，五味子6g，生龙骨30g（先煎），生牡蛎30g（先煎），桂枝18g，炙甘草6g。

用法与主治　水煎服，每日1剂，早晚各一次温服。此方为冯晓敬教授的经验方，具有疏肝理气，活血化瘀，养心定悸的作用。适用于气滞血瘀型房颤。症见多因情绪波动引起心慌，多于晨起发作，伴胸闷，胸痛，后背胀，无汗出，时感头晕，烦躁，善太息，口苦，纳可，眠差，易醒，二便调。舌质暗红，苔薄白，脉弦、结。

出处　窦新宇，朱泓杰，王昱琪．冯晓敬治疗房颤临证经验[J]．中国民间疗法，2018，26（8）：4-5.

【方剂5】史载祥经验方

生黄芪30g，知母20g，三棱10g，莪术15g，升麻10g，柴胡10g，桔梗10g，党参15g，山茱萸15g，益母草（坤草）30g。

用法与主治　水煎服，每日1剂，早晚各一次温服。此方为史载祥教授的经验方，具有升提大气，活血逐瘀的作用。适用于气陷血瘀型房颤。症见神疲倦怠，气短不足吸、动则喘息胸痛如锥刺，胸背引痛，癥瘕积聚，舌质嫩胖伴齿痕、瘀斑或舌底静脉迂曲结节增粗，脉沉细短弱。

出处 李进，李春岩，贺琳，等．史载祥治疗冠心病房颤经验总结[J]．中华中医药杂志，2018，33（9）：3948-3951.

【方剂 6】黄春林经验方

太子参 30g，麦冬 20g，五味子 5g，生地黄 15g，桃仁 10g，红花 10g，枳壳 15g，牛膝 15g，川芎 10g，柴胡 15g，赤芍 15g，甘草 10g，桔梗 10g。

用法与主治 水煎服，每日 1 剂，早晚各一次温服。此方为黄春林教授的经验方，具有益气活血的作用。适用于气虚血瘀型房颤。症见自觉心中急剧跳动、惊慌不安、不能自主兼气短乏力，神倦懒言，面色淡白或晦滞，身倦乏力，少气懒言，疼痛如刺，常见于胸胁痛处不移，拒按。舌淡暗或有紫斑，脉象促、结、代、数、疾等。

出处 黄永翔．益气活血法治疗气虚血瘀型房颤的疗效观察［D］．广州中医药大学，2011.

【方剂 7】王永炎经验方

经验方①：桂枝 15g，白芍 15g，大枣 30g，煅龙骨 15g，煅牡蛎 15g，怀牛膝 20g，柴胡 15g，枳实 10g，全瓜蒌 20g，薤白 15g，法半夏 10g，栀子 10g，太子参 25g，延胡索 20g，郁金 10g，肉苁蓉 20g，炙甘草 15g。

经验方②：柴胡 20g，赤芍 10g，白芍 15g，枳实 10g，延胡索 20g，川楝子 10g，全瓜蒌 15g，薤白 15g，法半夏 10g，檀香 10g，丹参 30g，砂仁 6g（后下），太子参 25g，茯苓 30g，陈皮 10g，甘草 6g。

用法与主治 水煎服，每日 1 剂，早晚各一次温服。此方为王永炎教授的经验方。经验方①具有温补心阳，豁痰宽胸的作用。适用于心气不足，痰浊内阻型房颤。症见心悸，乏力，憋闷，纳食后加重，胸痛偶发，纳稍差，眠可，大小便调，舌淡暗，苔白稍厚，脉弦滑结代。经验方②具有理气通阳，活血化瘀的作用。适用于心阳不足，瘀血内阻型房颤。症见心悸，乏力，憋闷，纳食后加重，胸痛偶发，纳少，眠可，二便调，舌暗，舌下脉络瘀紫，苔薄白，脉弦。

出处 张丽梅．王永炎学术思想与经验总结及养阴息风复脉汤治疗室早的临床研究［D］．中国中医科学院，2017.

【方剂8】王阶经验方

桂枝10g，白芍30g，大枣30g，龙骨10g，生牡蛎10g，生姜15g，怀牛膝20g，山茱萸10g，肉苁蓉20g，黄连10g，苦参20g，党参20g，生地黄25g，麦冬15g，柏子仁15g，炙甘草15g。

用法与主治 水煎服，每日1剂，早晚各一次温服。此方为王阶教授的经验方，具有调和营卫交通心肾作用。适用于营卫不调心肾不交型房颤。症见心慌，动则尤甚，伴汗出，胸闷，腰酸腿软，怕冷，乏力，体力下降，失眠，口干口苦，大便秘结，2～3天/次，纳食可，小便调。舌淡红，尖红甚，苔少，脉细弦，结代，左尺大。

出处 张丽梅．王永炎学术思想与经验总结及养阴息风复脉汤治疗室早的临床研究［D］．中国中医科学院，2017.

【方剂9】徐承秋经验方

沙参，麦冬，生地黄，五味子，赤芍，白芍，当归，益母草，珍珠母，（炒）酸枣仁，石菖蒲，柏子仁，川芎（药量及药味随症加减）。

用法与主治 水煎服，每日1剂，早晚各一次温服。此方为第三批全国老中医药专家学术经验继承工作指导老师徐承秋教授的经验方，具有养血滋阴，活血通脉，安神宁心作用。适用于心肾阴虚，心脉瘀阻，心神不宁型房颤。症见时有心悸怔忡，胸闷气短，面色无华，少气懒言，口干喜饮，舌暗边红有齿痕，可见瘀点，脉弦涩结代。

出处 周育平，杜羽，徐承秋．徐承秋治疗心房颤动经验［J］．中医杂志，2012，53（14）：1187-1188.

早搏（期前收缩）

早搏（期前收缩）是一种常见的心律失常，多见于冠心病、病毒性心肌炎、高血压性心脏病、肺心病、药物性中毒等原因引起的早搏，也可见于无器质性心脏病状态下。轻者会出现心悸、胸闷、影响生活质量，重者可能是恶性心律失常的前奏。属中医学“心悸”“怔忡”“眩晕”的范畴。

【方剂1】调律汤

柏子仁20g，五味子15g，葛根24g，苦参10g，秦皮10g，玉竹15g，甘松18g，酸枣仁30g，首乌藤15g，制远志15g，炙甘草20g。

用法与主治 水煎服，每日1剂，早晚各一次温服。此方为天津市名老中医专家马连珍学术思想传承人樊瑞红的经验方，具有益气养阴，定悸复脉的作用。适用于气阴两虚型早搏。症见心悸气短，心烦不寐，多梦，口眼干涩，胸闷憋气，舌体胖，间中结代大色暗红，边有齿痕，中间有裂纹，苔白干，脉弦细。

加减 气虚甚者加炙黄芪、党参；瘀血甚者加三七粉或全蝎、僵蚕、地龙；痰湿重者加陈皮、法半夏、茯苓、薏苡仁、苍术、白术；若见水肿者，加猪苓、茯苓、泽泻、车前子、车前草；情志不畅，肝郁气滞者，加用香附、枳壳、柴胡、川楝子、延胡索等；阴虚火旺者加知母、黄柏、生地黄；心火亢盛者，加栀子、淡豆豉、莲子心；伴血虚者加熟地黄、当归、川芎、白芍；伴肾精亏虚者加枸杞子、菟丝子、金樱子、覆盆子；伴肾阳虚衰者，加仙茅、淫羊藿、巴戟天、知母、黄柏、当归。

出处 姜国旺，董丽，樊瑞红．樊瑞红主任医师辨治冠心病早搏经验探析［J］．中国中医急症，2019，28（2）：346-348＋358.

【方剂2】健心复脉方

黄芪30g，丹参30g，川芎20g，郁金15g，三七3g（冲），当归15g，延胡索15g，甘松30g，桑寄生15g，苦参12g，炒酸枣仁30g。

用法与主治 水煎服，每日1剂，早晚各一次温服。此方为山东中医药大学博士生导师张文高教授的经验方，具有益气活血，调律复脉的作用。适用于气虚血瘀型室性早搏。症见心悸，胸闷胸痛，气短乏力，唇舌暗淡，脉或涩、或沉细、或结、代、促等。

出处 刘雯，张文高，张蕴慧．张文高以健心复脉方化裁治疗频发室性早搏经验探讨［J］．中西医结合心脑血管病杂志，2018，16（6）：818-819.

【方剂3】袁海波经验方

党参15g，黄芪20g，茯苓20g，白术20g，麦冬15g，五味子10g，炒酸枣仁20g，柏子仁15g，龙眼肉20g，山茱萸15g，生龙骨15g，生牡蛎15g，丹参20g，紫石英20g，徐长卿15g，木香15g，炙甘草6g。

用法与主治 水煎服，每日1剂，早晚各一次温服。此方为全国名老中医药专家学术经验继承工作指导老师袁海波教授的经验方，具有温补心肾，活血通络的作用。适用于心肾阳虚，瘀阻脉络型室性早搏。症见心悸易惊，胸闷气喘，神疲乏力，畏寒怕冷，腰膝酸软，眩晕耳鸣，心烦失眠，舌红，苔少，脉沉细结、代等。

出处 丁瑞娟，林凯丽，袁智宇．袁海波教授辨治室性早搏经验［J］．中医研究，2018，31（4）：34-36.

【方剂4】四参炙甘草复脉汤

生晒参6g，三七3g（冲服），丹参30g，苦参20g，炙甘草12g，桂枝6g，火麻仁10g，阿胶10g（烊化），麦冬15g，生地黄12g，大枣6枚，生姜3片。

用法与主治 水煎服，每日1剂，早晚各一次温服。此方为国家中医药管理局第三批师带徒专家邱保国教授治疗心气不足，血瘀痹阻，胸阳不振型室性早搏的用方，具有益气养心，活血复脉，宣痹通阳的作用。症见胸闷、气短、心慌间断发作，有时胸前区隐隐作痛、活动后加重、舌质暗、苔薄黄、脉结代等。

出处 杜文森，王玉玲，刘红亮．邱保国教授中药治疗室性早搏经验［J］．中西医结合心脑血管病杂志，2017，15（15）：1937-1939.

【方剂5】养阴息风复脉汤

北沙参，玄参，丹参，黄连，炒僵蚕，蝉蜕，全蝎，生龙骨，生牡蛎，酸枣仁，甘松。

用法与主治 水煎服，每日1剂，早晚各一次温服。此方为中医内科学术带头人王永炎教授的经验方，具有养阴息风，安神复脉的作用。

适用于心阴不足，风动心络型室性早搏。

加减 心阴虚明显者加麦冬；肺阴虚明显者加黄精；肝阴虚明显者加白芍；肾阴虚明显者加生地黄；气虚者加太子参；血瘀者加当归；痰浊者加全瓜蒌；肝经郁热者加青蒿；心经郁热者加栀子；肾经郁热者加知母。

出处 张丽梅．王永炎学术思想与经验总结及养阴息风复脉汤治疗室早的临床研究［D］．中国中医科学院，2017.

【方剂6】申春悌经验方

炙甘草9g，莲子心10g，丹参10g，麦冬10g，苦参10g，延胡索10g，甘松10g。

用法与主治 水煎服，每日1剂，早晚各一次温服。此方为全国老中医药专家学术经验继承工作指导老师申春悌教授的经验方，具有益气养阴，清热宁心的作用。适用于气阴不足，瘀热互结型室性早搏。症见心悸不安，乏力，易汗出，动则明显，五心烦热，失眠多梦，口唇略紫，舌质暗红，苔少，脉结代。

加减 伴烦躁易怒、胸胁胀满，则加用郁金、佛手；如胸闷痰多，脘痞胀满，可酌加清半夏、茯苓、竹茹等；如伴失眠、多梦等症状，可加用首乌藤（夜交藤）、合欢皮、酸枣仁。

出处 沈春锋．申春悌治疗冠心病室性早搏经验［J］．湖南中医杂志，2016，32（7）：20-21.

【方剂7】通脉定悸汤

瓜蒌10g，薤白30g，清半夏12g，陈皮20g，川芎20g，丹参30g，水蛭3g，三七5g，甘松15g，柴胡12g，郁金15g，苦参15g。

用法与主治 水煎服，每日1剂，早晚各一次温服。此方为河南省名中医周立华教授的经验方，具有祛湿化痰，活血化瘀，通脉定悸的作用。适用于痰瘀互结，心脉痹阻型室性早搏。症见心慌、失眠、胸闷、胸痛等。

加减 气虚者，加黄芪、白术；血虚者，加当归、白芍；阴虚者，加黄精、沙参；阳虚者，加肉苁蓉、菟丝子；火旺者，加黄芩、知母。

出处 兰真真，李盼．周立华教授治疗冠心病室性早搏经验［J］．中医研究，2016，29（7）：29-30.

【方剂8】李振华经验方

经验方①：红参，麦冬，生地黄，阿胶，桂枝，丹参，茯神，枣仁，菖蒲，生龙齿，炙甘草。

经验方②：橘红，清半夏，茯神，菖蒲，枣仁，枳实，龙齿，知母，丹参，全瓜蒌，薤白，白术，炙甘草。

经验方③：当归，白芍，山药，茯神，柴胡，香附，郁金，节菖蒲，龙齿，丹参，枣仁，檀香，知母，枳壳，甘草。

用法与主治 水煎服，每日1剂，早晚各一次温服。此方为国医大师李振华教授的经验方。经验方①具有益气养阴，安神定悸的作用。适用于气阴亏虚型功能性室性早搏。经验方②具有健脾豁痰，宁心安神的作用。适用于痰浊扰心型功能性室性早搏。经验方③具有疏肝理气，安神宁心的作用。适用于肝郁伤神型功能性室性早搏。

加减 兼血瘀证症见心胸疼痛、入夜为甚、痛引肩背、舌质暗、有瘀斑者，可酌加红花、桃仁、川芎、赤芍；气虚较甚者，加黄芪；纳差者，加焦山楂、焦麦芽、焦神曲。

出处 韩景辉．国医大师李振华教授运用和法治疗功能性室性早搏经验［J］．中医研究，2014，27（2）：42-43.

窦性心动过缓

成人窦性心律的频率低于60次/分钟称为窦性心动过缓。窦性心动过缓是临床上常见的缓慢性心律失常之一，常见于健康的青年人、运动员与睡眠状态，其他原因包括颅内疾患、严重的缺氧、低温、甲状腺功能减退、阻塞性黄疸以及应用拟胆碱药物、胺碘酮、β受体拮抗剂、非二氢吡啶类的钙离子通道阻滞剂或洋地黄等药物，窦房结病变和急性下壁心肌梗死亦常发生窦性心动过缓。临床表现为不同程度的心悸、气短、乏力、胸闷、头晕，可伴有畏寒肢冷，严重时出现反复晕厥史、心源性休克、猝死等。属于中医“心悸”“胸痹”“眩晕”“晕厥”等范畴。

【方剂1】段敏经验方

生黄芪20g，太子参20g，麦冬12g，桂枝10g，当归10g，丹参30g，仙茅12g，淫羊藿12g，菟丝子15g，巴戟天10g，石斛10g。

用法与主治 水煎服，每日1剂，早晚各一次温服。此方为段敏教授的经验方，具有补肾阳，补肺肾纳气的作用。适用于肺肾气虚型窦性心动过缓。症见气短乏力，活动后加重，舌质淡暗，苔白，脉沉迟。

出处 段敏．心动过缓的中医诊治体会［J］．中国民族民间医药，2012，21（14）：98.

【方剂2】王恒和经验方

白术10g，茯神10g，炙黄芪20g，龙眼肉10g，酸枣仁15g，人参10g，木香10g，当归10g，细辛3g，制附子（先煎）10g，甘草10g，生姜4片，大枣3枚。

用法与主治 水煎服，每日1剂，早晚各一次温服。此方为王恒和教授的经验方，具有温补心阳，益气养心脾的作用。适用于心脾气血两虚型窦性心动过缓。症见间断出现心慌、胸闷、憋气，面色苍白无华，畏寒肢冷，夜间偶有心慌惊醒，失眠神疲，入睡困难，醒后不易入睡，纳差，二便调，舌淡苔白，脉细缓。

出处 程刚，王恒和，刘兴磊．从心脾两虚论治窦性心动过缓［J］．亚太传统医药，2017，13（3）：48-49.

【方剂3】吴春平经验方

熟地黄20g，鹿角胶（烊化）15g，肉桂15g，炮姜10g，炙麻黄6g，芥子15g，炙甘草15g，黄芪50g，红参15g，当归15g，制附子（先煎）15g，细辛5g。

用法与主治 水煎服，每日1剂，早晚各一次温服。此方为吴春平教授的经验方，具有温心阳，散寒邪，化痰浊，通血脉的作用。适用于阳虚日久，致寒痰凝结，心脉瘀阻型窦性心动过缓。症见气短、乏力，活动后加重，舌质淡暗，苔白，脉沉迟。

出处 陈大蕾，司昌荣，吴春平．阳和汤加味治疗阳虚寒凝型窦性心动过缓30例临床观察［J］．黑龙江中医药，2015，44（4）：12-13.

【方剂4】梁君经验方

党参15g，桂枝8g，淫羊藿15g，法半夏8g，川芎10g，炒白术12g，当归10g，香附8g，枳壳12g，厚朴10g，鸡血藤30g，盐杜仲12g，桑寄生15g，土茯苓15g，鸡内金12g。

用法与主治　水煎服，每日1剂，早晚各一次温服。此方为梁君教授的经验方，具有扶正通络，祛瘀化浊的作用。适用于正虚络滞，痰瘀互结型窦性心动过缓。症见心慌，胸闷，气短，面色少华，四肢乏力，精神倦怠，心烦易怒，口咽干燥，纳呆，食后痞满不适，眠差，大便2～3日一行，大便干，小便正常。舌暗红，苔薄白，有齿痕，舌下瘀筋明显，脉沉迟。

出处　高琪，梁君昭．梁君昭治疗心动过缓经验［J］．现代中医药，2018，38（5）：1-3.

【方剂5】张艳霞经验方

党参10g，黄芪10g，炙甘草6g，白术10g，升麻9g，陈皮6g，当归10g，柴胡6g，桂枝10g。

用法与主治　水煎服，每日1剂，早晚各一次温服。此方为张艳霞教授的经验方，具有益气升阳，调补脾胃的作用。适用于心脾两虚型窦性心动过缓。症见心慌、头晕、乏力、健忘等症状，舌质淡暗，苔白，脉沉迟。

出处　张艳霞，卢仁彬．补中益气汤和桂枝甘草汤治疗窦性心动过缓18例［J］．中国民间疗法，2012，20（2）：38-39.

【方剂6】黄初东经验方

麻黄10g，制附子（先煎）15～20g，细辛5g，党参20g，黄芪20g，补骨脂10g，锁阳10g，桂枝15g，丹参30g，桃仁10g，炙甘草10g。

用法与主治　水煎服，每日1剂，早晚各一次温服。此方为浙江省黄初东教授的经验方，具有补气温阳，活血通脉的作用。适用于心气不足，心阳虚弱型窦性心动过缓。症见面色少华，头晕头昏，心悸不安，胸闷气短，肢冷乏力，舌质淡，苔薄白，脉沉细迟。

加减　兼心阴不足，心悸心烦，口干少津，舌红脉迟者，可合用生脉饮，并可选用生地黄、火麻仁、制何首乌等养血滋阴之品。

出处　黄初东．麻黄附子细辛汤加味治疗窦性心动过缓54例［J］.

浙江中医学院学报，1997，21（5）：34.

肺源性心脏病

肺心病是由肺组织、肺动脉血管或胸廓的慢性病变引起肺组织结构和功能异常，产生肺血管阻力增加，肺动脉压力增高，使右心扩张、肥大，伴或不伴右心衰竭的心脏病。大多是由慢性支气管炎发展为慢性阻塞性肺疾病，之后逐步发展为肺心病。本病属于中医学“哮证”“喘证”“心悸”“肺胀”等疾病范畴。

【方剂 1】柏正平经验方

炙麻黄 10g，黄芪 20g，桑白皮 10g，白果 10g，枳壳 6g，地龙 10g，浙贝母 10g，杏仁 10g，百合 10g，菟丝子 10g，五味子 10g，知母 10g，熟地黄 10g，麦冬 10g，核桃仁 10g，沉香粉 3g，北沙参 10g，丹参 10g，水蛭 3g，桃仁 10g。

用法与主治 水煎服，每日 1 剂。此方为柏正平教授的经验方，具有补益肺肾，益气养阴，兼化瘀通络的作用。适用于肺肾气阴两虚为本，血瘀为标型的肺源性心脏病。症见间断性咳嗽，咳少量白痰，活动后气喘，胸部憋闷，畏寒，亦怕热，易汗出，腰酸腿软，夜寐欠佳，多梦，夜间时有五心烦热，口干喜饮，大便偏干，日行一次，神情萎靡，面色晦暗，口唇、爪甲发绀，舌暗红、苔少且干、中裂，脉沉细。

出处 刘敏，柏正平．柏正平辨治缓解期慢性肺源性心脏病经验[J]．上海中医药杂志，2013，47（11）：16-17.

【方剂 2】武维屏经验方

经验方①：桑白皮 12g，紫苏子 10g，桂枝 6g，车前子 15g，茯苓 20g，厚朴 6g，炮姜 5g，炮附片（先煎）6g，党参 15g，猪苓 20g，泽泻 15g，麸炒白术 10g，赤芍 10g，益母草 15g，水红花子 15g，鸡内金 15g，大腹皮 10g，桔梗 6g，前胡 10g。

经验方②：太子参 15g，南沙参 12g，丹参 10g，当归 10g，川贝母 10g，苦参 6g，生地黄 10g，山茱萸 10g，五味子 6g，补骨脂 10g，三七粉（冲）3g，连翘 12g，柴胡 6g，麸炒枳壳 10g，赤芍 10g，甘草 4g。

用法与主治　水煎服，每日 1 剂，早晚各一次温服。此方为武维屏教授的经验方。经验方①具有肃降肺气、通阳利水的作用。适用于肺脾肾虚，痰瘀互阻型肺源性心脏病。症见呼吸困难，咳嗽、腹胀，乏力明显，进食量少，无恶心，声音嘶哑，尿量少，大便溏，舌质暗，苔薄白，脉细滑数。经验方②具有益气养阴，化痰活血的作用。适用于气阴亏虚，痰瘀互阻型的肺源性心脏病。症见咳嗽，喘憋，活动后心悸，动则加剧，行走 50m 左右即心慌喘甚，舌暗多裂纹，苔薄黄，脉细弦滑小数。

出处　于维霞，武维屏．武维屏从主症辨治慢性肺源性心脏病经验[J]．中国中医药信息杂志，2015，22（5）：118-119.

【方剂 3】韩丽华经验方

经验方①：党参 20g，黄芪 15g，山茱萸 15g，当归 12g，柴胡 12g，桔梗 15g，沉香粉 3g，枳实 12g，砂仁 12g，炒莱菔子 15g，补骨脂 15g，蛤蚧 1 对，甘草 6g。

经验方②：清半夏 12g，陈皮 15g，紫苏子 12g，芥子 12g，桃仁 12g，红花 12g，枳实 12g，赤芍 15g，瓜蒌 12g，茯苓 15g，炒莱菔子 15g，葶苈子 20g，大枣 5 枚，甘草 6g。

用法与主治　水煎服，每日 1 剂，早晚各一次温服。此方为韩丽华教授的经验方，经验方①具有以补益肺肾，纳气平喘的作用。适用于肺肾亏虚型的肺源性心脏病。经验方②具有化痰活血，降气利水的作用。适用于痰瘀互结，水凌心肺型的肺源性心脏病。

出处　李喜艳，王振涛，曾垂义，等．韩丽华教授辨治肺源性心脏病经验[J]．中医学报，2015，30（1）：54-56.

【方剂 4】刘文峰经验方

经验方①：葶苈子 30g，桑白皮 20g，瓜蒌皮 20g，地龙 20g，丹参 30g，赤芍 20g，沉香 10g，益母草 30g，防己 30g，黄芩 10g，虎杖 20g，黄芪 30g。

经验方②：党参30g，白术20g，茯苓20g，甘草10g，陈皮15g，清半夏10g，熟地黄20g，山茱萸20g，山药30g，牡丹皮20g，丹参30g，川芎15g，当归20g。

用法与主治 水煎服，每日1剂，早晚各一次温服。此方为刘文峰教授的经验方，经验方①具有清热化痰，泻肺平喘，活血化瘀的作用。适用于痰热内蕴，气滞血瘀，痰瘀互结型的肺源性心脏病。症见咳嗽，喘促，喉中痰鸣，甚者咳喘不能平卧，多咳吐黏痰，色白或黄，伴心悸，胸闷，憋气，动则喘甚，口唇发绀，舌质暗，苔白腻或黄腻，脉细数或滑。经验方②具有益气养阴，活血通络的作用。适用于气阴两虚，脉络瘀阻型的肺源性心脏病。症见自汗，倦怠乏力，胸闷憋气，口干偶咳，咳白痰，伴腰痠腿软，纳呆腹胀，大便不畅，小便清长，口唇轻度发绀，舌质胖淡边有齿痕，苔白腻，脉沉细。

加减 经验方①若其咳不甚，动则喘甚，伴胸闷憋气甚或胸痛，宜在基础方加川芎、红花、降香、延胡索以理气活血；若胸痛明显可加制附子温寒止痛。

出处 杜瑞斌．刘文峰治疗肺源性心脏病经验［J］．河北中医，2011，33（8）：1127-1128.

【方剂5】陈天然经验方

炙麻黄10g，杏仁10g，前胡10g，法半夏10g，黄芩15g，紫菀15g，浙贝母10g，紫苏子10g，芥子10g，炒莱菔子30g，葶苈子10g，赤芍15g，茯苓15g，陈皮10g，甘草3g。

用法与主治 水煎服，每日1剂，早晚各一次温服。此方系全国第三批继承老中医专家学术经验指导教师陈天然教授的经验方，具有化痰降气，宣肺平喘的作用。适用于痰浊壅肺型肺源性心脏病。症见咳嗽痰多，色白黏腻或呈泡沫，短气喘息，稍劳即著，胸部膨满，面色青暗，倦怠乏力，舌质暗淡，苔浊腻。

出处 李云安．陈天然治疗慢性肺源性心脏病经验［J］．河北中医，2004，26（6）：409-410.

【方剂6】肃肺汤

桑白皮25g，葶苈子15g，炙麻黄8g，瓜蒌15g，法半夏15g，浙贝母15g，陈皮12g，桃仁15g，冬瓜子30g，鱼腥草20g，地骨皮15g。

用法与主治 水煎服，每日1剂，早晚各一次温服。此方为著名中医专家胡有仁治疗肺源性心脏病的经验方，具有活血化瘀的作用，加减治疗肺心病各期。

加减 痰多加胆南星15g，天竺黄12g，紫苏子15g；寒甚则仿仲景小青龙之意加细辛15g，干姜3g；大便秘结者加制大黄6g，莱菔子15g，枳实20g；脾虚食少则加四君子汤；老痰血瘀加丹参20g，红花10g，海浮石10g；病见肺气虚衰则合补肺汤；肾虚较显者则合金匮肾气丸加减。

出处 彭仲杰，陈艳林．胡有仁治疗肺源性心脏病经验［J］．河北中医，2000，22（8）：593．

风湿性心脏病

风湿性心脏病是风湿热后所遗留下的心脏病变，以心脏瓣膜病变为主。临床最常见累及二尖瓣、主动脉瓣以及二尖瓣与主动脉瓣同时发生病变者。中医根据证候及并发症不同，将本病归属于“心痹”“心悸”“怔忡”“水肿”“喘证”等范畴。

【方剂1】薛一涛经验方

制附子（先煎）12g，砂仁9g，甘草12g，黄柏12g，龟甲15g，葶苈子30g，淫羊藿30g，当归15g，桂枝20g，黄芪30g，熟地黄30g，炒酸枣仁30g，茯苓30g，猪苓30g，大枣6个，生姜6片。

用法与主治 水煎服，每日1剂，早晚各一次温服。此方为山东省中医院心病科知名专家薛一涛教授治疗虚阳上越型风湿性心脏病的用方，具有滋肾潜阳，利水益气的作用。症见心慌，胸闷，乏力，咳嗽，咳痰，痰色白，量一般，无发热，纳眠可，二便调，舌红苔黄腻，脉细。

出处 刘翔翔，薛一涛．薛一涛教授运用潜阳封髓丹加减辨治风湿性心脏病经验［J］．中国民族民间医药，2017，26（17）：60-61．

【方剂2】孙氏心痹汤

西洋参12g，生黄芪10g，丹参10g，麦冬12g，五味子3g，连翘6g，茯神12g，炒酸枣仁12g，菝葜10g，珍珠母15g，净水蛭3g，路路通10g，生薏苡仁15g，桂枝5g，生甘草5g。

用法与主治 水煎服，每日1剂，早晚各一次温服。此方为第二届国医大师孙光荣教授治疗心气虚血瘀络阻，水湿内停型风湿性心脏病的用方，具有益气活血，利水渗湿，温阳通络，佐以散结的作用。症见胸闷喘憋、双下肢水肿等。

出处 王兴．孙光荣教授治疗风湿性心脏病的临床经验［J］．中国中医药现代远程教育，2015，13（21）：16-18.

【方剂3】顾仁樾经验方

党参30g，麦冬12g，五味子9g，当归15g，生地黄12g，桃仁9g，红花9g，枳壳12g，赤芍12g，柴胡9g，牛膝12g，丹参30g，川芎9g，桔梗12g，玉竹12g，连翘12g，金银花12g，炙甘草9g，酸枣仁15g，猪苓15g。

用法与主治 水煎服，每日1剂，早晚各一次温服。此方为国内知名中西医结合心血管病专家顾仁樾教授治疗气阴两虚，心脉瘀阻型风湿性心脏病的用方，具有益气养阴，清热解毒，化瘀通络的作用。症见心悸阵作，胸闷，活动后气促明显，夜间不能平卧，颧红，身热，口干，咳嗽咳痰，痰色白，胃纳不佳，尿少，大便干结，夜寐欠安，舌暗红，苔黄，脉弦细。

出处 梁知，章怡祎，顾仁樾．顾仁樾教授辨治风湿性心脏病经验撷英［J］．上海中医药大学学报，2012，26（4）：1-2.

【方剂4】高改地经验方

党参20g，蜜黄芪40g，猪苓15g，茯苓15g，泽泻15g，大腹皮15g，葶苈子（包煎）15g，车前子（包煎）30g，益母草15g，当归10g，川芎12g，丹参15g，郁金10g，红景天20g，制水蛭9g，木香9g，砂仁（后下）10g，香加皮6g。

用法与主治 水煎服，每日1剂，早晚各一次温服。此方为中国中医科学院广安门医院心内科主任医师高改地教授治疗气虚血瘀型风湿性心脏病的用方，具有益气散瘀，健脾利湿的作用。症见心悸气短伴下肢无力，腹胀，纳差，口苦，便秘，叩腹部移动性浊音，舌质暗红，齿痕，眼周发黑，脉弦滑。

出处 张玉岭．高改地治疗风湿性心脏病心力衰竭经验［J］．河北中医，2011，33（1）：6-7.

【方剂5】养心汤

当归15g，炒白芍15g，茯苓20g，龙骨20g，炒酸枣仁20g，人参6g（或太子参20g或北沙参20g），丹参20g，红花6g，枸杞子15g，炙甘草6g。

用法与主治 水煎服，每日1剂，早晚各一次温服。此方为邢子亨老先生的经验方，具有补心气，祛风湿的作用。适用于心气亏虚型风湿性心脏病。症见心慌、气短、咯血等。

出处 樊改英．邢子亨治疗风湿性心脏病经验［J］．中医杂志，2007，48（1）：15.

【方剂6】董长富经验方

桃仁300g，三棱250g，莪术250g，当归100g，川芎100g，水蛭100g，三七100g，桂枝100g，制附子100g，红参50g，茯苓120g，炒酸枣仁200g，炙甘草100g。

用法与主治 上诸药共为细末，炼蜜为丸，每次1丸，日服3次，白开水送服。此方为河南省名老中医董长富主任医师的经验方，具有活血化瘀的作用。适用于心肺瘀血型风湿性心脏病。

加减 气虚加黄芪；血虚加阿胶；气阴不足加麦冬、五味子；心悸加川黄连；痰湿加陈皮、法半夏；瘀血甚者酌加五灵脂、红花、赤芍、丹参；水饮内停加泽泻、泽兰等。

出处 王代明，董长富．董长富治疗风心病经验［J］．河南中医，2004，24（2）：23.

【方剂7】陈慈煦经验方

黄芪9g，白术12g，朱茯神15g，泽泻15g，木香9g，椒目9g，百部15g，木防己12g，大腹皮15g，杏仁12g，龙齿

15g，姜汁炒桑白皮12g。

用法与主治 水煎服，每日1剂，早晚各一次温服。此方为黔中名医陈慈煦教授治疗脾虚，土不生金，肺失通调，水湿潴留型风湿性心脏病，具有健脾益气，利水平喘的作用。症见面及下肢水肿，尿少，纳差，心慌，心悸，苔薄白，舌淡，脉沉细而弱。

出处 陈继婷．陈慈煦教授辨治风湿性心脏病心力衰竭的经验［J］．贵阳中医学院学报，2000，22（2）：7-8.

【方剂8】黄春林经验方

太子参20g，麦冬15g，五味子6g，玉竹20g，白薇12g，生地黄18g，龙骨30g，牡蛎30g，首乌藤（夜交藤）30g，泽泻25g，茯苓皮60g，猪苓30g，葶苈子12g，大枣4枚。

用法与主治 水煎服，每日1剂，早晚各一次温服。此方为广东省名中医黄春林教授治疗气阴两虚型风湿性心脏病的用方，具有益气养阴的作用。症见心悸气促，活动后加剧，伴面色潮红，五心烦热，失眠，烦躁易怒，汗多，口干口苦，大便秘结，舌红苔少，脉数。

出处 邹旭．黄春林教授治疗风湿性心脏病经验［J］．深圳中西医结合杂志，2000，10（2）：52-54.

【方剂9】邵念方经验方

生黄芪45g，党参20g，麦冬30g，赤芍12g，木香6g，当归12g，桃仁12g，红花12g，丹参24g，砂仁10g，茯苓30g，葶苈子12g，厚朴10g，北五加皮10g，桑白皮15g，前胡12g，生山楂18g，炙甘草3g。

用法与主治 水煎服，每日1剂，早晚各一次温服。此方为山东中医药大学邵念方教授治疗气痰血瘀，水饮内停型风湿性心脏病的用方，具有益气活血利水，佐以理气的作用。症见胸闷憋气，胸痛，全身无力，基本卧床不起，动则喘促，心慌，纳少，双下肢水肿，舌淡暗，苔白，脉细弱结代。

出处 徐浩，马苓云．邵念方教授分期论治风湿性心脏病的经验［J］．辽宁中医杂志，1997，24（3）：16-17.

扩张型心肌病

扩张型心肌病以心室或双心室扩张并收缩功能受损为特征，可以是特发性，家族性和（或）遗传性，病毒性和（或）免疫性，酒精性和（或）中毒性，或伴有已知的心血管疾病。临床常表现为进行性心力衰竭，心律失常，血栓栓塞和猝死。属于中医学“胸痹”“心悸”“喘咳”“水肿”的范畴。

【方剂1】郭维琴经验方

党参15g，生黄芪20g，桑白皮12g，泽兰15g，车前子20g，猪苓15g，茯苓15g，葶苈子15g，丹参20g，红花10g，白术10g，补骨脂10g，菟丝子20g，连翘15g。

用法与主治 水煎服，每日1剂，早晚各一次温服。此方为郭维琴教授的经验方，具有益气活血、温阳利水的作用。适用于气虚血瘀、阳虚水泛型扩张型心肌病。症见夜间喘憋不能平卧，咳嗽，无痰，活动后心慌，气短，食欲好，二便正常，苔薄白，舌淡胖有齿痕，脉沉无力。

出处 姜玉梅，陈会娟，邓乃哲，等．郭维琴教授对扩张性心肌病的认识及治疗经验［J］．中国中医急症，2013，22（1）：57-58.

【方剂2】王振涛经验方

黄芪30g，党参30g，白术15g，茯苓15g，丹参30g，川芎10g，赤芍10g，红花12g，泽泻24g，益母草30g。

用法与主治 水煎服，每日1剂，早晚各一次温服。此方为王振涛教授的经验方，具有益气活血，利水的作用。适用于气虚（阳虚）血瘀，水湿停滞型的扩张型心肌病。症见劳累时出现耐力下降，胸闷，气短，不足以息，以深吸入为快，后胸闷、气短逐渐加重，并出现活动后气喘，汗出，乏力明显。

加减 阳虚重者加熟附子10g，桂枝12g，以温阳利水，党参改为红参15g以增强补益之力；水湿重者加葶苈子24g，泽兰15g以加强泻肺平喘利水之力；心悸者，加龙齿15g，回心草15g，老茶树根30g以安神定悸；纳差加焦三仙各15g以健脾消食。

出处 陈磊，王振涛．王振涛教授治疗扩张型心肌病临床经验［J］．中医临床研究，2012，4（10）：86-87.

【方剂3】陆曙经验方

黄芪20g，桂枝9g，茯苓10g，泽泻15g，车前子（煎包）15g，葶苈子10g，降香6g，川芎10g，白术10g，陈皮6g，生薏苡仁、熟薏苡仁各20g。

用法与主治 水煎服，每日1剂，早晚各一次温服。此方为陆曙教授的经验方，具有益气通阳、活血利水的作用。适用于气阳两虚，血瘀水停型扩张型心肌病。症见全身水肿，气急、气喘不得卧，畏寒，尿少，大便溏，舌暗，苔薄，脉细数涩。

加减 动则气喘、畏寒、口干、心烦，盖气阳两虚，阳损及阴，前方去车前子，加太子参15g，猪苓10g。

出处 戴飞，陆曙．陆曙教授治疗扩张型心肌病经验［J］．辽宁中医药大学学报，2012，14（9）：156-157.

【方剂4】李德新经验方

经验方①：黄芪30g，人参20g，桂枝15g，制附子（先煎）10g，焦白术15g，丹参20g，郁金15g，酸枣仁15g，柏子仁15g，柴胡10g，桔梗10g，甘草10g。

经验方②：人参20g，麦冬15g，五味子15g，酸枣仁15g，远志15g，桂枝10g，山药15g，焦白术20g，黄芪30g，山茱萸15g，山药15g，甘草10g。

用法与主治 水煎服，每日1剂，早晚各一次温服。此方为辽宁中医药大学李德新教授的经验方。经验方①具有益心气，助心阳，补心血，交通心肾的作用。适用于心阳不足，心血亏虚，心肾不交型的扩张型心肌病。症见心悸阵作，胸闷气短，肢倦乏力，劳则易甚，胁肋胀痛，时少寐，舌淡边有齿痕，苔薄白，脉沉缓。经验方②具有益气养阴，养心补脾的作用。适用于气阴两虚兼心脾两虚型的扩张型心肌病。症见时心悸怔忡，乏力，劳则益甚，易汗出，咽干口渴，舌淡边有齿痕，苔薄白，脉弦。

出处 于睿，赵昕，于游，等．李德新诊疗扩张型心肌病经验总结

[J]. 辽宁中医杂志，2011，38（10）：1958-1959.

【方剂5】贾秀兰经验方

黄芪30g，酸枣仁15g，川芎10g，知母15g，茯苓30g，丹参30g，黄精15g，生地黄15g，麦冬20g，大豆黄卷30g。

用法与主治 水煎服，每日1剂，早晚各一次温服。此方为贾秀兰教授的经验方，具有滋阴养血、补气安神、活血化瘀的作用。适用于气阴不足型的扩张型心肌病。症见突发胸闷、胸痛伴头昏，恶心，心慌，舌红苔白，脉细结代。

出处 彭雁，陈彦，彭正林，等．贾秀兰主任医师治疗扩张性心肌病的临床经验[J]. 云南中医中药杂志，2008，29（12）：15-16.

【方剂6】崔学龙经验方

制附子（先煎）20g，茯苓30g，白术15g，桂枝10g，白芍10g，丹参15g，黄芪30g。

用法与主治 水煎服，每日1剂，早晚各一次温服。此方为崔学龙教授的经验方，具有温补心肾、化气行水的作用。适用于心肾阳虚、水气凌心型的扩张型心肌病。症见精神差，心悸，胸闷，伴乏力、咳嗽、咳痰、双下肢水肿，纳眠尚可，二便调，舌质淡，苔白腻，脉沉缓。

出处 崔学龙，李瑞兰，饶德祥．真武汤合苓桂术甘汤治疗扩张性心肌病24例[J]. 河南中医学院学报，2008，23（137）：76.

【方剂7】李晓经验方

经验方①：生黄芪45g，升麻6g，柴胡9g，知母20g，桂枝9g，白芍18g，葛根18g，川芎18g，丹参18g，酒山茱萸12g，防风6g，三七粉（冲服）3g。

经验方②：黄芪30g，升麻6g，柴胡9g，知母20g，桂枝9g，白芍18g，白术30g，熟地黄20g，酒山茱萸12g，葛根18g，泽泻20g，防风6g，金银花（双花）20g，连翘20g。

用法与主治 水煎服，每日1剂，早晚各一次温服。此方为李晓教授的经验方。经验方①具有益气活血、调和营卫的作用。适用于气阴两虚、瘀血阻络型的扩张型心肌病。症见夜间出现喘憋、端坐呼吸，自行吸氧后缓解，喘憋夜间及活动后加重，气短，心慌，乏力，偶咳嗽，咳少量黏痰，腹胀，纳可，眠差，二便调，舌暗苔薄黄，脉沉。经验方②具有益气养阴、调和营卫的作用。适用于气阴两虚、痰热阻络型的扩张型心肌病。症见发作性胸闷，心慌，气短，喘憋，午后和凌晨3点至天亮时加重，咳嗽，咳吐少量黏痰，乏力，纳眠均可，二便调，舌暗红，苔薄黄，脉稍沉。

出处 刘昕烨，李晓．升陷汤加减治疗扩张性心肌病1例报告[J]．湖南中医杂志，2013，29（2）：81-82.

【方剂8】李靖经验方

人参、五味子、麦冬、云茯苓、猪苓、炙甘草各10g，熟附子、肉桂各8g，黄芪、葛根、丹参各30g。

用法与主治 水煎服，每日1剂，早晚各一次温服。此方为李靖教授的经验方，具有益心气、温心阳的作用。适用于心阳、心气两虚型扩张型心肌病。症见心慌气短，纳差腹胀，动则喘甚，面色无华，颜面、四肢高度水肿，尤以下半身为甚，水从毛孔外渗。

加减 肿甚者加牵牛子、泽泻各10g；有肺气肿者加麻黄8g，射干10g；高血压者加钩藤30g，牛膝、杜仲各10g。

出处 李靖．靖心汤治疗扩张性心肌病60例[J]．陕西中医，2008，29（2）：148-149.

病毒性心肌炎

病毒性心肌炎是由嗜心性病毒感染机体引起的，以心肌及心肌间质非特异性炎症为主要病理改变的局限性或弥漫性心肌炎性病变。其临床表现不一，轻者可自愈，重者可出现各种心律失常、心力衰竭、心源性休克、甚至死亡，部分患者可进展为扩张型心肌病。可归属于中医学“胸痹”“心悸”“怔忡”“虚劳”等范畴。

【方剂1】周亚滨经验方

经验方①：黄连，板蓝根，大青叶，连翘，蒲公英，葛根，石膏，柴胡。

经验方②：山药，生地黄，麦冬，五味子，白扁豆，黄精。

经验方③：桃仁，红花，赤芍，丹参，瓜蒌，薤白。

用法与主治　水煎服，每日1剂，早晚各一次温服。此方为黑龙江中医药大学附属第一医院中医内科学学科带头人周亚滨教授的经验方。经验方①具有清热解毒，祛除外邪的作用。适用于热毒侵心型病毒性心肌炎急性期。症见恶寒发热、头痛、四肢疼痛、心悸、咽痛、咳嗽等心系及外感症状。经验方②具有益气养阴，兼清热毒的作用。适用于气阴两虚兼热毒未清型病毒性心肌炎恢复期。症见心悸、胸闷、乏力、自汗（盗汗）等气阴两虚兼有热毒症状。经验方③具有益气养阴，活血化瘀的作用。适用于气阴两虚兼血瘀型病毒性心肌炎恢复期。症见心悸、气短、胸闷或心前区刺痛、面色晦暗、口干咽燥、失眠多梦等气阴两虚兼有瘀血症状。

出处　范增光，赵广然，王淑容，等．周亚滨教授分期论治病毒性心肌炎经验总结［J］．天津中医药，2019，36（3）：231-233.

【方剂2】郑梅生经验方

党参10g，茯苓15g，白术10g，甘草9g，黄芪15g，柴胡9g，薏苡仁10g，扁豆10g，茯神10g，山药9g，五味子9g。

用法与主治　水煎服，每日1剂，早晚各一次温服。此方为全国名老中医传承工作室指导老师郑梅生教授治疗气血亏虚，痰湿痹阻心脉型病毒性心肌炎的用方，具有补脾益气，健脾化湿，养心安神的作用。症见神清，精神差，常叹息，喜哭易怒，面色萎黄，畏寒怕冷、四肢稍冷，纳差，夜眠差，二便尚调，舌质淡胖，边有齿痕，苔白滑，脉沉细。

出处　邹静，郑梅生．郑梅生从脾论治病毒性心肌炎经验探析［J］．中国医药导报，2018，15（27）：122-125＋134.

【方剂3】蒋德友经验方

生晒参15g，麦冬15g，五味子15g，黄芪50g，红景天20g，枸杞子20g，丹参20g，三七粉10g。

用法与主治　水煎服，每日1剂，早晚各一次温服。此方为黑龙江省名中医蒋德友教授治疗气阴两虚兼血瘀型病毒性心肌炎的用方，具有益气复脉，养阴生津，活血化瘀的作用。症见心慌气短，体倦乏力，语声低微，体形偏瘦，纳差，大便稀，舌淡红少苔，脉细数。

出处 张宇，姜德友．姜德友教授治疗病毒性心肌炎经验［J］．中国中医急症，2017，26（8）：1381-1382+1388.

【方剂4】君康合剂

丹参 20g，赤芍 10g，麦冬 10g，玉竹 10g，石菖蒲 10g，羌活 10g，川芎 10g，连翘 10g，茯苓 10g，重楼 12g，白花蛇舌草 15g，党参 10g，生甘草 10g。

用法与主治 水煎服，每日 1 剂，早晚各一次温服。此方为国家级名老中医张曾譻教授的经验方，具有益气养阴，宣通心脉的作用。适用于气阴两虚型病毒性心肌炎。症见心慌，胸闷，短气乏力，活动后加重，纳差，寐欠安，舌红苔少，脉细。

出处 王艳玲，王帅．张曾譻治疗病毒性心肌炎临床经验探讨［J］．湖北中医杂志，2017，39（8）：15-17.

【方剂5】心痺方

太子参 15g，麦冬 12g，五味子 6g，丹参 20g，檀香 10g，砂仁 10g，陈皮 10g，苍术 10g，川厚朴 10g，桂枝 10g，白芍 15g，生龙骨、生牡蛎各 15g，炙甘草 10g。

用法与主治 水煎服，每日 1 剂，早晚各一次温服。此方为全国第五批名老中医王国斌教授的经验方，具有益气养阴，行气宽中，活血通络的作用。适用于气阴两虚兼血瘀型病毒性心肌炎。症见心慌、胸闷，感受外邪后加重，身热汗出，尿频，舌暗红苔白厚，舌下络脉明显，脉弦缓。

加减 乏力甚者加黄芪 30g；口燥而干者加知母 10g；全身低热者加大青叶 10g，板蓝根 15g。

出处 李可，姚涛，张海霞，等．王国斌辨治心痺经验［J］．时珍国医国药，2017，28（5）：1281-1282.

【方剂6】王振涛经验方

金银花 10g，虎杖 15g，大青叶 12g，连翘 15g，板蓝根 15g，贯众 12g，太子参 15g，麦冬 12g，黄芪 15g，玉竹 15g，赤芍 15g，丹参 30g，茯苓 15g，甘草 6g。

用法与主治　水煎服，每日1剂，早晚各一次温服。此方为河南省首届名中医王振涛教授治疗热毒侵心，气阴两虚兼血瘀型病毒性心肌炎的用方，具有清热解毒，益气养阴，活血的作用。症见发作性心悸气短，伴见汗出、乏力，时有胸闷不适，舌质红，散见瘀点，苔薄黄乏津，脉细数。

出处　李东洋，王振涛．王振涛教授辨治病毒性心肌炎的经验浅析[J]．中国中医药现代远程教育，2017，15（8）：86-88.

【方剂7】张伯礼经验方

藿香15g，佩兰15g，白豆蔻12g，青蒿15g，砂仁12g，川厚朴15g，紫苏梗20g，干姜10g，黄连10g，薏苡仁15g，金银花15g，桑枝30g，牛蒡子12g，射干12g，芦根30g。

用法与主治　水煎服，每日1剂，早晚各一次温服。此方为国家重点学科中医内科学科带头人张伯礼教授治疗湿热蕴结、热扰心神型病毒性心肌炎的用方，具有清热解毒化湿、理气和中的作用。症见突发恶寒，发热，咽痛，肌肉略酸痛，心慌，腹痛，腹泻，伴肠鸣腹痛，现头重，咳痰咽痛，阵发心慌，舌淡红苔黄厚腻，脉滑数。

出处　肖璐，张伯礼．张伯礼治疗病毒性心肌炎临证经验[J]．辽宁中医杂志，2016，43（2）：251-252.

【方剂8】三味宁心汤

西洋参，苦参，丹参，黄芪，白术，麦冬，远志，五味子，板蓝根，贯众，瓜蒌，炙甘草。

用法与主治　水煎服，每日1剂，早晚各一次温服。此方为首届国医大师张学文教授的经验方，具有祛湿解毒的作用。适用于湿毒内侵型病毒性心肌炎。症见心慌，心跳有漏跳感，胸闷，胸前区隐痛不适，气短，呼吸不畅，心烦，口渴，汗出，舌红苔黄，脉滑数。

出处　李欣，王永刚，郑刚．张学文诊治病毒性心肌炎的临床经验[J]．辽宁中医杂志，2015，42（12）：2306-2307.

【方剂9】扶正解毒汤

黄芪，生地黄，麦冬，玄参，连翘，黄连，党参，金银花。

用法与主治 水煎服，每日1剂，早晚各一次温服。此方为全国首批名老中医吕同杰教授学术思想继承人包培荣教授治疗气阴两虚，热毒内蕴型病毒性心肌炎的用方，具有益气养阴，清热解毒的作用。症见发作性胸闷心慌，活动后加重，略感乏力，咽部不适感，口干，纳差，眠不佳，舌质红，苔薄黄，脉细数。

出处 赵浩．包培荣治疗病毒性心肌炎经验浅析［J］．内蒙古中医药，2015，34（7）：54.

快速性心律失常

快速性心律失常指心脏起搏点在窦房结或窦房结以外，心室率＞100次/分钟的心律失常。快速性心律失常见于各种心血管疾病，包括过早搏动、阵发性心动过速（室上性、室性）、扑动与颤动（房性、室性）、预激综合征等，属中医学“心悸”“怔忡”的范畴。

【方剂1】冯玲经验方

炒酸枣仁30g，柏子仁20g，丹参20g，苦参10g，玄参20g，黄精20g，珍珠母30g，瓜蒌30g，太子参20g，薤白10g，法半夏15g，莲子15g。

用法与主治 水煎服，每日1剂，早晚各一次温服。此方为冯玲教授的经验方，具有补血养阴，清心安神的作用。适用于心肝血虚，虚热扰神型快速性心律失常。症见胸闷，心慌，气短乏力，头晕耳鸣，面色无华，双目干涩，视物模糊，少寐多梦，五心烦热，健忘，偶有四肢麻木，纳少，大便日行一次，质稍黏腻，舌淡白，胖大，舌苔少微黄，脉沉细无力。

出处 李维娜，冯玲，隋歌川，等．冯玲运用稳律汤辨治快速性心律失常经验［J］．辽宁中医杂志，2017，44（10）：2047-2049.

【方剂2】史大卓经验方

黄芪20g，党参20g，红花10g，当归20g，麦冬20g，桂枝10g，赤芍20g，丹参20g，香附10g，酸枣仁20g，远志6g，炙甘草10g。

用法与主治 水煎服，每日1剂，早晚各一次温服。此方为史大卓教授的经验方，具有养血益气安神的作用。适用于气血两虚，心神失养型快速性心律失常。症见心悸，胸闷气短，时欲叹息，与运动无关，夜间易醒，纳可，小便调，大便偏稀，舌质淡，苔薄白，脉细弱。

出处 张璇，曲华，柴华，等．史大卓辨治阵发性快速心律失常经验[J]．北京中医药，2017，36（7）：618-619.

【方剂3】史载祥经验方

淫羊藿8g，仙茅3g，巴戟天、黄连、远志各10g，赤芍30g，生地黄、生地榆20g，山茱萸、知母、黄柏、生槐花、玄参、浙贝母各15g，肉桂2g。

用法与主治 水煎服，每日1剂，早晚各一次温服。此方为史载祥教授的经验方，具有补肾滋阴，清热安神的作用。适用于阴虚内热型快速性心律失常。症见阵发性心慌，多在生气、精神紧张时发作，眠浅易醒，腰酸腿软，烘热汗出，心烦，舌淡有齿痕、苔薄黄，脉沉细迟。

出处 李春岩，史载祥．史载祥治疗快速性心律失常经验介绍[J]．新中医，2013，45（2）：166-169.

【方剂4】王振涛经验方

太子参30g，丹参24g，苦参15g，北沙参10g，郁金12g，生百合30g，炒酸枣仁12g，回心草12g，莲子心3g，茯苓、茯神各15g，生龙齿30g，远志12g，甘松15g，芡实30g，甘草6g。

用法与主治 水煎服，每日1剂，早晚各一次温服。此方为王振涛教授的经验方，具有益气养阴，清热活血的作用。适用于气阴亏虚、瘀热互结型快速性心律失常。症见心悸，劳累后症状加重，平素眠差，夜梦多，大便干，小便尚可。舌质暗红，舌尖红甚，苔白，脉沉细结代。

出处 邱蕾．王振涛运用四参饮治疗快速心律失常经验[J]．四川中医，2009，27（2）：6-7.

【方剂5】陈可冀经验方

川黄连12g，法半夏10g，陈皮10g，云茯苓10g，麸枳壳

10g，青竹茹10g，生甘草12g，珍珠母20g，生石决明20g。

用法与主治 水煎服，每日1剂，早晚各一次温服。此方为中国工程院院士陈可冀教授的经验方，具有清热化痰，宁心安神的作用。适用于痰热内扰型快速性心律失常。症见常感觉心悸，舌质暗红，苔黄腻，脉弦细，口气浊臭。

出处 蒋跃绒．病证结合治疗快速性心律失常经验举隅［J］．中国中西医结合杂志，2012，32（8）：1136-1137.

【方剂6】李庆海经验方

水蛭3g，羌活10g，莱菔子10g，石菖蒲10g，甘松10g。

用法与主治 若干剂，共为细粉，泛水为丸，水冲服，每次10g，每日3次。此方为李庆海教授的经验方，具有化痰祛瘀、宁心定悸的作用。适用于痰瘀互结型快速性心律失常。症见心慌心悸，胸闷胸痛，气短乏力，头身困重，脘腹痞满，口黏痰多，口唇发绀，舌质淡暗或紫暗，舌边有瘀点、瘀斑，舌底静脉迂曲，或舌体胖大有齿痕，舌苔白厚或黄腻，脉弦滑数，或沉涩，或结代，或急数。

出处 谢秋利．心悸宁丸治疗快速型心律失常（痰瘀互结证）的临床观察［D］．河南中医学院，2014.

【方剂7】张文高经验方

黄芪30g，玄参12g，丹参30g，川芎20g，郁金18g，三七粉3g（冲），延胡索15g，当归12g，甘松20g，莲子心10g，黄连10g，炒酸枣仁30g，桑寄生18g，怀牛膝18g，女贞子18g，钩藤30g（后入）。

用法与主治 水煎服，每日1剂，早晚各一次温服。此方为张文高教授的经验方，具有益气活血复脉，佐以疏肝清热，宁心安神的作用。适用于气虚血瘀，气阴两虚型快速性心律失常。症见心中悸动不安，活动后心前区不适，咽干痒，咳嗽，咳痰量少，情志不畅，嗳气则舒，乏力，纳尚可，眠差，大便稀，舌暗红，苔薄黄，脉沉滑、结代。

出处 李晓娟，李成伟．张文高治疗快速性心律失常经验［J］．山东中医杂志，2012，31（7）：520-521.

【方剂8】罗铨经验方

炮附片（开水先煎2小时）30g，西洋参15g，桂枝10g，黄芪30g，枳实15g，丹参15g，泽兰15g，桑白皮15g，葶苈子10g，五加皮10g，木通10g，车前子15g，益母草30g，甘草10g。

用法与主治 水煎服，每日1剂，早晚各一次温服。此方为云南省名医罗铨教授的经验方，具有益气温阳、化气行水的作用。适用于阳虚水泛型快速性心律失常。症见神疲乏力，动则喘促，形寒肢冷，小便短少，不思饮食，舌质暗淡，苔白腻，脉沉细结代。

出处 李晓．罗铨治疗快速性心律失常经验［J］．中国中医药信息杂志，2012，19（12）：90-91.

缓慢性心律失常

缓慢性心律失常是临床常见的心律失常，心电图表现为持久的心率<60次/分钟，包括窦性心动过缓、房室传导阻滞、病态窦房结综合征等，以发作性头晕、黑矇、乏力、心慌、气短为主要临床表现。属于中医的“心悸”“怔忡”“眩晕”等范畴。

【方剂1】温心稳律汤

制附子（先煎）10g，肉桂10g，干姜10g，三七4g，丹参15g，甘松10g，牡丹皮10g，炙甘草6g，桑寄生15g，黄连6g。

用法与主治 水煎服，每日1剂，早晚各一次温服。此方为姚淮芳教授的经验方，具有温补心肾、活血化瘀的作用。适用于心肾阳虚、心血瘀阻型缓慢性心律失常。症见心慌，胸闷，胸痛，气短，头晕、黑矇甚至晕厥，舌质暗红苔白滑，脉迟缓。

出处 陶修龙，姚淮芳，宋媛媛，等．姚淮芳教授运用温心稳律汤治疗缓慢性心律失常经验总结［J］．中西医结合心脑血管病杂志，2018，16（14）：2094-2095.

【方剂2】张艳经验方

经验方①：桂枝，黄芪，白芍，白术，太子参，炙甘草，淫羊藿，炙麻黄。

经验方②：丹参，红花，川芎，当归，延胡索，益母草，桃仁，赤芍，郁金，牛膝。

经验方③：瓜蒌，法半夏，薤白，陈皮，砂仁，厚朴，枳实，香附。

经验方④：茯苓，猪苓，泽泻，茯神，薏苡仁，车前子，葶苈子，五加皮，紫苏子。

用法与主治 水煎服，每日1剂，早晚各一次温服。此方为辽宁省名中医张艳教授的经验方。经验方①具有益气温阳，安神定悸的作用。适用于心肾阳虚型缓慢性心律失常。症见心悸，胸闷气短，乏力，自汗，动则加剧，面色苍白，形寒肢冷，或背部冷感，腰膝痠软，眩晕耳鸣，小便清长或夜尿频多，舌质淡，苔白，脉象虚弱或沉细无力。经验方②具有活血化瘀，理气通络的作用。适用于心脉瘀阻型缓慢性心律失常。症见心悸不安，胸闷不舒，痛如针刺，牵引肩背，唇甲青紫，肌肤甲错，舌质紫暗或有瘀斑，脉涩或结或代。经验方③具有理气化痰通络的作用。适用于痰湿阻络型缓慢性心律失常。症见心悸，胸闷痞满，恶心呕吐，咳嗽有痰，身重眩晕，形体偏胖，舌淡胖，苔白滑或腻，脉弦滑或沉细而滑。经验方④具有宣肺利水，化气通脉的作用。适用于水饮凌心型缓慢性心律失常。症见心悸眩晕，渴不欲饮，恶心欲吐，流涎，下肢水肿，形寒肢冷，小便短少，舌淡胖，苔白滑，脉沉细而滑。

出处 赵晓迪．张艳教授中医辨治缓慢心律失常经验探究［J］．河北中医，2017，39（11）：1613-1615+1619.

【方剂3】袁氏苏心醒方

红参10g，制附子（先煎）10g，干姜10g，肉桂6g，黄芪20g，炙甘草6g，枳实15g，麦冬15g，五味子15g。

用法与主治 水煎服，每日1剂，早晚各一次温服。此方为全国名老中医药专家学术经验继承工作指导老师袁海波教授的经验方，具有温脾阳，扶肾阳，养心阳的作用。适用于心脾肾三阳俱虚型缓慢性心律失常。症见心慌胸闷，气短声低，头晕乏力，畏寒怕冷，或腰膝酸软，或纳呆少食，舌质淡暗苔薄白，脉沉细弱，或迟、或结、或代。

加减 阳虚不甚者或阴阳俱虚者，可去制附子，选加淫羊藿；自汗较多者，可加重黄芪用量，同时选加山茱萸、生龙骨、生牡蛎、白术、浮小麦、麻黄根；心悸怔忡不能自解者，选加生龙骨、生牡蛎、紫石英；神志昏蒙者，选加石菖蒲、郁金、薄荷，或送服苏合香丸；血压偏低，形寒肢冷者，可选加升麻、柴胡；纳差溏泄较重者，选加焦白术、茯苓、炒扁豆、焦山楂、焦麦芽、焦神曲；胸痛明显者，选加乳香、没药、丹参、川芎、郁金、延胡索、三七等。大便秘结，排便无力者，可选加火麻仁、肉苁蓉、当归；失眠烦躁者，选加炒酸枣仁、柏子仁。情志抑郁者，选加郁金、香附、柴胡、佛手等；水肿明显，口唇紫暗者，可选加桃仁、红花、炒葶苈子、茯苓、大腹皮、猪苓、泽泻、车前草。

出处 祝珍珍，袁灿宇．袁海波教授辨治缓慢性心律失常经验［J］．中医学报，2017，32（12）：2371-2373.

【方剂4】温阳复脉汤

茯苓15g，白术15g，白芍10g，制附子（先煎）10～15g，生姜3片，桃仁15g，红花10g，桂枝15g，益母草30g，黄芪30g，泽泻15g，车前子30g（包），肉桂3～6g。

用法与主治 水煎服，每日1剂，早晚各一次温服。此方为首届国家级中医药名师袁肇凯教授的经验方，具有温阳养心，微复脉安神的作用。适用于心阳气亏虚证，或心脾两虚型缓慢性心律失常。症见心悸，气短，胸闷，乏力，畏冷，肢凉，伴头晕，舌淡红，苔薄白腻，脉细迟，多兼脉结、脉代、脉缓。

加减 心痛者加延胡索12g，生蒲黄10g，丹参12g；胸闷明显者，加瓜蒌实12g，薤白12g；头晕者加磁石20g，石菖蒲15g。

出处 刘吉勇，袁肇凯．袁肇凯教授辨证治疗心病经验［J］．湖南中医药大学学报，2017，37（3）：281-284.

【方剂5】翁维良经验方

丹参，川芎，赤芍，桃仁，红花，炙甘草，北沙参，桂枝，姜黄，黄芪，麦冬，生地黄，玉竹，五味子，枸杞子，大枣，阿胶。

用法与主治 水煎服，每日1剂，早晚各一次温服。此方为首都国医名师翁维良教授的经验方，具有温补心肾阳气，活血通脉利水的作用。适用于心肾阳虚，血瘀饮停型缓慢性心律失常。症见心悸气短，胸闷胸痛，形寒肢冷，神疲乏力，腰膝酸软，舌质淡紫、苔薄白水滑，肢体水肿，小便不利，脉沉弱而迟或涩。

加减 饮停重者，合用苓桂术甘汤；胸闷加郁金、延胡索；头晕加天麻、钩藤、葛根；倦怠懒言加人参。

出处 李秋艳，马学竹，翁维良．翁维良治疗缓慢性心律失常经验[J]．中医杂志，2017，58（4）：287-290.

【方剂6】魏执真经验方

经验方①：太子参30g，生黄芪30g，茯苓30g，白术30g，陈皮10g，法半夏10g，羌活15g，川芎15g，丹参30g。

经验方②：白术30g，茯苓30g，陈皮10g，法半夏10g，紫苏梗10g，川厚朴10g，香附10g，乌药10g，川芎15g，丹参30g。

经验方③：制附子（先煎）10g，肉桂5g，鹿角10g，干姜10g，桂枝10g，生黄芪30g，太子参30g，白术30g，茯苓30g，川芎15g，丹参30g。

经验方④：干姜10g，肉桂10g，鹿角10g，芥子10g，莱菔子10g，陈皮10g，法半夏10g，白术30g，茯苓30g，生黄芪30g，太子参30g，川芎15g，三七6g。

经验方⑤：白术30g，茯苓30g，陈皮10g，法半夏10g，干姜10g，肉桂5g，桂枝10g，生黄芪30g，太子参30g，当归10g，白芍30g，生地黄30g，阿胶10g，川芎15g，丹参30g。

用法与主治 水煎服，每日1剂，早晚各一次温服。此方为第五批全国名老中医药专家学术继承工作指导老师魏执真教授的经验方。经验方①具有健脾补气，活血升脉的作用。适用于心脾气虚，心脉瘀阻，血流不畅型缓慢性心律失常。症见心悸，气短，胸闷或胸痛，乏力，肢温不凉，舌质淡暗，苔薄白，脉缓而细弱。经验方②具有化湿理气，活血升脉的作用。适用于心脾气虚，湿邪停蓄，心脉受阻型缓慢性心律失常。症见心悸，气短，胸闷或胸痛，乏力，脘腹胀满，纳差，大便不爽，头晕胀，苔白厚腻，质淡暗，脉缓而弦滑。经验方③具有温阳散寒，活血生脉的作用。适用于心脾肾虚，寒邪内生，阻滞心脉型缓慢性心律失常。症见心悸，气短，胸闷，胸痛，乏力，怕冷，肢冷，便溏，腰腿酸软无力或可伴头晕耳鸣、阳痿等，舌质淡暗，苔薄白或白滑，脉迟。经验方④具有温补脾肾，祛寒化痰，活血散结的作用。适用于心脾肾虚，寒痰瘀结，心脉受阻型缓慢性心律失常。症见心悸，气短，乏力，胸闷，胸痛，怕冷或不怕冷，舌质淡暗，苔薄白，脉结或结代脉。经验方⑤具有滋阴温阳，化湿散寒，活血通脉的作用。适用于心脾肾虚，寒痰瘀结，心脉受阻型缓慢性心律失常。症见心悸，气短，胸闷，胸痛，乏力，大便偏干，舌暗红苔薄白，脉细涩。

出处 李云虎，韩垚．魏执真辨证分型治疗缓慢性心律失常经验拾萃[J]．环球中医药，2015，8（7）：857-858.

【方剂7】温阳生脉汤

人参6g，麦冬15g，五味子9g，制附子（先煎）10g，淫羊藿15g，桂枝10g，丹参20g，当归10g，三七粉3g，炙甘草10g。

用法与主治 水煎服，每日1剂，早晚各一次温服。此方为河南省名中医韩丽华教授的经验方，具有益气养阴，温阳活血的作用。适用于心肾阳虚型缓慢性心律失常。症见心悸，胸闷，气短，乏力，面色苍白，形寒肢冷，头晕，口干，舌质淡或胖，边有齿痕，脉沉迟无力或结代。

加减 阳虚重者加肉桂、仙茅；脾阳不足，生化乏源者加干姜、芍药、鸡血藤；兼血瘀明显者加川芎、红花；挟痰者加瓜蒌、薤白、郁金、陈皮；兼胸闷、气短、下肢水肿、头晕、脉沉有饮者加白术、茯苓、车前草。

出处 邢国辉，王振涛，张会超，等．韩丽华教授辨治缓慢性心律失常经验[J]．中医学报，2013，28（3）：361-362.

【方剂8】温阳活血升脉汤

麻黄9g，制附子（先煎）9g，人参30g，炙黄芪15g，细辛6g，淫羊藿12g，桂枝10g，当归12g，丹参12g，川芎9g，炙甘草6g。

用法与主治 水煎服，每日1剂，早晚各一次温服。此方为陕西省名老中医杨颙教授的经验方，具有温阳益气，活血化瘀的作用。适用于心肾阳虚，血脉瘀阻型缓慢性心律失常。症见心慌，胸闷，气短，头晕，全身乏力甚则晕厥，大便稀溏，小便清长，舌淡暗，脉沉迟或结代。

加减 气虚甚者加茯苓、炒山药；血虚者加熟地黄、鸡血藤；阳虚甚者加鹿角胶、菟丝子。

出处 王红，马民凯，李瀛均．杨颙老中医治疗缓慢性心律失常临床经验[J]．陕西中医学院学报，2011，34（2）：26-27．

【方剂9】涂晋文效验方

黄芪30g，炒白术15g，川芎15g，人参10g，麦冬10g，五味子10g，麻黄10g，当归10g，葛根10g，杜仲10g，怀牛膝10g，淫羊藿10g，茯苓20g，细辛4g，炙甘草8g。

用法与主治 水煎服，每日1剂，早晚各一次温服。此方为湖北省名中医涂晋文教授治疗肝肾不足型缓慢性心律失常的用方，具有益气养阴，温补肝肾的作用。症见头晕，视物模糊，行走不稳，胸闷，舌淡红边有齿痕，苔薄白，脉弦细。

出处 张思，吴斌，涂晋文．涂晋文教授治疗缓慢性心律失常经验[J]．陕西中医，2016，37（3）：334-335．

心脏神经官能症

心脏神经官能症，一般无器质性心脏病，是神经官能症的一种特殊类型，以心血管系统功能失常为主要表现，兼有神经官能症的其他表现。其症状多种多样，常见心悸、心前区疼痛、胸闷、气短、呼吸困难、头晕、失眠、多梦等。本病多属于中医学“心悸”“胸痹”和“不寐”等范畴。

【方剂1】疏肝宁心方

柴胡10g，百合15g，合欢皮15g，珍珠母20g，炒酸枣仁30g，白蒺藜15g，首乌藤（夜交藤）15g。

用法与主治 水煎服，每日1剂，早晚各一次温服。此方为海南省名中医张永杰教授的经验方，具有疏肝解郁，宁心安神，肝心同治的作用。适用于肝气郁滞、心神不宁型心脏神经官能症，症见心悸、心慌、胸闷，或情绪低落，或思虑不安，或忧愁悲伤。

加减 痰湿者，兼有口黏苔腻、脉滑等表现，合用二陈汤、瓜蒌薤白半夏汤加枳壳、远志、石菖蒲；湿热者，兼有面垢油光、口苦、舌质红、苔黄腻等表现，合用温胆汤加瓜蒌、黄连、远志、石菖蒲；阳虚者，兼有手足不温，形寒怕冷，体胖面白，喜热饮，大便易溏，夜尿多，不耐风寒，舌淡胖，苔白，脉偏迟缓，合用桂枝甘草龙骨牡蛎汤。阴虚者，兼见形体消瘦、口燥咽干、渴喜凉饮、便结溲黄、舌红少津、脉细数等，合用天王补心丹汤、栀子豉汤；气虚者，兼见气短，少气懒言，精神疲倦，舌淡嫩苔薄白，合用补中益气汤；气血两虚者，兼有少气懒言，神疲乏力，自汗，面色淡白，脉细无力，合用八珍汤。

出处 高伟铿．张永杰教授治疗心脏神经官能症经验[J]．临床医学专集，2015：2246-2247.

【方剂2】吴时达经验方

知母12g，黄柏12g，熟地黄30g，莲子心6g，山茱萸12g，山药12g，牡丹皮9g，泽泻12g，青蒿20g，地骨皮20g，龟甲20g，柏子仁9g。

用法与主治 水煎服，每日1剂，早晚各一次温服。此方为四川省名老中医吴时达教授治疗阴虚火旺型心脏神经官能症的用方，具有泻火养阴的作用。症见自感发时心跳加快热涌心头，急躁易怒，全身烘热，心烦失眠，耳鸣加重，月经不调，二便尚可，舌质红绛，苔少，脉细数。

出处 姚方方，何鑫，张泉．吴时达主任医师泻火养阴法治疗心脏神经官能症经验[J]．世界最新医学信息文摘，2016，16（90）：257.

【方剂3】李联社经验方

经验方①：柴胡12g，郁金15g，当归12g，白芍15g，党参20g，白术15g，酸枣仁15g，远志10g，茯神15g，甘草6g。

经验方②：黄连10g，陈皮15g，法半夏10g，枳实10g，竹茹10g，茯苓15g，石菖蒲10g，瓜蒌9g，远志15g，煅龙骨20g，煅牡蛎20g。

经验方③：柴胡15g，枳壳12g，川芎9g，当归12g，桃仁12g，丹参12g，白芍12g，柏子仁30g，酸枣仁30g。

用法与主治 水煎服，每日1剂，早晚各一次温服。此方为陕西中医学院附属医院副院长李联社教授经验方。经验方①具有疏肝解郁，养血安神的作用。适用于肝郁血虚，心失所养型神经官能症，症见心悸，失眠，多梦，头晕，目眩，面色无华，舌淡，苔白，脉细弱。经验方②具有清肝泻火，化痰安神的作用。适用于肝郁化火，痰火扰心型神经官能症，症见心悸怔忡，心烦失眠，胸闷痰多，舌红，苔黄腻，脉弦滑。经验方③具有清肝泻火，化痰安神的作用。适用于肝郁血滞，心脉痹阻型神经官能症，症见心悸怔忡，心烦失眠，胸闷痰多，舌红，苔黄腻，脉弦滑。

加减 经验方①：动则气短，心悸，汗出属气虚较甚者，加黄芪、红枣、茯苓、桂枝、柏子仁等；自汗多者加煅龙骨、煅牡蛎、浮小麦；畏寒肢冷阳虚者，加肉桂、制附子等。经验方②：惊悸心胆虚怯者，加炙甘草以补益心气；心阴不足者加柏子仁、五味子、酸枣仁；睡眠差易惊者，加琥珀。经验方③：若胸闷或胸胁胀痛，心情抑郁，嗳气者，为肝气郁结，可加香附、佛手、紫苏梗等；若胸痛部位固定，频频发作，为气滞血瘀，可加没药、乳香、莪术、延胡索等。

出处 张福庆，李联社．李联社教授从肝论治心脏神经官能症经验简介［J］．国医论坛，2009，24（4）：10-11.

【方剂4】百合逍遥散

百合30g，白芍20g，当归15g，柴胡15g，茯苓15g，炒白术15g，薄荷15g，生姜3片，生甘草6g。

用法与主治 水煎服，每日1剂，早晚各一次温服。此方为河南中医学院朱明军教授经验方，具有疏肝解郁，养血健脾的作用。适用于肝郁脾虚型神经官能症，症见心悸气短，胁下胀痛，嗳气纳差，腹胀便溏，面色萎黄，时欲叹息，月经不调，乳房作胀，舌淡边有齿痕，苔白，脉弦细。

加减 若舌紫暗或有瘀点瘀斑，脉弦细，兼血瘀，合丹参饮；若虚烦不眠，头晕乏力，舌淡，苔白腻，脉弦滑，兼痰浊，合温胆汤。

出处　李彬，朱明军．朱明军教授从肝脾论治心脏神经官能症经验介绍［J］．新中医，2008，8（9）：17-18.

【方剂5】周亚滨经验方

柴胡10g，桂枝10g，白芍20g，法半夏15g，黄芩15g，大黄5g，煅龙骨20g，煅牡蛎20g，香附30g，茯神30g，首乌藤（夜交藤）30g，酸枣仁30g，柏子仁20g，远志20g，合欢花20g，川厚朴10g，枳壳10g，浮小麦30g，甘草15g。

用法与主治　水煎服，每日1剂，早晚各一次温服。此方为黑龙江中医药大学附属第一医院周亚滨教授经验方，具有解郁化痰，养血安神的作用。适用于痰气交阻，心神不宁型神经官能症，症见胸胁胀满，月经不调，精神抑郁，心烦易怒，口干苦，头晕目眩。

加减　兼有胸闷不舒，体型丰腴，恣嗜肥甘厚味，口中黏腻，苔白腻，脉滑，加陈皮、清半夏、瓜蒌、厚朴、枳实等燥湿化痰；兼心悸、口中异味、口苦、舌苔黄腻等表现，去桂枝加黄连、竹茹、瓜蒌、天竺黄、龙胆等清热化痰；兼心悸，乏力，气短，精神疲倦，或有头晕、自汗、舌淡嫩、苔薄白等症状，加黄芪、党参、白术、桔梗、升麻益气养心；兼畏寒肢冷、体胖面白、舌淡胖、苔白等症状，加肉桂、麻黄、制附子、干姜温通心阳；兼心悸，多梦，咽干，口渴，舌红少津者加焦栀子、麦冬、五味子、玄参、生地黄等滋阴清热养血；兼有胸闷刺痛、口唇淡紫、舌淡紫等症状，加川芎、赤芍、桃仁、红花、水蛭、三七活血化瘀；兼有心神不宁，心悸易惊者加赭石、磁石、珍珠母、龙齿等镇心安神；兼有心律失常者加苦参、甘松。

出处　葛媛，刘新野，周亚滨等．周亚滨教授运用辨病辨证辨体思想治疗心脏神经官能症的经验［J］．中国中医急症，2018，27（7）：1266-1268.

【方剂6】开郁汤

百合20g，乌药15g，泽兰15g，瓜蒌15g，薤白10g，藕节15g，郁金15g，枇杷叶15g，甘草3g。

用法与主治　头煎，加水600ml，加入白酒或黄酒50ml浸泡半小时，煎取 300ml；次煎，再加水 500ml，煎取 250ml，二煎合而为一。每日 1 剂，分 2 次早晚服用，14 天为 1 个疗程。此方为泉州市名老中医蔡友敬教授经验方，具有调畅气机，疏肝开郁，宽胸散结，行气活血的作用。适用于肝郁气滞型神经官能症，症见胸痹心痛，甚则心痛彻背，短气不得卧，伴有心悸气短等。

加减 心悸者加柏子仁 10g，五味子 5g；失眠，多梦者加酸枣仁 20g，茯神 15g，合欢皮 10g；胸痛甚者加延胡索 10g，川楝子 10g，丹参 15g；痰浊者加清半夏 10g，胆南星 10g；面部烘热者加知母 10g，牡丹皮 10g；失眠多梦者加酸枣仁 30g；夹有血瘀者加桃仁 10g，红花 10g。

出处 庄增辉．开郁汤化裁治疗心脏神经官能症 50 例 [J]. 福建中医药，2016，47（6）：66-67.

【方剂 7】温心安神汤

桂枝 15g，白芍 15g，生龙骨 30g，生牡蛎 30g，丹参 15g，佛手 15g，大枣 15g，制附子（先煎）6g，法半夏 6g，炙甘草 6g。

用法与主治 水煎服，每日 1 剂，早晚 2 次分服。此方为清远市中医院心血管内科院内协定处方，具有温阳益气，调和阴阳，化痰通络，镇惊安神的作用。适用于心虚胆怯证、心脾两虚证、心阳虚弱型神经官能症，症见心悸，气短，胸闷，善叹息，胸痛，头晕，目眩，面色无华，胃脘痞满，食欲不振，倦怠乏力，舌质淡，苔白，脉细弦。

加减 自汗者加煅龙骨、煅牡蛎；畏寒肢冷有阳虚证者，加肉桂；五心烦热阴虚明显者加生地黄、黄精、枸杞子等。

出处 刘强，王评，夏裕等．温心安神汤治疗心脏神经官能症 [J]. 长春中医药大学学报，2014，30（3）：465-467.

【方剂 8】疏肝解郁汤

醋柴胡，川楝子，郁金，青皮，陈皮，枳壳，炒栀子，黄连，夏枯草，白蒺藜，旋覆花，赭石。

用法与主治 水煎服，每日 1 剂，早晚 2 次分服。此方为首都医科大学中医药学院周耀庭教授经验方，具有疏肝、平肝、清肝的作用。适用于肝失疏泄型神经官能症，症见心悸、失眠、眩晕、头痛、梅核气、呃逆、小儿多动症等。

加减 肝郁胸痛加延胡索、姜黄；肝火上炎，头晕，头痛加僵蚕、钩藤；肝火扰心，心悸，胸闷者加石菖蒲、黄连、生龙齿；失眠加合欢皮、远志、炒酸枣仁；肝气横逆、肝胃不和而见呃逆，反酸，胃胀，胃痛加清半夏、砂仁、白芍、吴茱萸、煅瓦楞子、海螵蛸；肝火肾亏、肝风欲动而见小儿多动加珍珠母、僵蚕、钩藤、全蝎、生地黄、女贞子、墨旱莲。

出处 韩谨．周耀庭教授运用疏肝法治疗神经官能症经验［J]．吉林中医药，2011，31（9）：836-837.

【方剂9】王靖经验方

生黄芪20g，茯苓15g，茯神15g，当归8g，柏子仁10g，酸枣仁10g，生龙骨、生牡蛎各30g，远志8g，鸡血藤20g，白芍12g，丹参15g，合欢皮20g，首乌藤（夜交藤）12g，郁金6g，炙甘草2g。

用法与主治 水煎服，每日1剂，早晚各一次温服。此方为江苏省名中医王靖教授治疗心脾两虚，心神失养型心脏神经官能症的用方，具有补益心脾，养心安神的作用。症见时时心慌，并偶有脱落感，不伴胸闷，头昏，寐不实，舌边多齿痕苔薄白。

出处 全亚萍．王靖教授治疗心系疾病临证经验［J]．实用中医内科杂志，2010，24（11）：15-16.

病态窦房结综合征

病态窦房结综合征是由于窦房结或其周围组织器质性病变导致窦房结冲动形成障碍，或冲动传导障碍而出现的功能失常，主要表现为轻者心悸、胸闷、乏力、头晕等，严重者甚至出现晕厥、心源性猝死。属于中医的“心悸”“眩晕”“怔忡”“厥证”“虚劳”等范畴。

【方剂1】罗陆一经验方

麻黄10g，制附子（先煎）10g，细辛10g，人参10g，桂枝15g，煅龙骨30g，煅牡蛎30g，炙甘草20g。

用法与主治 水煎服，每日1剂，早晚各一次温服。此方为广东省名中医罗陆一教授的经验方，具有温振心阳，重镇安神的作用。适用于心肾阳虚型病态窦房结综合征。症见心悸、胸闷频作，偶有黑矇，自觉头晕、乏力加重，活动后汗出，气短乏力，畏寒等。

加减 四肢厥冷，畏寒明显者，桂枝可改用肉桂，并加重麻黄、制附子、细辛用量；兼瘀血者，加田七、川芎、丹参、当归、地龙、桃仁、红花等；瘀血甚者，可加三棱、莪术、乳香、没药等；惊悸明显，夜寐差者，加重煅龙骨、煅牡蛎用量，并可加远志、首乌藤（夜交藤）、酸枣仁、磁石等；气血虚弱者，可合归脾汤组方；兼痰浊者，辨明寒、热、湿痰，可酌情加制天南星、制半夏、胆南星、瓜蒌、浙贝母、石菖蒲、厚朴、陈皮等；对于肾虚患者又当辨肾阳虚、肾气虚、肾阴虚之不同，分别酌加巴戟天、锁阳、仙茅、鹿角胶、淫羊藿、菟丝子、杜仲、山茱萸、蛤蚧、女贞子、龟甲、天冬、熟地黄等。

出处 张卫斌，罗陆一. 罗陆一辨治病态窦房结综合征临证经验探析[J]. 辽宁中医杂志，2010，37（5）：785-787.

【方剂 2】沈宝藩经验方

黄芪 15g，丹参 15g，桂枝 13g，细辛 3g，制附片（先煎 1 小时）9g，红花 9g，川芎 9g，郁金 10g。

用法与主治 水煎服，每日 1 剂，早晚各一次温服。此方为沈宝藩教授的经验方，具有温补心肾，祛痰化瘀的作用。适用于心肾阳虚，痰瘀阻滞型病态窦房结综合征。症见心悸，气短，眩晕，畏寒，肢冷，胸闷痛或肢体麻木，舌质暗紫或有瘀斑，苔白腻，脉弦滑或结代。

加减 气阳虚甚，加红参 6g（另煎兑服），淫羊藿、补骨脂各 10g；痰浊瘀阻甚，加法半夏、菖蒲各 9g，三七粉 3g（分 2 次冲服）；心烦失眠，加柏子仁、酸枣仁、首乌藤各 10g，远志、炙甘草各 9g；腹胀食差，去黄芪，加砂仁、炒枳壳各 6g，厚朴 9g，山楂 13g，茯苓 12g。

出处 李刚，王晓峰. 沈宝藩教授治疗病态窦房结综合征经验[J]. 新疆中医药，2001，19（3）：62-63.

【方剂 3】方祝元经验方

制附子（先煎）10g，炙黄芪 15g，党参 12g，麦冬 12g，五味子6g，百合20g，玉竹12g，莪术10g，川桂枝5g，生麻黄8g，细辛3g，赤芍、白芍各10g，红花10g，薤白10g，石菖蒲6g，光杏仁10g，桔梗5g，生甘草、炙甘草各3g。

用法与主治　水煎服，每日1剂，早晚各一次温服。此方为我国著名中医心血管内科专家方祝元教授治疗阳气亏虚，痰瘀阻络型病态窦房结综合征的用方，具有温阳益气，活血化痰的作用。症见胸痛隐隐，心慌胸闷间作，头晕不显，稍有轻咳，痰少色白，每天午后自觉畏寒怕冷，纳食一般，夜寐差，难以入睡，二便正常，舌淡苔薄白，脉弦缓等。

出处　姚阳婧，方祝元．方祝元教授治疗病态窦房结综合征经验临床探析［J］．四川中医，2017，35（11）：1-4.

【方剂4】陈镜合经验方

法半夏10g，香附10g，川芎10g，苍术10g，蒲黄10g，桂枝10g，白术10g，党参20g，白芍15g，首乌藤（夜交藤）15g。

用法与主治　水煎服，每日1剂，早晚各一次温服。此方为国家名老中医陈镜合教授治疗气滞心胸型病态窦房结综合征的用方，具有疏肝解郁，宽胸理气的作用。症见纳差，睡眠一般，胸闷心悸，乏力，精神疲倦，情志不疏，口干口苦，舌淡，苔白，脉弦。

出处　余锋，陈镜合．陈镜合论治病态窦房结综合征经验介绍［J］．新中医，2017，49（3）：174-175.

【方剂5】李宜芳经验方

丹参30g，甘草6g，醋延胡索12g，槲寄生15g，黄芪30g，炒酸枣仁30g，赤芍12g，太子参12g，当归15g，川芎12g，红花6g，炒山药30g，肉桂6g，制附子（先煎）6g，熟地黄20g，枸杞子15g，制何首乌20g，细辛9g，桂枝9g，补骨脂12g，海螵蛸30g，首乌藤（夜交藤）30g，合欢皮15g。

用法与主治　水煎服，每日1剂，早晚各一次温服。此方为山东中医药大学附属医院心内科李宜芳教授治疗心肾阳虚型病态窦房结综合征的用方，具有温阳散寒，理气活血的作用。症见心慌、胸闷、无胸痛、头痛、纳差、眠差、二便正常、脉沉迟、苔黄厚等。

出处 林雪虹，李宜芳．李宜芳治疗心肾阳虚型病态窦房结综合征经验一则 [J]．中西医结合心脑血管病杂志，2016，14（1）：108-110.

【方剂 6】补肾通阳活血方

黄芪 20g，当归 12g，柴胡 12g，枳壳 10g，生地黄 15g，山药 20g，白术 12g，白芍 12g，酸枣仁 15g，远志 6g，柏子仁 30g，麦冬 10g，知母 10g，甘草 6g，丹参 12g。

用法与主治 水煎服，每日 1 剂，早晚各一次温服。此方为中国中医科学院广安门医院刘如秀教授治疗心阳不足，肾阴亏虚型病态窦房结综合征的用方，具有温补心阳，滋养肾阴的作用。症见恶寒怕冷，乏力，憋气，气短，心慌，夜间入睡困难，睡后易醒，醒后难以入睡，舌淡暗，有瘀斑，脉沉迟无力。

出处 陈靖，刘宇，刘金凤，等．刘如秀治疗病态窦房结综合征的经验探析 [J]．四川中医，2014，32（6）：25-27.

【方剂 7】杨素娟经验方

桂枝 15g，炒白芍 30g，丹参 10g，当归 20g，茯神 30g，炒白术 20g，炙麻黄 15g，制附子（先煎）10g，细辛 3g，黄芪 30g，生地黄 10g，炒酸枣仁 30g，苦参 30g，砂仁 10g，甘草 10g。

用法与主治 水煎服，每日 1 剂，早晚各一次温服。此方为洛阳市特级名医杨素娟主任医师治疗阳虚血瘀型病态窦房结综合征的用方，具有温阳活血的作用。症见面色萎黄，阵发性心慌不安、胸闷气短、胸痛、黑矇（甚则 4～5 次/天）、头昏乏力，时有晕厥，食纳二便尚可，舌质暗，舌边可见瘀斑、瘀点，苔薄白，脉沉涩伴结代。

出处 郝秀梅．杨素娟主任医师治疗病态窦房结综合征经验 [J]．中国中医急症，2011，20（4）：571-572.

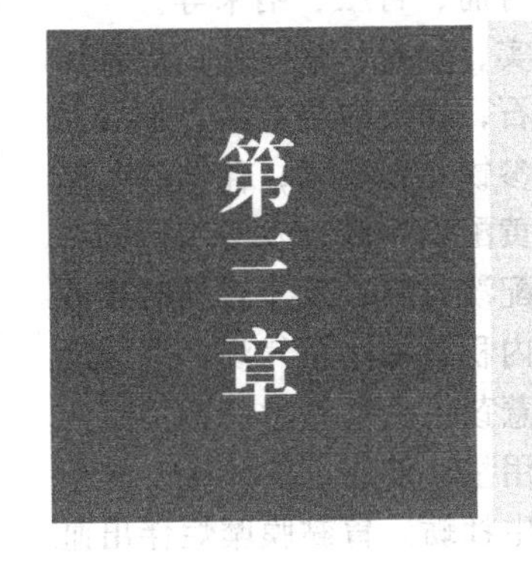

消化系统疾病

慢性胃炎

慢性胃炎是胃黏膜的非糜烂性慢性炎症反应，幽门螺杆菌感染是最常见的病因。可表现为中上腹饱胀、钝痛、烧灼感等不适，也可呈食欲不振、嗳气、泛酸、恶心等消化不良症状。当慢性胃炎波及黏膜全层或呈活动性，可出现肠上皮化生、假幽门腺化生、萎缩及不典型增生等癌前状态，需予以重视。本病多属中医“胃痛”“痞满”等范畴。

【方剂1】二参三草汤

太子参10g，紫丹参15g，白花蛇舌草15g，仙鹤草15g，炒白术10g，黄芪10g，炒薏苡仁15g，炙甘草5g。

用法与主治 水煎服，每日1剂，每剂2服。此方为首届全国名老中医单兆伟教授的经验方，具有健脾益气活血的作用。适用于慢性萎缩性胃炎脾胃气虚证。

出处 顾诚．单兆伟运用自拟二参三草汤治疗慢性萎缩性胃炎验案[J]．长春中医药大学学报，2013，29（2）：222-223.

【方剂2】和胃汤

清半夏，干姜，黄连，党参，黄芪，葛根，茯苓，白花蛇舌草，莪术，三棱，厚朴，草豆蔻，炒麦芽，炙甘草，大枣。

用法与主治 水煎服，每日1剂，早晚分服。此方为国家级名老中医李玉贤教授的经验方。具有和胃降逆，健脾益气，解毒生肌的作用。适用于寒热错杂型慢性萎缩性胃炎。症见胃痛、胃胀、纳呆等。

加减 伴胃胀甚者，先分虚实：实者加枳实、木香、焦三仙，虚者加白术、炒苍术等；伴嗳气者加旋覆花、赭石；伴反酸烧心者，加煅瓦楞子、吴茱萸、焦栀子；兼胃痛甚者加丹参饮、延胡索；伴纳谷不馨者加甘松；口舌生疮，发于齿龈者用生地黄配川牛膝；发于舌两侧者用石膏配防风、藿香；发于舌尖者加木通配淡竹叶；发于舌面者用砂仁配黄柏、人中黄等。大便干结，属实热内积者加小承气汤；属肠燥津枯者加火麻仁、肉苁蓉。大便溏泄者加薏苡仁、炒苍术。幽门螺杆菌检测阳性者加连翘、蒲公英，厚朴加重用量。伴肠上皮化生、异型增生者加猫爪草、白花蛇舌草、夏枯草、生牡蛎。胃黏膜糜烂伴出血点者加白及、地榆、马勃；镜下胃内消化液多而色不清亮者，加浙贝母、白术、炒枳实；消化液中有未排空食物残渣者加枳实、炒苍术、焦四仙；胃蛋白酶原Ⅰ和Ⅱ、胃泌素-17分泌不足加用沙参、石斛。

出处 杨舒淳，吴芳，李奭，等．李玉贤主任医师应用辛开苦降法治疗慢性萎缩性胃炎经验［J］．西部中医药，2016，29（7）：45-48.

【方剂3】和中汤

清半夏9g，黄芩12g，黄连9g，干姜12g，制吴茱萸9g，党参15g，浙贝母15g，醋莪术12g，薏苡仁30g，紫苏梗12g，炙甘草6g。

用法与主治 水煎服，每日1剂，早晚分服。此方为全国名老中医药专家学术经验继承人刘冬梅教授的经验方。具有健脾燥湿，行瘀化浊的作用。适用于慢性萎缩性胃炎之痞满。

加减 湿浊重者加苍术、砂仁；脾胃虚寒者酌情减少黄芩、黄连用量；纳呆者加焦山楂、焦麦芽、焦神曲；血瘀重者加丹参行血和血；气滞甚者加香附行气止痛。

出处 覃茁宇，刘冬梅，闫奇峰，等．刘冬梅运用和中汤治疗慢性萎缩性胃炎经验［J］．湖南中医杂志，2017，33（11）：29-30.

【方剂4】化瘀消痞汤

白术15g，党参12g，干姜6g，炙甘草6g，枳实12g，黄连6g，清半夏15g，黄芪12g，茯苓12g，麦芽12g，厚朴10g，三七粉（冲服）6g。

用法与主治 水煎服，每日1剂，早晚分服。此方为全国老中医药专家学术经验继承工作指导老师王道坤教授的经验方。具有益气健脾，化痰祛瘀，和胃消痞的作用。适用于脾虚气滞、痰瘀交阻所致的慢性萎缩性胃炎。症见胃脘胀满或胀痛、食入不化、恶心呕吐、嗳气频作、身体懒倦、形瘦多梦、舌下静脉迂曲怒张、右手关脉弦等。

出处 王韶康，段永强，王道坤．王道坤从气虚痰瘀论治慢性萎缩性胃炎经验［J］．中华中医药杂志，2018，33（7）：2920-2922.

【方剂5】萎胃复元汤

黄芪，党参，白术，茯苓，三七，蒲公英，白花蛇舌草，半枝莲，砂仁，木香，炙甘草。

用法与主治 水煎服，每日1剂，早晚分服。此方为广东省名老中医余绍源教授之经验方。具有益气健脾，活血化瘀，清热解毒的作用。为治疗慢性萎缩性胃炎之基础方。

加减 ①兼夹气滞：患者以胀痛为主，伴发嗳气或矢气，舌淡红，苔薄白，脉弦，加川楝子、延胡索、郁金、枳壳、紫苏梗、佛手、陈皮、乌药等。②兼夹湿阻：患者以脘腹胀满，口黏纳差，排便不爽为主，苔腻，脉滑，加白豆蔻、厚朴、法半夏、薏苡仁、藿香、佩兰等。③兼夹食滞：患者以胃脘顶胀不适，纳差，饱胀不易饥饿，大便常夹不消化食物，加谷芽、麦芽、焦三仙等。④兼夹阴虚：患者以胃脘隐痛，口干便结为主，舌红少津或苔少，加沙参、玉竹、石斛、麦冬、乌梅、五味子等。⑤兼夹腑气不通：患者以大便排出欠畅为主，见腹部胀满不适，排便后可稍缓解，加厚朴、枳实、槟榔等；若大便干结难排，加火麻仁、郁李仁等。

出处 林洁民，黄穗平，邝宇香．余绍源教授治疗慢性萎缩性胃炎的临床经验［J］．世界中西医结合杂志，2018，13（6）：784.

【方剂6】胃糜康

厚朴15g，枳实15g，党参15g，白术15g，木香5g，延胡索15g，海螵蛸25g，浙贝母10g，儿茶5g（包），炒白芍15g，炙甘草10g。

用法与主治 水煎服，每日1剂，早晚分服。此方为首批全国百名名老中医白长川教授的经验方。具有顺承胃气，健脾和胃，清热除湿的功效。适用于慢性非萎缩性胃炎伴糜烂之胃滞虚热证者。

出处 王涛，王萍，迟伟，等．白长川教授从胃滞虚热论治慢性非萎缩性胃炎伴糜烂[J]．辽宁中医杂志，2019，46（4）：693-695.

【方剂7】刘氏柴芍六君汤

柴胡、白芍各12g，太子参、茯苓各20g，陈皮、法半夏各9g，木香、生甘草各6g，砂仁8g，炒白术、白及、蒲公英各15g。

用法与主治 水煎服，每日1剂，早晚分服。此方为四川省名老中医刘宗玉主任医师的经验方。具有抑木、扶土、治气的作用。为治疗慢性浅表性胃炎之基础方。

加减 脾虚木克，见纳食不香、食欲不振、食后脘腹胀满、水谷难化、饮食积滞、大便稀溏等症者，加炒麦芽、炒谷芽、炒神曲各12g；肝气“太过”者，实为肝气横逆，症见急躁易怒、胃脘胀满痛甚、晨起口苦等，宜加白芍用量至15g，再加佛手、香橼各12g；肝气“不及”者，症见郁郁寡欢、多愁善虑、胃脘胀闷、善太息等，加枳壳10g，香附12g；胃脘疼痛，痛不可忍者，加郁金、延胡索各15g；胃脘灼热、隐痛、口渴者，加玉竹、石斛各15g；神疲乏力，倦怠纳差者，加生黄芪20g，升麻10g；泛酸烧心者，加浙贝母15g，海螵蛸15g，煅瓦楞子20g；晨起口苦，口腔异味者，加黄芩12g，茵陈15g，佩兰15g；呃逆嗳气者，加旋覆花12g，赭石15g；胃脘胀满尤甚者，加厚朴10g，大腹皮12g，炒莱菔子12g；大便稀溏、滑泄者，加炒薏苡仁30g，山药30g，莲子15g；泻下黄糜、臭秽，肛门灼热、坠重者，加秦皮、马齿苋各12g。大便秘结，或大便困难者，加火麻仁15g，郁李仁15g，杏仁10g；对于“胃不和，卧不安”者，酌情加用龙齿、酸枣仁、首乌藤、合欢皮等药。

出处 官蜀钧．刘宗玉主任医师从肝脾论治慢性浅表性胃炎临床经验[J]．河北中医，2016，38（10）：1448-1450.

胃食管反流病

胃食管反流病主要是由多种病理生理改变造成胃十二指肠内容物

反流至食管致食管黏膜损伤，以烧心、反流、咽部异物感、吞咽痛、胸痛、腹胀等为主要临床表现。随着饮食结构的调整等因素，反流性食管炎的发病率和复发率比较高，严重影响患者的生活质量。

【方剂1】疏肝和胃降逆汤

黄连，吴茱萸，海螵蛸，浙贝母，蒲公英，清半夏，竹茹，茯苓，白芍，鲜生姜。

用法与主治　水煎服，每日1剂，早晚各一次温服。此方是宝鸡市名中医曾升海的经验方。具有疏肝和胃降逆的作用。适用于肝胃郁热证的胃食管反流病患者，症见反酸、烧心，伴呃逆，偶有胸骨后灼痛症状，发作性胃脘隐痛症状，舌红，苔黄，脉弦滑数。

加减　若脘腹胀满、呕恶酸腐者，加莪术、槟榔，以消积导滞、破气除胀。若兼胸脘痞满、纳呆食少者，加白术、枳实消补兼施，以健脾化滞。若腹胀腹痛、粪质干结便秘者，加郁李仁、大黄；若反酸、胸骨后烧灼感明显者，可加白及、瓦楞子；若咽喉不适、咽痒灼痛者，加牛蒡子、鱼腥草、射干，三药均苦微寒；若合并呕呃嗳气频作者，可加丁香、柿蒂；若口苦口臭等肝失疏泄、胆胃热盛者，可加金钱草、龙胆、野菊花等清泄肝胆郁热；心神不宁等肝郁症状明显者，当加强疏肝解郁宁神之剂，可加郁金、香附、合欢花、首乌藤（夜交藤）等。

出处　庞鹏宇，王沁易．曾升海教授从肝论治胃食管反流病经验[J]．陕西中医，2016，37（3）：344-345.

【方剂2】柴胡桂枝鳖甲龙骨牡蛎汤

柴胡，黄芩，桂枝，白芍，干姜，制附子，鳖甲，煅龙骨，煅牡蛎，炙甘草，生姜，大枣。

用法与主治　水煎服，每日1剂，早晚各一次温服。此方是河南省名老中医高体三的经验方。具有调和肝脾，和胃降逆的作用。适用于肝脾不和，胃气上逆证的胃食管反流病患者。

加减　若烧心、泛酸症状不明显者，将煅龙牡改为生龙牡；如纳差明显者，加焦三仙；如脾虚明显者，取“理中丸”之意，加党参、白术；腹胀者，取“橘枳姜汤”之意，加陈皮、炒枳壳；胸闷者，取“茯苓杏仁甘草汤”之意，加茯苓、杏仁；胸骨后灼热疼痛者，取

“栀子豉汤”之意，加栀子、淡豆豉；咽部不适者，取“半夏厚朴汤”之意，加紫苏叶、厚朴、茯苓；咳嗽者，取“小柴胡汤加减法”之意，加五味子；哮喘发作者，先控制哮喘后，再应用本方；如患者行胃镜检查，发现食管或胃中有明显糜烂面者，取“黄土汤”之意，加阿胶珠、生地黄炭、炒白术。

出处 刘贯华．高体三教授治疗胃食管反流病的经验[J]．中医临床研究，2013，5（3）：71-72.

【方剂3】柴胡香附方

柴胡15g，香附25g，茯苓25g，炒白术25g，川楝子15g，延胡索25g，炙甘草6g，陈皮15g，黄连6g，枇杷叶15g，枳实25g，法半夏15g，竹茹15g，射干15g，肉桂5g，紫苏梗15g。

用法与主治 水煎服，每日1剂，早晚各一次温服。此方是四川省名中医李培教授的经验方。具有理气降逆，健脾和胃，清热除湿的作用。适用于肝郁脾虚，湿热兼杂证的胃食管反流病患者，症见胃脘胀痛、反酸、烧心、嗳气频作、纳差、口苦口干等。

加减 脘腹气滞显著者，可酌情加用大腹皮、槟榔、莱菔子、木香、郁金等行气消滞之品；烧心明显者，加用煅瓦楞子、海螵蛸制酸止痛；嗳气反流症状明显者，加用赭石、旋覆花以降逆止反；伴咽喉不利或咽部充血显著者，重用射干以苦寒泄降；咳嗽有痰者，再加前胡化痰止咳；疲倦乏力显著者；酌情加用党参、黄芪或人参；若兼见口干喜饮，则改用太子参、南沙参、北沙参或西洋参益气养阴；伴汗多恶风者，易肉桂为桂枝，同用白芍以调和营卫；大便稀溏量多者，酌情选用仙鹤草、石榴皮收涩止泻；大便稀软不爽、量少次频者，易炒白术为生白术并用白头翁以除肠腑湿热；大便干结难解、二日一行者，易炒白术为生白术，合用决明子以润肠通便；若大便状如羊屎、三日以上一行者，易炒白术为生白术，加用酒大黄5g以通腑导滞；舌苔厚腻尤甚者，重用法半夏、黄连，并加用藿香、佩兰芳香化湿；伴小便短赤或灼热者，加用滑石、车前子以利下焦湿热；伴眼干涩者，合以菊花、枸杞子养血清肝。

出处 杨靖，杨艳，何李君，等．李培教授治疗非糜烂性胃食管反流病经验[J]. 中医药信息，2016，33（2）：53-55.

【方剂4】疏肝和胃降逆汤

柴胡10g，白芍15g，枳实10g，甘草5g，海螵蛸15g，陈皮10g，清半夏10g，合欢花15g，香附10g，龙胆10g，栀子10g，柿蒂10g，降香10g。

用法与主治 水煎服，每日1剂，早晚各一次温服。此方是名老中医李乾构教授的经验方。具有疏理肝气，和顺胃气的作用。适用于肝失疏泄，肝胃不和证的胃食管反流病患者。

出处 陈明. 李乾构教授诊治胃食管反流病经验[J]. 中国民间疗法，2005，13（10）：4.

【方剂5】唐旭东经验方

经验方①：香附10g，紫苏叶、紫苏梗各10g，枳实15g，清半夏10g，厚朴10g，柴胡10g，黄连6g，吴茱萸2g，海螵蛸30g。

经验方②：法半夏9g，黄连6g，黄芩9g，干姜9g，党参15g，海螵蛸30g，滑石10g，枳壳12g，豆蔻6g（后下）。

经验方③：黄芪18g，党参15g，炒白术15g，茯苓15g，法半夏10g，木香10g，砂仁6g（后下），海螵蛸30g，黄连6g，干姜6g，甘草6g。

用法与主治 水煎服，每日1剂，早晚各一次温服。此方是中国中医科学院西苑医院唐旭东教授的经验方。经验方①具有疏肝解郁，和胃通降的作用。适用于肝胃不和证的胃食管反流病患者，症见反酸，烧心，胸脘灼热或疼痛，痛连两胁，心烦易怒，或见脘腹胀满，大便艰难，舌苔薄白，脉弦。经验方②具有辛开苦降，寒温并用的作用，适用于寒热错杂证的胃食管反流病患者，症见烧心，餐前饥嘈，胸脘灼热或疼痛，口苦咽干，脘腹痞满，食后加剧，反酸，大便溏泄，舌胖边有齿痕，或舌暗红，舌苔腻，脉滑。经验方③具有健脾益气，理气和胃的作用，适用于脾虚气滞证的胃食管反流病患者，症见纳少，纳谷不馨，食后脘腹胀满堵闷，反酸，嗳气不得或嗳后舒适，大便不爽或溏，疲倦乏力，舌质淡或胖，苔薄白或薄腻，脉缓或细弱。

加减 经验方①：胸骨后或胃脘部疼痛者，可加川楝子 9g，延胡索 12g；大便秘结不畅者，加瓜蒌 15g，决明子 18g；嗳气频作而不降者，加柿蒂 30g，沉香粉 2g（冲服）；伴脘腹胀满者，加香橼 12g，佛手 15g；肝胃不和兼有郁热，反酸甚者，加龙胆 9g，浙贝母 15g。经验方②：烧心、反酸重者，加龙胆 6g，吴茱萸 2g；胸闷胸痛明显、胸脘胀满者，加丹参 24g，砂仁（后下）6g，降香（后下）6g；畏寒肢冷，大便溏泄者，减少苦寒之品，加制附子（先煎）9g，肉豆蔻 9g。经验方③：呕吐清水者，加竹茹 9g，生姜 6g；神疲乏力，大便溏薄者，加（炮）干姜 6g，车前子（包）10g；胀连肋胁或背痛者，加川楝子 9g，延胡索 12g。

出处 李敬华，胡建华，张丽颖．唐旭东通降法治疗胃食管反流病经验［J］．中医杂志，2015，53（20）：1179-1180.

【方剂 6】汪荫华经验方

经验方①：柴胡，枳壳，青皮，陈皮，海螵蛸，厚朴，香附，佛手，白芍，甘草，旋覆花。

经验方②：黄连，吴茱萸，牡丹皮，栀子，青皮，陈皮，芍药，金钱草，郁金，旋覆花。

经验方③：旋覆花，清半夏，厚朴，茯苓，青皮，陈皮，枳壳，桔梗，紫苏叶。

经验方④：党参，黄连，黄芩，炙甘草，吴茱萸，干姜，清半夏，旋覆花。

经验方⑤：柴胡，白芍，枳壳，川芎，红花，牛膝，旋覆花，赭石。

经验方⑥：木香，砂仁，清半夏，陈皮，党参，茯苓，白术，旋覆花。

经验方⑦：南沙参，北沙参，麦冬，生地黄，玉竹，石斛，旋覆花，白芍，甘草。

用法与主治 水煎服，每日 1 剂，早晚各一次温服。此方是江苏省名中医汪荫华教授的经验方。经验方①具有疏肝理气，和胃降逆的作用。适用于肝胃不和证的胃食管反流病患者，症见胸脘胀痛，连及两胁，泛酸嗳气，胸闷不舒，善叹息，大便不畅，情志不畅或烦劳紧张加重，舌淡苔薄，脉弦。经验方②具有泄肝利胆，和胃降逆的作用，适用于肝胃郁热证的胃食管反流病患者，症见胸骨后或兼胃脘灼痛，口干而苦，泛酸嘈杂，舌红苔黄，脉弦或数。经验方③具有理气解郁，化痰散结的作用，适用于气郁痰阻证的胃食管反流病患者，症见咽中不适，如有物阻，咳之不出，咽之不下，时有反酸，或泛吐清涎，纳食觉噎，舌苔薄白，脉滑。经验方④具有调气和胃，辛开苦降的作用，适用于寒热错杂证的胃食管反流病患者，症见胃脘痞硬，胸骨后疼痛，干噫食臭，肠鸣辘辘，下利时作，舌苔黄白相间，脉弦数。经验方⑤具有行气化瘀，和胃降逆的作用，适用于气滞血瘀证的胃食管反流病患者，症见嗳气频多，胸闷反酸，胸骨后刺痛，食少无力，舌质紫暗，脉弦涩。经验方⑥具有益气健脾，和胃降逆的作用，适用于脾虚气逆证的胃食管反流病患者，症见胸脘隐痛，痛势绵绵，按之则舒，嘈杂似饥，四肢困倦，神疲乏力，纳谷不思，大便溏薄，劳则加重，舌淡苔白，脉虚弱。经验方⑦具有滋阴养胃，润燥降逆的作用，适用于胃阴不足证的胃食管反流病患者，症见胸脘灼痛，痛势隐隐，嘈杂似饥，但不欲食，口干咽燥，五心烦热，形体消瘦，舌红苔少，脉细数。

出处 潘存生．汪荫华治疗胃食管反流病的经验与特色［J］．江苏中医药，2012，44（10）：11-12.

【方剂7】疏肝和胃方

旋覆梗，赭石，黄连，吴茱萸，生姜，煅瓦楞子，柴胡，延胡索，香附，枳壳，太子参，陈皮，甘草。

用法与主治 水煎服，每日1剂，早晚各一次温服。此方是朱生樑教授的经验方。具有疏肝理气、降胃升脾、导气下行的作用。适用于肝胃气滞证的胃食管反流病患者，症见胃部嘈杂不适，时有灼痛、烧心、胃纳不振，偶有胸痛，痛连胁肋，每于情绪波动时加重，口干，尿黄，便干，舌红，苔黄，脉弦数。

加减 肝胃郁热者，加用川楝子、赤芍、牡丹皮、焦栀子、海螵蛸，以助疏肝泄热之功；胆热犯胃者，加用金钱草、郁金、龙胆、赤芍、马鞭草，以增疏肝利胆之能；气郁痰阻者，加用紫苏叶、紫苏梗、制半夏、川芎、厚朴，以增强行气、化痰、除湿之用；中虚气逆者，加用白芍、桂枝、白术、茯苓、谷芽，以增强益气健脾之功效；瘀血阻络者，加用全瓜蒌、制半夏、川芎、没药、桃仁、三七，以增强理气化痰、化瘀止痛之能。

出处 王高峰，程艳梅，曹慧杰，等. 朱生樑治疗难治性胃食管反流病经验［J］. 上海中医药杂志，2013，47（12）：19-21.

消化性溃疡

消化性溃疡是一种具有反复发作倾向的慢性胃肠道疾病，因溃疡的形成和发展与胃液中胃酸及胃蛋白酶的消化作用有关，故称为消化性溃疡，又称为胃、十二指肠溃疡。消化性溃疡的典型临床表现为长期性、周期性、节律性中上腹疼痛，其病因与情志、饮食、劳倦有关，属中医的“胃脘痛”范畴。

【方剂 1】消溃散

海螵蛸，贝母，白芷，血竭，丹参，合欢皮，炙乳香，当归，白芍，木香，沉香，紫苏梗。

用法与主治 水煎服，每日 1 剂，早晚各一次温服。此方为安徽省名老中医康素真主任的经验方，具有祛瘀理气止痛，愈合溃疡的作用。适用于瘀凝胃络证的消化性溃疡患者。症见胃痛为固定，以刺痛、隐痛为主，入食痛甚，或夜间痛甚，舌质暗或有瘀点。

加减 胃脘发凉，喜热饮者，加吴茱萸、干姜以温补中焦，振奋阳气；胃中灼热，苔黄者，加黄连、栀子以清降胃火；若酸腐，苔厚腻者，加焦三仙、鸡内金以消食和胃；若吐酸嘈杂者，加左金丸以辛开苦降；若胃阴虚，热不明显者，可加沙参、麦冬、石斛等；若呕血，黑便者，上方加三七粉、白及、蒲黄炭以化瘀止血。

出处 王天鹏，郝文，王化猛. 康素真老中医治疗消化性溃疡临床经验［J］. 中外医学研究，2012，10（16）：88.

【方剂 2】刘文峰经验方

生黄芪 15g，三七 3g（冲服），白及 15g，黄连 10g，蒲公英 20g，细辛 3g，海螵蛸 20g，浙贝母 10g，紫苏梗 15g，陈皮

15g，佛手 10g，檀香 10g，麦芽 20g，甘草 10g。

用法与主治 水煎服，每日 1 剂，早晚各一次温服。此方为天津市名中医刘文峰教授的经验方，具有理气和胃、清热抑酸、活血止痛的作用。适用于气滞血瘀，湿热内蕴证的消化性溃疡患者。症见胃部疼痛隐隐，时有反酸、呕恶等不适，兼见口苦，大便不畅，舌质暗红，苔黄腻，脉弦滑。

出处 郑亚青，王德惠．刘文峰治疗胃溃疡验案 1 则 [J]．湖南中医杂志，2015，31（6）：95.

【方剂 3】王德光经验方

黄芪 35g，白芍 40～50g，桂枝 20g，甘草 20g，生姜 10g，柴胡 10g，陈皮 15g，郁金 10g。

用法与主治 水煎服，每日 1 剂，早晚各一次温服。此方为名老中医王德光主任的经验方，具有补中益气，缓肝行气的作用。适用于脾胃虚弱，肝胃不和证的消化性溃疡患者。症见胃隐隐作痛，胀满，倦怠乏力，舌淡红，苔薄白，脉细或弦。

加减 若胃脘冷痛、畏寒肢冷等寒象较重者，加川椒、高良姜；若疼痛拒按、刺痛不移等瘀血较重者，加五灵脂、延胡索。

出处 王克勤．王德光老中医治疗胃溃疡的经验 [J]．黑龙江中医药，1982，3：5-6.

【方剂 4】肖景东经验方

经验方①：黄连、苦参、黄柏、蒲公英、野菊花、浙贝母等。

经验方②：蒲公英、金银花、麝香、茯苓、竹茹、砂仁、川楝子、白及、夏枯草、三七粉等。

经验方③：黄连、苦参、三七、蒲公英、黄芪、白术、山药、茯苓、薏苡仁、炙甘草等。

用法与主治 水煎服，每日 1 剂，早晚各一次温服。此方是辽宁中医药大学教授肖景东的经验方。经验方①具有清热燥湿，泻火解毒的作用。适用于毒热蕴结证的消化性溃疡患者。症见嗳气反酸、胃中嘈杂、口干口苦。经验方②具有清化毒热、理气和胃的作用，适用于毒热伤正证的消化性溃疡患者。症见胃黏膜红肿、糜烂、溃疡，出现吐血、呕血、便血等，伴恶寒发热，舌红、苔黄，脉数。经验方③具有清热解毒，补益脾气的作用，适用于正虚毒恋证的消化性溃疡患者。症见胃脘疼痛，精神不振，身体消瘦，抵抗力下降。

加减 腹胀较甚者，加枳实、厚朴、莱菔子等以行气导滞；失眠者加泽泻、龙骨、牡蛎、石菖蒲重镇安神。

出处 张嘉萁，肖景东．肖景东从痈论治胃溃疡经验［J］．湖南中医杂志，2017，33（11）：30-31.

【方剂5】通降胃灵Ⅱ号

黄芪35g，肉桂15g，陈皮15g，香附12g，甘草6g，当归10g，赤芍15g，金不换15g，茯苓15g。

用法与主治 水煎服，每日1剂，早晚各一次温服。此方为名老中医严光俊主任的经验方，具有健脾温中，疏肝行气的作用。适用于脾胃虚寒，肝胃不和证的消化性溃疡患者。

出处 阎重玲．通降胃灵Ⅱ号治疗复发性消化性溃疡155例［J］．河南中医，2016，36（5）：844-845.

功能性便秘

功能性便秘，指粪便在肠内滞留过久，秘结不通，或便质干结，排出困难，或临厕努挣不出的病证。本病在我国平均发病率较高，并呈逐年上升的趋势，严重影响患者的生活质量。

【方剂1】丁泽民经验方

经验方①：黄芪，生白术，党参，生地黄，玄参，麦冬，当归，火麻仁，郁李仁，紫菀。

经验方②：柴胡，当归，白芍，香附，川楝子，枳壳，厚朴，槟榔，白术，茯苓，山药。

经验方③：制附子，干姜，肉桂，肉苁蓉，吴茱萸，薤白。

用法与主治 水煎服，每日1剂，早晚各一次温服。此方是江苏名老中医丁泽民的经验方。经验方①具有益气润肠的作用。适用于脾虚气弱、津枯血亏证的功能性便秘患者。症见便秘，乏力，少气懒言，舌淡红，苔薄白，脉沉细无力。经验方②具有疏和肝脾的作用，适用于肝郁脾虚，肝木乘脾证的功能性便秘患者。症见大便几日一行，多先硬后软，或先干后溏，排便不畅，平素易躁易怒，或思虑过多，常伴排便不尽、肛门坠胀，舌苔腻，脉弦细。经验方③具有温阳化痰的作用，适用于脾肾阳虚证的功能性便秘患者。症见长期依赖各种泻剂仍临厕努挣不出、便后乏力、畏寒肢冷、倦怠懒言、食少腹胀、甚至月事稀疏、难眠嗜卧等，舌淡胖、苔白厚腻，脉沉迟。

出处 丁曙晴，金洵，丁义江．丁泽民治疗慢性便秘临证经验探析[J]．江苏中医药，2015，47（8）：1-3.

【方剂2】何晓晖经验方

经验方①：生地黄10g，火麻仁15g，桃仁10g，当归10g，生何首乌（慎用）15g，生白术30g，白芍30g，枳实10g，蒲公英15g，肉苁蓉10g，莱菔子10g。

经验方②：黄芪30g，生白术30g，当归10g，火麻仁15g，肉苁蓉10g，升麻10g，枳实10g，莱菔子10g。

经验方③：枳实15g，生白术30g，厚朴10g，槟榔10g，白芍15g，当归10g，大黄3g，葛根20g，莱菔子15g。

用法与主治 水煎服，每日1剂，早晚各一次温服。此方是江西中医药大学博士生导师何晓晖教授的经验方。经验方①具有滋阴养血，润肠通便的作用。适用于阴血亏虚证的功能性便秘患者。症见排便困难，胸闷心慌，汗多，耳鸣，纳差，舌淡红，有裂纹，苔薄白，脉沉细。经验方②具有益气助运，润肠通便的作用，适用于气虚便秘证的功能性便秘患者。症见排便困难，神疲乏力，头晕，腰膝酸软无力，纳差，舌质淡，边有齿痕，苔薄白，脉细缓无力。经验方③具有顺气宽中，导滞通便的作用，适用于气滞便秘证的功能性便秘患者。症见排便困难，脘腹胀满不适，矢气则舒，纳食差，性格急躁易怒，舌质偏暗，苔薄黄，脉细弦。

加减 气虚甚者加人参，莱菔子减量；阳虚者加锁阳、补骨脂；气虚下陷脱肛者，加人参、柴胡、葛根以协助黄芪益气升陷；腰膝酸软者加杜仲、牛膝等；兼阴虚者，加玄参；腹胀痛者加木香；寐差者加首乌藤、合欢皮等。

出处 徐春娟，葛来安，付勇．何晓晖治疗慢性便秘撷菁［J］．江苏中医药，2018，50（11）：26-28.

【方剂3】黄贵华经验方

当归12g，熟地黄15g，川芎10g，白芍15g，火麻仁15g，杏仁10g，大黄15g。

用法与主治 水煎服，每日1剂，早晚各一次温服。此方为广西名中医黄贵华主任的经验方，具有补血滋阴、补肾养阳的作用。适用于阴虚血燥、脾肾阳气不足证的功能性便秘患者。症见大便秘结，时腹胀不适。伴畏寒喜暖，面色淡白无华，四肢不温，腰膝酸冷，小便清长。舌质淡暗、苔微黄，脉沉细。

加减 偏阳虚者加制白附子（先煎）20g，肉苁蓉15g，肉桂6g，干姜12g；偏气虚者加生白术40g，生晒参20g，茯苓15g；偏阴虚者加墨旱莲20g，女贞子15g，鸡血藤15g。

出处 曾飞剑，黄贵华．黄贵华治疗慢性便秘经验［J］．江西中医药，2012，43（2）：13.

【方剂4】通秘汤

火麻仁20g，生白术30g，党参15g，紫菀10g，杏仁10g，瓜蒌15g，枳壳10g，香附10g，炒莱菔子10g，肉苁蓉10g，制何首乌20g。

用法与主治 水煎服，每日1剂，早晚各一次温服。此方为安阳市名中医康进忠主任的经验方，具有润肠通便，健脾益肾的作用。适用于脾肾不足证的功能性便秘患者。症见便秘，干结不易排出，夜尿频数，畏寒，面色萎黄无华，舌淡，苔薄白，脉沉迟。

出处 谢文松．康进忠治疗老年习惯性便秘经验［J］．中医临床研究，2013，5（7）：64-65.

【方剂5】决明散

炒决明，槐花，肉苁蓉，甘草，青皮，陈皮，佛手，生鸡内金，生谷芽，生麦芽。

用法与主治　水煎服，每日1剂，早晚各一次温服。此方为云南省名中医李志刚主任的经验方，具有疏肝理气、健脾消食、导滞通腑的作用。适用于脾肾不足，食积气滞证的小儿功能性便秘患者。

加减　若大便久留肠腑致肠燥津亏者可加火麻仁、郁李仁、柏子仁润肠通便；重者可加大黄泄腑通热，中病即止，不可久服；便秘日久引起肛裂或痔者加地榆止血敛疮；腹胀者加莱菔子、枳实破气除痞；腹痛者加白芍、炙甘草缓急止痛。

出处　孙月慧，李志刚．李志刚主任医师治疗小儿便秘临床经验[J]．亚太传统医药，2014，10（18）：74-75.

【方剂6】健脾通便方

生白术，清半夏，茯苓，瓜蒌，郁金，木香，大黄，芒硝，桔梗，神曲，鸡内金，厚朴，砂仁。

用法与主治　水煎服，每日1剂，早晚各一次温服。此方为山东中医药大学刘维明教授的经验方，具有燥湿健脾、行气通便的作用。适用于脾虚气结证的功能性便秘患者。症见便秘，排便困难，腹胀、乏力，纳少，眠可，无恶心呕吐，舌暗红，苔根白腻，脉沉细。

加减　兼有腹胀者加槟榔、大腹皮以行气通便；肝郁气滞重者加用柴胡、白芍以疏肝理气通便；脾虚食少者加炒谷芽、炒麦芽；脾虚甚者用大剂量生白术以健脾；肾阴虚者加制何首乌、生地黄以滋阴补肾通便；肾阳虚者加肉苁蓉、乌药以温肾助阳通便；久病多瘀者则用桃仁、当归活血化瘀通便。

出处　孟洁，王杰，刘维明．刘维明教授治疗功能性便秘经验[J]．亚太传统医药，2017，13（11）：61-62.

【方剂7】田振国经验方

决明子，当归，柴胡，桃仁，厚朴，枳壳，槟榔片，莱菔子，肉苁蓉，牛膝，杏仁，瓜蒌，黄精。

用法与主治　水煎服，每日1剂，早晚各一次温服。此方为第四批、第五批全国老中医药专家学术经验继承工作指导老师田振国教授的经验方，具有行气通便，通利三焦的作用。

出处　魏峰明，董岩平．田振国三焦辨证用于慢性功能性便秘诊治的理论探讨[J]．中国民间疗法，2016，24（2）：16-17.

【方剂8】汪受传经验方

经验方①：瓜蒌子，火麻仁，郁李仁，柏子仁，枳实，槟榔，黄芩，虎杖，生甘草。

经验方②：苍术，白术，枳实，槟榔，炙鸡内金，陈皮，佩兰，莱菔子，焦山楂，焦神曲，炒谷芽，炒麦芽，火麻仁，郁李仁，柏子仁，虎杖，生甘草。

经验方③：党参，茯苓，生白术，陈皮，生山药，瓜蒌子，火麻仁，柏子仁。

经验方④：火麻仁，柏子仁，郁李仁，枳实，生地黄，麦冬，玄参，当归，生甘草。

用法与主治 水煎服，每日1剂，早晚各一次温服。此方是南京中医药大学中医儿科学学科带头人汪受传的经验方。经验方①具有清肠润燥通便的作用。适用于肠燥便秘证的功能性便秘患者。症见大便数日一行，排出困难，粪质干结，甚则便血、肛裂，小便短赤，口干喜饮，舌质红、舌苔黄燥，脉滑数，指纹紫滞。经验方②具有消食导滞、润肠通便的作用，适用于食积便秘证的功能性便秘患者。症见大便难解，干燥，气味酸腐臭秽。患儿不思乳食，肚腹胀满，嗳气呃逆，口臭，甚则恶心呕吐，夜寐啼哭不安，手足心热，小便短黄，舌苔黄腻，脉沉有力，指纹紫滞。经验方③具有健脾润肠的作用，适用于气虚便秘证的功能性便秘患者。症见虽有便意，但努挣乏力，难于排出，挣则汗出气短，便后疲乏，神疲懒言，舌淡、苔薄，脉弱，指纹淡。经验方④具有养阴益肾通便的作用，适用于阴虚便秘证的功能性便秘患者。症见大便干结，如羊屎状，头晕耳鸣，两颧红赤，手足心热，潮热盗汗，腰膝酸软，口渴多饮，舌红少津，苔少或光剥，脉细数，指纹淡。

加减 经验方①：肺热咳喘者，予炙麻黄、桑白皮、地骨皮、苦杏仁、桔梗、前胡、炙枇杷叶等清肺止咳；肺热津伤者，予南沙参、天冬、麦冬、炙百部、百合等滋阴润肺；痰热重者，予浙贝母、胆南星、瓜蒌皮、广地龙、远志等清化痰热；肝郁火旺者，药用决明子、夏枯草、菊花、生栀子、钩藤等疏肝泻火；心火亢进者，酌加生地黄、淡竹叶、酸枣仁、首乌藤（夜交藤）、丹参等清心安神；便血者，酌加地榆、槐花、焦栀子等凉血止血。经验方②：积滞化热者，酌加连翘、黄芩、黄连、胡黄连等清解郁热；胃火重者，药用生石膏、黄连、升麻、当归、牡丹皮等清泻胃火；恶心呕吐者，予姜半夏、竹茹、旋覆花、赭石等和胃降浊。经验方③：临床上患儿偏气阴不足者，常用太子参替代党参。脾虚兼食滞者，酌加枳实、槟榔、炙鸡内金、莱菔子、焦山楂、焦六神曲、炒谷芽、炒麦芽等消食导滞；若土不生金，肺气亦虚者，患儿在便秘基础上还有易感汗出、肺卫不固的表现，酌加黄芪、防风、煅龙骨、煅牡蛎等补肺固表；若小儿因便秘努挣而中气下陷，导致肛管直肠向外脱出，形成脱肛，予黄芪、升麻等升提中焦气机以提肛。经验方④：手足心热者，予淡竹叶、赤芍、牡丹皮等清心凉血；口渴者，予天花粉、石斛、芦根等生津止渴；肾虚精亏者，予桑椹、胡桃仁、肉苁蓉等补肾益精。

出处 安黎．汪受传运用泄浊通腑法治疗儿童功能性便秘经验介绍[J]．新中医，2019，51（4）：305-307.

【方剂9】四生仁汤

生黄芪15g，生白术15g，生何首乌（慎用）15g，生地黄15g，瓜蒌子15g，火麻仁15g，郁李仁10g，桃仁12g，当归15g，玉竹18g，知母12g。

用法与主治 水煎服，每日1剂，早晚各一次温服。此方是上海市名中医许庸勋教授的经验方，具有益气补血、养阴润肠的作用，适用于气阴不足、肠燥津亏证的功能性便秘患者。

加减 针对气虚明显，以补益脾胃为主，生黄芪、生白术均可加量到30g，亦酌情加入党参15g；针对气滞为主，以疏导肝气为宜，可加用陈皮9g，青皮9g，枳实15g，木香6g；针对血虚为主要表现，当归可加用至30g，当归既能补血又能通便；针对阴津亏虚、肠燥便秘，选用养阴通便药物，可加生地黄、知母至30g，加玄参12g，麦冬12g；有阳虚肠燥表现的便秘，可加用肉苁蓉15g，锁阳15g。若便秘已久，长期便秘导致的气滞血瘀，症状较轻可加入木香6g，枳实15g，厚朴6g，严重时可适当加入三棱15g，莪术15g，在于破血行气，在症状较顽固，气滞实证明显时投用。

出处 许杰峰，钱静燕，唐晨．许庸勋治疗功能性便秘的经验[J]．

江苏中医药，2016，48（8）：17-18.

腹泻

腹泻是消化系统的常见症状，是指排便次数增多（>3次/日），粪便量增加（>200g/天）伴粪质稀薄，甚至带有黏液、脓血。可见于肠易激综合征、各种肠道感染等多种消化系统疾病，属中医“泄泻”范畴。

【方剂1】葛惠男经验方

经验方①：广藿香10～15g，佩兰10～15g，紫苏梗10～15g，制香附10g，炒薏苡仁20～30g，川厚朴6～10g，姜半夏10g，陈皮3～6g，茯苓15～20g，炙鸡内金10g，麸炒枳实（或枳壳）10g。

经验方②：升麻、防风炭、炒白扁豆、煨木香、槟榔各10g，炒白芍、茯苓各20g，麸炒白术15g，黄连3g，炒薏苡仁、败酱草各30g，炙甘草6g，乳香3g。

用法与主治　水煎服，每日1剂，早晚分服。此为江苏省名中医葛惠男教授的两个经验方。经验方①具有透解湿邪、醒脾畅中的作用。适用于慢性腹泻初期，症见大便夹有黏腻之物，秽臭且难以冲净，每食酸甜、生冷、油腻之品则发作或加剧，纳谷不香，饱食后每每昏昏欲睡，神倦乏力，舌淡白或腻，舌根部尤为厚腻或夹有芒刺，脉象濡软等。经验方②具有疏风健脾、和胃化滞的作用。适用于肝木克土之慢性腹泻。症见腹胀而痛（食后明显，多伴胃脘痞闷，多见于左侧腹部），腹痛即泻，泻后痛减，肠鸣矢气，稍有情志刺激、精神紧张则发作或加剧者，多见齿痕舌，舌苔薄白或腻，脉弦缓。

加减　经验方①：痞满，身重，苔厚腻者，加苍术10g；大便秽臭不可闻、黏滞难解者加用黄连6g；腹胀甚者，加大腹皮10g；腹痛剧烈者，加金铃子散（川楝子10g，延胡索20g），失笑散（生蒲黄、五灵脂各10g），炒白芍10g，徐长卿20g；食欲下降，饮食不化者，加炒麦芽、炒谷芽各15g，焦山楂10g，焦六曲12g；久泻肠道脂膜受损者，加乌梅10g，石榴皮15g，诃子10g；神疲气短乏力者，去麸炒枳实，加生黄芪 15g，太子参 10g；畏寒肢冷者，去麸炒枳实，加肉豆蔻、制附片各 6g，补骨脂 10g，干姜 3g。经验方②：痞满，身重，苔厚腻者，去麸炒白术，改加苍术 10g；口臭苔黄，大便臭如败卵，黏滞难解者加用白头翁 10g；腹胀甚者，加大腹皮、川厚朴各 10g 行气消胀。腹痛剧烈者，加延胡索、徐长卿各 20g；纳呆不思饮食者，加炒麦芽、炒谷芽各 15g，焦山楂 10g，焦六曲 12g；久泻肠道脂膜受损者，加乌梅、诃子各 10g，石榴皮 15g；神疲气短乏力者，去黄连，加生黄芪 15g，太子参 10g；畏寒肢冷者，去黄连，加肉豆蔻、制附片各 6g，补骨脂 10g，干姜 3g。

出处　邹卓琳，葛惠男，周家程．葛惠男教授运用流气化湿法治疗慢性腹泻经验［J］．陕西中医，2019，40（3）：381-383.

【方剂 2】泻康饮

苍术 10g，白术 10g，茯苓 15g，炮姜 6g，白芍 15g，木香 10g，薏苡仁 30g，焦三仙 30g，马齿苋 30g，蒲公英 15g，藿香 10g，黄芩 10g，陈皮 10g，法半夏 10g，黄连 3g。

用法与主治　水煎服，每日 1 剂，早晚分服。此方为北京市海淀区名老中医专家学术经验传承工作指导老师梁彦主任医师的经验方。具有健脾、运脾、升脾的功效。适用于慢性腹泻者。

加减　若脾虚湿困，脾气下陷，用葛根、防风、升麻、荷叶。若脐腹冷痛，手足不温者，可用理中丸。若久泻不止，中气下陷，或兼有脱肛者，加黄芪、党参、升麻。久泻反复发作者，加乌梅、甘草。若表寒重，加荆芥、防风；若外寒内湿，饮食生冷，腹痛，泻下清稀，加纯阳正气丸。若湿邪偏重，腹满肠鸣，小便不利，加用胃苓汤。夹食滞者，加神曲、山楂、麦芽；食积较重，脘腹胀满，泻下臭如败卵，加枳实、大黄。若肾阳不足，兼见腰膝酸软，五更泄者，加四神丸。

出处　王婕，梁彦．梁彦运用"泻康饮"治疗慢性腹泻经验［J］．北京中医药，2018，37（2）：154-156.

【方剂 3】健脾化湿方

苍术，茯苓，藿香，木香，葛根，车前子，石榴皮，建曲，甘草。

用法与主治　水煎服，每日 1 剂，早晚分服。此方为湖南中医药大学第一附属医院舒兰教授的经验方。具有健脾化湿的作用。为治疗小儿泄泻之外感风寒证、寒热夹杂证及脾虚证的基本方。

加减 若大便夹有黏液、口渴喜饮、小便短黄等湿热之证加黄连；呕吐加砂仁、姜半夏之类；大便带血加马齿苋；口气较重加白豆蔻、佩兰之类芳香化湿药；精神萎靡，少气懒言，口渴，加党参；泄泻日久，精神不振，手脚冰凉，加干姜；寒热夹杂者，症见大便如稀水或蛋花汤样，常夹黏液，气味臭秽，伴烦躁、口渴、小便短黄等内热之象，加用黄连、肉豆蔻；脾虚见大便稀溏，色淡不臭，夹杂不消化食物，食后更甚，伴有食欲不振、面色萎黄、神疲乏力者，加干姜、黄连、党参、山药。

出处 郭艳芳，舒兰，惠华英，等．舒兰教授健脾化湿方治疗小儿泄泻经验［J］．世界华人消化杂志，2018，26（16）：1010-1014．

【方剂 4】乌梅丸

乌梅炭，黄连，黄柏，制附子，干姜，桂枝，细辛，蜀椒，人参，当归。

用法与主治 水煎服，每日 1 剂，早晚分服。此方为国医大师徐景藩治疗胆囊切除术后腹泻的常用方。具有温清并用，泄木安土的作用。

加减 兼食积者，配伍焦山楂、沉香曲、鸡内金；兼肝胆湿热者，配伍金钱草、海金沙；兼气滞者，配伍厚朴花、佛手柑、绿梅花。

出处 陈新，岳胜利，谭唱，等．国医大师徐景藩运用泄木安土法治疗胆囊切除术后腹泻经验［J］．中华中医药杂志，2018，33（10）：4439-4441．

【方剂 5】李永成经验方

柴胡，陈皮，香附，白芍，白术，川芎，防风，茯苓，甘草。

用法与主治 水煎服，每日 1 剂，早晚分服。此方为天津市名老中医李永成的经验方。具有疏肝醒脾，缓急止痛的作用。适用于肝郁脾虚证的腹泻型肠易激综合征。症见肠鸣声响，腹部疼痛，便溏泄泻，泻后痛减，胸胁胀满不适，心烦失眠，头晕头痛，口苦，泛酸舌暗，苔少或薄，脉弦细或弦紧。

加减 腹痛较甚者，加大白芍用量；腹泻较重、肠鸣音较频繁者，加葛根；胁腹胀满较甚者，加枳壳、青皮、木香。

出处 王振雪，陈婕．李永成教授治疗腹泻型肠易激综合征的学术思想及经验总结［J］．河北中医，2017，39（3）：335-338.

炎症性肠病

炎症性肠病是一类多种病因引起的，异常免疫介导的肠道慢性及复发性炎症，有终生复发倾向，溃疡性结肠炎和克罗恩病是其主要疾病类型。其中溃疡性结肠炎临床表现有腹泻、黏液脓血便、腹痛、里急后重，中医可归属于“痢疾”“泄泻”“肠澼”“肠风”等范畴；克罗恩病有右下腹及脐周痛、排便后腹痛不缓解等症状，中医可归属于“腹痛”范畴。

【方剂1】健脾清化汤

黄芪，茯苓，白术，苍术，黄连，黄芩，地锦草，败酱草，苦参，青黛，木香，赤芍，葛根，莱菔子。

用法与主治 水煎服，每日1剂，早晚分服。此方为江西省首批国医名师何晓晖教授的经验方。具有健脾益中、清热燥湿、调气行血、化滞止痢的作用。适用于脾虚湿热型溃疡性结肠炎。

加减 脾气虚明显者加党参；血虚者加当归；腹胀明显者加厚朴、枳壳；腹痛明显者加乌药；纳少者加山楂、谷芽、麦芽；寐差者加酸枣仁、合欢皮。

出处 石美凤，花梁，葛来安．何晓晖衡法治疗溃疡性结肠炎临床经验［J］．江西中医药大学学报，2018，30（4）：16-18.

【方剂2】化浊解毒合方

白头翁，广木香，薏苡仁，苦参，地榆，当归，黄连，秦皮，白芍，藿香。

用法与主治 水煎服，每日1剂，早晚分服。此方为国医大师李佃贵教授的经验方。具有化浊解毒的作用。为治疗溃疡性结肠炎的基础方。

加减 （1）发作期。①浊毒内蕴证：症见腹痛，腹泻，里急后重，黏液脓血便，腥臭味，烦躁发热，口干口苦，舌红，苔黄厚腻，脉滑数。在化浊解毒合方基础上加用大黄、黄柏、白花蛇舌草、败酱草；便黏液脓血多者，加槐花、三七粉、血余炭。②气滞浊毒证：症见腹痛欲便，便后痛减，脓血便，多伴情绪激动，恼怒易作或沉闷多思，焦虑不安，善太息，身重困倦，舌淡红，苔白腻，脉弦滑或弦细。在化浊解毒合方基础上加用青皮、木香、香附；若疼痛难耐者，加用延胡索、川芎、乌药，或与柴胡疏肝散合用加减；根据证情常配伍苍术、白术、茯苓、泽泻、山药、砂仁等。③浊毒瘀阻证：症见腹痛，疼痛不移，黏液脓血便，便色暗，面色晦暗，不欲饮食。在化浊解毒合方基础上加用红花、丹参、红藤、芍药等。

（2）缓解期。①浊毒伤阴证：症见腹痛隐隐，喜揉喜按，便血鲜红，脓血便少，伴五心烦热，盗汗，口燥咽干，舌红绛，少苔或花剥苔，脉细弱。予化浊解毒合方合黄连阿胶汤，配以川芎。②浊毒损阳证：症见五更泄泻，腹痛时作，喜温喜按，黏液血便，或滑脱不禁，形寒肢冷，身体困倦，腰膝酸软，舌淡，苔薄白，脉沉细弱。在化浊解毒合方基础上加巴戟天、肉桂、炮姜等。③脾胃虚弱证：症见腹泻，完谷不化或大便溏稀，腹痛隐作，纳差，不欲饮食，神疲乏力，面色萎黄，舌淡胖，苔白腻，脉濡缓。在化浊解毒合方基础上加用茯苓、白扁豆、陈皮、砂仁、山药等。

出处 白海燕，李娜，杨知霖，等．李佃贵基于浊毒理论辨治溃疡性结肠炎经验撷英［J］．上海中医药杂志，2019，53（4）：2-4＋1.

【方剂3】清肠温中方

黄连，炮姜，苦参，三七，木香，青黛，地榆炭，甘草。

用法与主治 水煎服，每日1剂，早晚分服。此方为北京中医药大学东方医院李军祥教授的经验方。具有清肠温中、活血化瘀、寒热平调的作用。为治疗溃疡性结肠炎的基础方。

加减 腹痛明显者，常合用川楝子、延胡索；腹痛腹泻，泻后痛减，肛门重坠者，常合用痛泻要方；下利赤白脓血，赤多白少，甚至纯下鲜血者，合用白头翁汤或加槐花炭、云南白药等；下利赤白脓血，白多赤少，脘腹胀满者，加薏苡仁、藿香、佩兰等；下痢脓血较多兼有神疲乏力、面色淡白等气血虚表现者，加用阿胶、黄芪等；肛门灼热疼痛者，常加用马齿苋、败酱草、薏苡仁等；病久迁延不愈，脾阳不足，小腹怕凉、拘急冷痛者，加用花椒、小茴香、肉桂等。

出处 毛堂友，李军祥，史瑞．李军祥教授治疗溃疡性结肠炎临证经验［J］．辽宁中医药大学学报，2018，20（5）：104-106.

【方剂4】王行宽经验方

防风8g，白术10g，白芍15g，陈皮10g，薏苡仁30g，葛根20g，黄连5g，败酱草15g，当归10g，木香5g，槟榔6g，马齿苋15g，甘草3g。

用法与主治 水煎服，每日1剂，早晚分服。此方为全国老中医药专家学术经验继承指导老师王行宽教授的经验方。具有抑木扶土、清热化湿、调气和血的作用。适用于溃疡性结肠炎。

加减 下腹胀痛甚者，加香附子、青皮等；便血甚者，加赤小豆、槐花、地榆、侧柏叶等；脾虚甚者，加党参、山药；纳呆者，加谷芽、麦芽、神曲等；为加强“左金制木”之效，可加百合、紫苏叶。

出处 曾智力，王行宽，黄柳向．王行宽治疗溃疡性结肠炎经验［J］．中国中医药信息杂志，2018，25（9）：117-119.

【方剂5】谢晶日经验方

白头翁，黄连，黄柏，秦皮，乳香，没药，生大黄，干姜，陈皮，白术，白扁豆，生薏苡仁，甘草。

用法与主治 水煎服，每日1剂，早晚分服。此方为国家级名中医指导教师谢晶日教授的经验方。具有清热化湿，行气活血的作用。适用于溃疡性结肠炎活动期。

加减 若里急后重，便白色黏者，重用理气药，加木香、槟榔；若便血较多者，加侧柏叶、槐花炭、地榆；便脓较多者，加冬瓜子、败酱草；若腹痛严重者，用姜黄、延胡索等；若发病急骤，痢下鲜紫脓血，壮热口渴，烦躁，舌绛者，属疫毒痢，可加马齿苋、金银花、升麻等；若嗳气、矢气频繁者，配紫苏、大腹皮、枳实；若腹胀纳差较甚者，配炒莱菔子、焦三仙。

出处 刘朝霞，臧海艳，荣蕾，等．谢晶日教授治疗活动期溃疡性结肠炎经验探妙［J］．中国中医急症，2019，28（3）：525-527.

【方剂6】溃结1号方

生黄芪，炒白术，炮姜，生薏苡仁，黄连，木香，当归，三七粉，地榆炭，血余炭，墨旱莲。

用法与主治 水煎服，每日1剂，早晚分服。此方为北京中医医院张声生教授的经验方。为治疗溃疡性结肠炎的基础方。

加减 ①活动期以下痢赤白脓血，里急后重，腹痛，口渴烦热，肛门灼热，小便短赤，舌红，苔黄腻，脉滑数为主症，在基础方基础上佐以连翘、蒲公英、败酱草、白头翁、半枝莲；便血量多者酌加红藤、槐花、白及粉等；腹痛加以徐长卿、延胡索；里急后重者加槟榔、大黄、枳实、莱菔子。②缓解期症见下利稀薄，腹部冷痛，神疲纳少，腰膝酸软，舌淡，苔白滑，脉沉弱。在基础方上加山药、仙鹤草、干姜、炮附子、杜仲炭等；久痢滑脱不禁者加诃子、赤石脂、芡实等，并佐以葛根、防风、白芷等；久病伤阴者予乌梅、白芍合甘草、五味子。

出处 张旭，周强，吴兵，等．张声生从“寒热”“气血”论治溃疡性结肠炎［J］．中华中医药杂志，2018，33（7）：2885-2887.

【方剂7】参白灌肠方

苦参20g，白头翁20g，黄连9g，黄柏9g，秦皮15g，当归15g，赤芍15g，仙鹤草15g，土茯苓25g，延胡索12g，白及15g。

用法与主治 水煎灌肠。此方为甘肃省名中医张小元教授的经验方。适用于以腹痛、便脓血、赤白痢疾为主症的溃疡性结肠炎。

加减 以腹泻重、次数多为主者，可加石榴皮20g，棕榈炭20g，乌梅炭20g；以腹胀腹痛为主者，加大延胡索至20g，加陈皮15g，木香10g；若以便血为主，加三七粉10g，血竭15g，紫草15g；若在缓解期，症状不显，可去黄柏、土茯苓，加黄芪15g，莲子15g。

出处 赵高斯，张小元，崔龙．张小元运用参白灌肠方治疗溃疡性结肠炎的经验［J］．中国肛肠病杂志，2018，38（5）：62-63.

慢性病毒性肝炎

慢性病毒性肝炎主要是由乙、丙、丁型肝炎病毒引起，以慢性肝脏炎症和坏死病变为主的一组常见传染病。临床以乏力、食欲减退、肝区疼痛、肝功能异常为主要表现，并可发展为肝硬化和肝细胞癌。属中医学“肝着”“胁痛”“黄疸”“积聚”“臌胀”等疾病范畴。

【方剂1】疏肝健脾活血汤

柴胡10g，白芍15g，太子参15g，白术10g，丹参15g，郁金10g，炒麦芽10g，鸡内金10g，虎杖10g，白花蛇舌草10g，炒麦芽15g，炒枳壳6g，生薏苡仁15g，茯苓15g，甘草5g。

用法与主治 水煎服，每日1剂，早晚分服。此方为全国名老中医谌宁生教授的经验方。具有疏肝健脾活血的作用。适用于慢性乙型病毒性肝炎肝郁脾虚证者。症见乏力纳差、胁痛、腹胀、便溏或恶心厌油，舌质淡，苔薄白或白腻，脉弦滑或弦缓，肝功能异常。

加减 如出现形寒肢冷、腰腿酸软、下肢无力等症状，去白花蛇舌草、虎杖，加炮附片、肉桂或桂枝、淫羊藿等。

出处 李勇华．谌宁生治疗慢性乙型病毒性肝炎经验［J］．中华中医药学刊，2008，26（7）：1394-1395.

【方剂2】肝炎方

生晒参30g，姜炭15g，白术60g，炙甘草30g，茯苓15g，白芍15g，泽泻15g，吴茱萸10g，楮实子120g，五味子10g，菟丝子30g，酸枣仁15g，生山茱萸15g。

用法与主治 水煎服，每日1剂，早晚分服。此方为南方医科大学南方医院吕英教授的经验方。具有厚土载木的作用。适用于慢性病毒性肝炎肝功能异常者。

出处 成云水，李爱武，宫凤英，等．从“厚土载木法”论治慢性病毒性肝炎［J］．河南中医，2018，38（11）：74-77.

【方剂3】茵郁丹

茵陈，郁金，炒白术，茯苓，山药，夏枯草，板蓝根，黄芩，木香，枳壳，丹参，山楂，肉桂。

用法与主治 水煎服，每日1剂，早晚分服。此方为四川省名老中医李培的经验方。具有清热解毒，利湿退黄的作用。适用于慢性肝炎。

出处 秦万玉，苏慧芬，米明超，等．李培教授运用茵郁丹治疗慢性病毒性肝炎经验拾隅［J］. 内蒙古中医药，2017，36（Z1）：91-92.

【方剂 4】李双全经验方

当归 12g，黄芪 24g，女贞子 30g，墨旱莲 24g，地黄 30g，淫羊藿 15g，黄芩 9g，枳壳 12g，炙甘草 6g。

用法与主治 水煎服，每日 1 剂，早晚分服。此方为山西中医药大学李双全教授的经验方。具有益气温阳的作用。适用于慢性乙型病毒性肝炎免疫耐受期。

出处 郝美玲，穆丽亚，李双全，等．李双全教授治疗慢性乙型病毒性肝炎免疫耐受期之经验［J］. 世界最新医学信息文摘，2018，18（98）：249-250.

【方剂 5】岑鹤龄经验方

经验方①：丹参 15g，白芍 12g，素馨花 4.5g，厚朴花 6g，合欢花 6g，川楝子 9g。

经验方②：女贞子 15g，楮实子 30g，五味子 6g，白蒺藜 12g，熟酸枣仁 30g，制何首乌 15g。

经验方③：熟酸枣仁 30～45g，金樱子 15g，女贞子 15g，制何首乌 15g，鳖甲 15～30g，北黄芪 15～20g，白术 12g，当归 12g，白芍 30g，赤芍 15g，三七末 3g（冲服）。

用法与主治 水煎服，每日 1 剂，早晚分服。以上为广东省名中医岑鹤龄的 3 个经验方。经验方①具有疏肝养阴解郁的作用。适用于慢性肝炎见肝郁胁痛者。经验方②具有补养肝肾，益血益心的作用。适用于慢性肝炎肝阴虚损者。经验方③具有养阴扶脾活络的作用。适用于慢性肝炎日久出现脾弱与血瘀并见的复杂病症。

加减 肝脾痞块，胁下刺痛加丹参；消化不良，胃纳不佳加山楂、乌梅；黄疸加茜草根、山茱萸、大黄；出血加墨旱莲、茜草根；防癌变加白花蛇舌草、半枝莲、半边莲。

出处 王进忠，钟世杰，杨荣源，等．岭南名医岑鹤龄养阴扶脾活络法论治慢性肝炎［J］. 广州中医药大学学报，2017，34（1）：123-125.

【方剂 6】八味降酶汤

鬼针草 15g，垂盆草 30g，蒲公英 15g，石见穿 15g，土茯苓15g，乌梅10g，五味子15g，升麻20g，苦参15g，板蓝根20g。

用法与主治　水煎服，每日1剂，早晚分服。此方为江苏省中医院邵铭教授的经验方。具有清热解毒利湿的作用。适用于慢性肝炎之湿热内蕴证。

出处　韩晗，袁征，邵铭．邵铭教授运用八味降酶汤治疗慢性肝炎[J]．长春中医药大学学报，2015，31（2）：256-258.

【方剂7】乙肝净方

柴胡，枳实，郁金，虎杖，鸡内金，丹参，茵陈，苦参，黄芪，白术，淫羊藿。

用法与主治　水煎服，每日1剂，早晚分服。此方为湖北省知名中医肝病专家沈忠源教授的经验方。适用于慢性乙型病毒性肝炎。

出处　李薇，戴玲，沈忠源．沈忠源教授治疗慢性乙型病毒性肝炎的经验[J]．中西医结合肝病杂志，2010，20（1）：43-44.

【方剂8】肝炎Ⅰ号

柴胡6g，白芍20g，枳壳15g，炙甘草6g，青皮、陈皮各10g，枣皮10g，五味子6g，金银花15g，连翘20g，炒白术20g，焦三仙各15g，牡丹皮15g，茵陈20g，垂盆草20g，败酱草20g，制鳖甲20g。

用法与主治　水煎服，每日1剂，早晚分服。此方为全国名老中医田玉美教授的经验方。具有健脾补肝的作用。为治疗慢性乙肝的基本方。

加减　慢乙肝后期有转肝硬化趋势者，若患者脾胃功能尚可，酌加牡蛎、龟甲等；对于肝区疼甚者酌加香附，延胡索；黄疸转氨酶高者加重茵陈、垂盆草、败酱草用量，最大量可用至50g。

出处　胡刚明，李重，徐伟，等．田玉美教授治疗慢性乙型病毒性肝炎的临床思辨经验[J]．时珍国医国药，2018，29（2）：451-452.

【方剂9】扶正解毒汤

生黄芪，女贞子，远志，土茯苓，灵芝，丹参，鸡血藤，甘草片，垂盆草，布渣叶，茵陈，半枝莲，五味子，浮小麦，酸枣仁。

用法与主治 水煎服，每日1剂，早晚分服。此方为广州中医药大学左俊岭教授的经验方。具有补肾益肝健脾，清热祛湿解毒的作用。适用于慢性乙型肝炎。

出处 刘宏先，谢蓝，艾香英，等．左俊岭治疗慢性乙型肝炎临床经验[J]．中国民间疗法，2018，26（2）：9-11.

脂肪性肝病

非酒精性脂肪性肝病是一种与胰岛素抵抗和遗传易感密切相关的代谢应激性肝损伤，以肝实质细胞变性和脂肪贮积为主要病理改变，但患者无过量饮酒史，疾病谱包括非酒精性单纯性脂肪肝、非酒精性脂肪性肝炎以及相关肝硬化和肝细胞癌。我国发达地区成人患病率在15%左右，已成为仅次于病毒性肝炎的第二大肝病，其初期症状隐匿，不易发现，进而演变为肝硬化、肝癌等肝脏相关致死疾病，同时又是心脑血管疾病、糖尿病的相关独立危险因素。

【方剂1】陈建杰经验方

白术，薏苡仁，茯苓，苍术，厚朴，砂仁、豆蔻。

用法与主治 水煎服，每日1剂，早晚各一次温服。此方为上海中医药大学附属曙光医院主任医师、博士研究生导师、上海市名中医陈建杰教授的经验方，具有健脾化痰祛湿的作用。适用于长期饮食油腻肥甘之品，助生痰湿，或脾虚失运，痰湿内生，致肝失疏泄、脾失健运，继而水湿内停，痰凝气滞证的脂肪性肝病患者。症见倦怠乏力，头身困重，大便溏薄，舌淡红，有齿痕，苔白腻，脉滑。

加减 兼见肝区刺痛者加延胡索、泽兰、青皮理气活血止痛；口干渴，舌红少津者加石斛、生地黄滋阴生津；湿热偏重者加黄芩、栀子清热化湿；伴有头晕、耳鸣、腰酸无力者加山茱萸、枸杞子、杜仲补肾强腰。同时还要根据现代药理研究成果运用中药，临床多选用荷叶、白菊花、决明子等。

出处 叶青艳，陈逸云．陈建杰从“肥人多痰湿”论治非酒精性脂肪性肝病经验[J]．辽宁中医杂志，2014，41（1）：26-27.

【方剂2】党中勤经验方

姜黄，海藻，泽泻，玉米须，生牡蛎，山楂，莪术，青皮，茯苓，绞股蓝，金钱草，决明子。

用法与主治 水煎服，每日1剂，早晚各一次温服。此方为河南省名中医党中勤教授的经验方，具有化痰祛瘀，疏肝健脾，利胆降浊，泄肾浊之效。适用于湿热内蕴，痰瘀互结证的脂肪性肝病患者。

加减 如患者胁痛明显者加延胡索、木香、八月札以疏肝理气、活血止痛；口干、口苦者加蒲公英、连翘以清热解毒除烦；纳差、厌食者加炒鸡内金、焦建曲以消食化积；不寐多梦者加炒酸枣仁、首乌藤（夜交藤）以养心安神；身困、乏力明显者加黄芪、仙鹤草以补虚、健脾益气；便秘明显者加火麻仁、肉苁蓉以润肠通便。若演变成脂肪性肝炎出现谷丙转氨酶升高者，加白花蛇舌草、垂盆草以保肝利胆；若见脂肪性肝纤维化和肝硬化者，加制鳖甲以活血、软坚散结。

出处 张亚玲，党中勤．党中勤教授治疗非酒精性脂肪性肝病经验[J]．中国中医药现代远程教育，2016，14（18）：65-66.

【方剂3】杜建民经验方

经验方①：全当归10g，杭白芍10g，柴胡10g，焦白术10g，云茯苓10g，生甘草5g，青皮、陈皮各10g，广郁金10g，砂仁（后下）10g，太子参15g。

经验方②：台党参10g，苍术、白术各10g，云茯苓20g，炙甘草5g，怀山药10g，广陈皮10g，白豆蔻10g，薏苡仁30g，粉甘葛10g。

经验方③：姜竹茹10g，化橘红10g，太子参15g，陈枳实10g，法半夏10g，云茯苓10g，生甘草5g，皂角子10g，明天麻10g，焦三仙各10g。

经验方④：西茵陈30g，西锦纹10g（泡服，大便通畅去之），北柴胡10g，焦栀子10g，淡黄芩10g，法半夏10g，广郁金10g，青皮、陈皮各10g，京赤芍10g，板蓝根10g。

经验方⑤：生黄芪20g，丹参30g，全当归10g，熟地黄

10g，杭白芍 10g，川芎 10g，川红花 10g，桃仁泥 10g，广郁金 10g，砂仁（后下）10g。

用法与主治 水煎服，每日 1 剂，早晚各一次温服。此方是第一批全国老中医药专家学术经验继承工作指导老师、湖北中医大师杜建民主任医师的经验方。经验方①具有调和肝脾，健脾化痰祛湿的作用。适用于脾虚肝郁证的脂肪性肝病患者。症见精神不振，纳谷少进，右胁不舒，甚则作痛而喜太息，嗳气矢气，腹痛便溏，其舌质淡，苔薄白或白腻，脉多弦细。经验方②具有健脾化湿的作用，适用于脾虚湿蕴证的脂肪性肝病患者。症见胸胁脘腹痞闷，困重疲乏，大便稀溏，口淡不渴，其舌质淡体胖，边可有齿痕、苔白，脉细。经验方③具有健脾化痰的作用，适用于脾虚痰聚证的脂肪性肝病患者。症见除脾虚湿聚之证候外，尚可见咽喉不利、恶心欲吐等痰浊内扰的表现，其脉滑或细滑。经验方④具有清热利湿的作用，适用于脾虚湿热证的脂肪性肝病患者。症见肝功能异常，右胁胀痛，口干口苦，大便干结，小便短赤，舌苔黄或黄腻，脉弦数或滑数。经验方⑤具有健脾养血，化瘀通络的作用，适用于脾虚络瘀证的脂肪性肝病患者。症见右胁刺痛，或胁下痞块，面色晦暗，唇色紫暗，舌质暗淡，苔白，脉细涩。

出处 杜念龙，杨家耀．杜建民从脾论治非酒精性脂肪性肝病经验举隅［J］．湖北中医药大学学报，2017，19（1）：91-92.

【方剂 4】卢秉久经验方

经验方①：茯苓、白术、苍术、豆蔻、桂枝、柴胡、陈皮、枳实、厚朴等。

经验方②：山楂、红曲、丹参、牡丹皮、当归、赤芍。

经验方③：制附子、菟丝子、肉苁蓉、枸杞子、女贞子、黄精、山药、薏苡仁、党参。

用法与主治 水煎服，每日 1 剂，早晚各一次温服。此方是辽宁中医药大学附属医院主任医师卢秉久的经验方。经验方①具有疏肝理脾、祛湿化痰的作用。适用于肝郁痰阻证的脂肪性肝病患者。症见胁肋不舒、纳呆、嗳气、便溏、苔白腻、脉弦等。经验方②具有活血祛瘀、养血柔肝的作用，适用于痰瘀互结证的脂肪性肝病患者。症见胁肋疼痛、痛有定处、胸闷、舌紫暗或有瘀斑、脉弦涩等。经验方③具有补益肝肾、固本培元的作用，适用于肝肾不足证的脂肪性肝病患者。症见腰膝酸软、头晕耳鸣、尿频乏力、舌淡红、脉沉细等。

出处　李熠，卢秉久．卢秉久教授分期论治非酒精性脂肪肝经验撷萃［J］．亚太传统医药，2018，14（11）：132-133.

【方剂5】骆传佳经验方

经验方①：柴胡，枳壳，白芍，郁金，当归，青皮，广木香，枸杞子，制何首乌，生山楂，泽泻，绞股蓝。

经验方②：藿香梗，茯苓，厚朴，黄芩，制大黄，虎杖，茵陈，六一散，青黛，草决明，泽泻，苦丁茶。

经验方③：法半夏，苍术，枳实，茯苓，明矾，莪术，三七，芥子，赤芍，丹参，姜黄，泽泻，生山楂。

用法与主治　水煎服，每日1剂，早晚各一次温服。此方是湖北省名中医骆传佳教授的经验方。经验方①具有疏肝理气的作用。适用于肝郁气滞证的脂肪性肝病患者。经验方②具有清热化湿作用，适用于湿热蕴结证的脂肪性肝病患者。经验方③具有祛瘀化痰的作用，适用于瘀痰交阻证的脂肪性肝病患者。

出处　祝佳，丁诗正，黄维．骆传佳教授分型论治非酒精性脂肪性肝病的经验［J］．中西医结合肝病杂志，2013，23（2）：101-102.

【方剂6】软肝煎

丹参20g，金钱草30g，生牡蛎20g，海藻15g，决明子20g，虎杖15g，制何首乌20g，夏枯草15g。

用法与主治　水煎服，每日1剂，早晚各一次温服。此方为天津市名中医王绪霖教授的经验方，具有益肾健脾，涤痰软坚散结之功。适用于脾肾两虚，痰凝血瘀证的脂肪性肝病患者。症见右胁下隐痛，腹胀，纳差，动则气短乏力，腰膝酸软，急躁易怒，夜寐差，大便2～3日一行，小便色黄，舌质暗红苔白腻，脉弦滑。

加减　湿热偏盛加茵陈、黄连以清热利湿；潮热烦躁加银柴胡、地骨皮、牡丹皮以退虚热，除烦安神；肝区疼痛加郁金、延胡索以活血行气止痛；乏力气短加黄芪、太子参、炒白术以补中益气；食少纳呆加山楂、鸡内金、炒麦芽以健胃消食；舌红少津加葛根、玄参、石斛以生津止渴、滋阴清热。

出处 姚明鹤，王静．王绪霖从脾肾论治非酒精性脂肪性肝病经验[J]．实用中医药杂志，2017，33（11）：1333.

出处 徐丰，丁广智，谢旭善．谢旭善治疗脂肪性肝病经验 [J]．中医药临床杂志，2016，28（3）：340-341.

【方剂 7】降脂理肝汤

泽泻 15g，决明子 30g，丹参 10g，郁金 10g，海藻 30g，荷叶 10g，莱菔子 30g，生山楂 30g。

用法与主治 水煎服，每日 1 剂，早晚各一次温服。此方为上海市名中医张云鹏教授的经验方，具有化痰清源、活血化瘀、疏理肝络之功。适用于痰瘀互结，肝胆湿热证的脂肪性肝病患者。症见右胁不适，喜叹息，夜寐梦多，小便色黄，舌暗红，苔薄黄，脉细弦。

加减 对于丙氨酸转氨酶升高、肝炎病毒阳性者，宜配合清解疫毒、清热凉血，可加用连翘、栀子、白花蛇舌草、六月雪、垂盆草、叶下珠清热降酶；血热者加用水牛角、小蓟凉血降酶；胆红素增高者，宜配合利湿清热退黄或泄热通腑退黄，可加用茵陈、金钱草、猪苓、黄芩、龙胆、生大黄、生栀子。

出处 周韶虹．张云鹏辨治非酒精性脂肪性肝病经验 [J]．上海中医药杂志，2011，45（2）：4-5.

肝 硬 化

肝硬化是一种以肝组织弥漫性纤维化、假小叶和再生结节形成为特征的慢性肝病。引起肝硬化的原因很多，在我国以乙型和丙型肝炎病毒引起为多，还有慢性酒精中毒、非酒精性脂肪肝、化学毒物或药物损伤、长期胆汁淤积、遗传和代谢疾病、血吸虫、营养不良等，也可引起肝硬化。

【方剂 1】常占杰经验方

黄芪 40g，党参 15g，云茯苓 30g，白术 40g，陈皮 10g，川芎 10g，牛膝 12g，猪苓 30g，炒薏苡仁 30g，炒山药 30g，大腹皮 30g，白茅根 30g，炒三仙各 15g。

用法与主治 水煎服，每日1剂，早晚各一次温服。此方是肝病名家常占杰主任的经验方。具有培补中焦，行气利水的作用。适用于气虚血瘀，水湿内阻证的肝硬化患者。症见形体消瘦，面色晦暗无华，蛙状腹，舌淡暗，苔白腻，脉弦涩。

加减 湿象明显者加平胃散；热象明显者加柴胡、黄芩、知母；腹胀甚者加枳壳、香附；重度腹水加麻黄、桂枝、泽泻、牵牛子（二丑）；身、目、小便黄者加茵陈、升麻、葛根、刘寄奴；脾大者加皂角刺、三七、赤芍、丹参、水蛭；阴伤者加玄参、麦冬、沙参、枸杞子、女贞子、山茱萸；阳虚者加淫羊藿、干姜；便秘者加决明子、大黄；对于剧痛者，用甘草粉蜜汤以止痛；对于出血者，加用并重用凤凰衣、玉蝴蝶、象贝母、血余炭、琥珀粉。

出处 毛维武，郭新建，任建香. 常占杰治疗乙肝肝硬化顽固性腹水经验[J]. 现代中医药，2008，28（1）：8-9.

【方剂2】陈茂梧经验方

经验方①：桂枝10g，生姜10g，炙甘草6g，大枣12g，生麻黄12g，细辛5g，制附片15g，三七粉6g（另吞），桃仁15g，马鞭草60g。

经验方②：生地黄45g，玉竹15g，制何首乌15g，赤芍15g，龙胆6g，牡丹皮10g，白茅根30g，鸡内金10g，郁李仁30g，马鞭草30～90g，三七粉6g（另吞）。

经验方③：郁李仁30～60g，马鞭草30～90g，白茅根30g，丹参15g，桃仁20g，三七粉6g（另吞）。

用法与主治 水煎服，每日1剂，早晚各一次温服。此方是江西省名中医陈茂梧主任的经验方。经验方①具有温阳化湿，化瘀逐水的作用。适用于寒湿夹瘀证的肝硬化患者。症见体瘦腹胀，大量腹水，面色淡黄，精神困倦，畏寒，手足凉，脘腹痞胀，喜热饮，纳少，便溏，尿少，肝大，巨脾症，舌质淡嫩，苔薄白，脉弦细紧。经验方②具有养阴清热，化瘀逐水的作用，适用于湿热夹瘀证的肝硬化患者。症见体瘦腹胀，大量腹水，面部有红缕，心烦失眠，项背部蜘蛛痣，胸腹壁静脉曲张，肝大，脾不甚大，牙宣出血，或见消化道出血，纳差，口渴思冷饮，大便秘结，尿短少，舌质暗红、苔少，脉弦细数。

经验方③具有活血化瘀，利水消肿的作用。适用于血瘀证的肝硬化患者。

出处 陈建军．陈茂梧治肝硬化腹水的经验［J］．江西中医药，1998，29（6）：4-5.

【方剂3】邓铁涛经验方

党参，白术，茯苓，甘草，川萆薢，楮实子，菟丝子，丹参，土鳖虫，鳖甲。

用法与主治 水煎服，每日1剂，早晚各一次温服。此方为国医大师邓铁涛的经验方，具有健脾益气，活血利水，软坚散结的作用。适用于气虚血瘀水停证的肝硬化患者。

加减 有肝炎者，加用黄皮叶；兼阴虚者选加生地黄、女贞子、桑椹、石斛、龟甲；兼气滞者加佛手片、素馨花；兼外感者加豨莶草；血瘀甚者选加三七、郁金；脾虚湿困者去楮实子、菟丝子、土鳖虫、鳖甲，以防其碍脾胃之运化，并加五爪龙、怀山药以加强其益气健脾之力，兼有黄疸者去楮实子、菟丝子、土鳖虫、鳖甲加葫芦茶、生薏苡仁、田基黄以利湿退黄；动血者去菟丝子、土鳖虫、鳖甲、丹参，选加墨旱莲、仙鹤草、紫珠草等以凉血止血。

出处 冯崇廉．邓铁涛治疗肝硬化经验［J］．中国医药学报，2002，17（11）：692.

【方剂4】费开扬经验方

经验方①：黄芪30g，党参30g，柴胡6g，莪术6g，三棱6g，甘草6g，枳壳5g，白芍10g，茯苓10g，白术10g，当归10g，丹参10g，鳖甲（先煎）10g，生牡蛎（先下）30g，郁金9g，制香附9g。

经验方②：麦冬15g，石斛15g，玄参15g，白芍15g，茜草15g，生地黄20g，白茅根30g，炙鳖甲30g，生牡蛎30g，北沙参30g。

用法与主治 水煎服，每日1剂，早晚各一次温服。此方是首都国医名师费开扬教授的经验方。经验方①具有疏肝益脾，活血软坚的作用。适用于肝郁脾虚瘀结证的肝硬化患者。症见消瘦乏力，面色晦黄，胃纳减少，腹胀便溏，四肢倦怠，或见右胁隐痛，甚或傍晚足胫微肿，舌暗红不泽，舌体稍胖边有齿痕，脉多虚弦，重按无力。经验方②具有滋肾柔肝，养阴宁络的作用，适用于肝肾阴虚，郁热瘀阻证的肝硬化患者。症见脾大明显，肝大不著，面色晦暗，可见蜘蛛痣，胁痛腰酸，鼻衄或牙龈出血，咽喉干燥，舌绛，少苔或苔薄中剥，脉细弦或细数。

出处 李平．费开扬教授治疗肝硬化用药经验［J］．新中医，2000，32（5）：7-8.

【方剂5】贾春华经验方

柴胡10g，黄芩10g，清半夏10g，茯苓30g，白术10g，鳖甲6g，虎杖10g，当归10g，白芍10g。

用法与主治 水煎服，每日1剂，早晚各一次温服。此方为北京中医药大学博士生导师贾春华教授的经验方，具有疏肝健脾，软坚散结的作用。适用于肝郁脾虚，瘀血内阻证的肝硬化患者。症见倦怠乏力，胸胁胀满，不思饮食，大便偏干，观其面色萎黄，舌质紫暗有瘀斑，脉弦涩。

加减 肝区疼痛者，加金铃子散；正虚者，加黄芪、党参；气滞重者，加木香、枳壳；食滞不化者，加砂仁、焦三仙；腹水者，加水红花子、泽泻、大腹皮，改茯苓为茯苓皮。用所煎药渣热敷肝区，每每效验。

出处 刘宝山．贾春华教授辨治肝硬化经验钩玄［J］．承德医学院学报，2012，19（1）：33-34.

【方剂6】姜春华经验方

生大黄6～9g，桃仁9g，土鳖虫3～9g，丹参9g，鳖甲9g，黄芪9～30g，白术15～60g，党参9～15g。

用法与主治 水煎服，每日1剂，早晚各一次温服。此方为著名中医学家姜春华教授的经验方，具有活血化瘀，软坚散结的作用。适用于瘀血内阻证的肝硬化患者。症见面色暗，轻度水肿，纳差，右胁胀刺痛，有蜘蛛痣，舌红，脉弦。

加减 湿热内蕴者选加茵陈、栀子、紫苏梗、藿香等；肝气郁滞者选加柴胡、郁金、枳壳、青皮、木香、绿萼梅等；肝络血瘀重者选加乳香、五灵脂、赤芍、九香虫、红花，姜氏认为九香虫、延胡索止肝区疼痛为妙药；肝经郁热者选加栀子、牡丹皮、连翘、龙胆等；肝肾阴虚者选加生地黄、玄参、麦冬、石斛、女贞子、地骨皮等；阴虚火旺者，症见面红目赤、舌绛口燥、脉细弦数，用上药再加龙胆、栀子、白蒺藜等；脾肾阳虚者选加制附子、桂枝、干姜、益智、砂仁等；凡肝病见阳痿者不可壮阳，壮阳则相火动而伤肝阴，病愈重；营热络伤者，症见鼻衄、皮下出血及目赤，可选加水牛角、生地黄、牡丹皮、连翘、赤芍、玄参、茅花、栀子、蒲黄、小蓟，上药对毛细血管扩张、蜘蛛痣、血小板偏低亦有改善作用；周身水肿有轻度腹水者选加防己、冬瓜皮、玉米须、薏苡仁、云茯苓、黑大豆、泽泻、猪苓等，其中黑大豆逐水胀、除胃热、下瘀血，性平和，姜氏常用量为30～60g；大便次数多而溏薄者，大黄减量或用制大黄先煎。

出处 张仕玉，镇东鑫，刘子彬．姜春华教授治疗肝硬化经验[J]. 中国中医急症，2008，17（10）：1429-1430.

【方剂7】行气活血逐瘀汤

五灵脂15g，赤芍10g，桃仁10g，红花10g，川芎10g，当归10g，枳壳12g，乌药20g，柴胡15g，制香附15g，延胡索12g，川楝子12g，水蛭4g（研粉冲服）。

用法与主治 水煎服，每日1剂，早晚各一次温服。此方为国家级名老中医罗克聪的经验方，具有活血化瘀，软坚散结的作用。适用于瘀血内阻证的肝硬化患者。症见腹大如鼓，行走不便，活动时自觉腹内有水液震动，口干不欲饮，纳可，眠欠佳，小便黄少，大便稀溏。

加减 若腹水显著，则加六一散；若腰痛，加女贞子、墨旱莲；伴肾虚者，加补骨脂、枸杞子；体虚乏力加黄芪，与方中当归组成当归补血汤之意；腹胀甚，加木香；便溏者，加太子参、薏苡仁；纳呆加焦三仙；若失眠者加首乌藤（夜交藤）、酸枣仁；口干欲饮加生脉饮；苔白腻加苍术、厚朴、砂仁等。

出处 项楠．罗克聪老中医治疗肝硬化腹水的经验[J]. 贵阳中医学院学报，2001，23（3）：8.

【方剂8】益气活血化痰通络汤

黄芪30g，赭石10g，旋覆花10g，杏仁10g，橘红10g，赤芍 10g，白芍 10g，丹参 10g，香附 10g，瓜蒌 15g，小蓟 10g，藕节 10g，泽兰 10g。

用法与主治　水煎服，每日 1 剂，早晚各一次温服。此方为著名中医学家关幼波先生的经验方，具有益气活血，化痰通络的作用。适用于气虚血瘀，痰瘀互结证的肝硬化患者。症见乏力，腹胀，食欲下降，右胁隐痛而胀，胸闷不舒，头昏而重，口干苦黏，肢体麻木，易健忘，舌质紫暗，或有瘀点，瘀斑，或舌下静脉曲张，苔腻，脉涩。

加减　食欲不振，加鸡内金 30g，焦三仙 30g；胃胀，旋覆花加量至 20g，加赭石至 30g；乏力较重，加太子参 30g，红景天 30g；口干、眼干加女贞子 30g，沙苑子 30g；肝区疼痛，加延胡索 10g，川楝子 10g；舌下系带紫暗，瘀血严重加王不留行 10g。

出处　刘汶，李灼，李娟娟，等. 以关幼波益气活血化痰通络法治疗乙肝后肝硬化 104 例疗效观察 [J]. 北京中医药，2014，33（12）：919-920.

第四章 泌尿系统疾病

急性肾小球肾炎

急性肾小球肾炎是以急性肾炎综合征为主要临床表现的一组原发性肾小球肾炎。其特点为急性起病，血尿、蛋白尿、水肿、高血压，可伴一过性氮质血症，具有自愈倾向。本病多属于中医学“水肿”“风水”等范畴。

【方剂 1】吴寅保经验方

经验方①：金银花 20g，连翘 20g，黄芩 10g，菊花 15g，猪苓 30g，蝉蜕 10g，地龙 10g，牡丹皮 10g，玄参 10g。

经验方②：麻黄 10g，蝉蜕 10g，桂枝 10g，茯苓 20g，黄芪 20g，泽泻 10g，猪苓 20g，陈皮 10g，防己 10g。

用法与主治 水煎服，每日 1 剂，早晚各一次温服。此为山西省临汾市人民医院主任中医师吴寅保的经验方。经验方①具有疏风清热，解毒养阴的作用。适用于风热化毒型急性肾小球肾炎。症见平素易患耳、鼻、喉及皮肤等处肿痛，新近又感风热之证；或症见突发小便短赤，全身水肿，上身尤甚；或见腰部酸痛、头痛眩晕、急躁易怒、舌红苔黄、脉细弦数、血压较高等。经验方②具有疏风散寒、清热利水的作用。适用于风寒挟湿型急性肾小球肾炎。症见肢体重着酸痛，疲乏无力，全身水肿，小便短少，时有眩晕，舌胖苔白，脉滑。

加减 经验方①兼咽痛咳嗽者加杏仁 9g，荆芥 6g；血尿明显者加小蓟 30g，白茅根 30g。经验方②形寒肢冷，四末不通者加熟附片 10g。

出处　吴寅保．急性肾小球肾炎中医辨证治疗体会［J］．基层医学论坛，2008，12（5）：436-437.

【方剂 2】孙郁芝经验方

金银花、连翘、桔梗、薄荷、竹叶、鱼腥草、茯苓、黄芩、芦根、薏苡仁、小蓟、白茅根、车前子、石韦等。

用法与主治　每日 1 剂，水煎服。此方为山西省中医院名老中医，中西医结合肾病专家孙郁芝的经验方，具有疏风清热，宣肺利水的作用。适用于急性肾小球肾炎初期。症见眼睑、面部突然水肿，发热恶风，咳嗽，咽喉肿痛，口干而渴，小便短赤，出现肉眼血尿或镜下血尿，舌边尖红、苔薄黄，脉浮数。

加减　根据外邪寒热的不同，分别选用麻黄汤和银翘散加减治疗。

出处　高艳霞．孙郁芝论治急性肾小球肾炎经验［J］．山西中医，2008，24（4）：3-4.

【方剂 3】叶传蕙经验方

麻黄，连翘，赤小豆，梓白皮，杏仁，生姜，甘草，大枣，金银花，野菊花，紫花地丁，紫背龙葵，蒲公英。

用法与主治　水煎服，每日 1 剂，早晚各一次温服。此方为成都中医药大学名老中医叶传蕙教授的经验方，由麻黄连翘赤小豆汤合五味消毒饮加减，具有清热解毒、利湿消肿的作用。适用于湿毒浸淫型急性肾小球肾炎。症见眼睑水肿，延及全身，尿少色赤，身发疮痍，甚则溃烂，恶风发热，舌红苔黄或黄腻，脉滑数。

加减　皮肤糜烂者，加苦参、土茯苓等；风盛而瘙痒不已者，加白鲜皮、地肤子；大便不通者，加芒硝、大黄；肿势较重者，加茯苓、猪苓、泽泻、大腹皮；疮毒较重者，加黄连解毒汤。

出处　刘玉宇，郭立中，关明智．叶传蕙教授对急性肾小球肾炎的中医治疗［J］．中医函授通讯，2000，19（5）：12-14.

【方剂 4】韩子江经验方

益母草（坤草）、白茅根、金银花（双花）、竹叶、黄芪、牛膝、杜仲、山茱萸、土茯苓、萆薢、泽泻、丹参等。

用法与主治 每日1剂，同时配合静脉滴注青霉素。此方为山东泰安市中医二院韩子江主任医师的经验方，具有清热利湿、健脾补肾的作用。适用于湿热蕴结，脾肾已亏型急性肾小球肾炎。症见表邪已尽，腰痛，水肿，尿检蛋白、红细胞等症状明显。

加减 蛋白尿多时方中加白术、山药、淫羊藿等；血尿明显者，加地榆、生地黄、三七等；若伴血压增高者方中加天麻、羚羊粉、槐花等。

出处 丁爱国．韩子江治疗急性肾小球肾炎的经验［J］．四川中医，1998，16（6）：2-3.

【方剂5】自拟解表清毒汤

麻黄6g，桂枝6g，荆芥9g，防风9g，紫苏叶10g，蒲公英12g，连翘12g，白花蛇舌草30g，益母草20g，桑白皮10g，茯苓10g，泽泻10g，通草10g。

用法与主治 每日1剂。此方为山西临汾市中医医院贾启宇教授的经验方，贾启宇教授从医40余年，学验俱丰，治疗急性肾小球肾炎具有独到见解。此方具有疏风散寒、宣肺利水的作用。适用于风水泛滥型急性肾小球肾炎。症见发热，恶寒，无汗，头痛，肢痛，尿少短赤，颜面水肿并逐渐延及全身，以颜面眼睑部水肿为甚，咽及扁桃体红肿，舌红苔薄白，脉浮紧。查血压升高，化验血白细胞升高。尿常规：尿蛋白阳性，潜血阳性。镜检有红、白细胞及各种管型等，肾功能一般无损害。

加减 血尿明显加大蓟、小蓟各10g，白茅根30g，仙鹤草30g；水肿严重加车前子（另包）20g，猪苓10g。

出处 邓军，牛立新．贾启宇教授治疗急性肾炎经验［J］．光明中医，2011，26（2）：215-216.

【方剂6】龙胆泻肝汤加减

龙胆6g，黄芩9g，栀子9g，泽泻12g，车前子9g，当归8g，生地黄20g，柴胡10g，野菊花15g，金银花15g，鲜白茅根30g，猪苓15g，生甘草6g。

用法与主治 每日1剂，水煎取汁分服。此方为广西壮族自治区岑溪市水汶中心卫生院中医医师罗金文的经验方，具有泻肝胆实火、清下焦湿热的作用。适用于湿热型急性肾小球肾炎。症见发热，口干，口苦，头面部及双下肢水肿，舌苔薄黄或黄，尿色红，脉滑数。

加减 兼见热伤血络、血尿甚者加大蓟、小蓟各10g，藕节6g；头痛目眩加桑叶12g，黄芩6g；咽痛不利明显者加蝉蜕6g；肾虚明显者加女贞子10g，墨旱莲10g，山药6g。

出处 罗金文．龙胆泻肝汤加减治疗湿热型急性肾炎临床体会 [J]．中国中医急症，2009，18（7）：1161-1162.

慢性肾小球肾炎

慢性肾小球肾炎是指以蛋白尿、血尿、高血压、水肿为基本临床表现，病情迁延，病变缓慢进展，可有不同程度的肾功能减退，具有肾功能恶化倾向和最终将发展为慢性肾衰竭的一组肾小球疾病。本病多属于中医学“慢肾风”“尿浊”“水肿”“腰痛”“尿血”等范畴。

【方剂1】周信有经验方

经验方①：生地黄20g，玄参20g，黄芪30g，山茱萸20g，桑寄生20g，泽泻15g，白茅根20g，益母草30g，丹参20g，赤芍20g，山豆根15g，白花蛇舌草20g，蒲公英20g，石韦20g。

经验方②：生地黄30g，山茱萸20g，枸杞子20g，女贞子20g，墨旱莲20g，桑寄生20g，益母草30g，益母子30g，丹参30g，泽泻15g，车前子（包煎）15g，白茅根30g，怀牛膝20g，菊花30g，石决明30g。

经验方③：熟地黄20g，怀山药20g，山茱萸20g，桑寄生20g，女贞子20g，党参20g，炒白术20g，黄芪30g，怀牛膝9g，丹参30g，益母草30g，猪苓20g，茯苓20g，泽泻20g。

经验方④：黄芪30g，党参15g，炒白术15g，制附片（先煎）10～20g，桂枝9g，淫羊藿20g，巴戟天20g，猪苓20g，茯苓20g，泽泻20g，车前子（先煎）20g，益母草30g，丹参20g。

用法与主治 水煎服，每日1剂。此为国医大师周信有的经验方。经验方①具有益气养阴、清热利湿、活血化瘀的作用。适用于湿浊内蕴型慢性肾小球肾炎。症见皮肤疮肿、疮疡、咽喉肿痛、小便短赤、舌苔黄腻等，尿常规镜检可见白细胞、红细胞等。经验方②具有滋肾柔肝、育阴潜阳、活血利水的作用。适用于肝肾阴虚型慢性肾小球肾炎。症见头晕耳鸣，腰腿酸软，五心烦热，咽干口燥，面部烘热，心悸寐差，舌红少苔，脉细数。经验方③具有益气养阴、利水祛瘀的作用。适用于气阴两虚型慢性肾小球肾炎。症见面浮肢肿，少气乏力，腰膝酸软，口干舌燥，心悸寐差，舌红苔白，脉弦滑。经验方④具有温补脾肾、温阳利水的作用。适用于脾肾阳虚型慢性肾小球肾炎。症见全身水肿或伴胸腹水，尿少，形寒肢冷，腰膝酸软，或恶心呕吐，纳差腹胀，大便溏稀，面色萎黄或黧黑，舌淡胖有齿痕，苔白滑，脉沉细。

加减 经验方①兼见呕吐者可加赭石（包、先煎）30g，姜半夏9g。亦可用单方番泻叶5～10g，加沸水100～150ml浸泡2小时，去渣，滤过，早晚分服，服15～30天。后期变证若见关格，此为脾肾衰惫，气化不利，湿浊毒邪弥漫三焦而致。治宜升清降浊，益气温肾以治其本，活血利水、通腑泄浊以治其标。治标当用善走血分之大黄，通腑泄浊，制者6～15g；治本当选温肾扶阳之炮附片，用量至少10g，常以15g为宜，配合红参、淫羊藿、巴戟天等其效更显。经验方②兼见呕吐者可加赭石（包、先煎）30g，姜半夏9g。亦可用单方番泻叶5～10g，加沸水100～150ml浸泡2小时，去渣，滤过，早晚分服，服15～30天。经验方③出现高度水肿、少尿无尿、口出秽气、高热谵妄、神志昏迷或引动肝风、狂躁抽搐、鼻衄、齿衄、紫癜等，可急用安宫牛黄丸、紫雪丹、至宝丹之类，以清心窍；出血者，可配合犀角地黄汤加减，犀角3g（或水牛角30g），生地黄30g，赤芍15g，牡丹皮15g，板蓝根20g，藕节20g，大蓟15g，小蓟15g，水煎分多次服，并配合西医积极抢救，以冀挽回万一。经验方④兼见水肿，当根据病情，酌加泽兰叶、桃仁、红花、川芎、当归、赤芍、苏木、地龙、王不留行、水蛭等活血化瘀药；兼见蛋白尿，酌加山茱萸、芡实、覆盆子、鸡内金、怀山药、玉米须、金樱子、紫河车、淫羊藿、仙茅、巴戟天、菟丝子、桑椹、枸杞子、制何首乌、五味子等收敛固涩之品；兼见血尿，酌加大蓟、小蓟、生地榆、藕节、牡丹皮、赤芍、生蒲黄、琥珀末、仙鹤草之类；兼见高血压，可加选平肝潜阳降压之品，如夏枯草、决明子、钩藤、黄芩、槐花、杜仲、地龙等。

出处 杨佳楠，殷世鹏，陆航．国医大师周信有教授治疗慢性肾小球肾炎经验总结[J]．中华中医药杂志，2018，33（11）：4968-4971.

【方剂2】萆薢分清饮

萆薢20g，六月雪20g，丹参10g，川芎10g，黄芪30g，泽兰10g，薏苡仁20g，生大黄、熟大黄各5～8g。

用法与主治 每天1剂，水煎，分3次温服。此方为国家级名老中医、贵州省名中医，贵阳中医学院第一附属医院主任医师刘尚义教授的经验方。具有清热解毒、化浊通下的作用。适用于湿浊阻滞型慢性肾小球肾炎。症见慢性肾炎、慢性肾功能不全、尿毒症所致的水肿，少尿或多尿，神倦乏力，少气懒言，腰膝酸软，恶心呕吐，纳差或大便干结者，每收良效。

加减 湿热交阻加小陷胸汤（瓜蒌壳20g，法半夏10g，黄连6g）；湿浊阻滞加车前草20g，田基黄20g；湿毒浸淫肌肤，皮肤发疹色红或痛者加三丁汤（紫花地丁20g，黄花地丁20g，皂角刺20g）；脾肾阳虚畏寒者加熟附片（先煎）10g，白术10g，茯苓20g；肾阳虚兼见腰膝酸痛者加巴戟天20g，续断20g；肾阴虚者加二至丸（女贞子20g，墨旱莲20g），玉竹20g；阴虚火旺者加知母10g，黄柏10g，龟甲（先煎）20g或鳖甲（先煎）20g；气阴两虚者加生脉散（北沙参20g，天冬20g，麦冬20g，五味子5g）；血虚者加当归10g，白芍10g；瘀血阻滞症见舌质紫暗，或有瘀斑，尿血为主加莪术10g，益母草20g，茜草20g。

出处 唐挺，文昌晖，贺爱娟，等．刘尚义治疗慢性肾小球肾炎经验[J]．湖南中医杂志，2014，30（8）：23-25.

【方剂3】于波经验方

黄芪15g，防风6g，白术10g，熟地黄12g，山茱萸10g，山药10g，牡丹皮10g，茯苓10g，泽泻10g，肉桂6g。

用法与主治 1剂/日，水煎服。此方为吉林省人民医院中医医师于波的经验方，具有补益肺肾的作用。适用于肺脾气虚型慢性肾小球肾炎。症见颜面水肿或四肢水肿，疲倦乏力，少语懒言，易感冒，腰脊酸痛，面色萎黄，舌淡，苔白润，脉细弱。

加减 兼有表证者，宜先解表；兼风寒者宜合麻黄汤加减；兼风热者可合银翘散加减；若水肿甚，尿少，大便干结者，可合己椒苈黄丸与五苓散加减。

出处 于波．慢性肾小球肾炎蛋白尿中医辨治体会［J］．中国实用医药，2014，9（29）：237-238.

【方剂4】邓尔禄经验方

益母草、泽兰、水蛭、当归、丹参、赤芍、鸡血藤、桃仁、红花、茯苓皮、冬瓜皮、车前草等。

用法与主治 水煎服，每日1剂。此方为全国第三、第四、第五批名老中医专家学术经验继承工作指导老师，青海省中医院业务副院长，内科主任医师邓尔禄的经验方。具有清热化湿解毒，或清热利湿，或清热燥湿，让湿热之邪有所出路，但清热化湿又不能伤阴的作用。适用于湿热夹毒型慢性肾小球肾炎。症见大便干结，小便短赤，舌质红，舌苔黄厚腻，脉沉数或濡数。湿热久蕴，血热亢盛，毒邪下迫，侵及于肾，损伤肾络，血瘀不行，可见尿血或镜下血尿。另外湿热日久，可耗伤阴津，阴亏邪毒里结，下侵入肾，可见蛋白尿，血尿。

出处 邓颖，邓尔禄．名老中医邓尔禄治疗慢性肾小球肾炎经验［J］．世界中医药，2015，10（6）：879-881.

【方剂5】宋立群经验方

黄芪、焦白术、茯苓、川牛膝、石莲子、墨旱莲、女贞子、金樱子、桑螵蛸、杜仲炭、地榆炭、桑白皮、阿胶、罗布麻、砂仁等。

用法与主治 水煎服，每日1剂，每剂煎成300ml，分2次，早晚饭后口服。此方为黑龙江中医药大学附属第一医院主任医师，博士研究生导师宋立群的效验方。具有健脾益肾的作用。适用于脾肾气虚型慢性肾小球肾炎。症见眼睑、颜面及双下肢水肿，尿少，腰脊酸痛，伴头晕少寐，纳呆便溏，察其面色少华、精神困惫、舌质淡苔白滑，诊其脉沉。

出处 周波，宋业旭，宋立群．宋立群教授从脾肾论治慢性肾小球肾炎的经验及验案举隅［J］. 中医药学报，2011，39（4）：135-136.

【方剂6】益肾汤

当归，赤芍，川芎，红花，丹参，桃仁，益母草，金银花，白茅根，板蓝根，紫花地丁（或蒲公英）。

用法与主治　水煎服，每日1剂，早晚各一次温服。此方为山西省中医院孙郁芝名老中医的经验方，具有清热解毒、活血化瘀的作用。适用于热毒血瘀型慢性肾小球肾炎。症见蛋白尿，血尿，咽干咽痛，烦热口渴，小便短赤，大便秘结，舌红，苔黄，脉数。

加减　上焦热盛，症见咽痛，痰黄者，加用黄芩、鱼腥草、连翘等；下焦热盛，加败酱草、土茯苓、蒲公英、大黄等；热盛伤阴，症见口咽干燥、手足心热者加用生地黄、玄参、麦冬、知母、墨旱莲、女贞子等；血尿明显者，加白茅根、小蓟、乌梅炭、藕节、紫草等。

出处　王世荣. 孙郁芝教授治疗慢性肾小球肾炎经验撷要［J］. 中国民间疗法，2014，22（11）：12-14.

【方剂7】王铁良经验方

经验方①：生地黄30g，玄参20g，白芍20g，麦冬20g，牡丹皮20g，金银花（双花）30g，白茅根30g，益母草（坤草）30g，白花蛇舌草30g，茜草30g，三七15g，蝉蜕20g，山豆根30g。

经验方②：赤芍15g，川芎20g，当归20g，地龙30g，黄芪30g，桃仁20g，葛根20g，丹参30g，益母草（坤草）30g，重楼30g，白芍30g，甘草10g。

用法与主治　水煎服，每日1剂，早晚各一次温服。此为黑龙江省中医研究院国家级名中医、博士生导师王铁良教授的经验方。经验方①具有补肺滋肾、清热解毒利咽的作用。适用于肺肾阴虚，热毒结喉型慢性肾小球肾炎。症见腰酸痛，咽干痛，夜间晨起为甚，咽喉刺痒，扁桃体红肿甚或有黄脓点。镜检以血尿为主。感冒、劳累则易引发加重，甚或有蛋白尿，眼睑水肿，舌红苔厚腻，脉寸关细数、两尺沉迟等。经验方②具有补气养血、活血化瘀兼解毒利湿的作用。适用于气血亏虚，血络瘀阻型慢性肾小球肾炎。症见头晕目眩，四肢无力，腰背发痛，手足偶有麻木，面色㿠白，血压升高明显，舌瘦质红，苔少，舌下脉络粗张瘀青，脉寸关尺沉细无力带涩。

出处 卜庆丰，亓红伟，王铁良．王铁良教授治疗慢性肾小球肾炎的临床经验撷菁［J］．黑龙江医药，2011，24（1）：139-140.

【方剂 8】张镜人经验方

黄芪、木防己、茯苓皮、枸杞子、炒山药、杜仲、泽泻、续断、制狗脊、薏苡仁根、石韦等。

用法与主治 每日 1 剂，水煎服。此方为国医大师、沪上张氏内科第 12 代传人张镜人教授的经验方。具有健脾益肾、化湿清热的作用。适用于脾失健运，肾气不固，湿邪夹热型慢性肾小球肾炎。症见面色无华，眼睑及下肢水肿时轻时重，腰酸疲乏，纳谷不馨，大便或薄或黏滞，小便少利、色深，舌质偏红，苔薄腻或薄黄腻，脉濡细带数。中等量蛋白尿（24 小时尿蛋白定量＜3.0g/L），可见少量红细胞及管型。

加减 ①舌苔黄腻、蛋白尿，加健脾固肾的山茱萸、莲须、芡实，结合化湿清热的大蓟根等。②血尿，加补肾养阴的炒生地黄、墨旱莲，及清热止血的炒赤芍、炒牡丹皮、小蓟、荠菜花、乌蔹莓、白茅根、仙鹤草、炒藕节等。③管型尿，加祛瘀利水的扦扦活、益母草等。④高胆固醇血症，加健脾化湿、除痰泄浊的苍术、白术、茯苓、泽泻、制半夏、薏苡仁、炒陈皮、蚕沙等。⑤血压较高，加羚羊角粉。⑥低血浆蛋白，加党参、黄精、黑豆等。

出处 刘小微，吴晴，王松坡．张镜人辨治慢性肾小球肾炎经验［J］．中国中医药信息杂志，2015，27（7）：112-114.

肾病综合征

肾病综合征是由多种病因和多种病理类型引起的肾小球疾病中的一组临床综合征，典型临床表现为大量尿蛋白、低蛋白血症、水肿或伴有高脂血症。本病多属于中医学“水肿”“消渴”“关格”范畴。

【方剂1】陈瑞敏经验方

牛蒡子 6g，赤芍 30g，白茅根 30g，益母草 20g，白术 15g，蝉蜕 12g。

用法与主治 每日1剂，煎2次，每次30分钟，上、下午各饮1次。此方为山东省青岛市城阳区人民医院陈瑞敏医生等的效验方，具有补肾健脾、化瘀扶正的作用。适用于肾脾亏虚，血瘀湿热型肾病综合征。症见患者常水肿，晨起面肿，午后腿肿，腰疼，短气倦怠，纳呆，咽喉不适，面色不华，舌质淡，苔薄腻黄，边有少瘀，脉沉弦数。

加减 尿蛋白加黄芪、党参、薏苡仁、芡实；血尿合牡丹皮、蒲黄炭；脓尿加紫花地丁、败酱草、虎杖、土茯苓；水肿甚合五皮饮、五苓散；温阳用菟丝子、巴戟天、肉苁蓉等燥性不甚之品；肾病日久必致肾阴不足，加六味地黄养阴护液改善高凝状态。

出处 陈瑞敏，武声震，赵淑芝．调肾汤治疗肾病综合征的临床体会[J]．中国中医基础医学杂志，2005，11（9）：718.

【方剂2】高文友经验方

经验方①：制附子（先煎）10g，猪苓 12g，茯苓皮 20g，山茱萸 10g，益母草 30g，鱼腥草 30g，白花蛇舌草 30g，泽兰 15g，大腹皮 12g，桑白皮 10g，生黄芪 30g，甘草 6g。

经验方②：制附子（先煎）10g，益母草 30g，鱼腥草 30g，白花蛇舌草 30g，泽兰 15g，大腹皮 12g，桑白皮 10g，生黄芪 30g，甘草 6g，太子参 20g，白扁豆 30g，炒白术 10g。（同时减用西药用量）

经验方③：柴胡 10g，杭芍 15g，黄芪 30g，太子参 15g，炒白术 10g，全当归 15g，扁豆 30g，云茯苓 20g，益母草 30g，泽兰 15g，甘草 10g，陈皮 10g。

用法与主治 水煎服，每日1剂。此为陕西中医学院中医师高文友的经验方。经验方①具有滋阴清热、活血利水的作用。适用于较长时期大量应用激素及免疫抑制剂，所导致的阴虚内热型肾病综合征。经验方②具有温阳益气、健脾利水的作用。适用于上方中阴虚内热的热象已除之后的肾病综合征。经验方③具有培补脾肾的作用。适用于（病变的后期，激素与免疫抑制剂停用后）脾肾亏虚型肾病综合征。

出处 高文友．中西医结合治疗肾病综合征体会［J］．陕西中医函授，1994，(1)：16-18.

【方剂3】高辉远经验方

泽泻，猪苓，白术，茯苓，桂枝，熟附子，党参，黄芪，熟地黄，山药。

用法与主治 水煎服，每日1剂，早晚各一次温服。此方为解放军305医院中医师高辉远的效验方，具有益气健脾、温阳化气、利水消肿的作用。适用于脾肾阳虚型肾病综合征。症见颜面及双足水肿，畏寒肢冷，面色㿠白，恶心纳差，小便量少，舌质紫暗，苔白腻，脉沉细。

加减 若见腰痛，原方加狗脊、萆薢；若见下肢水肿较重，原方可适当加川牛膝、车前子、生薏苡仁、防己、滑石、甘草等药；若兼见口干渴，五心烦热，属肾阴不足、津伤虚损者，加玄参、黄柏、薏苡仁；若兼大便溏薄，属脾肾阳虚，加山药、炮姜；若血瘀较重加丹参、益母草、当归等活血类药物；若血脂高原方加荷叶、山楂、决明子。

出处 薛长连．高辉远治疗肾病综合征经验［J］．四川中医，1993，(7)：11-12.

【方剂4】二至丸合大补阴煎

女贞子，墨旱莲，枸杞子，玄参，知母，地骨皮。

用法与主治 每日1剂，煎2次，每次30分钟，上、下午各饮1次。此方为著名肾病和中西结合专家叶任高医生的经验方，具有滋阴降火的作用。适用于阴虚火旺型肾病综合征（配合激素的首始治疗阶段）。症见患者五心烦热，咽干舌燥，潮热盗汗，失眠，舌红少津，脉细数。

加减 若患者久病入络，加用如丹参、桃仁、红花、当归、赤芍、益母草、茜草、全蝎等活血化瘀药。

出处 吴金玉，鲍华英．叶任高教授治疗肾病综合征经验［J］．实用中医内科杂志，1998，12 (3)：6-7.

肾盂肾炎

肾盂肾炎是指由感染引起的慢性肾盂或间质性炎症，临床表现为尿频、尿急，但尿痛不著，淋沥不已，余沥难尽，具有反复发作、迁延不愈的特点，分为急性和慢性两种类型，病情持续可发展为慢性肾衰竭。本病多属于中医学“劳淋”“腰痛”“虚劳”等范畴。

【方剂1】靳锋经验方

金银花20g，连翘20g，生地黄15g，竹叶5g，车前草20g，白茅根20g，红藤20g，败酱草20g，黄芩10g。

用法与主治 每日1剂，水煎分2次服。此方为甘肃省中医院肾病科主任医师靳锋的经验方，具有清热利湿通淋的作用。适用于膀胱湿热型肾盂肾炎。症见尿频、尿急、尿痛，或小便淋沥不尽，腰痛，小腹疼痛，形寒发热，舌红苔黄腻或白腻，脉濡数或滑数。

出处 张新丽，靳锋，吕奇．靳锋治疗慢性肾盂肾炎经验［J］．实用中医药杂志，2013，29（10）：863.

【方剂2】李洁生经验方

萆薢，车前子，石菖蒲，莲子，白术，黄柏，党参，赤茯苓。

用法与主治 水煎服，每日1剂。此方为安徽省阜阳市人民医院老中医李洁生的经验方，由程氏萆薢分清饮加减，具有补脾益肾、清热利湿的作用。适用于脾肾亏虚伴有湿热型肾盂肾炎。症见腰痛隐作，肢体倦怠，劳累后加重，纳食不馨，或仅有低热乏力，尿意频频及尿检轻度异常，舌苔薄白或薄腻略黄等。

加减 脾肾俱虚者，用无比山药丸加茯苓、滑石、薏苡仁；脾肾阳虚者重在补阳，方选保元汤合大补元煎加减；兼面色虚浮，肢体凹肿，用济生肾气丸化裁。

出处 李龙骧，耿守刚．李洁生老中医治疗肾盂肾炎经验［J］．陕西中医，2000，21（4）：167-168.

【方剂3】五神汤加减方

土茯苓，车前子，金银花，牛膝，紫花地丁，凤尾草，黄芪，生地黄，猪苓。

用法与主治 每日1剂，水煎，分2次服。此方为广东省名中医、博士研究生导师、享受国务院政府特殊津贴专家、全国第五批名老中医学术经验继承人指导老师李顺民教授的经验方。具有益气养阴、清利湿热的作用。适用于肾气阴两虚，湿热蕴结于下焦，虚实夹杂型肾盂肾炎。症见腰酸软，少气乏力，或易感冒，或手足心热，或水肿；口干咽燥或咽部暗红，咽痛；反复小便黄赤、灼热或涩痛不利；舌嫩红，苔黄腻，脉濡数。

出处 杨曙东，何日明，祁爱蓉，等．李顺民教授治疗慢性肾盂肾炎的经验［J］．世界中医药，2015，10（9）：1372-1373.

【方剂4】邵朝弟经验方

牡丹皮、焦栀子、炒白芍、柴胡、佛手、茯苓、白茅根、萹蓄、瞿麦、车前子、怀牛膝、薏苡仁、山药等。

用法与主治 1剂/日，水煎800ml，分多次如茶饮。此方为湖北省中医院、全国著名肾病专家邵朝弟教授的经验方，具有疏肝理气、清热利湿的作用。适用于肝气郁结型肾盂肾炎。症见尿急，小便胀痛，胸胁胀满，下腹拘急疼痛，叹息，情绪不宁，易激易怒，纳食一般，夜寐多梦、易醒，大便时干时稀，舌淡红或红，苔薄黄，脉弦或涩。

出处 李根，金劲松．邵朝弟教授治疗慢性肾盂肾炎经验总结［J］．亚太传统医药，2017，13（17）：117-118.

【方剂5】紫草乌蔹汤

紫珠草15～30g，乌蔹30～50g，车前草15～30g，白花蛇舌草30～50g，白茅根30～50g，莪术10g。

用法与主治 第1个月，隔日服1剂；第2个月，隔3～4天服1剂；第3个月，隔7～10天服1剂，至此停止服药。此方为江西省萍乡市中医医院主任中医师王德祖经验方，具有清热利湿解毒、活血化瘀的作用。适用于湿热蕴结，肾络瘀滞型肾盂肾炎。症见尿频、尿急、尿痛、尿意不尽、脓尿及腰痛等。

加减 兼下焦湿热盛，并见恶寒发热、脉浮数、舌苔薄黄者，加柴胡18～30g，蒲公英、紫花地丁各30g；腰痛、尿频、尿急不甚显著，且无恶寒发热，而兼见少气困倦，头晕乏力，脉细软，舌淡或正常者，加太子参、黄芪或党参等；尿频，尿急不显著，伴有手足心热，口不渴或微渴，心烦不寐，脉细数，舌正常或嫩红，苔薄白或薄黄，酌加生地黄、牡丹皮、女贞子、龟甲、泽泻等药，此症多见于慢性患者；若腰痛绵绵，尿频尿急不甚，小便淡黄或清，面浮白，或见下肢水肿、按之凹陷有指痕，精神困倦，食欲不振，舌淡，脉沉细者，该汤可用原1/3剂量或1/2量，另加菟丝子、淫羊藿、枸杞子、白术、怀山药、桑寄生等药；合并结石者，加鸡内金、威灵仙、乌药、金钱草、海金沙、琥珀等。

出处 邱灿亮．王德祖治疗肾盂肾炎经验［J］．江西中医药，2000，31（2）：9.

【方剂6】当归六黄汤加减方

当归10g，生地黄10g，黄连6g，黄芩10g，黄柏10g，黄芪15g，焦栀子12g，泽泻10g，杜仲10g，川牛膝10g。

用法与主治 水煎服，每日1剂，分3次服。此方为浙江省平湖市中医院肾内科、第五批全国老中医专家学术经验指导老师周富明的经验方。具有滋肾养阴、清热除烦、益气固本的作用。适用于阴虚湿热型肾盂肾炎。症见腰膝酸软，口渴咽燥，小便不甚赤涩，但常淋漓，时作时休，或耳鸣眩晕，或倦怠乏力，或心烦少眠，舌质淡红，苔薄，或根黄腻，脉细弱或略数。

加减 伴小便混浊如米泔水，可酌加萆薢分清饮以化浊分清；慢性急发伴小便热涩刺痛、血尿者，可去黄芪，加小蓟饮子加强清热利湿；伴五心烦热，失眠多梦明显，舌红者，酌加肉桂以交通心肾；如遇劳即发，神困怯冷，舌淡，脉虚弱，可去生地黄、黄柏、焦栀子，加无比山药丸以加强益肾固涩。周老认为，病情缓解期不能通利太过，太过则伤阴，且肾气本虚，不耐攻伐，通利时可酌加固涩阴精之药，如龙骨、牡蛎等。迁延期如效果不佳，常会伴脾肾阳虚、气虚血瘀征象，所谓久病必虚、久病必瘀是也，可酌加温肾活血之品，如淫羊藿、肉桂、丹参、赤芍等。

出处 李玉卿．周富明治疗慢性肾盂肾炎经验浅析［J］．中国乡村医药，2016，23（11）：43.

糖尿病肾病

糖尿病肾病是糖尿病微血管病变导致的肾小球硬化，是在糖尿病病程中出现的蛋白尿、血尿、高血压、水肿、肾功能不全等一系列肾脏病变，临床以持续性蛋白尿和进行性肾功能减退并最终进展至终末期肾衰竭为特征。在欧美等国家糖尿病肾病现已成为终末期肾功能衰竭而需透析或肾移植的单个最主要原因。在我国糖尿病肾病也已跃升为终末期肾病的首要因素，是引起糖尿病患者死亡的主要原因之一。

【方剂1】邬嘉琛经验方

经验方①：党参15g，白术15g，茯苓15g，黄芪15g，芡实15g，山药15g，山茱萸12g，陈皮6g，砂仁6g，甘草6g。

经验方②：清半夏9g，黄芩6g，黄连3g，干姜6g，党参9g，白术15g，枳实6g，甘草6g，大枣5枚。

用法与主治 水煎服，每日1剂，早晚各一次温服。此为山东中医药大学附属医院主任医师邬嘉琛教授的经验方。经验方①具有健脾益气的作用。适用于糖尿病肾病早期之脾肾气阴两虚证。症见乏力、口渴、口干、腰膝酸软等。经验方②具有通降胃气的作用。适用于糖尿病肾病中后期之湿阻脾胃证。症见纳呆、腹胀、恶心、呕吐等。

加减 经验方①兼气滞湿阻者可加木香、厚朴、枳壳等。

出处 王冬燕. 邬嘉琛从脾胃论治糖尿病肾病经验［J］. 河南中医2018，38（11）：1647-1650.

【方剂2】早肾方

黄芪20g，茯苓15g，白术15g，薏苡仁30g，苍术10g，山茱萸12g，枸杞子12g，玄参15g，丹参12g，当归12g，川芎12g，芡实15g，金樱子12g，沙苑子12g，甘草6g。

用法与主治 水煎服，每日1剂，早晚各一次温服。此为“湛江市名中医”詹锐文教授的经验方，具有健脾益气、滋肾养阴的作用。适用于糖尿病肾病晚期由脾病及肾，脾肾两脏受损，出现蛋白尿、消渴、水肿等症。主症见口渴多饮、颜面水肿、双下肢水肿、尿频尿浊、腰膝酸软、纳呆、舌淡胖、有齿痕、脉细等。

出处　詹昊冰，林红坤，詹锐文．詹锐文教授经验方“早肾方”治疗糖尿病肾病临床效果及部分机制［J］．世界中医药，2018，13（7）：1629-1632.

【方剂3】补肾降糖方

淫羊藿，黄芪，鹿角胶，山药，丹参，黄精，沙苑子，制何首乌，制大黄，葛根。

用法与主治　水煎服，每日1剂，早晚各一次温服。此方为广州中医药大学季兵教授的经验方，具有健脾益气、滋阴补阳、活血化瘀的作用。适用于糖尿病肾病之脾肾两虚证。症见水肿、骨软无力、腰膝酸痛、腰部乏力、面色无华、倦怠乏力等。

出处　黄艳梅，伍慧慧，刘峰，等．季兵教授治疗糖尿病肾病临证经验浅析［J］．成都中医药大学学报，2018，41（1）：87-90.

【方剂4】加味治浊固本丸

莲须，黄连，白茯苓，砂仁，益智，清半夏，黄柏，炙甘草，猪苓。

用法与主治　水煎服，每日1剂，早晚各一次温服。此方为天津中医药大学第一附属医院副主任医师周静教授的经验方，具有清热利湿、固肾健脾的作用。适用于糖尿病肾病早期之脾肾亏虚，下焦湿热证。症见便浊遗精、小便频数等。

加减　瘀血痹阻可加酒大黄、益母草、川芎等。

出处　赵仁智．周静老师运用加味治浊固本丸治疗浊毒内蕴证2型糖尿病肾病经验［J］．云南中医中药杂志，2017，38（9）：27-28.

【方剂5】肾宁Ⅰ号合剂

生黄芪30g，山药30g，淡竹叶10g，白茅根30g，石韦30g，鹿衔草20g，青风藤20g，薏苡仁20g，芡实20g，茯苓20g，川芎15g，山茱萸15g，忍冬藤20g。

用法与主治　水煎服，每日1剂，早晚各一次温服。此为南京中医药大学教授，硕士研究生导师，江苏省中西医结合医院肾内科主任姚源璋教授的经验方，具有益气养阴、补肾涩精兼以活血通络的作用。适用于糖尿病肾病早期之气阴两虚，瘀血阻络证。症见头晕目涩、视物昏花、烦渴多饮、尿黄而频、大便干结、脉弦细、舌红苔少等。

出处 孟加宁，姚源璋．姚源璋教授治疗糖尿病肾病经验介绍［J］．中国中西医结合肾病杂志，2017，18（1）：6-8.

【方剂6】赵纪生经验方

黄芪30g，玄参20g，麦冬20g，怀山药20g，黄连6g，徐长卿10g，白花蛇舌草20g，鬼箭羽20g，乌不宿20g，丹参20g，猫爪草10g，制大黄15g。

用法与主治 水煎服，入水400ml，煎至100ml，取汁；再入水300ml，煎至100ml，取汁；两煎混匀，分两次服用。此为全国第三、第四、第五批师承老中医药专家，师承博士生导师，著名的中医肾病专家赵纪生教授的经验方，有健脾益肾、益气养阴、解毒化瘀的作用。适用于糖尿病肾病之脾肾亏虚，气阴两虚证兼瘀血阻滞证。症见神疲乏力、少气懒言、五心烦热或畏寒肢冷、腰膝怕冷、夜尿频多等本虚表现，亦有胸闷脘痞、纳呆呕恶、口唇舌紫、甚至呕吐频作、口有尿味、肌肤甲错等标实表现，呈现虚实夹杂的复杂证候。

出处 刘英，喻闽凤．赵纪生教授治疗糖尿病肾病的经验总结［J］．中国中医药现代远程教育，2015，13（6）：28-30.

【方剂7】文建华经验方

黄芪20g，麦冬15g，枸杞子15g，生地黄15g，熟地黄15g，山茱萸15g，山药10g，云茯苓10g，泽泻10g，牡丹皮10g，丹参10g，瞿麦10g，萹蓄10g，川牛膝10g，车前子10g，炙甘草6g。

用法与主治 水煎服，每日1剂，分两次服用。此方为湖北省中医院内分泌科主任医师，教授，硕士生导师文建华主任的效验方。具有益气养阴、健脾补肾、利湿祛浊的作用。适用于糖尿病肾病之气阴两虚证。症见口干欲饮，多尿，易疲倦，动则汗出，纳可，精神欠佳，形体消瘦，小便频数，大便调，舌质暗红，有瘀斑，苔薄白，脉细涩。

出处 鲁剑梅，文建华．文建华治疗糖尿病肾病气阴两虚型临床经验［J］．湖北中医杂志，2013，35（10）：34.

【方剂8】聂莉芳经验方

经验方①：天麻15g，杜仲15g，川牛膝15g，怀牛膝15g，泽泻15g，芡实15g，杭菊花12g，牡丹皮12g，制大黄12g，白芍20g，生地黄20g，山药20g，茯苓20g，山茱萸10g，黄连6g，丹参30g，生石膏30g。

经验方②：太子参15g，生黄芪15g，生地黄15g，山药15g，泽泻15g，玄参15g，川牛膝15g，怀牛膝15g，山茱萸10g，牡丹皮12g，竹茹12g，苍术12g，丹参30g，冬瓜皮30g，芡实20g，茯苓20g，菟丝子20g，黄连5g。

经验方③：当归12g，生白术12g，赤芍15g，白芍15g，泽兰叶15g，川牛膝15g，怀牛膝15g，川芎10g，茯苓30g，丹参30g。

经验方④：黄连10g，姜半夏10g，陈皮10g，麦冬10g，竹茹12g，茯苓20g，枳实15g，太子参15g，五味子6g，生甘草3g，生姜5片，鸡内金12g，制大黄15g，冬葵子20g。

用法与主治 水煎服，每日1剂，早晚各一次温服。此为国内著名中医肾脏病专家，第四、五批全国名老中医药专家学术经验继承工作指导老师之一聂莉芳教授的经验方。经验方①具有滋养肝肾、平肝潜阳的作用。适用于糖尿病肾病早期之肝肾阴虚证。以蛋白尿为主要表现。经验方②具有补气养阴的作用。适用于糖尿病肾病早期之气阴两虚证。以蛋白尿为主要表现。经验方③具有活血利水的作用。适用于糖尿病肾病中期之血瘀水停证。症见蛋白尿与水肿并见，但多以水肿为突出表现。此期多表现为水肿尿少，面唇紫暗，月经量少甚或闭经，舌淡暗或有瘀斑，苔水滑，脉沉涩。经验方④具有清热化湿、和胃降逆的作用。适用于糖尿病肾病晚期之湿热中阻证。以恶心呕吐为主要临床表现，同时可伴有下肢或全身水肿。

加减 经验方①合并视物模糊不清者加谷精草12g；夜寐不安者加炒酸枣仁20g。经验方②大便干者加制大黄12g；便溏者加山药以达健脾止泻之功；合并轻微恶心呕吐者，加姜半夏10g以和胃止呕。经验方③如遇肿甚者加车前子30g，冬瓜皮30g；女性患者伴有月经量少或闭经时，加益母草 30g，红花 10g；气虚明显者加生黄芪 30g 或加西洋参 5～10g；伴阳虚者加桂枝 10g，甚者加制附片 6g。

出处 张燕，徐建龙，孙红颖，等．聂莉芳教授中医辨治糖尿病肾病的经验［J］．中国中西医结合肾病杂志，2014，15（9）：757-759.

泌尿系结石

泌尿系结石又称尿石症，包括肾结石、输尿管结石、膀胱结石、尿道结石，是泌尿系统最常见的疾病之一，它不仅可引起疼痛、血尿和发热等症状，而且可导致反复、严重的尿路感染和梗阻，诱发急、慢性肾功能不全。中医归属“石淋”范畴，表现为排尿淋漓不畅，尿色红，尿道涩痛，或尿中排出砂石。

【方剂 1】溶石汤

鸡内金 30g，炒白术 10g，陈皮 15g，厚朴 18g，木香 6g，鱼枕骨 20g，金钱草 30g，延胡索 10g，王不留行 20g，牛膝 10g，丹参 10g，黄芪 10g，芒硝（后下）3g。

用法与主治 水煎服，每日 1 剂，早晚各一次温服。此方为北京市第三届“首都国医名师”，北京市第四批名老中医药专家学术经验继承工作指导老师，北京中医药传承“双百工程”指导老师韩臣子的效验方，具有通调中焦、溶石排石的作用。适用于泌尿系结石之脾肾两虚，痰瘀互阻证。症见左侧腰酸痛，排尿不畅，尿频，尿急，尿痛，恶心无呕吐，脘腹胀满不适，大便干，舌质暗红，苔黄，脉滑。

加减 湿热症状轻，脾肾亏虚者加益肾健脾中药，山药、枸杞子、菟丝子等促进肾中结石排出。

出处 董秀敏，韩臣子，王晴，等．韩臣子“调中焦-清源流”“通-调”辨治石淋［J］．实用中医内科杂志，2018，32（10）：12-14.

【方剂 2】靳锋经验方

经验方①：金钱草 30g，海金沙 10g，鸡内金 10g，车前草 30g，白芷 10g，白豆蔻 10g，佛手 10g，香附 30g，乌药 20g，枳壳 30g，延胡索 20g，川芎 10g，白芍 20g。

经验方②：芡实 20g，续断 20g，菟丝子 20g，黄芪 30g，白芷 10g，白豆蔻 10g，香附 30g，乌药 20g，小茴香 20g，桂枝 30g，干姜 30g。

用法与主治 水煎服，每日 1 剂，早晚各一次温服。此为甘肃省名中医，甘肃中医药大学教授、硕士研究生导师，甘肃省中医院肾病科主任，甘肃省中医药研究院肾病研究所所长，甘肃省中医肾病学会副主任委员，首批中医药专家学术经验继承指导老师靳锋教授的经验方。经验方①具有行气活血、化湿排石的作用。适用于泌尿系结石早期邪盛正未虚之证。经验方②具有温补脾肾、行气化湿的作用。适用于泌尿系结石后期之脾肾两虚证。

加减 经验方①：夜寐欠安者，加茯神 20g，合欢皮 30g，首乌藤（夜交藤）30g，酸枣仁 10g；伴有尿频、尿急、尿痛者，加大血藤 10g，败酱草 30g 清热解毒；水肿者，加紫苏叶 30g 或紫苏子 10g 宣发肺气、提壶揭盖，加大腹皮 30g 利水消肿。经验方②：痰多者，加苍术、白术；血瘀重者，加莪术、当归；胃胀者，加厚朴；反酸者，加海螵蛸；头痛者，加辛夷、藁本；脾胃虚弱不耐受者，改干姜为炮姜；纳差者，加陈皮、焦山楂。

出处 李芙蓉．靳锋教授治疗泌尿系结石早期肾损害经验［J］．中医研究，2019，32（1）：42-44.

【方剂 3】姜德友经验方

熟地黄 15g，山药 25g，山茱萸 15g，茯苓 20g，泽泻 15g，牡丹皮 15g，砂仁 10g，石韦 30g，金钱草 30g，鸡内金 70g。

用法与主治 水煎服，每日 1 剂，早晚各一次温服。此方为黑龙江省名中医姜德友的经验方，具有顾护肾气、攻补兼施的作用。适用于肾结石之肾虚证。

加减 临床若兼见乏力、脉弱等气虚证者，则加生晒参 15g，黄芪 50g；若有眼睑肿、晨起水肿甚等证属水湿泛滥者，或检查见有肾积水者，加牛膝 15g，益母草 30g；若手脚凉、身冷等证属肾阳虚者，加桂枝 15g，巴戟天 20g；若有口干、手足心热等证属阴虚火旺者，加知母 15g，黄柏 15g，女贞子 20g；若腰酸痛甚，加狗脊 30g，续断 15g。

出处 张宇，袁颖超，姜德友．姜德友从“虚”论治肾结石经验

[J]．江苏中医药，2017，49（4）：15-17.

【方剂4】通淋排石汤

金钱草20g，海金沙15g，冬葵子20g，茯苓20g，猪苓10g，泽泻10g，车前子20g，薏苡仁20g，枳壳20g，木香10g。

用法与主治 水煎服，每日1剂，早晚各一次温服。此方为国家级及贵州省省级名老医，全国著名老中医袁家玑教授之长女及传人袁金声教授的经验方，具有清热利湿、通淋排石的作用。适用于泌尿系结石急性期之湿热阻滞证。症见出血、感染、疼痛等，当结石堵塞尿液正常排泄时，则出现肾盂（和）或输尿管积水。

加减 如腹痛伴有腹胀明显，可予沉香打粉冲服以行气消胀止痛；如因尿路结石梗阻等因素导致尿量减少时，可辨证使用桂枝以通阳化气，增加尿液排出；如见血尿，可予白茅根、大蓟炭、小蓟炭、仙鹤草、生地黄、牡丹皮凉血止血；如湿热重，尿道灼热、尿液浑浊时，予萹蓄、瞿麦、黄柏、栀子加强清热利湿之力；还可辨证加川楝子、延胡索、制乳香、制没药以行气通络止痛；如结石反复发作，晚期出现气阴两伤的情况时，可加入党参、黄芪、生地黄、麦冬。

出处 黄波，谢敏，袁金声，等．袁金声治疗泌尿系结石经验[J]．中医药通报，2018，17（4）：26-28.

【方剂5】葛友庆经验方

乌药10g，鸡内金10g，槟榔10g，金钱草30g，石韦30g，滑石30g，冬葵子12g，党参15g，茯苓15g，淡附片（先煎）6g，甘草5g。

用法与主治 水煎服，每日1剂，早晚各一次温服。此方为太仓市中医医院名老中医葛友庆主任的经验方，具有益肾健脾、理气通窍、化石排石的作用。适用于泌尿系结石之肾阳虚衰、湿热蕴结证。症见腰部刺痛、神疲乏力、怕冷、胃纳差、夜寐尚安、舌质暗红、苔薄黄、脉弦等。

加减 下焦阳虚，腰酸怕冷，乏力者加黄芪、川续断、巴戟天、肉苁蓉、怀牛膝；若腰腹绞痛明显者则乌药增量，加白芍、制乳香、制没药、桑寄生；尿血者加白茅根、仙鹤草；恶心呕吐者加姜半夏、竹茹；大便干燥者加大黄；发热者去淡附片、党参，加败酱草、白花蛇舌草、蒲公英；若小便艰涩不利，则宜伍以车前子、泽泻等；若有瘀血，则辅以王不留行、杜牛膝、当归、茜草根、赤芍、制大黄、桃仁、牡丹皮等；久滞结石大而不规则者加莪术；肾结石加海金沙；输尿管结石加王不留行、威灵仙；膀胱结石加萹蓄、车前草；伴肾、输尿管积水者改乌药为30g，加炒白术、泽泻。

出处 任西珍，葛友庆．葛友庆名老中医治疗泌尿系结石经验［J］．现代中医药，2014，34（6）：3-4＋6.

【方剂6】自拟排石汤

金钱草30g，海金沙30g，石韦30g，冬葵子30g，滑石15g，地龙15g，鸡内金15g，郁金15g，威灵仙25g，枳壳12g，王不留行18g。

用法与主治 水煎服，每日1剂，早晚各一次温服。此方为河南中医药大学附属第一医院主任医师张琳琪教授的经验方，具有清热利尿、化瘀通淋、排石溶石的作用。适用于泌尿系结石之湿热蕴结，气滞血瘀证。

加减 湿热重者方拟排石汤合八正散加减；血瘀重者方拟排石汤合四物汤加减；气阴两虚者方拟四君子汤合知柏地黄汤加减。如伴明显血尿者加生地黄、小蓟、白茅根、琥珀粉；疼痛较剧者加广木香、炒白芍、延胡索；伴有肾积水或输尿管扩张者加柴胡、炒麦芽、泽泻；有尿热尿痛症状者加瞿麦、灯心草；对嵌顿较久，根据体质加用破气、化瘀、软坚药物，如三棱、莪术、皂角刺、穿山甲片；合并感染者，加清热解毒药；情志抑郁者，加琥珀、青皮、木香；阴虚明显者，加黄柏。

出处 赵威，张琳琪．张琳琪教授治疗泌尿系结石经验［J］．中医临床研究，2013，5（5）：91.

【方剂7】吴立文经验方

川萆薢30～50g，金钱草20g，鸡内金15g，海金沙15g，萹蓄15g，石韦15g，瞿麦12g，茯苓15g，赤芍15g，牡丹皮10g，甘草梢6g。

用法与主治 水煎服，每日1剂，早晚各一次温服。此方为全国第三批名老中医学术经验继承人指导教师吴立文教授的经验方，具有清利湿热排石的作用。适用于泌尿系结石之湿热蕴结证。湿热蕴结者合并尿路感染者较多，症见腰腹绞痛，痛处热感或兼重坠，痛连小腹或向阴部放射，尿频尿急尿痛，小便黄赤，有时杂有结石，间有口苦恶心，发热恶寒，舌质红、苔黄或厚腻，脉弦数或滑数。

加减 湿重加苍术、黄柏、茵陈；热重加金银花、连翘；脾虚加黄芪、党参；肾虚加桑寄生、川续断；腰腹疼痛明显加红花、延胡索；少腹胀痛明显加乌药、青皮；疼痛始发，痛如针刺加芍药、甘草；尿痛明显加琥珀，甚者加延胡索、川楝子；结石停着日久，加乳香、没药、皂角刺；伴血尿加大蓟、小蓟、白茅根；尿浊加菖蒲、芡实、白扁豆；伴脓尿、发热者加蒲公英、黄柏、紫花地丁；伴感染者加清热解毒药；结石久排不下者加丹参、莪术。

出处 刘延祥，孙杰，吴立文．吴立文教授治疗泌尿系结石经验［J］．中华中医药学刊，2008，26（1）：33-34．

【方剂8】邵朝弟经验方

金钱草30g，滑石（先煎）30g，石韦15g，冬葵子15g，鸡内金15g，海金沙15g，牛膝12g，乌药12g。

用法与主治 水煎服，每日1剂，早晚各一次温服。此方为湖北中医学院教授，主任医师，国家中医药管理局重点学科学术带头人，全国名老中医学术经验继承指导老师邵朝弟教授的经验方，具有清热利湿、通淋排石的作用。适用于肾结石之下焦湿热证。症见小便涩痛、腰痛、尿血等。

加减 若尿道灼热涩痛者，加蒲公英、珍珠草清热利湿通淋；有血尿者，要清热凉血止血，常用白茅根、大蓟、小蓟、藕节等；若腰腹胀痛明显者，加陈皮、乌药行气除胀止痛；结石难移而体质较强者，加桃仁通关散结；血瘀明显者，加赤芍、蒲黄活血化瘀；兼见阳虚者，加肉桂、淫羊藿温阳益气；阴虚者，加生地黄、女贞子、枸杞子滋阴降火；湿热重者，加知母、黄柏清热利湿；若兼见神疲乏力、便溏纳呆等气虚证者，加黄芪、党参益气通淋。

出处 李鸣，巴元明，何伟，等．邵朝弟诊治肾结石的经验［J］．

湖北中医杂志，2010，32（7）：29-30.

【方剂 9】肾石消汤

桑寄生 30g，怀牛膝 15g，鸡内金 30g，黄芪 20g，金钱草 30g，海金沙 10g，石韦 10g，车前子 10g，萹蓄 10g，瞿麦 10g，冬葵子 10g，延胡索 10g，生甘草 6g。

用法与主治　水煎服，每日 1 剂，早晚各一次温服。此方为河北省首届名中医，河北省中医药学会理事，河北省第二、三批老中医药专家学术经验继承工作指导老师白金尚教授的经验方，具有补益肾气、清利湿热、化石排石、利尿通淋兼以活血祛瘀的作用。适用于肾结石之肾虚、湿热瘀滞证。症见腰部疼痛，伴见肉眼血尿、尿急、尿频及尿意不尽、舌质淡、苔白腻、脉弦滑等。

加减　肉眼可见血尿或尿常规发现红细胞加仙鹤草 10g，小蓟 10g；结石体积大难以排出加夏枯草、皂角刺。

出处　张瑜，李海华，张凤云．白金尚治疗肾结石经验［J］．河北中医，2010，32（6）：808-809.

【方剂 10】消坚排石汤

金钱草 50～75g，三棱 15g，莪术 15g，鸡内金 15g，丹参 20g，赤芍 15g，红花 15g，牡丹皮 15g，瞿麦 20g，萹蓄 20g，滑石 20g，车前子 15g，桃仁 15g。

用法与主治　水煎服，每日 1 剂，早晚各一次温服。此方为全国名老中医张琪教授的经验方，具有清热利湿、行气活血、溶石排石的作用。适用于肾结石之湿热久蕴证。砂石阻塞尿路，则排尿艰涩中断。结石积于膀胱则影响其气化功能，尿出不利，甚则欲出不能，窘迫难受，痛引小腹；结石滞留于肾，则影响肾司二便之职，砂石阻滞，则气血运行不畅而阻滞，故不通则痛。砂石伤络则出现尿血，若久病耗伤肾中阳气，不能正常运化水液，则水湿停聚，而发为肾积水。

加减　若结石体积过大，难以排出，可以加入皂角刺以助其散结消坚之功；若病程日久正气亏虚，应扶正与驱邪兼顾，肾气虚者可以加入熟地黄、枸杞子、山药、菟丝子等；肾阳不足者，加肉桂、制附子、茴香等；兼有气虚者，可以适当配合党参、黄芪。

出处　孙元莹，吴深涛，王暴魁．张琪教授治疗肾结石经验介绍

[J]. 时珍国医国药，2007，18（7）：1791-1792.

乳糜尿症

乳糜尿是指从肠道吸收的乳糜液（脂肪皂化后的液体）不能按正常淋巴道引流至血液，而逆流至泌尿系淋巴管中，以致该淋巴管内高压、曲张、破裂，乳糜液溢入尿中，使尿呈乳白色，排尿时尿道并无疼痛，临床上称此种尿为乳糜尿。乳糜尿在体外容易凝结成白色透明胶状凝块。可由丝虫病、腹腔结核、肿瘤、胸腹部创伤或手术以及原发性淋巴管系统疾病所致。中医称乳糜尿为“尿浊”。

【方剂1】分清利浊汤

大蓟 30g，小蓟 30g，瞿麦 15g，石韦 30g，六一散（布包）15g，萆薢 15g，荠菜花 30g，凤尾草 30g，桃仁 12g，贯众 30g。

用法与主治 清水泡1小时，煎3次取汁，混合，1日3次分服。此方为江苏省名中医李兰舫教授的经验方，具有清热化湿、分清利浊、通络杀虫的作用。适用于乳糜尿之湿热阻滞证。

加减 热重于湿，加川黄柏、炒栀子各 12g；湿重于热，加薏苡仁、赤茯苓各 15g；白浊有凝块，加牛膝 15g，向日葵根 30g；赤浊有凝块，加大黄炭 6g，三七粉（吞服）6g。

出处 李兰舫. 分清利浊汤 [J]. 江苏中医药，2009，41（6）：9.

【方剂2】邵朝弟经验方

经验方①：车前子，瞿麦，萹蓄，蒲公英，栀子，甘草梢，知母，黄柏，萆薢。

经验方②：知母，黄柏，生地黄，山药，山茱萸，茯苓，牡丹皮，泽泻，墨旱莲，女贞子。

经验方③：黄芪，党参，白术，茯苓，山药，陈皮，熟地黄，砂仁，萆薢。

用法与主治 水煎服，每日1剂，早晚各一次温服。此为全国名老中医邵朝弟教授的经验方。经验方①具有清利湿热、分清泌浊的作用。

适用于乳糜尿之湿热内蕴证。症见小便色白夹有脂块、浮油，尿道灼热感，尿频、尿急、尿痛为主，伴身重疲乏、口中黏腻、不思饮食、大便不爽、舌质红、舌苔黄厚腻、脉弦滑等。经验方②具有滋阴补肾、分清泌浊的作用。适用于乳糜尿之肾阴亏虚证。症见小便赤白相兼，伴有形体消瘦、腰膝酸软、手足心热、口干心烦、头晕耳鸣、舌质红、苔薄黄、脉细数等。经验方③具有补气健脾、分清泌浊的作用。适用于乳糜尿之脾气虚弱证。症见小便色白且有胶冻样凝块，伴有神疲乏力、少气懒言、不思饮食、大便溏泄、舌质淡、苔薄白、脉沉细或细弱无力等。

加减 经验方①湿重于热，舌苔厚腻明显者加用草果、苍术、薏苡仁、法半夏、陈皮等；热重于湿者加用蒲公英等。若伴有血尿者加白茅根、茜草、仙鹤草、地榆炭、槐角炭；伴有蛋白尿者加金樱子、芡实。有小腹坠胀者加乌药、益智；若腰痛明显者加续断、杜仲。

出处 李婷，李鸣，谢立寒，等．邵朝弟治疗乳糜尿临床经验总结［J］．湖北中医药大学学报，2013，15（3）：63-64.

【方剂3】王兆军经验方

补骨脂15g，肉豆蔻10g，吴茱萸6g，五味子10g，肉桂6g，乌药10g，煅禹余粮30g，煅赤石脂20g，益智10g，制刺猬皮15g，制地龙10g，路路通15g。

用法与主治 水煎服，每日1剂，早晚各一次温服。此方为江苏省淮安市淮阴医院中医科，主任中医师，全国知名乳糜尿病中医治疗专家王兆军教授的经验方，具有温阳散寒、通络止浊的作用。适用于乳糜尿之肾阳虚证。症见小便浑白，多白色凝块，或为烂肉样，或为丝絮状，或为血样，或为琼脂样，或如破棉絮样，时而堵塞尿道形成尿潴留，尿无气味，静则尿浑白加重，食油脂后尿混加重，部分患者尿浊每于卧床休息后加重，白天稍事活动尿浊反而变淡。最典型的患者是每日凌晨见一次尿浊，晨起后即次第减轻，尿液排出体外放置后常凝固如凉粉。多伴面色白、纳谷不香、便溏、畏寒肢冷、腰膝酸软无力、精神倦怠、舌淡无华、苔白满布、脉沉细或尺弱等。

出处 陈宇，王殿虎，袁菁，等．王兆军从阳虚论治乳糜尿经验［J］．河北中医，2015，37（7）：970-971＋986.

【方剂4】王兆凯经验方

莲子30g，莲须30g，益智10g，金樱子30g，芡实30g，党参20g，黄芪30g，桑螵蛸20g，菖蒲10g，炙地龙10g，炙水蛭15g，土鳖虫10g，王不留行10g，川芎15g，鸡血藤20g，当归15g。

用法与主治 水煎服，每日1剂，早晚各一次温服。此方为全国基层优秀名中医，国内知名乳糜尿病中医辨治专家王兆凯主任医师的效验方，具有补肾健脾、活血通络的作用。适用于乳糜尿之脾肾两虚，瘀血阻络证。症见尿浑浊，质稠厚，如牛奶样，时夹有白色凝块，凝块大则有堵塞感，排尿困难，甚至尿放置后凝固呈胶冻状，伴腰酸、周身乏力、形体消瘦、面色无华、舌淡边有紫气、苔薄白，脉沉细等。

出处 王殿虎，王兆军，杨丽，等. 王兆凯用活血通络法治疗乳糜尿举隅［J］. 四川中医，2013，31（1）：122.

【方剂5】陈克忠经验方

经验方①：萆薢30g，萹蓄30g，石韦30g，海金沙30g，茯苓18g，黄柏10g，生地黄15g，红花10g。

经验方②：白术30g，山药30g，天花粉30g，茯苓30g，薏苡仁30g，赤小豆30g，芡实30g，黄芪30g，车前子30g，莲子30g，覆盆子30g，滑石60g，太子参15g，狗脊15g，川续断15g。

用法与主治 此为山东省著名老中医陈克忠教授的经验方。经验方①水煎服，每日1剂，早晚各一次温服。具有清热通淋、利湿活血的作用。适用于乳糜尿之下焦湿热证。症见小便混浊如米泔，甚则如脂如膏等。经验方②共研末，制水丸如绿豆大。每次9g，日3次。具有补益脾肾的作用。适用于乳糜尿之脾肾两虚证。症见腰酸体弱，小便混浊如米泔，甚则如脂如膏等。

加减 经验方①脾虚者，加党参、黄芪、白术、山药；肾虚者，加熟地黄、山茱萸；血尿者，加白茅根、仙鹤草，或云南白药（每小瓶分8包，每次1包，日2次）；蛋白消失慢者，加石莲子、金樱子、芡实、菟丝子；腰痛者，加桑寄生、川续断；热甚者，加赤小豆、生栀子；有瘀血者，酌情加入刘寄奴、鸡血藤、益母草、桃仁、丹参等。

出处 张继东．陈克忠治疗乳糜尿经验［J］．天津中医，1994，11(2)：35.

【方剂6】乳糜汤

萆薢，益智，菟丝子，乌药，马鞭草，刘寄奴，茯苓，车前子。

用法与主治 水煎温服，上午九点半、下午九点半为宜。此方为南京中医学院教授，我国著名的中医男性病学专家徐福松教授的经验方，具有补肾导浊、活血杀虫的作用。适用于乳糜尿之湿热下注，肾虚不固，虫瘀交阻证。症见小便浑浊、排尿不畅、尿中带血、入夜尤甚、少腹时有下坠感、头昏乏力、口中干而黏、舌质淡胖、苔薄白、脉滑等。

加减 兼阴虚者加女贞子等滋阴降火；脾虚者加苍术、薏苡仁等健脾化湿；尿中带血者加大蓟、小蓟、墨旱莲（旱莲草）滋阴益肾，凉血止血。

出处 于黎．徐福松诊治乳糜尿经验［J］．四川中医，1993(1)：15.

慢性肾功能衰竭

慢性肾功能衰竭是各种原发和继发慢性肾脏疾病持续性进展的最终结局，肾功能渐进性地减退最后进入尿毒症阶段，现代医学尚无特效治疗方法，只能采取肾脏替代疗法——透析或肾脏移植。属中医学“虚劳”“关格”等范畴，多因水肿、消渴、癃闭发展而来，属于本虚标实之证。

【方剂1】涤毒康肾丸

生黄芪30g，党参10g，炒白术10g，土茯苓15g，川芎10g，地龙10g，丹参20g，柴胡10g，大黄10g，生牡蛎（先煎）30g，杜仲15g，巴戟天15g，淫羊藿30g。

用法与主治 水煎服，每日1剂，早晚各一次温服。此方为陕西中医药大学刘春莹主任的经验方，具有补脾益肾、活血搜络、通腑泄浊的作用。适用于慢性肾功能衰竭之脾肾两虚、瘀血阻络证。症见乏力纳差、腰酸耳鸣、大便不畅等。

出处 乔影，刘春莹．刘春莹治疗慢性肾功能衰竭经验总结［J］．世界最新医学信息文摘，2018，18（15）：128.

【方剂2】清肾汤

大黄，白花蛇舌草，黄连，茵陈，白术，茯苓，白豆蔻，猪苓，车前草，泽泻，薏苡仁，丹参，益母草。

用法与主治 水煎服，每日1剂，早晚各一次温服。此方为主任医师，博士生导师，国家中医药管理局重点专科学科带头人，安徽省第一、第二届江淮名医，安徽省名中医，安徽省首批名老中医学术经验继承工作指导老师王亿平教授的经验方，具有清热化湿、“清降”的作用。适用于慢性肾功能衰竭之浊毒内蕴证。

出处 吕凤娟，金士虎，徐振卫，等．王亿平治疗慢性肾功能衰竭临证［J］．中医药临床杂志，2017，29（9）：1417-1418.

【方剂3】陈志强经验方

积雪草30g或生大黄10g，萆薢15g，土茯苓30g，生薏苡仁30g，蒲公英30g，陈皮15g，藿香（后下）12g，砂仁（后下）12g。

用法与主治 水煎服，每日1剂，早晚各一次温服。此方为河北省中医院陈志强教授的经验方，具有祛湿泄浊的作用。适用于慢性肾功能衰竭之湿浊内阻证。

加减 不论何种证型，根据“久病必虚”的发病规律，常配黄芪；根据“久病必瘀”的发病规律，如面色晦暗，舌紫或有瘀点，脉涩者加川芎、桃仁、红花、丹参；根据“久病入络”的发病规律，若出现眩晕、肢体麻木抽搐、皮肤瘙痒之风动证时，还应用地龙、僵蚕、水蛭、全蝎等。

出处 潘永梅，郭倩，贾蕊，等．陈志强治疗慢性肾功能衰竭的临床经验［J］．辽宁中医杂志，2015，42（6）：1207-1208.

【方剂4】童安荣经验方

柴胡12g，蝉蜕12g，陈皮12g，枳壳15g，党参15g，黄芪 15g，桑寄生 15g，怀牛膝 15g，白术 15g，制半夏 10g，熟地黄 15g，山茱萸 15g，山药 20g，茯苓 20g，丹参 30g，大黄 6g，川芎 10g，砂仁 10g，薏苡仁 30g，甘草 10g。

用法与主治 水煎服，每日 1 剂，早晚各一次温服。此方为宁夏中医医院暨中医研究院学科带头人、硕士研究生导师童安荣主任的经验方，具有健脾补肾、升清降浊、活血化湿的作用。适用于慢性肾功能衰竭之水湿内停，瘀血阻络证。症见倦怠乏力、腰酸、纳差、恶心等。

出处 聂子牧，史俊波，雍晓婷，等．童安荣运用升降理论治疗慢性肾功能衰竭经验介绍 [J]．山西中医，2014，30（3）：4-5.

【方剂 5】肾衰康方

黄芪 30g，大黄 3～10g，三七末（冲服）3g，淫羊藿 25g，党参 25g，茯苓皮 60g，海螵蛸 12g，甘草 8g。

用法与主治 水煎服，每日 1 剂，早晚各一次温服。此方为广州中医药大学教授，博士研究生导师，广州中医药大学第二附属医院主任医师，广东省名中医黄春林教授的经验方，具有益气健脾、温肾泄浊的作用。适用于慢性肾衰竭之脾肾亏虚，湿浊瘀阻证。症见面色苍白或萎黄，疲倦乏力，甚至恶寒怕冷，并伴见腰膝酸软、纳呆腹胀、口淡无味等。

加减 纳呆腹胀者，加木香（后下）15g，谷芽 30g，麦芽 30g；腰膝酸软者，加杜仲 20g，狗脊 15g；呕吐者加姜半夏 12g，陈皮 10g；易感冒者，加用玉屏风散；口干舌燥者，加秦皮、天花粉、石斛各 20g；皮肤瘙痒者，加白鲜皮、地肤子各 12g；咳嗽有痰者，加黄芩、鱼腥草、鹿衔草各 15g。

出处 孙升云，徐大基．黄春林教授治疗老年慢性肾功能衰竭经验介绍 [J]．新中医，2003，35（12）：16-18.

【方剂 6】郑建民经验方

黄芪 40g，党参 20g，白术 10g，牡丹皮 30g，当归 20g，丹参 20g，赤芍 20g，水蛭 10g，莪术 15g，地龙 10g，大黄 10g，厚朴 10g，云茯苓皮 30g，白芍 30g，徐长卿 30g。

用法与主治 水煎服，每日1剂，早晚各一次温服。此方为国家级名老中医、全国第三批名老中医传承工作带徒指导老师郑建民教授的效验方，具有益气健脾、活血化瘀、利水渗湿的作用。适用于慢性肾功能衰竭之脾肾衰败，血瘀湿阻证。症见面色失润、眼睑及双下肢水肿、头晕头痛、腹胀纳呆、乏力、腰痛、24小时尿量1200ml左右、大便干、舌质暗淡有瘀点、苔薄腻、脉细涩等。

出处 刘艳芳，郭云协，薛黎明．郑建民教授治疗慢性肾功能衰竭经验举隅［J］．中国中医药现代远程教育，2016，14（7）：73-75.

【方剂7】杨洪涛经验方

麻黄6g，桂枝6g，白芍6g，炒苦杏仁8g，赤芍15g，防风10g，土茯苓30g，苦参10g，地肤子30g，白鲜皮30g，牡丹皮10g，土鳖虫10g，大黄炭20g，甘草6g。

用法与主治 水煎服，每日1剂，早晚各一次温服。此方为天津中医药大学第一附属医院肾内科主任，中国中西医结合学会肾脏病分会常务委员，天津市青年名中医，主任医师，博士研究生导师杨洪涛教授的经验方，具有发汗散邪、调和营卫、兼以清热利湿的作用。适用于慢性肾功能衰竭之邪郁肌表，营卫失和，兼湿热蕴结证。症见面色萎黄、乏力、周身瘙痒甚、双下肢水肿、呕恶间作、纳少、寐欠安、尿量少、大便调、舌暗淡苔黄厚腻、脉弦等。

出处 安然，杨洪涛．杨洪涛运用麻黄桂枝各半汤治疗慢性肾功能衰竭瘙痒症经验［J］．河南中医，2016，36（4）：578-580.

【方剂8】张大宁经验方

生黄芪60g，防己30g，土茯苓30g，芥菜花30g，车前子30g，丹参30g，川芎30g，茵陈30g，大黄炭30g，冬虫夏草3g。

用法与主治 水煎服，每日1剂，早晚各一次温服。此方为国医大师，主任医师、博士生导师、国际欧亚科学院院士，国家级名老中医，首批享受国务院政府特殊津贴专家张大宁教授的效验方，具有补肾活血、清热利湿的作用。适用于慢性肾功能衰竭之肾衰血瘀，湿毒内蕴证。症见精神欠佳、恶心、纳差、皮肤轻度瘙痒、双下肢水肿、偶有肢体抽搐、夜尿增多，舌暗红苔黄腻等。

出处 刘小玲．张大宁应用防己黄芪汤治疗慢性肾功能衰竭验案举隅[J]．北京中医，1995，(6)：55.

IgA 肾病

IgA 肾病是以肾小球系膜区和（或）毛细血管袢 IgA 沉积为特征的常见原发性肾小球疾病，临床主要表现为血尿，可伴不同程度的蛋白尿、高血压和肾脏功能损伤。可归属于中医学“水肿”“尿血”“肾风”“虚劳”“腰痛”等范畴。

【方剂 1】占永立经验方

经验方①：生黄芪 12g，生白术 12g，防风 9g，金银花 15g，连翘 15g，栀子 12g，薄荷 6g，牛蒡子 6g，淡豆豉 6g，小蓟 15g，芦根 15g，白茅根 30g，炙甘草 6g。

经验方②：党参 15g，生白术 15g，茯苓 15g，砂仁 6g，桔梗 6g，白扁豆 12g，山药 15g，薏苡仁 9g，莲子肉 9g，金银花 15g，蒲公英 15 g，紫花地丁 15g，野菊花 12g，甘草 6g。

经验方③：知母 9g，黄柏 9g，茯苓 9g，熟地黄 24g，泽泻 9g，牡丹皮 9g，山药 12g，山茱萸 12g，僵蚕 6g，姜黄 9g，蝉蜕 3g，大黄 12g，连翘 10g，金银花 10g，小蓟 15g，炙甘草 6g。

用法与主治 水煎服，每日 1 剂，早晚各一次温服。此为中国中医科学院广安门医院肾病科占永立主任的经验方。经验方①为玉屏风散合银翘散加减，具有益气固表、清热解毒的作用。适用于 IgA 肾病之肺气不足，热毒扰咽证。症见神疲乏力、易汗出、时有外感、口干、咽部红肿疼痛、肉眼或镜下血尿、不同程度泡沫尿、舌质淡红、苔薄白或薄黄、脉细弱或细数等。经验方②为参苓白术散合五味消毒饮加减，具有健脾益气、清热解毒的作用。适用于 IgA 肾病之脾气虚弱，热邪客咽证。症见神疲乏力、腹胀、纳差、偶尔肠鸣、咽部红肿疼痛、小便有泡沫、大便稀溏或正常、舌质淡、苔薄白、脉细或细滑等。经验方③为知柏地黄汤合升降散加减，具有滋阴降火、清热利咽的作用。适用于IgA肾病之肾阴亏虚，余热留咽证。症见腰膝酸痛、头晕耳鸣、口干咽燥、五心烦热、潮热盗汗、大便秘结、血尿时轻时重、小便泡沫时多时少、舌质红、少苔、脉细数等。

出处 李雪，陈静，马放，等．占永立教授从咽论治IgA肾病的理论与实践探析［J］．世界中医药，2019，14（4）：1002-1005＋1010.

【方剂2】车树强经验方

经验方①：金银花30g，连翘10g，柴胡10g，黄芩15g，板蓝根30g，玄参30g，石韦30g，芦根30g，白茅根30g，炒山药20g，川芎10g。

经验方②：生黄芪30～60g，丹参20g，川芎20g，石韦30g，白茅根30g，仙鹤草30g，大蓟30g，小蓟30g，半枝莲30g，黄芩20g，萹蓄30g，瞿麦30g，败酱草30g。

经验方③：生黄芪30～60g，丹参20g，川芎20g，赤芍20g，白芍20g，牡丹皮20g，生地黄20g，熟地黄20g，山药20g，女贞子10g，墨旱莲10g，泽泻20g，茯苓30g。

用法与主治 水煎服，每日1剂，早晚各一次温服。此为著名中医肾病专家，师从国医大师张大宁教授的车树强主任的经验方。经验方①具有疏风清热、凉血止血、补肾活血的作用。适用于IgA肾病之风热袭肺，热伤血络证。症见发热，咳嗽，咳痰，痰白或黄，咽干、咽痛明显，一般于受邪后3天内出现肉眼血尿，舌边尖红，苔薄黄，脉浮数等。经验方②具有清热利湿、补肾活血的作用。适用于IgA肾病之肾虚血瘀，湿热蕴结证。症见肉眼血尿或镜下血尿，口渴，烦热，口舌生疮，咽痛，或兼见尿道灼热或疼痛、腰酸痛、脉滑数、舌质暗红、有瘀斑、苔白干、脉沉涩数等。经验方③具有补肾活血、除湿利浊的作用。适用于IgA肾病之肾虚血瘀，湿浊阻滞证。症见镜下血尿、乏力、口干咽燥、汗出多、动则尤甚、腰酸痛、双下肢水肿、舌暗、有瘀斑、苔薄微腻、脉沉细涩等。

加减 经验方①咽痛者，加生甘草、桔梗以除咽喉之痛；咽痒者，加蝉蜕、薄荷以疏风清热，利咽止痒；痰多者，加清半夏、陈皮以燥湿化痰；痰壅气逆者，加紫苏子、芥子、莱菔子、旋覆花以降气化痰。经验方②湿热重者，加苍术、白术、薏苡仁、泽泻以清利湿热；湿浊重者，加土茯苓、白花蛇舌草、荠菜花以通利湿浊；瘀血重者，加桃仁、红花、三棱、莪术、地龙、烫水蛭以破血除瘀；湿热与瘀血皆重者，加泽兰、益母草、泽泻、猪苓以清热利湿活血。经验方③肾阳亏虚者，常用仙茅、淫羊藿以补益肾阳，避用附子等大辛大热之品；精血亏虚者，加黄精、当归、山茱萸补血填精，收固精血。

出处 陈瑶，车树强．车树强运用补肾活血法为主分期治疗IgA肾病血尿经验［J］．湖南中医杂志，2018，34（11）：23-24.

【方剂3】益气养阴汤

黄芪30～40g，党参20g，麦冬15～20g，玄参15g，石莲子20g，地骨皮15g，车前子（包煎）15g，茯苓15g，柴胡15g，生地黄20g，白茅根30g，小蓟30g，滑石15g，甘草15g。

用法与主治 水煎服，每日1剂，早晚各一次温服。此方为国医大师，黑龙江省中医研究院主任医师张琪教授的经验方，具有益气养阴的作用。适用于IgA肾病之气阴两虚证。症见镜下血尿，伴有腰酸气短，倦怠乏力，五心烦热，口干，舌质红、苔白，脉细数或沉弱等。

出处 钱莹．应用张琪教授经验方治疗IgA肾病的体会［C］．第四次全国民间传统诊疗技术与验方整理研究学术会论文集，开封市中医医院，2011：166.

【方剂4】肾络通

黄芪，山药，龟甲，乌梢蛇，蝉蜕，僵蚕，丹参，川芎，茯苓。

用法与主治 水煎服，每日1剂，早晚各一次温服。此方为中华中医药学会理事、河北省中医药学会肾病专业委员会名誉主任委员、河北省首届十二大名医赵玉庸教授的经验方，具有健脾补肾、活血通络的作用。适用于IgA肾病之脾肾亏虚，肾络瘀阻证。症见镜下血尿、蛋白尿等。

加减 兼上焦风热或下焦湿热伤及肾络，热迫血行，加小蓟、白茅根、地榆、槐花等凉血止血药；同时肾络瘀阻为本病病机，可在凉血止血药基础上配以三七、茜草、花蕊石、马鞭草、地锦草等活血止血药。如镜下红细胞较多，应酌减丹参、川芎、地龙用量；镜检见尿蛋白阳性，治疗时除应用肾络通外，可加积雪草、倒扣草、灯盏花、金雀根等清热利湿活血之品，还可用雷公藤、青风藤等藤类通络药降蛋白。

出处 潘莉，魏华娟，王霞，等．赵玉庸教授治疗无症状 IgA 肾病临床经验研究［J］．河北中医药学报，2015，30（2）：40-42.

【方剂 5】益气滋肾汤

太子参，生黄芪，生地黄，白芍，金银花，丹参，芡实，小蓟。

用法与主治 水煎服，每日 1 剂，早晚各一次温服。此方为中国中医科学院西苑医院主任医师，第四批全国老中医药专家学术经验继承工作指导老师聂莉芳教授的经验方，具有滋阴益气的作用。适用于 IgA 肾病之气阴两虚证。症见神倦乏力、咽干肿痛或咽部充血、舌红、苔薄黄或黄腻、脉细数等。

加减 若偏于气虚者常以党参易太子参，改生黄芪为炙黄芪并增量，气虚重者则加人参；若偏于阴虚者生地黄增量，太子参和生黄芪减量；气阴两虚并重者适量加入西洋参。若在上述两证的基础上伴见心悸和（或）气短者，常加入麦冬、五味子，与原方中太子参组成生脉饮，以补益心、肺之气虚和阴虚；若在上述两证基础上伴见烦热、口渴、多汗中之一症者，常加生石膏、知母（白虎汤之意）以清气分之热。

出处 张燕，余仁欢，孙红颖．聂莉芳益气滋肾法治疗 IgA 肾病经验［J］．中医杂志，2014，55（24）：2084-2086.

【方剂 6】益气清解方

黄芪，防风，白术，金银花，连翘，紫花地丁，蒲公英，蛇莓，白花蛇舌草，当归，穿山龙。

用法与主治 水煎服，每日 1 剂，早晚各一次温服。此方为中国中医科学院广安门医院肾内科和血透中心创始人戴希文教授的经验方，由玉屏风散、银翘散和五味消毒饮化裁而来，具有益气固表、解毒祛湿的作用。适用于 IgA 肾病之肺脾气虚，风湿热毒扰肾证。症见神疲乏力，时外感，或发热，咽部红肿疼痛，肉眼血尿或有镜下血尿，或有不同程度蛋白尿，水肿，口干，舌红，苔薄白或薄黄，脉浮数或细数等。

出处 饶向荣，白雅雯．戴希文治疗 IgA 肾病的经验［J］．北京中医药，2008，27（9）：691-693.

【方剂 7】戴希文经验方

经验方①：知母，黄柏，生地黄，山药，茯苓，泽泻，牡丹皮，女贞子，墨旱莲，生地榆，仙鹤草。

经验方②：生黄芪，汉防己，当归，川芎，赤芍，白芍，白术，茯苓，泽泻，益母草，牛膝，车前草。

用法与主治 水煎服，每日 1 剂，早晚各一次温服。此为中国中医科学院广安门医院肾内科和血透中心创始人戴希文教授的经验方。经验方①由二至丸合知柏地黄丸化裁而来，具有滋补肝肾、清热凉血止血的作用。适用于 IgA 肾病之肝肾阴虚，湿热下注证。症见血尿/蛋白尿时轻时重、腰酸腰痛、五心烦热、口干咽燥、大便干结、舌红或暗红、苔少、脉细数或脉细弦数等。经验方②由防己黄芪汤与当归芍药散化裁而来，具有益气活血、健脾利水的作用。适用于 IgA 肾病合并高血压之气虚血瘀、水湿内停证。症见神疲乏力、水肿或轻或重、或自汗出、腰痛固定、面色晦暗、口唇青紫、尿血、舌体胖大、舌质暗、边有齿痕或有瘀斑、脉细滑或弦滑等。

加减 经验方②阳虚尿少者，加沉香面 3g（分冲）。

出处 饶向荣，白雅雯．戴希文治疗 IgA 肾病的经验［J］．北京中医药，2008，27（9）：691-693.

【方剂 8】金惠伯经验方

生地黄 15g，大蓟 15g，小蓟 15g，滑石 20g，蒲黄 10g，藕节 10g，栀子 10g，淡竹叶 10g，甘草 6g，白茅根 20g，茯苓 15g。

用法与主治 水煎服，每日 1 剂，早晚各一次温服。此方为江苏省中医院主任医师，教授金惠伯老中医的经验方，具有清热利湿泻火、凉血止血的作用。适用于 IgA 肾病之湿热灼络证。症见腹痛即泻、心烦口渴或小便频数、热涩痛、腰腹胀痛、大便干结、尿红赤或镜下血尿、舌红、苔黄腻、脉滑数等。

加减 若见大便秘结，腹胀者，加用生大黄 15g、枳实 12g 通腑泻实；湿热伤阴，加知母 15g、玄参 12g 清利湿热；小便热涩不爽，加萹蓄 15g、瞿麦 15g、车前草 15g 清利下焦；脘闷纳呆者，加薏苡仁 30g、山药 25g、白术 15g 等运脾化湿；若见舌质暗红者加丹参 15g、益母草 15g 活血和络。

出处 朱晓雷．金惠伯教授治疗 IgA 肾病经验介绍［J］．光明中医，2011，26（4）：664-665.

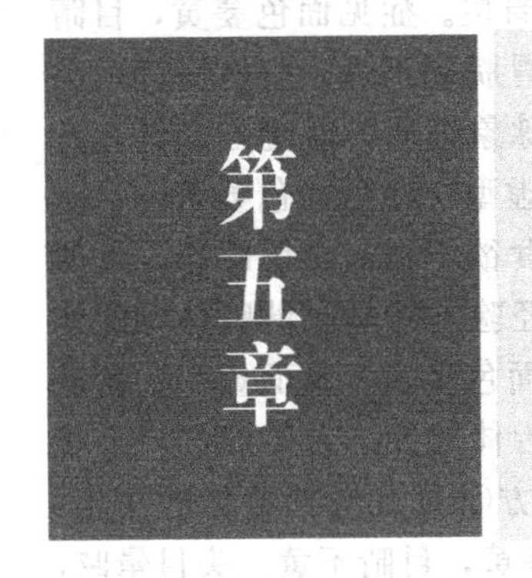

第五章 血液系统疾病

缺铁性贫血

缺铁性贫血（iron deficiency anemia，IDA），是最常见的一种营养性贫血，是指机体对铁的需求与供给失衡，体内储存铁缺乏，导致血红蛋白合成障碍而引起的小细胞低色素性贫血。此病可导致机体抵抗力下降，严重者可并发心脑肾等重要脏器功能衰竭。本病属于中医学的“萎黄”“黄胖”“虚劳”等范畴。

【方剂1】陈信义经验方

经验方①：党参，白术，茯苓，炙甘草，木香，砂仁，陈皮，清半夏。

经验方②：党参，黄芪，白术，茯苓，酸枣仁，龙眼肉，木香，当归，远志，生姜，大枣，甘草。

经验方③：人参，白术，茯苓，陈皮，清半夏，熟地黄，山药，山茱萸，牡丹皮，泽泻，甘草。

经验方④：白术，生黄芪，龙骨，牡蛎，山茱萸，生芍药，海螵蛸，茜草，棕榈炭，五倍子。

经验方⑤：党参，白术，茯苓，槟榔，鹤虱，苦楝根，枯矾，炒胡粉，使君子，芜荑。

用法与主治　水煎服，每日1剂，早晚各一次温服。此方为北京中医药大学东直门医院血液肿瘤科陈信义教授的经验方。经验方①具有健脾和胃的作用。适用于缺铁性贫血脾胃虚弱型。症见面色萎黄，目睛不黄，体倦乏力，食欲不振，恶心欲吐，胃脘部不适，脘腹胀满，大便溏稀。舌质淡红，舌苔薄白，或白腻，脉象细弱。经验方②具有补益心脾的作用。适用于缺铁性贫血心脾两虚型。症见面色萎黄，目睛不黄，头目眩晕，失眠多梦，心悸气短，食欲不振，食后腹胀，大便不调。舌质淡红，舌苔薄白，脉象细弱。经验方③具有健脾益肾的作用。适用于缺铁性贫血脾肾双亏型。症见面色萎黄，颜面虚浮，食欲不振，食后腹胀，腰膝酸软，夜尿频多。舌体胖大，舌质淡红，舌苔薄白，或水滑，脉象细弱，或沉迟。经验方④具有调理冲任的作用。适用于缺铁性贫血冲任失调型。症见面色萎黄，目睛不黄，头目晕眩，心悸失眠，月经过多，经期延长，或见崩漏，或见腹痛。舌质淡红，舌苔薄白，脉象细弱。经验方⑤具有健脾驱虫的作用。适用于缺铁性贫血肠道虫积型。症见面色萎黄，脘腹胀满，恶心欲吐，脘腹胀满，时常腹痛，消谷善饥，喜食异物，或吐或便虫体。舌体胖大，舌质淡红，舌苔薄白，脉象细弱。

加减 经验方①：泄泻肠鸣者，加葛根、怀山药；腹痛喜温、畏寒肢冷者，加干姜、桂枝。经验方②：严重失眠者，加菖蒲、首乌藤（夜交藤）；严重心悸、心慌者，加生龙骨、生牡蛎、珍珠母。经验方③：畏寒肢冷者，加桂枝、炮附子；腰痛明显者，加桑椹、杜仲。经验方④：面色苍白者，加阿胶、当归；月经不止者，加血余炭、炒蒲黄。经验方⑤：腹中冷痛者，加细辛、白芍、甘草；恶心呕吐者，加姜半夏、生姜、陈皮。

出处 郎海燕，陈信义，杨文华．缺铁性贫血中医药防治康复一体化专家共识［J］．中华中医药杂志，2018，33（8）：3487-3492.

【方剂2】周郁鸿经验方

黄芪（30～60g）、炒白术、怀山药、党参、茯苓、炒当归（15～20g）、白芍、熟地黄、川芎、制黄精、大枣、制何首乌等。

用法与主治 水煎服，每日1剂，早晚各一次温服。此方为全国老中医药专家学术经验继承工作指导老师周郁鸿教授的经验方。具有脾肾同治的作用。适用于缺铁性贫血脾胃亏虚，肾精不足型。

加减 肾阴虚者，常用山茱萸、枸杞子；肾阳虚者，常用菟丝子、淫羊藿、肉桂、鹿角胶。此外还可酌用龙眼肉、阿胶珠，两药皆味微甘，龙眼肉善补心脾气血，阿胶善补血滋阴，均适合久服。

出处 徐玲珑，王紫齐，吴迪炯，等．周郁鸿中西医结合诊治缺铁性贫血学术经验［J］．浙江中医杂志，2016，51（7）：477-478.

【方剂3】杨淑莲经验方

枳实、鸡内金、白术、焦山楂、太子参、蒲公英、乌梅、木瓜、莪术等。

用法与主治 水煎服，每日1剂，早晚各一次温服。此方为天津中医药大学杨淑莲教授的经验方，具有健脾理气、消食导滞的作用。适用于缺铁性贫血脾虚气滞型。症见食欲不振、食后胀满、倦怠乏力、脘腹满闷等。

加减 慢性胃炎者多伴胃胀、纳呆等，宜加焦麦芽、焦神曲等促进运化；胃肠溃疡多伴烧心、泛酸等症，宜加用海螵蛸、瓦楞子抑酸，川楝子止痛；癌肿者宜加用半枝莲、黄药子等清热解毒抗癌之品；癥瘕（肝脾大）者宜加龟甲、鳖甲、牡蛎等软坚散结；溃疡黑便者，加用蒲黄炭、白及粉、阿胶珠、三七（自拟四味止血散），以收敛、凉血、止血而不留瘀，且阿胶珠、藕粉冲调后呈黏稠膏状，服用后可敷布于胃肠黏膜，既有利于药物缓慢排空，更好地发挥疗效，又可保护黏膜创面，利于止血。

出处 李君，王茂生．杨淑莲教授诊治缺铁性贫血经验［J］．河北中医，2014，36（5）：650-652.

【方剂4】沈庆法经验方

经验方①：熟地黄12g，全当归12g，炒白芍15g，川芎6g，炒党参12g，炙黄芪15g，墨旱莲15g，桑椹12g，仙鹤草12g，广木香3g，炙甘草3g，陈皮6g，大枣10g。

经验方②：炒党参12g，炙黄芪12g，炒白术12g，云茯苓15g，全当归12g，炒酸枣仁12g，柏子仁12g，淮小麦30g，熟地黄12g，炒白芍12g，制黄精12g，龙眼肉12g，炙甘草6g，广木香3g，仙鹤草12g，大枣10g。

经验方③：炒党参12g，炒白术12g，云茯苓15g，炙甘草3g，炙黄芪12g，全当归12g，炒白芍12g，熟地黄12g，丹参9g，墨旱莲15g，仙鹤草12g，桑椹12g，制何首乌15g，陈皮6g，大枣10g。

经验方④：山药30g，云茯苓15g，炒白术12g，炙黄芪12g，熟地黄12g，炒白芍15g，巴戟天12g，菟丝子24g，肉苁蓉12g，肉桂（后下）3g，全当归12g，丹参12g，陈皮6g，炙甘草3g。

用法与主治 水煎服，每日1剂，早晚各一次温服。此方为上海中医药大学沈庆法教授的经验方。经验方①具有健脾、益气、补血的作用。适用于缺铁性贫血气血亏损型。症见面色萎黄或苍白，神疲乏力，腹胀，纳差，便溏，舌质淡，苔白，脉细无力。经验方②具有健脾补血、养心安神的作用。适用于缺铁性贫血心脾血亏型。症见面色萎黄、无华，神疲乏力，心悸怔忡，健忘失眠多梦，头晕，食欲不振，腹胀、便溏，或见下肢水肿，舌质淡嫩，苔白，脉象细弱。经验方③具有健脾益气、养肝补血的作用。适用于缺铁性贫血肝脾血虚型。症见面色无华，头目昏眩，肢体麻木，筋脉拘急，纳食减少，腹部胀满，大便溏薄，神倦乏力，妇女月经不调或者闭经，舌质淡，苔白，脉弦细弱。经验方④具有健脾补肾、益气养血的作用。适用于缺铁性贫血脾肾虚损型。症见神疲气短，倦怠乏力，面色淡白、无华，腰膝酸软，畏寒肢冷，舌质淡白，舌体胖，苔薄，脉沉、细、虚。

加减 经验方①：便溏、手足欠温加干姜、肉桂；胸闷苔腻加苍术、茯苓、生薏苡仁、熟薏苡仁。经验方②：若气滞腹胀，加陈皮、枳壳；自汗加浮小麦、五味子。经验方③：头昏目糊加枸杞子、沙苑子、决明子；妇女月经少或经闭，加阿胶、艾叶、山茱萸、黄精、益母草、牛膝。经验方④：脾虚腹胀加广木香、枳壳；畏寒肢冷加熟附片、鹿角胶。

出处 沈庆法，沈峥嵘．缺铁性贫血的中西医诊治［J］．中国临床医生，2010，38（5）：67-68.

【方剂 5】杨玉兰经验方

经验方①：党参 15g，黄芪 15g，白术 10g，茯苓 15g，当归 15g，陈皮 6g，法半夏 10g，木香 10g，砂仁（后下）6g，鸡内金 15g。

经验方②：黄芪 15g，白术 10g，茯苓 15g，甘草 10g，制附子（先煎）10g，大腹皮 10g，厚朴 10g，补骨脂 10g，菟丝子 15g，肉桂 6g，鹿角胶（烊化）15g，当归 10g，甘草 6g。

经验方③：熟地黄 15g，当归 15g，白芍 15g，山茱萸 10g，女贞子 15g，墨旱莲 15g，枸杞子 10g，炙甘草 6g。

用法与主治 水煎服，每日 1 剂，早晚各一次温服。此方为河南中医药大学第一附属医院副主任医师杨玉兰的经验方。经验方①具有健脾和胃、益气养血的作用。适用于缺铁性贫血脾胃虚弱型。症见面色萎黄，口唇色淡，爪甲无泽，纳少，腹胀，便溏，舌淡，苔薄白腻，脉沉细。经验方②具有益气健脾、温补肾阳的作用。适用于缺铁性贫血脾肾阳虚型。症见面色萎黄或苍白无华，形寒肢冷，唇甲色淡，周身水肿，眩晕耳鸣，腰膝冷痛，大便溏或五更泻，小便清长，舌胖淡有齿痕，脉沉细。经验方③具有滋肾养肝、养阴清热的作用。适用于缺铁性贫血肝肾阴虚型。症见口唇色淡，爪甲无泽，头晕耳鸣，两目干涩，面部烘热，胁肋隐痛，五心烦热，潮热盗汗，咽干口燥，舌红少津，少苔或无苔，脉细数。

出处 杨玉兰．辨证治疗缺铁性贫血 60 例［J］．中国中医基础医学杂志，2010，16（5）：436.

【方剂 6】姜智慧经验方

经验方①：香砂六君子汤合当归补血汤加减。

经验方②：归脾汤或八珍汤加减。

经验方③：实脾饮合四神丸加减。

经验方④：左归丸加减或六味地黄丸加减。

经验方⑤：化虫丸或榧子杀虫丸合八珍汤加减。

用法与主治 水煎服，每日 1 剂，早晚各一次温服。此方为辽宁中医药大学附属医院副主任医师姜智慧的经验方。经验方①具有健脾和胃、益气养血的作用。适用于缺铁性贫血脾胃虚弱型。症见面色萎黄，口唇色淡，爪甲无泽，神疲乏力，食少便溏，恶心呕吐，舌质淡、苔薄腻，脉细弱。经验方②具有益气补血、养心安神的作用。适用于缺铁性贫血气血两虚型。症见面色苍白，倦怠乏力，头晕目眩，心悸失眠，少气懒言，食欲不振，毛发干脱，爪甲裂脆，舌淡胖、苔薄，脉濡细。经验方③具有温补脾肾的作用。适用于缺铁性贫血脾肾阳虚型。症见面色苍白，形寒肢冷，腰膝酸软，神倦耳鸣，唇甲淡白，或周身水肿，甚则腹水，大便溏薄，小便清长，男子阳痿，女子经闭，舌质淡或有齿痕，脉沉细。经验方④具有滋补肝肾的作用。适用于缺铁性贫血肝肾阴虚型。症见面色苍白或萎黄，潮热盗汗，头晕目眩，耳鸣、耳聋，肌肤甲错，舌红少津，脉细弱。经验方⑤具有杀虫消积、补益气血的作用。适用于缺铁性贫血虫积型。症见面色萎黄、少华，腹胀，善食易饥，恶心呕吐，或有便溏，嗜食生米、泥土、茶叶等，神疲肢软，气短头晕，舌质淡、苔白，脉虚弱。

出处 姜智慧，吴志香．中医治疗缺铁性贫血［J］．中国实用乡村医生杂志，2008，15（6）：12-13.

【方剂7】夏小军经验方

经验方①：党参15g，茯苓10g，炒白术10g，黄芪20g，当归15g，熟地黄10g，山药15g，陈皮10g，清半夏10g，炒麦芽10g，神曲10g，大枣3枚，炙甘草5g。

经验方②：人参10g，黄芪20g，炒白术10g，山药15g，当归15g，阿胶10g（烊化），熟地黄10g，白芍10g，鸡血藤10g，龙眼肉10g，炒麦芽10g，大枣3枚，炙甘草10g。

经验方③：熟地黄15g，山茱萸15g，山药10g，枸杞子15g，龟甲10g（烊化），当归15g，白芍10g，女贞子10g，墨旱莲10g，龙眼肉10g，鸡血藤10g，炒麦芽10g，炙甘草5g。

经验方④：熟地黄10g，山茱萸10g，当归15g，黄芪30g，茯苓10g，炒白术10g，制附子（先煎）10g，肉桂10g，菟丝子20g，鹿角胶10g（烊化），山药10g，炙甘草10g，鸡血藤20g。

用法与主治 水煎服，每日1剂，早晚各一次温服。此方为甘肃省肿瘤医院院长夏小军教授的经验方。经验方①具有健脾和胃、益气养血的作用。适用于缺铁性贫血脾胃虚弱型。症见面色萎黄或㿠白，口唇色淡，爪甲无泽，四肢无力，头晕耳鸣，食欲不振，大便溏薄，或恶心呕吐，舌质淡，苔薄而腻，脉细弱。经验方②具有补益气血、健运脾胃的作用。适用于缺铁性贫血气血两虚型。症见面色苍白，疲乏无力，头晕目眩，少气懒言，心悸失眠，爪甲脆裂，或肌肤甲错，毛发稀疏枯槁，妇女月经失调，经量过少，舌质淡，舌体胖，苔薄或无苔，脉细无力。经验方③具有补益肝肾、养阴生血的作用。适用于缺铁性贫血肝肾阴虚型。症见面色苍白，头晕眼花，耳鸣，心悸气短，乏力倦怠，健忘失眠，腰膝酸软，或肢体麻木不仁，或手足蠕动，或伴低热，或五心烦热，潮热盗汗，口干咽燥，或见齿鼻衄血，舌质红，舌痛，无苔或镜面舌，脉细数。经验方④具有温补脾肾、益气养血的作用。适用于缺铁性贫血脾肾阳虚型。症见面色萎黄或苍白无华，唇甲淡白，形寒肢冷，腰膝酸软，头晕耳鸣，心悸气短，动则加剧，下肢水肿或周身水肿，甚则可有腹水，或便溏消瘦，或男子阳痿，女子经闭，舌质淡胖，或有齿痕，苔薄或少苔，脉沉细。

加减　经验方①：若腹泻便溏者，加砂仁、薏苡仁以健脾止泻；恶心呕吐者，加竹茹、生姜以降逆和胃止呕；食滞腹胀者，加鸡内金、莱菔子以消食导滞；兼心悸失眠者，加远志、龙眼肉以养血安神。经验方②：若心悸、失眠明显者，加远志、炒酸枣仁以养血安神；脱发明显者，加制何首乌、枸杞子以补肾养血；肌肤甲错伴瘙痒者，加赤芍、防风以凉血活血祛风。经验方③：若头晕眼花、心悸气短、失眠健忘明显者，加阿胶、炒酸枣仁以滋阴养血，宁心安神；腰痛及下肢不仁者，加川牛膝、制何首乌以补益肝肾，活血通络；阴虚火旺灼伤血络而出血较甚者，加生地黄、紫草、仙鹤草以清热凉血，养阴止血；伴盗汗者，加知母、黄柏以滋阴降火。经验方④：若水肿甚者，加猪苓、泽泻以利水消肿；腹泻明显者，加炒扁豆、薏苡仁以健脾止泻；心悸气短，动则加剧者，加补骨脂、蛤蚧以补肾纳气；腰膝酸软明显者，加肉苁蓉、杜仲以补肾助阳，温阳通经。

出处　夏小军，段赟．中医药治疗营养不良性贫血的思路与方法［J］．中医临床研究，2015，7（27）：88-90.

再生障碍性贫血

再生障碍性贫血（aplastic anemia，AA）简称再障，是由于各种因素导致的骨髓造血功能减低甚至衰竭而引起的全血细胞减少，临床表现以贫血、出血、感染等症状为主。本病属于获得性骨髓衰竭性疾病，有重型再障（SAA）和非重型再障（CAA），而非重型再障又称为慢性再障。可归属中医学之“虚劳”“血虚”“髓劳”“血证”等范畴。

【方剂1】丘和明经验方

怀山药，熟地黄，山茱萸，枸杞子，菟丝子，牛膝，龟甲，鹿角胶，制何首乌，党参，仙鹤草。

用法与主治 水煎服，每日1剂，早晚各一次温服。此方为岭南血证及血液病名家丘和明教授的经验方，具有滋肾益精、填精益髓作用。适用脾肾两虚夹瘀型慢性再障。

加减 若真阴不足，虚火上炎者，去枸杞子、鹿角胶，加女贞子、麦冬以养阴清热；火烁肺金，干咳少痰者，加百合以润肺止咳；夜热骨蒸者，加地骨皮以清虚热、退骨蒸；小便不利、不清者，加茯苓以利水渗湿；大便燥结者，去菟丝子，加肉苁蓉以润肠通便。

出处 黎耀和，蓝海，胡曦月，等．丘和明治疗慢性再生障碍性贫血经验［J］．广州中医药大学学报，2015，32（5）：940-942.

【方剂2】王祥麒经验方

仙鹤草30g，茜草20g，鸡血藤30g，黄柏15g，侧柏叶30g，大蓟、小蓟各30g，土大黄15g，龟甲胶10g，鹿角胶10g，肿节风10g，石上柏10g。

用法与主治 水煎服，每日1剂，早晚各一次温服。此方为河南中医学院王祥麒教授的经验方，具有宁血解毒的作用。适用于出血型再障。症见全身皮肤紫斑，牙龈出血、鼻衄、女子月经量大、经期延长等出血症状，同时还容易继发口腔溃疡、咽喉肿痛、发热不退等感染症状。

加减 白细胞低的患者免疫力低下，经常出现感冒的症状，以本方合玉屏风散，风寒重者加荆芥、防风等以辛温解表；风热者，加金银花、连翘、桑叶，以辛凉解表；出血严重者，加生地黄炭、牡丹皮炭、蒲黄炭、三七等化瘀止血；热毒症状严重者，加贯众、蒲公英、紫花地丁等清热解毒；小便灼热，尿黄者，加石韦、滑石、车前子等清热利湿。

出处　申攀，李刚．王祥麒教授治疗再生障碍性贫血经验［J］．中医研究，2016，29（5）：46-47.

【方剂3】李晓惠经验方

菟丝子，女贞子，熟地黄，制何首乌，肉苁蓉，补骨脂，巴戟天，淫羊藿，紫河车，鹿角片，黄芪，当归。

用法与主治　水煎服，每日1剂，早晚各一次温服。此方为南京中医药大学李晓惠教授的经验方，具有补肾填精、益髓生血的作用。适用于精气不足型再障。症见面色无华、口唇苍白、爪甲无泽、腰膝酸软等。

加减　根据兼症不同，加用鼓舞阳气、益气活血或清热解毒、凉血活血等药物。同时可结合现代药理学研究选择用药：人参、鹿茸、阿胶等药物可刺激造血干细胞的增殖，三七、白芍等可提升血小板计数。

出处　林琳．李晓惠治疗再生障碍性贫血经验［J］．辽宁中医杂志，2014，41（10）：2064-2065.

【方剂4】刘宝文经验方

经验方①：熟地黄30g，生地黄20g，女贞子20g，墨旱莲20g，制何首乌20g，山药20g，山茱萸15g，阿胶15g，麦冬15g，当归20g，太子参20g，牡丹皮20g，知母10g，甘草15g。

经验方②：黄芪40g，党参20g，当归20g，白芍15g，生地黄15g，菟丝子20g，肉苁蓉20g，枸杞子20g，女贞子20g，制何首乌15g，山茱萸20g，补骨脂20g，丹参30g，桑椹15g，阿胶15g，甘草15g。

用法与主治　每日1剂，水煎，分3次口服。此方为辽宁中医药大学刘宝文教授的经验方。经验方①具有滋阴补肾、养血生血的作用。适用于肾阴虚型髓劳。症见周身乏力，心悸气短，面色苍白，腰膝酸软，盗汗，手足心热，大便干结，小便黄，舌红、少苔，脉细数。经验方②适用于肾阳虚型髓劳。症见周身乏力，心悸气短，面色苍白，形寒肢冷，腰膝酸软；大便溏，小便清长，舌淡，脉沉细或虚大。

出处 张小亮，李小龙，刘宝文．刘宝文从肾论治慢性再生障碍性贫血经验［J］．上海中医药杂志，2015，49（1）：10-11.

【方剂5】孙伟正经验方

熟地黄、山茱萸、枸杞子、淫羊藿、巴戟天、鹿茸、人参、黄芪、丹参、鸡血藤、白花蛇舌草、猪苓等。

用法与主治 水煎服，每日1剂，早晚各一次温服。此方为黑龙江中医药大学孙伟正教授的经验方，具有滋阴壮阳、补肾填精的作用。适用于肾阴虚、肾阳虚及肾阴阳两虚等慢性再障。症见头晕，乏力，心悸，气短，口唇、面色、指甲苍白，手足心热，盗汗，低热，肌衄，齿衄，大便干燥，舌质淡或舌尖红，舌苔少或有裂纹、脉细数等症状；肾阳虚型除贫血貌外，还伴有形寒肢冷，腰膝冷痛，大便溏，小便频数清长，性功能减退，多无出血或出血轻微，舌质淡，苔薄白或腻，或舌体胖大有齿痕，脉沉细或虚大。以肾阳虚症状突出者常以怕冷畏寒为主要症状；肾阴阳两虚型患者既有肾阴虚表现，又有肾阳虚表现，或不分阴虚重或阳虚重者，还有部分患者其肾阴虚、肾阳虚的表现都不太明显，也可按此型处理。

加减 出血明显者，合用犀角地黄汤、十灰散或仙鹤草、白茅根、棕榈炭、蒲黄炭等收敛涩滞的药物；肾精亏虚、贫血症状明显者加鹿角胶、阿胶、鳖甲、龟甲等血肉有情之品；久病损伤胃气者加陈皮、佛手、薏苡仁、白术、焦三仙等健脾和胃之品；发热咽痛、咳痰合并感染者用连翘、柴胡、黄芩、鱼腥草、败酱草等。

出处 王金环，孙伟正．孙伟正治疗慢性再生障碍性贫血经验［J］．中医杂志，2013，54（21）：1814-1816.

【方剂6】黄世林经验方

经验方①：生地黄，熟地黄，制何首乌，龟甲，鹿角胶，鸡血藤，当归，荷叶。

经验方②：菟丝子，人参，补骨脂，淫羊藿，鹿角胶，枸杞子，麦冬，黄芪，炒白术，白扁豆。

经验方③：菟丝子，淫羊藿，枸杞子，生地黄，熟地黄，党参，茯苓，白术，丹参，当归，荷叶。

用法与主治　水煎服，每日1剂，早晚各一次温服。此方为全军首席“国医名师”黄世林院长的经验方。经验方①具有滋肾阴、养肾精、益气生血作用。适用于肾阴虚型再生障碍性贫血。症见贫血，出血，并可见手足心热，低热，盗汗，腰酸膝软，头晕，耳鸣，口渴思饮，便干，舌质淡或舌尖略红，苔薄黄，脉细数。经验方②具有温补肾阳、化瘀生血作用。适用于肾阳虚型再生障碍性贫血。症见贫血，出血较轻，并可见手足发冷，畏寒肢冷，喜热自汗，阳痿，便溏，夜尿频，舌质淡胖有齿痕，苔薄白，脉虚大或沉细。经验方③针对的是具有肾阴虚和肾阳虚的证候特征，或阴虚阳虚证候不明显的。

加减　经验方①：乏力气短者加太子参；心悸胸闷者加五味子、丹参、炒酸枣仁补益心肾、养心安神；口干、便干加桑椹、麦冬养阴生津、润肠通便；眼睛干涩不适加桑叶、菊花。经验方②：四肢不温，血脉不畅者加桂枝、干姜；久泻不止加肉豆蔻、吴茱萸；夜尿多者加益智、乌药；男子阳痿、遗精加蛤蚧、海马。

出处　李海霞，陈楠楠．黄世林治疗再生障碍性贫血经验［J］．中医杂志，2015，56（12）：1006-1007.

【方剂7】李玉奇经验方

经验方①：青蒿40g，银柴胡15g，牡丹皮15g，葛根20g，仙鹤草20g，槐花20g，藕节20g，茜草20g，水牛角15g，胡黄连10g，石斛20g，知母20g，羊骨髓少许。

经验方②：大黄10g，桃仁15g，当归15g，土鳖虫10g，生地黄15g，海藻20g，败酱草20g，牡丹皮15g，山药适量。

经验方③：龟甲40g，鳖甲40g，石斛20g，鱼鳔胶20g，秦艽25g，地骨皮20g，乌梅10g，知母20g，麦冬10g，牡蛎40g。

用法与主治　水煎，每日1剂，早晚温服。此方为国医大师李玉奇的经验方。经验方①具有清利骨髓湿热的作用。适用于再障第一阶段，症见面色㿠白无神，神情暗淡，疲乏伴有低热，下午尤甚，周身可见瘀点、瘀斑，或伴有牙龈、鼻腔出血，脉浮大有力，沉取不及。经验方②具有去腐化燥的作用。适用于再障第二阶段，症见颜面黄白，透有青黑色，双目无神，疲乏无力，或输血频频而无奈支持，此时低热已除，或苦于便结，瘀斑隐隐，甚或皮肤青黑，脉沉涩。经验方③具有救阴复脉的作用。适用于再障第三阶段。症见面色㿠白晦暗，形体枯槁，虽重度贫血，但已耐受，问之无所苦，脉细如丝。

出处 张会永．李玉奇治疗再生障碍性贫血经验［J］．中医杂志，2013，54（12）：998-999.

【方剂8】周霭祥经验方

经验方①：当归，白芍，白术，甘草（炙），人参，麦冬，川芎，肉桂，制附子，肉苁蓉，姜半夏，黄芪，茯苓，熟地黄。

经验方②：炙黄芪，当归，白芍，太子参，菟丝子，女贞子，桑椹，补骨脂，巴戟天，制何首乌，熟地黄，山茱萸，墨旱莲，枸杞子，仙鹤草。

用法与主治 水煎服，每日1剂，早晚各一次温服。此方为我国著名中医、中西医结合血液病专家周霭祥教授的经验方。经验方①适用于肾精亏损、气血不足、阴阳两虚而又以阳虚表现为主的慢性再障。症见畏寒喜暖，乏力，舌淡，苔白，脉细微，其中尤其以畏寒为主。经验方②具有专补肾中阴阳精血的作用。症见无明显寒热倾向，乏力，气短，头晕，或身有出血斑点，舌质淡或淡红，脉细或虚，其中尤以无寒热倾向最为关键。

加减 大便稀、纳差，在加味大菟丝子饮的基础上合四君子汤；经常感冒为玉屏风散的应用指征；久病患者面色黧黑，即是瘀血指征，需活血化瘀；阴阳亏损偏于阴虚者要调整加味大菟丝子饮中养阴药的剂量，必要时加入生地黄、玄参等药物；有毒邪因素者要适当解毒。

出处 周庆兵，胡晓梅．从方证相应探析周霭祥辨治再生障碍性贫血经验［J］．上海中医药杂志，2011，45（6）：1-2＋8.

溶血性贫血

自身免疫性溶血性贫血（autoimmune hemolytic anemia，AIHA）是一种由于免疫功能紊乱，产生自身抗体和（或）补体吸附于红细胞表面，导致红细胞破坏加速而引起的溶血性贫血，主要以贫血、黄疸为临床表现，由于其致病原因较难明确，故常反复发作，迁延难愈。本病可归为中医学中“虚劳”“黄疸”“血虚”“血疸”等范畴。

【方剂1】夏小军经验方

经验方①：茵陈30g，栀子10g，大黄（后下）10g，茯苓15g，猪苓10g，泽泻10g，柴胡10g，桂枝6g，黄芪15g，当归10g，虎杖20g，丹参20g，鸡血藤15g，白茅根30g，甘草6g。

经验方②：党参15g，黄芪30g，茯苓15g，炒白术10g，当归15g，熟地黄15g，白芍15g，川芎10g，阿胶（烊化）10g，茵陈15g，柴胡10g，虎杖15g，桂枝5g，甘草10g。

经验方③：党参15g，当归15g，熟地黄15g，枸杞子15g，山茱萸15g，茯苓15g，炒白术10g，怀牛膝10g，山药15g，茵陈10g，柴胡10g，虎杖10g，桂枝8g，炙甘草10g。

经验方④：黄芪30g，当归15g，赤芍15g，川芎10g，怀牛膝10g，鸡血藤20g，丹参20g，柴胡15g，郁金10g，虎杖20g，桂枝5g，大黄（后下）10g，炙鳖甲（先煎）15g，莪术10g，炙甘草10g。

用法与主治 水煎服，每日1剂，早晚各一次温服。此方为甘肃省名中医、甘肃省肿瘤医院夏小军教授的经验方。经验方①具有清热利湿、活血的作用。适用于自身免疫性溶血性贫血湿热内蕴型。症见白睛、皮肤发黄，尿色如茶或深如酱油，或有发热，口渴而不思饮，腰背痠痛，便干，心悸气短，头晕乏力，舌质淡，苔黄腻，脉濡数。经验方②具有益气养血、补精益髓的作用。适用于自身免疫性溶血性贫血气血两虚型。症见面色㿠白或萎黄，气短乏力，心悸头晕，自汗，神疲懒言，口唇色淡，兼有湿热者，白睛可有轻度发黄，舌体胖大，舌质淡，苔薄白或微黄腻，脉细。经验方③具有健脾益气、滋肾填精的作用。适用于自身免疫性溶血性贫血脾肾亏虚型。症见面色㿠白，头晕耳鸣，纳少便溏，腰膝痠软；偏于阴虚者，五心烦热，舌质红，少苔，脉细数；偏于阳虚者，怯寒肢冷，舌体胖大，边有齿痕，苔白，脉细弱。经验方④具有活血养血、祛瘀生新的作用。适用于自身免疫性溶血性贫血瘀血阻络型。症见面色晦暗，头晕乏力，腹中癥块，午后低热，或形体消瘦，毛发不荣，肌肤甲错，或肢体疼痛，或腹部刺痛，舌质淡或淡紫，苔薄，脉细涩。

加减 经验方①：气血虚弱明显者，加党参、白芍以补气养血；湿重者，加藿香、薏苡仁以祛湿；热重者，加黄芩、黄连以清热燥湿；食少腹胀者，加陈皮、炒白术以理气健脾；瘀血征象明显者，加益母草、泽兰以活血化瘀、利尿退黄。经验方②：余邪未净，湿热留恋而身目俱黄者，加大黄、栀子、泽泻，并加大茵陈用量以清利湿热余邪；瘀血征象明显者，加丹参、鸡血藤以养血活血；脾虚者，去阿胶，加山药、薏苡仁以健脾益气、利水渗湿。经验方③：若气血虚弱明显者，加黄芪、阿胶以益气养血；兼血瘀者，加鸡血藤、丹参以养血活血；偏阴虚者，去柴胡、桂枝，加制何首乌、女贞子、玄参以滋阴补肾；五心烦热明显者，柴胡易银柴胡，加龟甲胶、生地黄以滋阴清热凉血；偏阳虚者，加制附子、淫羊藿、菟丝子以温补肾阳；纳差者，加扁豆、炒麦芽以健脾消食；便溏者，加补骨脂、砂仁以温补脾肾而止泻。经验方④：若气血虚弱明显者，加阿胶、熟地黄、党参以补益气血；气滞症状明显者，加香附、枳壳以理气行滞；伴阴虚者，去柴胡、桂枝，加龟甲胶、女贞子、墨旱莲以滋阴清热；伴阳虚者，加制附子、淫羊藿以温阳补肾；伴纳差者，加陈皮、炒麦芽以健脾开胃消食；兼黄疸者，加茵陈、栀子以清利湿热；腹中癥块肿大明显者，亦可加用《金匮要略》大黄蟅虫丸攻补兼施，峻剂丸服，以达破血消癥、祛瘀生新之效。

出处 夏小军，段赟．中医药治疗自身免疫性溶血性贫血的思路与方法［J］．西部中医药，2016，29（2）：41-44.

【方剂2】扈晓宇经验方

经验方①：金银花，土茯苓，蒲公英，栀子，夏枯草，板蓝根，连翘，紫花地丁。

经验方②：黄芪、党参、白术、茯苓、甘草、熟地黄、阿胶等。

经验方③：制附子、肉桂、仙茅、淫羊藿、丹参、鸡血藤等。

用法与主治 水煎服，每日1剂，早晚各一次温服。此方为成都中医药大学附属医院扈晓宇教授的经验方。经验方①具有清热除湿、解毒化瘀的作用。适用于初期，溶血发作期或溶血未完全控制阶段。临床表现以尿色发黄、目黄、身黄、发热、口渴而不思饮、腰背酸痛、便干、舌质红、苔黄等实证为主。经验方②具有益气养血或清热解毒、益气养血并用的作用。适用于中期，溶血不发作状态。临床表现为面色黄白或萎黄，气短乏力，心悸头晕，自汗，神疲懒言，尿色多清，唇淡，舌体胖、舌质淡、苔薄白或微黄腻，脉细；兼有湿热者，白睛可有轻度发黄。经验方③具有扶正益气、温阳补肾、活血化瘀的作用。适用于后期，免疫性血小板减少阶段。多见于患者早期使用激素、免疫抑制剂控制溶血，导致免疫过度抑制。临床表现为怯寒肢凉，腰酸，乏力，畏寒，舌体胖、边有齿痕等阳虚症状突出或腹有癥积、推之不移、胁肋作胀、舌质暗、或有瘀斑、脉细等气滞血瘀症状突出。

出处 王艳艳，张扬，扈晓宇．扈晓宇治疗自身免疫性溶血性贫血经验［J］．中医杂志，2012，53（22）：1961-1963.

【方剂3】麻柔经验方

经验方①：益母草、当归、川芎、赤芍、白芍、川萆薢、穿山龙、土茯苓、炙甘草、桂枝、太子参、生姜、大枣等。

经验方②：生地黄、熟地黄、淫羊藿、补骨脂、菟丝子、制何首乌、巴戟天、太子参、炒白术、土茯苓、益母草、当归、川芎、赤芍、川萆薢、穿山龙、生姜、大枣等。

用法与主治 水煎服，每日1剂，早晚各一次温服。此方为中国中医科学院西苑医院麻柔教授的经验方。经验方①具有活血化瘀兼健脾益气，调节免疫治本的作用。适用于溶血发作期或溶血未完全控制阶段。此阶段网织红细胞明显升高，骨髓处于高增殖代偿状态。临床表现以血瘀为本，气虚湿热为标。经验方②具有补肾健脾，调节阴阳气血治本为主，兼活血养血调节免疫的作用。适用于溶血不发作状态。此阶段网织红细胞降至正常，临床以脾肾亏虚表现为主。

出处 李柳．麻柔教授自身免疫性溶血性贫血治验举隅［J］．中华中医药杂志，2011，26（11）：2618-2620.

【方剂4】唐伟兰经验方

经验方①：茵陈、滑石各30g，生栀子、龙胆、黄芩、生甘草各6g，柴胡、郁金、川楝子、陈皮各10g，茯苓12g。

经验方②：炒白术12g，炒党参、仙鹤草、炙黄芪各30g，当归、茯苓各15g，陈皮、炙甘草各6g，红枣7枚。

经验方③：党参、黄芪各30g，赤芍、白芍、桃仁、丹参各10g，红花、炙甘草各6g，炒白术、茯苓、当归、山药各12g，红枣7枚。

经验方④：熟地黄20g，黄芪30g，山药、杜仲、山茱萸、炒白术、茯苓各12g，肉桂3g，陈皮、炙甘草各6g。

用法与主治 水煎服，每日1剂，早晚各一次温服。此方为浙江省诸暨市人民医院副主任医师唐伟兰的经验方。经验方①具有清热利湿的作用。适用于自身免疫性溶血性贫血湿热内蕴型。经验方②具有补养气血的作用。适用于自身免疫性溶血性贫血气血亏虚型。经验方③具有益气活血的作用。适用于自身免疫性溶血性贫血气虚血瘀型。经验方④具有温补脾肾的作用。适用于自身免疫性溶血性贫血脾肾阳虚型。

出处 唐伟兰，金碧琳．中西医结合治疗自身免疫性溶血性贫血45例疗效观察［J］．浙江中医杂志，2016，51（12）：909.

【方剂5】潘铭经验方

经验方①：水牛角60～120g（先煎），生地黄30g，赤芍10g，牡丹皮10g，茵陈45g，栀子10g，大黄18g，大青叶

15g，金银花15g，金钱草30g，柴胡6g，泽泻15g，丹参15g，生甘草6g。

经验方②：西洋参10g（另煎兑入），熟地黄15g，生地黄30g，红参12g，炒白术10g，当归10g，阿胶15g（烊化），陈皮8g，黄芪30g，赤芍10g，牡丹皮10g，茵陈20g，泽兰叶15g，炙甘草6g。

经验方③：西洋参10g（另煎兑入），水牛角60g（先煎），茯苓15g，当归10g，生地黄30g，泽泻18g，赤芍10g，牡丹皮10g，茵陈24g，栀子10g，黄柏10g，知母10g，鳖甲15g（先煎），枸杞子15g，女贞子15g，墨旱莲15g，地骨皮12g，生甘草6g。

经验方④：熟地黄30g，怀山药30g，红参12g，黄芪30g，制附子（先煎）10g，补骨脂15g，山茱萸12g，茯苓15g，白术15g，仙茅15g，淫羊藿15g，肉桂3g，泽泻30g，陈皮6g，薏苡仁30g，紫河车粉6g（冲服），炙甘草6g。

用法与主治 水煎服，每日1剂，早晚各一次温服。此方为甘肃省名中医、甘肃省肿瘤医院夏小军教授的经验方。经验方①具有清热利湿、凉血活血的作用。适用于免疫性溶血性贫血热壅血瘀型。发病急，病程短，证见面目皮肤发黄，色鲜明，发热，胁胀，腰痛，头晕，口干不欲饮；甚则神志恍惚，尿色如茶或酱油色，大便干，苔黄腻，脉濡数，或舌红，舌边有瘀斑，脉弦滑。经验方②具有益气健脾、活血补血的作用。适用于免疫性溶血性贫血气血亏虚型。发病缓慢，病程长，证见面色萎黄或蜡黄，头晕，心悸，气短，全身乏力，手足心热，尿色淡黄，口唇淡红，苔薄或白腻，脉濡或细数。经验方③具有滋养肝肾、凉血活血的作用。适用于免疫性溶血性贫血肝肾阴虚型。发病急，病情重，使用激素冲击治疗的病程中，证见面目皮肤发黄，发热，心烦，失眠，盗汗，头晕，目眩，耳鸣，腰膝酸软，五心烦热，舌红苔薄或舌苔黄，脉细数。经验方④具有温补脾肾、益气养血的作用。适用于免疫性溶血性贫血脾肾阳虚型。发病慢，病程长，使用免疫抑制剂维持治疗的病程中，证见面色苍白或蜡黄，心悸气短，畏寒肢冷，腰酸腿软，纳呆便溏，小溲清长，倦怠乏力，唇舌色淡，舌质淡胖或有齿痕，脉沉迟。

出处 潘铭，楚文瑛．中西医结合治疗免疫性溶血性贫血67例疗效分析［J］．中医药学报，2010，38（5）：111-113.

【方剂6】叶绪春经验方

茵陈20g，栀子10g，制大黄6g，黄芩6g，甘草6g。

用法与主治 水煎服，每日1剂，早晚各一次温服。此方为贵州省疾病预防控制中心附属医院叶绪春的经验方，具有清热利湿、扶正解毒、养血安胎的作用。适用于母儿血型不合溶血病在妊娠期表现为抗体升高。

加减 如热重于湿，重用黄芩12g，加青蒿或鱼腥草，养阴清热利湿；如湿重于热，加藿香、淡豆豉、白术等芳香化湿，健脾和胃；如气滞较重，加枳壳、陈皮、广木香等行气化滞消胀；如有血瘀，加当归、丹参、益母草等通经活血化瘀；如兼脾肾虚损，胎元失养，加桑寄生、菟丝子、杜仲、艾叶等入肝肾，固肾安胎；如兼寒象表现为寒湿阻滞，去栀子、黄芩，加入党参、黄芪、白术、淫羊藿、制附子等温里助阳，散寒化瘀之品。

出处 叶绪春，李佐祥，曾祥芬，等．加味茵陈蒿汤防治母儿ABO血型不合溶血病的疗效观察［J］．临床合理用药杂志，2012，5（24）：77-78.

多发性骨髓瘤

多发性骨髓瘤（multiple myeloma，MM）是起源于骨髓浆细胞的恶性肿瘤，以浆细胞异常增殖为特征，亦称“浆细胞瘤”等。临床表现为溶骨性损害、骨质疏松、贫血、肾功能不全、高钙血症以及感染等。预后一般较差，引起死亡的主要原因为感染、肾功能衰竭和出血等。本病归属于中医学“骨痹”“骨蚀”“虚劳”“血证”等范畴。

【方剂1】张镜人经验方

经验方①：丹参、赤芍、桃仁、牡丹皮、鸡矢藤、徐长卿、桑枝、地龙、刘寄奴、蛇六谷等。

经验方②：孩儿参、白术、白芍、石斛、麦冬、川续断、补骨脂、狗脊牛膝等。

经验方③：金银花、连翘、生地黄、蒲公英、白花蛇舌草、土大黄等。

用法与主治 水煎服，每日1剂，早晚各一次温服。此方为首批“国医大师”张镜人的经验方。经验方①具有通络活血、疏散邪滞、清热降火的作用。适用于多发性骨髓瘤瘀热阻络型。症见骨痛抽掣，剧烈难忍，不能行动，面色萎黄，脉弦，苔黄腻。经验方②具有益气养阴、补益肝肾的作用。适用于多发性骨髓瘤肝肾气阴亏虚型。症见面色无华，头晕乏力，汗出较多，骨痛酸软，口干，烦渴，五心烦热，腰酸水肿，甚至出现癃闭、关格等危重症，舌胖，苔薄，脉细弱。经验方③具有清营泄热、凉血止血的作用。适用于多发性骨髓瘤热毒炽盛型。症见高热不解、鼻衄等出血症状，口干气促，骨骼酸痛等，舌绛起刺，脉细数。

出处 郭飘婷，吴晴，王松坡．张镜人教授治疗多发性骨髓瘤的经验[J]．世界中医药，2015，10（10）：1549-1551＋1554.

【方剂2】沈一平经验方

经验方①：川芎15g，香附12g，丹参12g，当归9g，熟地黄12g，牛膝12g，杜仲12g，前胡15g，大黄6g，甘草6g。

经验方②：党参15g，黄芪15g，茯苓15g，白术12g，陈皮9g，姜半夏9g，山茱萸9g，熟地黄15g，紫河车15g，泽泻12g。

经验方③：人参12g，麦冬12g，五味子12g，黄芪15g，山药20g，黄精15g，熟地黄15g，女贞子12g，墨旱莲12g，鹿角胶5g，菟丝子9g，甘草9g。

用法与主治 水煎服，每日1剂，早晚各一次温服。此方为浙江省中医院血液科沈一平教授的经验方。经验方①具有祛瘀解毒的作用。适用于多发性骨髓瘤瘀毒内结型。症见骨痛，刺痛难忍，夜间明显，面色晦暗，目圈发黑，伴或不伴发热、皮肤瘀斑瘀点、血液高黏滞综合征等症状，舌紫暗无苔，脉紧涩。经验方②具有健脾补肾的作用。适用于多发性骨髓瘤脾肾亏虚型。症见骨痛绵绵、面色㿠白、食少纳呆、腹胀或腹泻、小便量少、下肢水肿等症状，舌淡胖，苔白，脉濡缓。经验方③具有益气养阴的作用。适用于多发性骨髓瘤气阴两虚型。症见腰膝酸软，头晕乏力，五心烦热，口燥咽干，心悸，纳呆，排便困难，舌淡少苔或无苔，脉细数。

加减 经验方①：若有血小板减少则慎用活血祛瘀药，酌情加用止血药；若热毒内盛，可合用清瘟败毒饮加减。

出处 马丽，沈一平，周郁鸿．沈一平主任治疗多发性骨髓瘤的临床经验［J］．黑龙江中医药，2014，43（4）：32-33.

【方剂3】夏小军经验方

经验方①：熟地黄15g，山茱萸15g，女贞子15g，墨旱莲15g，枸杞子15g，山药15g，麦冬15g，怀牛膝12g，杜仲12g，鸡血藤15g，虎杖20g，大青叶15g，黄柏10g，甘草6g。

经验方②：黄芪30g，人参（另煎）15g，当归15g，阿胶（烊化）10g，熟地黄15g，山茱萸15g，山药15g，炒白术10g，鸡血藤15g，虎杖15g，怀牛膝12g，大青叶20g，炙甘草10g。

经验方③：水牛角（先煎）30g，生石膏（先煎）30g，知母20g，生地黄15g，牡丹皮15g，黄芩10g，连翘15g，大青叶20g，玄参15g，虎杖20g，鸡血藤15g，虎杖15g，怀牛膝12g，炙甘草10g。

经验方④：生牡蛎（先煎）30g，丹参20g，制半夏15g，浙贝母15g，玄参15g，莪术15g，枳壳10g，夏枯草15g，鸡血藤15g，虎杖15g，大青叶15g，延胡索12g，山楂10g，桂枝6g。

经验方⑤：制附子（先煎）10g，桂枝6g，黄芪20g，党参15g，当归15g，炒白术10g，菟丝子15g，淫羊藿15g，吴茱萸15g，枸杞子15g，鸡血藤15g，怀牛膝10g，大青叶15g，炙甘草10g。

用法与主治 水煎服，每日1剂，早晚各一次温服。此方为甘肃省名中医，甘肃中医学院夏小军教授的经验方。经验方①具有滋补肝肾、活络止痛的作用。适用于多发性骨髓瘤肝肾阴虚型。症见骨骼疼痛，腰膝痠痛不止，肢体屈伸不利，头晕耳鸣，低热盗汗，骨蒸潮热，五心烦热，口渴咽干，舌质暗红或有瘀斑，苔少，脉弦细数。经验方②具有益气养血，兼清毒瘀的作用。适用于多发性骨髓瘤气血两虚型。症见筋骨疼痛，绵绵不止，遇劳加剧，面色苍白，头晕目眩，神倦乏力，心悸气短，自汗，或皮下瘀点瘀斑，舌质胖，苔薄白或少苔，脉沉细无力。经验方③具有清热败毒、凉血散瘀的作用。适用于多发性骨髓瘤热毒炽盛型。症见骨痛剧烈不止，烦躁不安，高热神昏，心悸气促，胸胁疼痛，或咳吐黄痰，口渴饮冷，或齿鼻衄血，肌肤发斑，舌质深红或绛，苔黄厚腻或无苔，脉虚大而数。经验方④具有涤痰散结、化瘀解毒的作用。适用于多发性骨髓瘤痰毒瘀阻型。症见腰背四肢剧痛，固定不移，拒按，或兼头痛，胸胁疼痛，痛处有大小不等的肿块，或胁下癥块，面色苍黄而暗，倦怠乏力，脘腹胀满疼痛，纳食不佳，舌质淡紫或有瘀点瘀斑，苔腻，脉弦滑或沉细涩。经验方⑤具有温补脾肾、益气养血的作用。适用于多发性骨髓瘤脾肾阳虚型。症见腰膝痠软疼痛，骨痛或有包块，面色苍白无华，形寒肢冷，神疲乏力，小便清长，大便溏薄，四肢水肿，或心悸气短，气喘不能平卧，舌质淡胖，苔薄或白滑，脉沉细。

加减 经验方①：阴虚症状较甚者，加生晒参以益气养阴；阴虚火旺症状明显者，加龟甲胶、知母、生地黄以滋阴清热；伴血虚者，加当归、白芍、龙眼肉以滋补阴血；瘀血征象明显者，加丹参、莪术、红花以活血祛瘀；疼痛症状明显者，加木瓜、川续断、桑寄生以强筋壮骨止痛。经验方②：兼阴虚者，人参易为生晒参，加女贞子、墨旱莲以益气养阴，补益肝肾；兼阳虚者，人参易为红参，加制附子、桂枝、淫羊藿以温肾壮阳；瘀血征象明显者，加丹参、莪术、郁金以活血化瘀，行气止痛；疼痛症状明显者，加木瓜、川续断、桑寄生以强筋壮骨止痛；伴出血者，加仙鹤草、墓回头、茜草以凉血活血止血。经验方③：神昏谵语者，可选择应用中成药“凉开三宝”，或用中成药清开灵注射液静脉滴注，以开窍醒神；出血症状明显者，加仙鹤草、三七、墓回头、赤芍以凉血活血止血，或加服云南白药以止血化瘀；骨痛剧烈难忍者，加乳香、没药、延胡索以活血化瘀止痛；阴伤口渴明显者，加麦冬、天花粉以养阴生津止渴；咳吐黄痰明显者，加鱼腥草、竹沥以清肺止咳化痰。经验方④：若痰瘀互结，伤及气阴者，加黄芪、党参、沙参、麦冬以益气养阴；血虚症状明显者，加熟地黄、阿胶以滋补阴血；纳差者，加神曲、炒麦芽以健胃消食；瘰疬痰核明显者，加昆布、海藻、胆南星以化痰消肿，软坚散结；胁下癥块肿大明显者，可加服中成药鳖甲煎丸以活血消癥，消补兼施。经验方⑤：骨痛症状明显者，加乳香、没药、延胡索以行气活血，舒筋止痛；水肿明显者，加茯苓、猪苓、泽泻以利水消肿；大便溏稀者，加砂仁、肉豆蔻以温脾止泻；畏寒肢冷明显者，去桂枝，加肉桂、干姜以温阳散寒；兼恶心呕吐者，加大黄、陈皮、竹茹以化浊降逆止呕；气喘不能平卧者，加五味子、蛤蚧、补骨脂以补肾纳气，降逆平喘。

出处 夏小军，段赟．中医药治疗多发性骨髓瘤的思路与方法[J]．西部中医药，2015，28（12）：47-49.

【方剂 4】温成平经验方

黄芪、白术、茯苓、杜仲、补骨脂、熟地黄、金银花、白花蛇舌草、半枝莲、石见穿、全蝎等。

用法与主治 水煎服，每日 1 剂，早晚各一次温服。此方为浙江中医药大学温成平教授的经验方，具有益肾解毒泌浊的作用。适用于多发性骨髓瘤。

加减 便秘者加川厚朴、制大黄、枳实等；骨痛甚者加制川乌（先煎）、露蜂房、牛膝等；瘀血兼血虚者加川芎、当归、赤芍等；瘀血严重者加桃仁、红花、水蛭等；脾虚纳差者加佛手、鸡内金等。

出处 杨莎莎，温成平．温成平教授治疗多发性骨髓瘤经验[J]．甘肃中医药大学学报，2017，34（2）：32-34.

【方剂 5】甘欣锦经验方

经验方①：黄柏，熟地黄，女贞子，枸杞子，菟丝子，蛇六谷，蛇莓，白花蛇舌草，牡丹皮。

经验方②：黄芪，当归，女贞子，枸杞子，菟丝子，蛇六谷，蛇莓，白花蛇舌草，仙鹤草，鸡血藤，甘草。

经验方③：川芎，桃仁，红花，当归，牛膝，女贞子，枸杞子，菟丝子，蛇六谷，蛇莓，白花蛇舌草，透骨草，补骨脂，骨碎补。

经验方④：制附子，白术，茯苓，芍药，女贞子，枸杞子，菟丝子，蛇六谷，蛇莓，白花蛇舌草，透骨草，补骨脂，骨碎补。

用法与主治 水煎服，每日1剂，早晚各一次温服。此方为上海中医药大学附属龙华医院甘欣锦主任医师的经验方。经验方①具有补益肾精，佐以解毒的作用。适用于多发性骨髓瘤肾亏毒蕴型。多表现腰膝酸软，神疲乏力，遇劳加重，或头晕，余无所苦，舌红苔薄黄，脉沉细。临床多见于MM平台期、缓解期无贫血、肾损、骨质破坏者。经验方②具有补肾健脾、养血解毒的作用。适用于多发性骨髓瘤肾亏血虚毒蕴型。患者多表现面色无华，头晕乏力，腰膝酸软，心悸气短，活动尤甚，食少纳减，舌淡胖或边有齿印，苔薄白，脉细弱。临床多见于MM出现贫血、化疗后骨髓抑制者。经验方③具有补肾化瘀解毒的作用。适用于多发性骨髓瘤肾亏瘀毒型。症见头晕耳鸣，神疲乏力，胸肋腰痛，固定不移，舌暗红或有瘀斑，苔薄，脉细数。临床多见于MM有骨质破坏者。经验方④具有补肾健脾，利水解毒的作用。适用于多发性骨髓瘤肾亏毒蕴水停型。患者多症见面色萎黄，头晕耳鸣，神疲乏力，下肢水肿，舌淡胖，苔薄白，脉沉细。临床多见于MM兼有肾功能不全、低蛋白血症者。

加减 若夹有肿块不消者加莪术、夏枯草、山慈菇；若心烦不安甚者加栀子、合欢皮；若精神恍惚，悲伤欲哭者加甘麦大枣汤；夜寐不安者加柏子仁、首乌藤（夜交藤）、酸枣仁；食少纳减者加谷芽、麦芽、陈皮、山楂；便秘者加火麻仁、望江南、青黛；皮肤瘙痒者加地肤子、白鲜皮；体虚易汗者，加浮小麦、碧桃干；体虚易感者，加玉屏风汤；若出现骨质破坏，则加用益肾壮骨之品，如补骨脂、骨碎补、透骨草。

出处 汪晶晶，甘欣锦，沈伟，等．多发性骨髓瘤辨治思路［J］．湖北中医杂志，2017，39（2）：45-47.

【方剂6】吴杰经验方

经验方①：杞菊地黄丸合桃红四物汤加减。

经验方②：橘皮竹茹汤、香砂六君子丸、参苓白术散、保和丸为基本方。

经验方③：健脾益肾颗粒（余桂清教授经验方：党参、枸杞子、女贞子、菟丝子、白术、补骨脂等）加莪术、地龙、白花蛇舌草、半枝莲、半边莲、重楼、龙葵等化瘀解毒中药。

经验方④：治肾常用六味地黄汤、知柏地黄汤、麦味地黄汤为基础；治脾常以补中益气汤、六君子汤为主。

用法与主治 水煎服，每日1剂，早晚各一次温服。此方为中国中医科学院广安门医院吴杰主任医师的经验方。经验方①无症状者补肾阴固本，邪盛者则以化痰瘀为主。适用于多发性骨髓瘤化疗前期。经验方②以健脾和胃，通畅气机，降逆止呕法为主。适用于多发性骨髓瘤化疗期间。经验方③以健脾益肾，补髓壮骨，兼化瘀解毒为主。适用于多发性骨髓瘤化疗间歇期。经验方④以培补脾肾，益气健脾，滋阴补肾为主。适用于多发性骨髓瘤维持治疗期。

加减 经验方①：若痰湿重者，可予二陈汤合三仁汤加减。经验方③和经验方④：MM患者常因气虚不能运血而出现瘀血的症状和体征，使尿中蛋白经久不消，缠绵难愈，宜加补血活血之品，用三七可得显效。

出处 吴洁，张丽娜，张晨．多发性骨髓瘤中医治疗临证思路[J]．北京中医药，2015，34（9）：730-731.

【方剂7】倪海雯经验方

经验方①：太子参，怀山药，炙黄芪，灵芝，绞股蓝，枸杞子，浙贝母，紫苏梗，扁豆花，生薏苡仁，紫丹参，当归，清半夏。

经验方②：狗舌草，白花蛇舌草，水红花子，冬凌草，鳖甲，全蝎，桃仁，红花，三七，西洋参，白术，黄芪，麦冬，天冬，女贞子，墨旱莲，炒杜仲，川牛膝。

用法与主治 水煎服，每日1剂，早晚各一次温服。此方为江苏省中医院血液科倪海雯主任医师的经验方。经验方①以健脾和胃、化痰醒神为主，佐以化瘀和络。适用于多发性骨髓瘤化疗期脾胃气虚，痰浊内蕴型。经验方②以化痰解毒祛瘀为主，辅以益气补肾。适用于多发性骨髓瘤化疗间歇期。

加减 两胁疼痛者，当配合延胡索、九香虫、制香附等理气止痛药；若面色萎黄、乏力可加白芍、枸杞子等；腹胀纳呆者可加紫苏梗、扁豆花、焦楂曲、炒谷芽、炒麦芽等消食醒脾；合并咳嗽咳痰等反复不愈者，加枇杷叶、鱼腥草、金荞麦等；腰痛明显加炒杜仲、川牛膝、骨碎补、透骨草等，根据病情灵活选用。

出处 倪海雯，陈晓丽，姜鹏君，等. 中医药治疗多发性骨髓瘤辨治体会［J］. 中医药临床杂志，2017，29（10）：1664-1667.

【方剂8】魏克民经验方

生黄芪，黄精，太子参（男多用），党参（女多用），女贞子（女多用），杜仲，枸杞子，鲜铁皮枫斗，干蟾皮，全蝎，肿节风，山海螺，三叶青，香茶菜，藤梨根，白花蛇舌草，猫爪草，鱼腥草，夏枯草，岩柏，蚤休，山豆根，半枝莲，蛇莓，羊蹄，黄芩，三棱，莪术。

用法与主治 水煎服，每日1剂，早晚各一次温服。此方为浙江中医药大学魏克明教授的经验方，具有补肾益精、补气健脾、扶正祛邪、清热解毒、软坚散结、化瘀通络等作用。适用于多发性骨髓瘤的辨证主方。

加减 肝肾阴虚者，酌加熟地黄、生地黄、怀山药、山茱萸、茯苓、猪苓、芡实、牡丹皮、赤芍、白芍；肾阳虚者，酌加金樱子根、锁阳、金毛狗脊、葫芦巴、淫羊藿；睡眠欠佳者，酌加五味子、酸枣仁、合欢皮、首乌藤（夜交藤）、制何首乌、珍珠母、灵磁石、柏子仁、益智、明天麻、旋覆花、延胡索；饮食欠佳者，酌加柴胡、枳壳、陈皮、青皮、厚朴、炒鸡内金、炒薏苡仁、炒木香、广郁金、制香附、炒麦芽、炒谷芽、六神曲、广藿香、佩兰、炒白术、白豆蔻、阳春砂；出现出血或有出血倾向者，酌加仙鹤草、淫羊藿、仙茅、鲜（干）芦根、墨旱莲、藕节、白及、茜草、紫草、补骨脂、鸡血藤、菟丝子、肉苁蓉、当归；伴有筋骨不利者，酌加伸筋草、千年健、续断、怀牛膝、僵蚕、钩藤；伴有乙肝或肝硬化腹水者，酌加绵茵陈、焦栀子、秦艽、垂盆草、田基黄、虎杖根、平地木、水红花子、土鳖虫；伴有肾脏损害者，酌加灵芝、石韦、海金沙、白毛藤、瞿麦、萹蓄；伴感冒有痰者，酌加防风、炒白术、野菊花、浙贝母、竹沥、半夏、远志、桔梗、化橘红；伴咳嗽咽痛者，酌加板蓝根、金银花、藏青果、木蝴蝶、胖大海；伴有盗汗者，酌加瘪桃干、糯稻根、浮小麦；伴有糖尿病者，酌加楤木、决明子、制玉竹；伴有高血压者，酌加豨莶草、葛根、甘松、生龙骨、生牡蛎、杭白菊、玉米须；伴有高脂血症者，酌加丹参、当归、焦山楂、绞股蓝；伴有皮肤过敏者，酌加徐长卿、地肤子、蛇床子、白鲜皮、鹿衔草、积雪草、凌霄花、穿山龙、叶下珠、梅花。

出处 符陆帅，魏克民．魏克民治疗多发性骨髓瘤经验［J］．江西中医药大学学报，2014，26（4）：18-20.

骨髓增生异常综合征

骨髓增生异常综合征（myelodysplastic syndrome，MDS）是一种源于造血干/祖细胞水平损伤而产生的克隆性疾病，以难治性全血细胞减少和易转化为急性白血病为特征。患者骨髓呈病态造血，常同时或先后累及红细胞、白细胞及巨核细胞系造血祖细胞，引起周围血红细胞、白细胞及血小板不同程度减少，并由此导致贫血、出血和感染。本病属中医“虚劳”“血证”的范畴。

【方剂1】陈信义经验方

经验方①：益髓颗粒（炙黄芪、党参、丹参、当归、生地黄、熟地黄、阿胶、龟甲胶、红花等）。

经验方②：金银花、连翘、贯众、黄芩、板蓝根、白花蛇舌草、半枝莲、虎杖、浙贝母、雄黄、丹参、鸡血藤、赤芍、三七。

用法与主治 水煎服，每日1剂，早晚各一次温服。此方为北京中医药大学东直门医院陈信义教授的经验方。经验方①以扶正为主，常用健脾补肾治法。适用于低危 MDS 气阴两虚、血瘀内阻型。临床多见疲乏无力，心悸气短，面色萎黄，或见午后颧红、五心烦热、咽干口燥、皮肤瘀斑、瘀点、舌淡红、少苔、脉细等表现。经验方②以清热解毒为主兼有扶正。临床贫血、出血、感染症状加重，极易转变为白血病。

加减 经验方①：滋肾阴常用熟地黄、龟甲、制何首乌、女贞子等；温肾阳可选用补骨脂、菟丝子、鹿角胶、杜仲等；健脾益气常用党参、黄芪、白术、山药、茯苓、黄精等；养血活血常用当归、赤芍、丹参、川芎、益母草等；对于瘀血重的患者，可选用具有破血行血作用的药物，如三棱、莪术、地龙、水蛭、红花、桃仁、穿山龙等。

出处 李洁，陈信义．陈信义教授治疗骨髓增生异常综合征的思路[J]．成都中医药大学学报，2012，35（4）：68-69.

【方剂 2】刘大同经验方

竹节香附（两头尖）15g，白花蛇舌草 30g，黄药子 15g，水蛭 10g，虻虫 10g，黄芪 40g，当归 15g，女贞子 30g，墨旱莲 20g，升麻 15g。

用法与主治 水煎，每天 1 剂，分 2 次口服。小儿剂量酌减。此方为吉林省人民医院刘大同教授的经验方，具有解毒祛瘀、益气养阴的作用。适用于髓毒劳毒瘀互结，气阴两虚证。症见眩晕，头痛，时轻时重，乏力，伴双手抖动、失眠多梦、小便频数、大便不爽、舌质暗、舌下络脉紫暗、苔薄黄、脉弦滑等。

加减 根据患者临床症状以及恢复情况增减药物剂量，对于阴虚重者增加制何首乌、生地黄等药物；对于阳虚重患者增加制附子、肉桂等药物；对于气虚重患者增加红参、党参等药物；对于发热患者增加石膏、知母等药物；对于低热患者增加白薇、银柴胡等药物。

出处 刘奇峰，滕瑛钰，徐亚文．刘大同解毒生血法治疗骨髓增生异常综合征的经验[J]．中西医结合心血管病电子杂志，2014，2（18）：49＋52.

【方剂 3】夏小军经验方

经验方①：黄芪当归补血汤合香砂六君子汤，加鸡血藤、土鳖虫、半枝莲、白花蛇舌草等。

经验方②：十全大补汤加鸡血藤、土鳖虫、补骨脂、半枝莲、白花蛇舌草等。

经验方③：回生Ⅱ号方（天蓝苜蓿、败酱草、龙葵、紫河车粉、太子参、黄芪、当归、半枝莲、白花蛇舌草、茯苓、白芷、生地黄、女贞子、墨旱莲）合八珍汤，加制何首乌、黄精等。

经验方④：初期，回生Ⅰ号方（天蓝苜蓿、败酱草、龙葵、紫河车粉、虎杖、半枝莲、白花蛇舌草、夏枯草、山豆根、仙鹤草、赤芍、白茅根、炙鳖甲、青黛）合黄芪当归汤补血汤；邪毒减退后，回生Ⅲ号方（天蓝苜蓿、败酱草、龙葵、紫河车粉、党参、黄芪、当归、熟地黄、补骨脂、鸡血藤、山茱萸、菟丝子、土茯苓、阿胶）或回生Ⅱ号方加减化裁。

用法与主治 水煎服，每日1剂，早晚各一次温服。此方为甘肃中医学院夏小军教授的经验方。经验方①具有补气生血，兼清毒瘀，鼓邪外出的作用。适用于骨髓增生异常综合征气虚失养、邪毒不实型。此阶段相当于MDS的RA亚型或RARS。气虚症状较为明显，血虚不显，无阴、阳之虚者，此乃邪毒始入尚浅。经验方②具有气血双补，健脾补肾，兼清毒瘀的作用。适用于骨髓增生异常综合征气血不足、邪毒不盛型。此阶段相当于MDS的RAS亚型。症见气病及血，气血两虚现象，阴虚不显，又无阳虚者，此为邪毒内陷不深。经验方③具有益气养阴，解毒化瘀，健脾和胃的作用。适用于骨髓增生异常综合征气血阴虚、邪毒转盛型。此阶段相当于MDS的RAEB亚型。症见气血阴虚，阳虚不露。此时邪毒内陷已深，伤及骨髓。经验方④初期具有清热败毒，祛瘀化痰，兼以补虚的作用；邪毒减退后具有补气养血，益肾填髓，扶正化毒的作用。适用于骨髓增生异常综合征正气衰败，邪毒炽盛型。此阶段相当于MDS的RAEB-T亚型或RAEB亚型。症见气血阴阳俱虚，正气衰败，不能胜邪，邪毒炽盛，或痰瘀已结。

加减 经验方①：兼食欲不振者加焦三仙；痰湿者，加苍术；水肿者，可加泽泻、车前子；黄疸者，加茵陈。经验方②：兼瘰疬、痰核者，加清半夏、夏枯草、昆布；腹泻便溏者，去半枝莲、白花蛇舌草，加炒山药、砂仁；兼失眠多梦者，加酸枣仁、茯神。经验方③：兼虚热者，加地骨皮、知母、银柴胡；恶心呕吐明显者，加制半夏、竹茹、生姜；肝功损害者，合茵陈五苓散；并发鹅口疮者，加黄连、栀子、肉桂。经验方④：初期高热不退者，加生石膏、知母、黄芩；出血甚者，加紫草、茜草、大蓟、小蓟；胁下痞块者，加丹参、三棱、莪术、红花；颈项、腋下及胯腹瘰疬痰核者，加制半夏、胆南星、浙贝母；骨痛明显者，加瓜蒌、薤白、牛膝。邪毒减退后：血虚较重者，酌加龟甲胶、制何首乌；阳虚较重者，酌加鹿角胶、肉桂；并发鹅口疮者，酌加黄连、栀子、肉桂。

出处 李雪松，夏小军，段赟．夏小军教授四步辨治骨髓增生异常综合征经验总结［J］．中医临床研究，2015，7（6）：9-11.

【方剂4】梁冰经验方

参芪四物汤加补骨脂、淫羊藿、巴戟天、锁阳、黄精、枸杞子、紫河车、鹿角胶等药味。

用法与主治 水煎服，每日1剂，早晚各一次温服。此方为广东省中医院血液科梁冰主任医师的经验方，具有健脾补肾活血的作用。适用于骨髓增生异常综合征。

加减 若中气不足、功能低下者，加升麻、陈皮、山药健运中气，其中山药健脾补肾，其所含的植物胶原蛋白对于保护胃黏膜有良好作用。若脾肾亏虚较甚，大便每日4～5次者，加补骨脂10g，肉豆蔻10g，吴茱萸5g，五味子10g；若虚寒甚，四肢逆冷者，加炮附片10g，炮姜10g，以上药物不但能改善脾肾阳虚症状，亦可助阳化血，促使血红蛋白上升。若肝脾大、癥瘕痞块者，加醋鳖甲20g（先煎），丹参30g软坚散结、活血化瘀。

出处 李琤，胡永珍，李达，等．梁冰治疗骨髓增生异常综合征经验［J］．中医杂志，2015，56（16）：1369-1371.

【方剂5】麻柔经验方

经验方①：青黄散（青黛与雄黄之比为6：4）。

经验方②：生、熟地黄各15g，山药10g，山茱萸10g，牡丹皮10g，茯苓20g，泽泻10g，萆薢20g，女贞子20g，黑桑椹30g，补骨脂15g，菟丝子15g，制何首乌20g，太子参30g，炒白术10g，生姜10g，大枣10枚。

用法与主治 经验方①：小剂量，每日或隔日1次，每次晚饭后立即服1粒（0.4g）。经验方②：长疗程，疗程一般半年以上，长达数年，有的患者甚至终身用药，疗效巩固，尽可能减少停药复发的风险。此方为中国中医科学院西苑医院麻柔教授的经验方。经验方①具有解毒活血、消积化瘀的作用。适用于骨髓增生异常综合征毒瘀互结型。经验方②具有健脾补肾的作用。适用于骨髓增生异常综合征脾肾亏虚型。

加减 肾阳虚为主者加用温阳药，如制附子（先煎）10g、桂枝10g、巴戟天10g、鹿角胶10g等；肾阴虚为主者加滋养肝肾药，如枸杞子20g、墨旱莲20g、白芍10g等；伴口腔溃疡加砂仁10g，黄柏10g以引火归原；伴月经不调者加益母草30g，当归10g以活血化瘀调经；伴大便稀溏、舌苔腻者先用半夏泻心汤调理肠胃。

出处 郑春梅，麻柔．麻柔诊治骨髓增生异常综合征经验［J］．中国临床医生杂志，2015，43（10）：86-87.

【方剂6】刘宝文经验方

经验方①：八珍汤加减。

经验方②：补髓生血冲剂（党参20g，黄芪30g，菟丝子、炙甘草各15g，杜仲20g，山药、补骨脂各15g，马齿苋20g等）加桑椹、黄精。

经验方③：补髓生血冲剂加黄药子、山慈菇、鸡血藤、莪术。

经验方④：银翘白虎汤合五味消毒饮加减。

用法与主治 水煎服，每日1剂，早晚各一次温服。此方为辽宁中医药大学刘宝文教授的经验方。经验方①适用于骨髓增生异常综合征气血两虚型。症见面色苍白，口唇色淡，头晕耳鸣，神疲乏力，动辄尤甚，失眠多梦，舌淡苔白，脉虚大无力。经验方②适用于骨髓增生异常综合征肾精亏虚型。症见面色少华，头晕乏力，腰膝酸软，耳鸣健忘，小便清长，脉细弱或尺脉虚大；偏于肾阳虚者，兼有形寒肢冷，腰膝酸软，面浮肢肿，夜尿频，纳呆腹胀，大便溏，轻微出血，舌胖淡；偏肾阴虚者，兼有潮热盗汗、五心烦热，口干便结，出血明显，舌淡红少苔，脉细数无力。经验方③适用于骨髓增生异常综合征痰瘀交阻型。症见面色晦暗，口唇淡暗，皮肤黏膜瘀点、瘀斑，腹内包块，或胸骨疼痛，或痰核瘰疬，舌质暗淡，苔白腻，脉沉涩或濡细。经验方④适用于骨髓增生异常综合征热毒炽盛型。症见憎寒壮热或高热不已，头痛身疼，口渴喜饮，烦躁不宁，大便干结，小便短黄赤，舌暗红或舌边尖红，苔黄，脉大数无力者。

加减 经验方②：偏阳虚酌加鹿角胶、淫羊藿；偏阴虚加山药、生地黄、龟甲胶。

出处 宋文杰．刘宝文教授治疗骨髓增生异常综合征临床经验［J］．辽宁中医药大学学报，2012，14（6）：132-133.

【方剂7】胡晓梅经验方

雄黄 0.12g、青黛 0.28g 合六味地黄汤合香砂六君子汤加减。

用法与主治 雄黄、青黛研末装胶囊，每粒 0.4g，每日 1 粒，饭后服用。此方为中国中医科学院主任医师胡晓梅经验方，具有温阳化毒的作用。适用于阳虚寒积、寒毒久伏为基本病机的骨髓增生异常综合征。

出处 宋敏敏，王月，方苏等．胡晓梅温阳化毒治疗骨髓增生异常综合征经验［J］．中国中医药信息杂志，2014，21（8）：109-111.

【方剂8】徐瑞荣经验方

雄黄、青黛、三七粉三药冲服，加淫羊藿、补骨脂、熟附子、鹿角片、生黄芪、党参、熟地黄、生地黄、当归、山茱萸、炒杜仲、怀牛膝、白术、白芍、菟丝子、黄精、龟甲胶、阿胶、黄芩等。

用法与主治 具体用药方法：雄黄 0.2g、青黛 0.3g、三七粉 3g，三药水冲服，日 1 次，10 天为 1 个疗程，每个疗程后停药 5 天左右进行再次用药。此方为山东中医药大学徐瑞荣教授的经验方，具有清解邪毒，活血化瘀，补益脾肾的作用。适用于骨髓增生异常综合征。

出处 解荣燕，徐瑞荣．徐瑞荣治疗骨髓增生异常综合征经验［J］．山东中医药大学学报，2015，39（1）：60-62.

【方剂9】黄韬经验方

熟地黄 20g、黄精 30g、黄芪 20g、党参 15g、白术 10g、白花蛇舌草 30g、半枝莲 30g 等。

用法与主治 水煎服，每日 1 剂，早晚各一次温服。此方为上海中医药大学附属岳阳中西医结合医院黄韬医师的经验方，具有益髓解毒的作用。适用于骨髓增生异常综合征 RA 型髓枯气血匮乏为本，热毒内伏为标的主要病机。

加减 对精血亏虚明显，贫血严重者加鹿角胶、阿胶、龟甲胶、炙鳖甲等血肉有情之品；对阴损及阳，阳虚倦怠者佐以菟丝子、巴戟天等温阳之品；对伴有痰热者加黄芩、黄连、炒杏仁、芦根等清热化痰；对热毒明显者加水牛角、赤芍、生地黄、牡丹皮、蒲公英、鱼腥草等清热化痰；对伴有皮肤紫癜、齿、鼻等出血指征者加茜草根、仙鹤草、三七粉、藕节等止血不留瘀之品；对久病、热毒余邪伤胃气者，用淡竹茹、紫苏梗、陈皮、炒麦芽等和胃助消之品。

出处 田胜利，黄韬．益髓解毒方治疗骨髓增生异常综合征 RA 型经验［J］．上海中医药杂志，2003，37（12）：17-18.

原发性骨髓纤维化

原发性骨髓纤维化是一种不明原因的骨髓增殖性疾病，临床以幼粒、幼红细胞性贫血、脾脏显著肿大、骨髓干抽和骨质硬化为特征。本病属中医学“积聚”“虚劳”“癥积”“血证”等范畴。

【方剂 1】杨文华经验方

经验方①：膈下逐瘀汤合小柴胡汤加减。

经验方②：大柴胡汤加减。

经验方③：金匮肾气丸加减。

经验方④：一贯煎加减。

经验方⑤：八珍汤合化积丸加减。

用法与主治 水煎服，每日 1 剂，早晚各一次温服。此方为天津中医药大学杨文华教授的经验方。经验方①具有活血化瘀、理气止痛的作用。适用于骨髓纤维化气滞血瘀型。症见胁下积块，固定不移，质韧，胁肋胀痛，烦躁易怒，善太息，嗳气，食欲不振，舌质暗红，苔薄白，脉弦涩。经验方②具有清热利湿、化瘀解毒的作用。适用于骨髓纤维化湿毒内蕴型。症见胁下积块，腹满纳呆，口苦黏腻，或身目发黄，尿赤，大便干结，舌质红、苔黄腻，脉弦滑。经验方③具有温补脾肾、活血化瘀的作用。适用于骨髓纤维化脾肾阳虚夹瘀型。症见胁下积块，食欲不振，面色㿠白，颜面及四肢水肿，腹部膨隆，腰膝酸冷，小便清长，大便稀溏，舌胖大有齿痕，质暗红或淡白，苔白滑，脉沉细。经验方④具有滋补肝肾、活血化瘀的作用。适用于骨髓纤维化肝肾阴虚夹瘀型。症见胁下积块，固定不移，质硬，潮热盗汗，五心烦热，乏力口干，腰膝酸软，舌边尖红，苔少，脉细涩。经验方⑤具有益气养血、活血化瘀的作用。适用于骨髓纤维化气血两虚夹瘀型。症见胁下积块，面色㿠白或晦暗无华，神疲乏力，气短，舌质暗红或淡白，苔白，脉弱。

加减 经验方①：纳呆明显者加砂仁、鸡内金、焦山楂、焦神曲、焦麦芽，情绪易怒者加川楝子、延胡索。经验方②：合并身目发黄者加茵陈、栀子，尿赤者加猪苓、金钱草、茯苓，合并头晕目眩者加天麻、钩藤等。经验方③：若水肿明显者，可加猪苓、车前子、大腹皮利水消肿；腹痛明显者加川楝子、延胡索、白芍疏肝缓急止痛。经验方④：盗汗明显者加浮小麦、牡蛎收敛止汗；出现出血、皮下紫癜加仙鹤草、侧柏炭、棕榈炭；乏力明显者加女贞子、墨旱莲、枸杞子。经验方⑤：若合并失眠不寐加柏子仁、远志、酸枣仁；合并纳呆反酸加海螵蛸、海浮石。

出处 王鸣，杨文华．杨文华辨治骨髓纤维化经验［J］．河南中医，2017，37（10）：1718-1721.

【方剂2】邓成珊经验方

经验方①：脾虚者多以当归补血汤、四君子汤，肾虚者则以六味地黄丸、二至丸等，配合应用抗骨纤汤（丹参15g，川芎10g，赤芍15g，桃仁10g，炙鳖甲15g，莪术15g，半枝莲30g，苦参12g，枳壳10g，郁金12g）。

经验方②：抗骨纤汤加白花蛇舌草、蛇莓、龙葵等。

用法与主治 水煎服，每日1剂，早晚各一次温服。此方为国家级名老中医药专家邓成珊教授的经验方。经验方①具有补益脾肾、活血化瘀的作用。适用于骨髓纤维化脾肾亏虚为主者。症见面色无华，神疲乏力，纳差消瘦，头晕心悸，腰膝酸软，血象可见三系均明显降低。经验方②具有活血解毒、软坚散结的作用。适用于骨髓纤维化以瘀毒内结为主者。症见胁下积块，胀满疼痛，面红唇暗，或有发热，或伴骨痛，血象多可维持在正常范围，或有所升高。

加减 临床症见纳呆者可加焦三仙，骨痛明显者加延胡索、豨莶草、青风藤等；伴有黄疸、肝功能异常者加茵陈、金钱草、垂盆草等；血小板数值低者加黄柏，白细胞计数偏低者可加鸡血藤；血象显著降低者可配合服用益肾生血片；脾大且血象不甚低者可给予青黄胶囊；脾大质硬者可酌情服用含有土鳖虫、虻虫、水蛭、蛴螬等多种虫类药的大黄䗪虫丸以消蚀“干血”，有效缩脾。

出处 季菲，肖海燕，胡晓梅．邓成珊攻补兼施治疗原发性骨髓纤维化经验［J］．世界中医药，2015，10（7）：1026-1029.

【方剂 3】周郁鸿经验方

经验方①：白虎汤加减；白虎加人参汤加减。

经验方②：清营汤；犀角地黄汤。

经验方③：茜根散。

经验方④：归脾汤加减；桃红四物汤加减。

用法与主治 水煎服，每日 1 剂，早晚各一次温服。此方为浙江中医药大学周郁鸿教授的经验方。经验方①适用于原发性骨髓纤维化症，病在气分，热盛而无瘀斑、瘀点患者。若津气未伤，采用白虎汤加减；津气已伤，则选白虎加人参汤。经验方②适用于原发性骨髓纤维化症，病在血分，热盛而有瘀斑、瘀点患者。若斑点隐隐，以清营汤为主方；斑色紫黑甚或热甚动血，方选犀角地黄汤。经验方③适用于原发性骨髓纤维化症阴虚火旺型。症见热不盛而有瘀斑、瘀点者。经验方④适用于原发性骨髓纤维化症，无发热而有瘀斑、瘀点患者。若为气不摄血所致，方予归脾汤加减；瘀血阻络，用桃红四物汤加减。

出处 温晓文，吴迪炯，叶宝东．周郁鸿教授中医辨证治疗原发性骨髓纤维化症经验［J］．甘肃中医学院学报，2014，31（4）：18-20.

【方剂 4】黄世林经验方

沙参 20～30g，生地黄 20g，麦冬 20～30g，玄参 20～30g，炙鳖甲 15～20g，紫苏子 20～30g，党参 20～30g，茯苓 15～20g，白术 30～60g，甘草 5～10g，丹参 20～30g。

用法与主治 水煎服，每日 1 剂，早晚各一次温服。此方为全军“首席名师”黄世林教授的经验方，具有滋阴清热，补肾益精，兼活血化瘀，健脾益气的作用。适用于热瘀伤阴型原发性骨髓纤维化。

加减 腹胀，加陈皮10～15g，姜半夏20～30g；易汗出，加黄芪30g，防风10g；脾区隐痛，加赤芍20g，柴胡10g。

出处 孙淑君，向阳，黄世林．中药为主治疗原发性骨髓纤维化4例长期疗效观察［J］．中国中医药信息杂志，2010，17（6）：76-77.

【方剂5】刘清池经验方

醋鳖甲，熟大黄，三棱，桃仁，水蛭，熟地黄，紫河车。

用法与主治 配伍比例为6∶2∶3∶8∶8∶3∶1，制成水丸。此方为石家庄平安医院血液科刘清池教授的经验方，具有活血化瘀生新、软坚散结的作用。适用于气滞血瘀，痰瘀互结型原发性骨髓纤维化。

加减 贫血明显者给予四物汤加减：熟地黄20g，当归20g，川芎20g，白芍20g；食少纳呆者给予砂仁10g，炒山楂、炒神曲、炒麦芽各10g；皮肤出血点或牙龈、鼻腔偶有出血者给予蒲黄20g，仙鹤草20g，花蕊石10g，三七粉5g（冲服）；气虚者给予党参20g，茯苓20g，白术20g，枳壳10g。

出处 刘清池，马传宝，李建英，等．鳖甲生血丸治疗原发性骨髓纤维化患者120例临床观察［J］．中医杂志，2014，55（8）：677-680.

【方剂6】唐由君经验方

经验方①：黄芪45g，当归12g，党参30g，白术12g，川芎15g，红花9g，赤芍12g，枳实12g，莪术12g，枸杞子15g，菟丝子12g，丹参15g，莱菔子9g，甘草6g。

经验方②：党参15g，白术15g，茯苓10g，当归10g，生地黄20g，白芍20g，川芎10g，黄芪30g，补骨脂12g，菟丝子15g，墨旱莲15g，枸杞子15g，麦冬15g，砂仁6g，甘草6g。

经验方③：黄芪30g，西洋参9g，白术9g，当归9g，五味子9g，三七粉（冲服）9g，阿胶10g（烊化），枸杞子18g，茜草12g，白茅根30g，甘草6g。

用法与主治 水煎服，每日1剂，早晚各一次温服。此方为山东中医药大学附属医院唐由君主任医师的经验方。经验方①具有化瘀散结、益气养血的作用。适用于原发性骨髓纤维化瘀血内阻，气血两虚型。患者以肝脾大引起的腹部不适为主要症状，或胀，或痛，或恶心呕吐。经验方②具有健脾补肾、培补气血的作用。适用于原发性骨髓纤维化气血不足，脾肾双亏型。患者以贫血、乏力等气血亏虚的症状为临床主诉。经验方③具有补脾摄血、益气养血的作用。适用于原发性骨髓纤维化气虚不摄，血溢脉外型。症见衄血、吐血、便血、紫斑等。

出处 唐由君，魏鑫凤．中医药治疗原发性骨髓纤维化的思路与方法［J］．中医杂志，2005，16（8）：624-625.

恶性淋巴瘤

恶性淋巴瘤分为霍奇金淋巴瘤和非霍奇金淋巴瘤两大类，是一组原发于淋巴结或者其他器官淋巴造血组织的恶性肿瘤，通常以实体瘤形式生长。其临床表现以无痛性、进行性淋巴结肿大最为典型，常伴有发热、肝脾大、出血、消瘦等症状。本病属于中医学“阴疽”“恶核”“石疽”“痰核”等范畴。

【方剂1】朱良春经验方

经验方①：丹参、蟾蜍、明矾、青黛、大黄、制马钱子、全蝎、蜈蚣各30g，牵牛子、甘遂、乳香、没药各50g，水蛭20g。

经验方②：全蝎、蜈蚣、水蛭、雄黄、枯矾、血竭各30g，乳香、没药、天花粉各60g，朱砂粉、炉甘石、白硇砂、苏合香油、硼砂、白及各15g，轻粉2g。

用法与主治 经验方①为消瘤止痛方，研细粉，醋调适量外敷肿大淋巴结。经验方②为内服经验方，共研细末，水泛绿豆大小药丸，每次服2～10丸，每日3次。此经验方为国医大师朱良春的经验方。适用于恶性淋巴瘤患者。

出处 何峰，舒鹏，朱婉华．朱良春辨治恶性淋巴瘤学术经验管窥［J］．中医杂志，2018，59（20）：1726-1729.

【方剂2】林洪生经验方

经验方①：人参、当归、黄芪、白术、生地黄、熟地黄、山药、茯苓、白芍、女贞子、墨旱莲、菟丝子、枸杞子、杜仲等。

经验方②：柴胡、香附、青皮、夏枯草、浙贝母、僵蚕、生牡蛎、鳖甲、三棱、莪术、露蜂房、预知子、徐长卿、龙葵、苦参、蛇莓、藤梨根等。

用法与主治　水煎服，每日1剂，早晚各一次温服。此方为中国中医科学院广安门医院林洪生教授的经验方。经验方①具有益气健脾和胃、补益肝肾的作用。适用第一阶段包括患者化疗前、化疗中及化疗后2个月内。经验方②在益气健脾和胃、补益肝肾的基础上，采取化痰散结、清热解毒、理气化瘀等治法。适用于第二阶段包括患者化疗后满2个月，病情稳定期。

加减　第一阶段还应视患者的身体恢复情况适当加1～3味化痰散结药，控制肿瘤，防止复发和转移。

出处　陈卫建，吴文君．林洪生治疗恶性淋巴瘤经验[J]．浙江中西医结合杂志，2016，26（7）：600-602.

【方剂3】林丽珠经验方

猫爪草，夏枯草，浙贝母，桔梗，茯苓，桃仁，土鳖虫。

用法与主治　水煎服，每日1剂，早晚各一次温服。此方为广州中医药大学第一附属医院林丽珠教授的经验方，具有理气化痰、祛瘀解毒散结的作用。适用于痰瘀并重之恶核病。

加减　寒痰凝滞者加桂枝、菟丝子、威灵仙等温阳散结；气郁痰结者加柴胡、芍药、枳壳、香附、八月札、北杏仁等理气通络；湿毒内蕴者加连翘、蒲公英、土茯苓、白花蛇舌草、鱼腥草等解毒化湿；脾气虚弱者加黄芪、党参、白术、薏苡仁、云茯苓等补气健脾；肝肾阴虚者加牡丹皮、女贞子、墨旱莲、天花粉、麦冬、葛根等滋补肝肾；痰瘀互结较重者加皂角刺、法半夏、山慈菇、海藻、昆布、牡蛎等软坚散结；癥积肿块者加丹参、莪术、红花等活血化瘀；顽痰难消者加僵蚕、守宫、地龙、露蜂房等虫类药物以搜痰剔络、攻坚破结。

出处 肖志伟．林丽珠教授治疗恶性淋巴瘤经验［J］．湖南中医杂志，2010，26（3）：46-47.

【方剂4】扈晓宇经验方

党参40g，黄芪160g，夏枯草50g，浙贝母30g，连翘20g，煅牡蛎60g（先煎），乳香10g，没药10g，鸡血藤60g，红藤40g，三棱45g，莪术60g。

用法与主治 水煎服，每日1剂，早晚各一次温服。此方为成都中医药大学临床医学院扈晓宇教授的经验方，具有益气健脾、活血通络的作用。适用非霍奇金淋巴瘤。

加减 脾肾阳虚者加制附子、仙茅、淫羊藿等温阳补肾；瘀血重者，加用丹参、桃仁、红花等；痰湿重者用薏苡仁、白豆蔻；寒湿明显者重用制附子、干姜等；肝肾阴虚加阿胶、龟甲胶、酸枣仁等；气血两虚用生晒参、当归、大枣；若有血热之象则加青黛、赤芍、仙鹤草等。

出处 高舒迪，魏超，张扬，等．非霍奇金淋巴瘤辨治经验［J］．中医杂志，2013，54（11）：973-974.

【方剂5】杨淑莲经验方

经验方①：柴胡10g，川芎10g，枳壳10g，香附10g，陈皮15g，青皮10g，白芍15g，清半夏10g，生牡蛎30g，玄参15g，浙贝母10g，夏枯10g，白术10g，山慈菇6g，甘草10g。

经验方②：熟地黄10g，肉桂6g，麻黄6g，鹿角胶（烊化）15g，芥子10g，炮姜5g，白术15g，生牡蛎30g，玄参10g，海藻10g，夏枯草10g，山慈菇6g。

经验方③：三棱10g，莪术10g，当归15g，木香10g，茯苓15g，白术20g，陈皮15g，法半夏15g，猫爪草15g，芥子20g，牡蛎30g，川芎10g，海藻15g，玄参15g，山慈菇6g，白花蛇舌草15g。

经验方④：知母12g，黄柏12g，生地黄15g，山茱萸15g，茯苓20g，牡丹皮15g，青蒿15g，鳖甲（先煎）30g，龟甲（先煎）15g，僵蚕10g，猫爪草15g，丹参30g，山慈菇15g，夏枯草10g，桑寄生30g。

经验方⑤：香附10g，浙贝母10g，人参（先煎）10g，陈皮20g，茯苓15g，炙黄芪20g，白术15g，熟地黄15g，赤芍15g，当归15g，川芎10g，半枝莲15g，黄药子10g，甘草6g，夏枯草15g，白花蛇舌草20g。

用法与主治 水煎服，每日1剂，早晚各一次温服。此方为河北省首届名医杨淑莲教授的经验方。经验方①具有理气开郁、化痰解毒的作用。适用于气郁痰凝型淋巴瘤。症见颈项、腋下瘰疬，无痛不痒，皮色不变，胸胁或脘腹胀痛，或兼头胀眩晕，精神抑郁，消瘦乏力，口苦咽干，食少纳呆，大便干结，舌质淡红或暗，苔白或腻，脉弦滑。经验方②具有温化寒痰、软坚散结的作用。适用于寒痰凝滞型淋巴瘤。症见颈项、腋下、鼠蹊瘰疬，无痛不痒，皮色不变，坚硬如石，难溃难消，形寒肢冷，恶寒喜暖，或兼头身及胸腹疼痛，神倦乏力，面色少华，小便清利，舌质淡，苔白或腻，脉沉细。经验方③具有化痰消瘀、解毒散结的作用。适用于痰瘀互结型淋巴瘤。症见面色暗黑，乏力，颈项或体表瘰疬，硬实累累，推之不移，隐隐作痛，甚至融合成团块，或见两胁下癥瘕（肝脾大），兼发热，头痛头重，肌肤甲错，脱屑或身目俱黄，口干，胸闷，喘息，咳嗽，咳痰，纳呆，腹痛，痞满鼓胀，大便干结或溏稀，舌质紫暗，或有瘀斑，或有舌体胖大，舌下脉络迂曲，苔白或黄，脉弦或滑数。经验方④具有养阴清热、解毒溃坚的作用。适用于肝肾阴虚型淋巴瘤。症见颈项、耳下、腋下瘰疬，质地坚硬，或腹内结块，形体消瘦，午后低热，五心烦热，盗汗，腰膝痠软，或兼夜寐欠安，心烦易怒，失眠健忘，眩晕耳鸣，午后颧红，两胁疼痛，齿松发脱，舌红或绛，苔薄或少苔，脉细数。经验方⑤具有益气养阴、化痰散结的作用。适用于气血亏虚型淋巴瘤。症见面色㿠白无华，神疲懒言，气短乏力，时觉恶寒或身热，自汗、盗汗，颈项及体表多处瘰疬不断增大，硬实如石，兼心悸，眩晕，语声低微，食少纳呆，失眠多梦，舌淡或淡暗，苔白，脉细数无力或沉细。

加减 经验方①：若盗汗明显者加浮小麦、麻黄根、五味子；口苦、咽干、便干者加龙胆、黄芩。经验方②：气虚者加党参、黄芪；便溏者可加山药、薏苡仁、扁豆。经验方③：发热不退者加生石膏、水牛角、银柴胡；头痛者可分经选用藁本、柴胡、细辛、天麻、独活；黄疸者加茵陈、栀子；皮肤脱屑、瘙痒者加白鲜皮、蝉蜕。经验方④：骨骼酸痛明显者加杜仲、羌活、独活；失眠健忘者加益智、酸枣仁、茯神；潮热盗汗、两胁疼痛者加川楝子、地骨皮、沙参。经验方⑤：若食少纳呆者加焦三仙、枳实、厚朴；衄血或紫癜加仙鹤草、侧柏炭；阴虚明显者加生地黄、沙参、麦冬；发热者可加柴胡、黄芩。

出处 王茂生，李君，孙长勇，等．杨淑莲教授治疗淋巴瘤经验[J]．河北中医，2016，38（1）：8-11.

【方剂6】王沛经验方

经验方①：柴胡15g，黄芩10g，生半夏（先煎）15g，党参20g，牡丹皮15g，当归10g，赤芍15g，白芍15g，夏枯草15g，香附15g，郁金15g，山慈菇15g，甘草5g。

经验方②：熟地黄10g，鹿角胶10g，芥子10g，肉桂6g，炮姜9g，麻黄6g，玄参15g，土贝母15g，浙贝母15g，猫爪草15g，胆南星15g，夏枯草15g，生牡蛎（先煎）15g，甘草10g。

经验方③：土贝母15g，浙贝母15g，生牡蛎（先煎）15g，玄参15g，蒲黄10g，炒五灵脂10g，夏枯草15g，荷叶10g，牡丹皮10g，半枝莲15g，土鳖虫15g，生何首乌（慎用）15g，紫草15g，三棱15g，莪术15g，地龙10g，猪苓20g，茯苓20g。

经验方④：知母15g，黄柏15g，炙龟甲（先煎）30g，炙鳖甲（先煎）30g，生地黄15g，玄参15g，牡丹皮15g，地骨皮15g，夏枯草15g，紫草15g，女贞子15g，墨旱莲15g，生半夏（先煎）15g，生何首乌15g，山茱萸15g。

经验方⑤：生黄芪25g，炙黄芪25g，当归10g，党参15g，香附10g，赤芍15g，白芍15g，熟地黄15g，生地黄15g，夏枯草15g，白花蛇舌草15g，干蟾皮10g，生半夏（先煎）15g，猪苓30g，茯苓30g，补骨脂15g，威灵仙30g，焦三仙各15g。

用法与主治 水煎服，每日1剂，早晚各一次温服。此方为我国著名的中医肿瘤专家，北京中医药大学东方医院王沛教授的经验方。经验方①适用于气郁痰凝型非霍奇金淋巴瘤。症见胸胁胀痛、性情暴躁、口苦咽干、全身淋巴结肿大、无痛或走窜痛、苔白、脉弦滑或缓。经验方②适用于寒痰凝滞型非霍奇金淋巴瘤。症见形寒肢冷、面色㿠白、小便清冷、浅表淋巴结肿大、肿块难消难溃、舌质淡、苔白微腻、脉沉细。经验方③适用于痰热瘀毒型非霍奇金淋巴瘤。症见肿块增大，伴或不伴红、肿、热、痛，皮肤变红，肤温升高，痛处固定不移，舌质紫暗或有瘀斑、苔黄、脉弦数。经验方④适用于肝肾阴虚型非霍奇金淋巴瘤。症见头晕腰酸、潮热盗汗、食欲不振、乏力、消瘦明显、全身多处淋巴结肿大、质地坚硬、舌红苔薄黄、脉沉细数或沉缓。经验方⑤适用于气血亏虚型非霍奇金淋巴瘤。症见气短乏力、食少纳呆或便溏、面色苍白无华、全身淋巴结急剧增大、疼痛剧烈、舌淡红苔薄白、脉缓。

出处 孙韬，沈洋，左明焕，等．王沛治疗非霍奇金淋巴瘤临证经验总结［J］．中国中医基础医学杂志，2013，19（12）：1420-1422.

【方剂7】杨文华经验方

全蝎，金银花，白花蛇舌草，半枝莲。

用法与主治 制成丸剂。此方为天津中医药大学第一附属医院杨文华教授的经验方，具有扶正祛邪、健脾补肾的作用。适用于恶性淋巴瘤患者。

加减 配以浙贝母、山慈菇、鳖甲、远志以消痰散结；瘀结较重者加上水蛭、地龙以活血通络；同时辨证属气阴两虚者合太子参、麦冬、五味子，辨证属脾肾亏虚者合生黄芪、当归、女贞子、墨旱莲、黄精、山茱萸以扶助正气，调理气血。

出处 曾丽蓉，郝征，杨向东，等．杨文华辨治恶性淋巴瘤经验［J］．中华中医药杂志，2016，31（10）：4058-4060.

白血病

白血病是一类造血干细胞恶性克隆性疾病，临床可见不同程度的贫血、出血、感染发热以及肝、脾、淋巴结肿大和骨骼疼痛等症状。本病常归属于中医学“虚劳”“血证”“内伤发热”“癥瘕”“瘰疬”

“痰核”等范畴。

【方剂1】徐瑞荣经验方

经验方①：丹参30g，炒地龙30g，赤芍30g，黄芪30g，鳖甲（先煎）30g，青蒿（后下）18g，当归10g，白花蛇舌草30g，荔枝核15g，蚤休10g。

经验方②：雄黄0.2g，青黛0.3g，三七粉3g。

用法与主治 经验方①水煎，每日1剂，早晚温服；经验方②冲服，服10天，停10天。此方为山东省徐瑞荣教授的经验方。经验方①具有益气扶正、清热化瘀的作用。适用于慢淋初期病情稳定期。症见体力下降、盗汗、食欲减退、脾大、淋巴结肿大等症状。经验方②具有祛邪作用。适用于慢淋进展期。症见白细胞明显升高者。

加减 经验方①：肺热加黄芩、桑白皮；咳嗽加桔梗、杏仁；多汗加浮小麦、防风。经验方②：患者在服用雄黄三粉期间常出现呃逆、纳差、便溏等消化道症状，在应用雄黄三粉的同时配以半夏泻心汤加减以减轻消化道症状。

出处 王琰，刘奎，安丰富，等．徐瑞荣治疗慢性淋巴细胞白血病经验［J］．山东中医杂志，2018，37（11）：922-924.

【方剂2】陈卫川经验方

经验方①：土茯苓，白花蛇舌草，虎杖，半枝莲，牡丹皮，茜草，仙鹤草，金银花，蒲公英，白术。

经验方②：黄芪，当归，鸡血藤，白芍，桂枝，黄精，玉竹，女贞子，墨旱莲，狗脊，淫羊藿，白花蛇舌草，半枝莲。

用法与主治 水煎服，每日1剂，早晚各一次温服。此方为全国名中医，宁夏著名回医专家陈卫川教授的经验方。经验方①具有清热解毒、化瘀止血的作用。适用于白血病急性期。以突发高热、头晕乏力、出血等为主要表现。经验方②具有益气养血、滋补脾肾的作用。适用于白血病缓解期。症见面色少华，神疲体倦，头晕乏力，心悸气短，四肢倦怠，自汗盗汗，舌淡苔薄白，脉细弱。

加减 化疗期间出现恶心呕吐、纳差者，用藿香、姜半夏、竹茹和胃降逆止呕，木香、砂仁、党参、白术行气开胃；自汗盗汗明显者，用浮小麦、山茱萸益气固表，敛阴止汗；口干口渴、咽干者，常用生地黄、麦冬、芦根生津止渴；大便干结难解者，用玄参、生地黄、麦冬以增水行舟。

出处 张瑜，冶尕西，陈卫川，等．陈卫川主任治疗老年急性白血病经验举隅［J］．内蒙古中医药，2018，37（5）：20-21.

【方剂 3】夏小军经验方

经验方①：回生汤基础方（天蓝苜蓿、败酱草、龙葵、紫河车粉）加虎杖、半枝莲、白花蛇舌草、夏枯草、山豆根、仙鹤草、赤芍、白茅根、炙鳖甲、青黛。

经验方②：回生汤基础方加太子参、黄芪、当归、半枝莲、白花蛇舌草、茯苓、白芷、生地黄、女贞子、墨旱莲。

经验方③：回生汤基础方加党参、黄芪、当归、熟地黄、补骨脂、鸡血藤、山茱萸、菟丝子、土茯苓、阿胶。

用法与主治 水煎服，每日1剂，早晚各一次温服。此方为全国首批优秀中医临床人才、甘肃省名中医夏小军教授的经验方。经验方①具有清热败毒、活血化瘀、化痰散结的作用。适用于白血病初期，未进行化疗或化疗诱导阶段。经验方②具有益气养阴，解毒化瘀，健脾和胃的作用。适用于白血病中期或缓解后的巩固强化治疗阶段。经验方③具有补气养血、益肾填髓、扶正化毒的作用。适用于白血病后期或缓解后维持治疗阶段。

加减 经验方①：高热不退者，酌加生石膏、知母、黄芩；出血明显者，酌加紫草、茜草、大蓟、小蓟；胁下痞块者，酌加丹参、三棱、莪术、红花；颈项、腋下及胯腹瘰疬痰核者，酌加制半夏、胆南星、浙贝母；骨痛明显者，酌加瓜蒌、薤白、牛膝。经验方②：虚热明显者，酌加地骨皮、知母、银柴胡；恶心呕吐明显者，酌加制半夏、竹茹、生姜、赭石、旋覆花；肝功损害者，合茵陈五苓散；并发鹅口疮者，酌加黄连、栀子、肉桂。经验方③：血虚明显者，酌加龟甲胶、制何首乌；阳虚明显者，酌加鹿角胶、肉桂；阴虚明显者，酌加玄参、麦冬。

出处 郭炳涛，夏小军．夏小军主任医师辨治急性白血病经验琐谈［J］．浙江中医药大学学报，2016，40（6）：466-468.

【方剂4】孙一民经验方

鲜蒲公英 500g，鲜小蓟 500g，鲜白茅根 250g，鲜生地黄 250g。

用法与主治 此为成人1日量，儿童用量酌减。此方为孙一民教授师从北京四大名医之一施今墨先生的临证经验方，具有养阴清热、凉血解毒的作用。适用于阴虚内热型白血病。其主要症状除发热、贫血、出血外，多伴有五心烦热、口干渴、喜冷饮、舌质红少津、脉细数等阴虚内热表现。

加减 若脾虚便溏加扁豆、山药、莲子以健脾益气；高热不退加金银花、连翘、生石膏、知母、羚羊粉；血色素低加阿胶、龟甲胶、制何首乌、白芍、当归；出血多属血热妄行，当凉血止血。如衄血加荷叶炭、黑栀子、牛膝炭、仙鹤草；咯血加牛膝炭、藕节炭；吐血加赭石、侧柏炭、藕节炭；便血加槐花炭、地榆炭、黄连炭；皮下出血加三七、仙鹤草；月经量多加升麻、侧柏叶、当归；尿血加白茅根炭、黑栀子或合猪苓汤养阴清热止血；骨痛为主加桑枝、丝瓜络、威灵仙；神志昏迷加紫贝齿、紫石英或服安宫牛黄丸。

出处 王泽民，杜艳林，王婧．孙一民应用中药鲜药治疗急性白血病经验［J］．北京中医药，2008，27（1）：51-52.

【方剂5】沈一平经验方

经验方①：白花蛇舌草 30g，半边莲 30g，猫人参 30g，败酱草 15g，藕节 15g，白及 5g，浙贝母 12g，穿心莲 15g，苦参 15g，山药 30g，白芍 15g，甘草 6g，白鲜皮 15g。

经验方②：熟地黄 15g，生地黄 15g，黄芪 30g，白术 15g，麦冬 12g，五味子 15g，补骨脂 15g，陈皮 8g，白豆蔻 3g，甘草 8g，北沙参 10g，当归 9g，白花蛇舌草 30g。

用法与主治 水煎服，每日1剂，早晚各一次温服。此方为浙江中医药大学附属第一医院沈一平主任的经验方。经验方①具有清热解毒、凉血止血的作用。适用于化疗前期和化疗期热毒炽盛型急性髓系白血病。经验方②具有益气补血、增效减毒的作用。适用于化疗后期和缓解期气阴两虚证和气血两虚证急性髓系白血病。

出处 张瑞丹，王博，沈一平．沈一平中西医结合治疗老年急性髓系白血病经验拾萃［J］．浙江中医药大学学报，2018，42（9）：723-726＋734.

【方剂6】裴正学经验方

北沙参、太子参、潞党参、人参须各15g、生地黄12g、山药10g、山茱萸30g、桂枝、白芍各10g、甘草、生姜各6g、大枣4枚、浮小麦30g、麦冬10g、五味子3g等。

用法与主治 水煎服，每日1剂，早晚各一次温服。此方为甘肃省肿瘤医院首席专家裴正学教授的经验方，具有健脾补肾、扶正固本的作用。适用于脾肾亏虚、气血不足慢粒病。

加减 在治疗中，白细胞下降常用黄芪、丹参、苦参各30g、补骨脂10g、鸡血藤15g等益气健脾补肾，同时将鹿茸、水蛭等份入胶囊，升白细胞效果明显。红细胞低加当归10g，黄芪、女贞子、墨旱莲、制何首乌各15g以补血滋阴；血小板减少用玉竹、土大黄、生地黄、败酱草各10g、连翘、黄芪、龟甲各15g等益气滋阴升血小板；红细胞减少可加当归、西洋参、制何首乌各10g、水蛭6g、黄芪、女贞子、墨旱莲各15g；出血加牡丹皮6g，赤芍10g，三七3g，墨旱莲15g；白细胞、血小板增多加紫草、寒水石各30g、龙胆10g、贯众、鸡血藤各15g、马钱子（油炸，研末冲服）1个等清热解毒；白血病肝脾大加马钱子（油炸，研末冲服）1个，土大黄、水蛭各10g活血散瘀。

出处 展文国．裴正学教授用补肾健脾扶正固本法治疗慢性粒细胞性白血病经验特色［J］．新中医，2013，45（3）：206-208.

【方剂7】黄世林经验方

经验方①：金银花30g，连翘30g，黄芩30g，生地黄30g，知母15g，牡丹皮15g，生石膏60g，淡竹叶10g，玄参20g，太子参20g，丹参30g，白花蛇舌草30g。

经验方②：党参25g，茯苓15g，白术15g，丹参30g，赤芍20g，川芎20g，茜草20g，菟丝子20g，紫苏20g，姜半夏10g，半枝莲20g，白花蛇舌草30g。

经验方③：黄芪30g，太子参20g，白术15g，生地黄30g，茯苓20g，泽泻15g，山茱萸15g，女贞子15g，墨旱莲30g，板蓝根30g，金银花30g，白花蛇舌草30g。

用法与主治 水煎服，每日1剂，早晚各一次温服。此方为全军“国医名师”黄世林教授的经验方。经验方①具有解毒清热、凉血止血的作用。适用于毒热型白血病。症见发热，鼻衄，齿衄，肌衄，女性见月经量多、甚而崩漏，乏力，心悸，气短，小便赤，大便秘结，可有神昏、谵语、抽搐，舌质红或边尖红，少津，脉象滑数或弦数。经验方②具有解毒清热、活血化瘀的作用。适用于瘀结型白血病。症见淋巴结肿大，肝脾大，骨痛，肌衄，鼻衄，齿衄，便秘或便溏，可伴贫血，发热，舌质暗红或暗淡，舌苔厚腻，舌下静脉可见怒张，脉象弦或涩。经验方③具有益气养阴、解毒清热的作用。适用于气阴两虚型白血病。症见无明显不适，或疲乏无力，面色苍白，心悸头晕，手足心热，自汗，盗汗，口干不欲饮，纳呆，腹胀，或有月经不调，舌质淡或边尖红，舌体胖嫩有齿痕，或光红无苔，脉象多滑或轻弦、细弦、沉细等。

出处 陈楠楠，李海霞，黄世林．黄世林论治白血病经验［J］．中华中医药杂志，2017，32（4）：1615-1617.

【方剂8】傅汝林经验方

经验方①：枸杞子12g，巴戟天12g，山茱萸12g，墨旱莲30g，女贞子15g，杜仲12g，熟地黄15g，白花蛇舌草30g，半枝莲30g，青黛（包）10g，雄黄1g，金银花15g，连翘15g，红花3g，焦山楂30g。

经验方②：水牛角（碎后先煎）20g，生地黄15g，生石膏18g，柴胡6g，地骨皮9g，龟甲24g，鳖甲15g，桃仁9g，红花9g，大青叶9g，青黛（包）10g，白花蛇舌草30g，半枝莲30g，党参9g。

用法与主治 每日1剂，水煎，分3次口服。此方为全国第三批名老中医傅汝林教授的经验方。经验方①适用于慢性粒细胞白血病慢性期，肝肾亏虚瘀毒型。经验方②适用于慢性粒细胞白血病加速期和急变期，毒入骨髓型。

加减 胸痛加延胡索、郁金、枳实；周身痛加夏枯草、白芷、当归、川芎；腹部胀痛加莪术、泽兰叶；肝大加郁金、芦荟；脾大加鸡内金、三棱、紫金锭、雄黄；淋巴结肿大加夏枯草、牡蛎粉、小金丹；鼻出血加白茅根、荆芥炭；牙龈出血加白茅根、阿胶；咯血加侧柏炭、三七粉；呕血加阿胶、大黄炭、紫珠草、云南白药；紫斑加紫草、鹿角霜或鹿角胶；便血加地榆、棕榈炭、生地黄炭；尿血加大蓟、小蓟、槐花、血余炭；食欲不振加莱菔子、山药、枳壳；干呕加竹茹、黄连、龙胆；呕吐加竹茹、法半夏、藿香。

出处 陈育，吴晓勇，毕莲，等．傅汝林运用滋养肝肾、清热解毒化瘀法治疗慢性粒细胞白血病经验［J］．上海中医药杂志，2007，41（6）：14-15.

免疫性血小板减少性紫癜

免疫性血小板减少性紫癜（immune thrombocyto penic purpura，ITP），又称原发性血小板减少性紫癜或特发性血小板减少性紫癜，是一种由免疫介导的血小板减少综合征，临床以出血及外周血小板减少，骨髓巨核细胞数正常或伴有成熟障碍为主要表现的常见出血性疾病。本病在中医学属“血证”“紫斑”“虚劳”等范畴。

【方剂1】麻柔经验方

经验方①：桂枝汤加减。

经验方②：半夏泻心汤加减。

经验方③：黄芪赤风汤加减。

用法与主治 水煎服，每日1剂，早晚各一次温服。此方为中国中医科学院西苑医院麻柔教授的经验方。经验方①具有调理营卫的作用。适用于紫癜病慢性期以“气伤”为特点，脾肾阳虚兼见肺脾气虚之象。经验方②具有调和寒热、辛开苦降、补益脾胃的作用。适用于紫癜病中焦“湿热兼虚”证或紫癜病患者有幽门螺杆菌感染者。经验方

③具有活血通络、扶正祛瘀的作用。适用于紫癜病气虚血瘀，营卫不和型。

加减 经验方①：咽干咽痒或痛等上呼吸道感染者加蒲公英、金银花、连翘以利咽喉；血小板低崩漏者加地黄、墨旱莲、山茱萸滋阴敛营、凉血止血；长期用激素者加封髓丹调剂水火；肾阳虚明显者加补骨脂、锁阳、淫羊藿等补肾助阳。

出处 张姗姗，全日城，麻柔．麻柔治疗免疫性血小板减少性紫癜经验［J］．中国中医基础医学杂志，2019，25（1）：103-104.

【方剂2】丁樱经验方

经验方①：银翘散加减。

经验方②：犀角地黄汤加减。

经验方③：归脾汤加减。

经验方④：知柏地黄汤加减。

经验方⑤：固本止崩汤加减。

用法与主治 水煎服，每日1剂，早晚各一次温服。此方为全国首批名中医、河南中医学院丁樱教授的经验方。经验方①具有疏风清热、凉血止血的作用。适用于特发性血小板减少性紫癜风热伤络型。症见患儿多有微恶风寒、咳嗽咽红、全身酸痛、食欲不振等现病史，后见针尖大小或皮下瘀点，或大片瘀斑，分布不均，以四肢较多，常伴有鼻衄、齿衄，舌质红，苔薄黄，脉浮数。经验方②具有清热解毒、凉血止血的作用。适用于特发性血小板减少性紫癜血热妄行型。症见皮肤瘀斑、斑色深紫，多伴有鼻衄、齿衄、咽红等，甚则可见壮热面赤，烦躁口渴，咽干喜冷饮，大便干结，小便短赤，舌质红绛，或有瘀斑，苔黄燥，脉弦数或滑数。经验方③具有益气健脾养血的作用。适用于特发性血小板减少性紫癜气不摄血型。症见紫癜反复出现，斑色较淡，面色萎黄或苍白少华，神疲乏力，纳少肌瘦，头晕心悸，唇舌淡红，舌苔薄白，脉象细弱。经验方④具有滋阴清热、凉血宁络的作用。适用于特发性血小板减少性紫癜虚火灼络型。症见皮肤紫癜时发时止，病程较长，兼有鼻衄，齿衄，低热，盗汗，心烦不宁，舌红少津，脉细软。经验方⑤具有温补脾肾，养血生髓的作用。适用于特发性血小板减少性紫癜脾肾阳虚型。症见皮肤紫癜色暗，以下肢为多，兼见形寒肢冷、面色少华、纳少便溏、舌质淡红、苔薄白、脉沉或细弱、苔薄黄、脉弦滑等。

加减　经验方①：咳嗽咽红者加杏仁、黄芩；鼻衄者加白茅根、藕节炭；大便出血者可加苦参、地榆等。经验方②：出血较重，内热之象明显者加用生石膏、知母；齿衄、鼻衄者加白茅根、知母、栀子；尿血者加藕节、大蓟、小蓟；便血者加地榆炭、槐花炭；腹痛者加白芍、甘草。经验方③：肾虚精血亏损者可加山茱萸、女贞子、菟丝子、肉苁蓉；血热者加牡丹皮、黄芩；血瘀气滞者加桃仁、红花、丹参、蒲黄；伴贫血者重用黄芪、当归。经验方④：若阴虚明显者可加鳖甲、地骨皮；盗汗明显者加用煅龙骨、煅牡蛎、五味子；病情日久不愈者，阴损及阳，可酌加肉苁蓉、淫羊藿；若长期服用大量激素呈阴虚火旺之象，可加用知母、黄柏等。经验方⑤：气虚者加黄芪、茯苓、白术；阳虚者加巴戟天、肉苁蓉；脾虚纳呆者酌加焦山楂、砂仁。

出处　熊吉龙．丁樱教授分期辨治特发性血小板减少性紫癜的临床经验［J］．中医学报，2012，27（1）：41-42.

【方剂3】徐瑞荣经验方

三粉冲剂（羚羊角粉0.3g，水牛角粉2g，三七粉2g）配合升血小板膏方：玄参200g，生地黄200g，紫草100g，地骨皮100g，赤芍100g，牡丹皮100g，黄柏100g，藕节炭300g，白及100g，麦冬150g，天冬150g，炒麦芽60g，炒谷芽60g，金银花炭100g，地榆炭200g，地耳草300g，虎掌300g，地锦草300g，墨旱莲300g，仙鹤草300g，黄芪300g，太子参300g，水牛角150g，甘草60g，阿胶250g，饴糖500g。

用法与主治　三粉冲剂：每日分2次冲服。升血小板膏：收1料，做成膏药，每次1袋（2g），温水冲服，每日2次。此方为山东中医药大学徐瑞荣教授的经验方，具有清热凉血、健脾益气、养血活血，兼以补益肝肾的作用。适用于原发性血小板减少性紫癜。

加减　若出现热象，可加用黄连、栀子、黄芩等清热解毒；女性月经期可加用益母草、马齿苋调经活血；待血小板升至一定数量，症状消失后，再拟补肝肾健脾以生血之方药。

出处 张树森，徐瑞荣．徐瑞荣治疗原发性血小板减少性紫癜的经验［J］．广西中医药，2016，39（1）：50-51.

【方剂4】王立忠经验方

经验方①：牡丹皮、栀子、侧柏炭、甘草各10g，生地黄、丹参各12g，赤芍、金银花各15g，连翘、白茅根、玄参、蒲公英各30g。

经验方②：北沙参、生地黄、丹参、枸杞子各12g，墨旱莲20g，三七、知母各10g，地骨皮、鸡血藤各30g。

经验方③：炒黄芩、牡丹皮、茜草、藕节、炙甘草各10g，党参、当归、阿胶、焦生地黄、仙鹤草、赤芍各12g，黄芪、墨旱莲、连翘各30g，蒲黄炭6g。

用法与主治 水煎服，每日1剂，早晚各一次温服。此方为国家级名老中医王立忠教授的经验方。经验方①具有清热解毒、凉血止血的作用。适用于特发性血小板减少性紫癜毒热灼伤营血挟瘀型。症见鼻衄，全身散见瘀点，口干烦躁，舌红少苔，脉细数，或身热烦渴，吐血、衄血、全身皮下紫斑，舌红少苔，脉滑数或弦数。经验方②具有养阴清热、凉血止血的作用。适用于特发性血小板减少性紫癜阴虚血燥挟瘀型。症见鼻衄、齿衄，口咽干燥，五心烦热，全身皮下紫斑，或伴头晕耳鸣，舌红苔少，脉细数。经验方③具有益气养血、化瘀止血的作用。适用于特发性血小板减少性紫癜脾肾气虚不摄型。症见反复鼻衄，皮下紫斑，伴面色㿠白，心悸气短，腰膝酸软，舌淡苔薄白，脉细缓。

加减 经验方①：若鼻衄严重者加川牛膝12g，生赭石30g，大黄（后下）6g。经验方②：偏于阴虚肺燥者，加天冬、白及、白茅根、藕节；若肝火犯肺者，加牡丹皮、青黛；若虚劳久病，阴津灼伤者，加熟地黄、龟甲；齿衄属胃经实火，加大黄、生石膏；属肾经虚火，加牛膝、黄柏等。经验方③：若鼻衄止，瘀斑渐退，改用归脾汤加熟地黄、鸡血藤、山茱萸等，补脾益肾，以治其本。

出处 王育勤，尹露，刘冰贤．王立忠从瘀论治特发性血小板减少性紫癜经验［J］．中医学报，2017，32（11）：2107-2110.

【方剂5】严鲁萍经验方

经验方①：生石膏25g，知母10g，生地黄15g，牡丹皮10g，紫珠草45g，茜草根30g，土大黄15g，紫草15g，侧柏叶9g，仙鹤草9g，炙甘草6g。

经验方②：茜草根18g，当归10g，生地黄15g，栀子12g，紫珠草30g，土大黄9g，枣皮15g。

经验方③：黄芪20g，太子参15g，当归10g，制何首乌15g，紫珠草20g，茜草根15g，土大黄10g。

用法与主治 水煎服，每日1剂，早晚各一次温服。此方为贵州省名中医严鲁萍教授的经验方。经验方①具有清热解毒、凉血止血的作用。适用于特发性血小板减少性紫癜血热妄行型。症见皮肤出现紫色瘀点或瘀斑，伴有鼻衄、齿衄、便血、尿血，发热，口干，便秘，舌红苔黄，脉弦数。经验方②具有滋阴降火、宁络止血的作用。适用于特发性血小板减少性紫癜阴虚火旺型。症见紫癜较多，时发时止，常伴鼻衄、齿衄、月经过多，颧红，心烦，口渴，手足心热，潮热，盗汗，舌质红绛，少苔，脉细数。经验方③具有补气摄血的作用。适用于特发性血小板减少性紫癜气不摄血型。症见久病不愈，反复出现紫癜，神疲乏力，头晕目眩，面色苍白或萎黄，食欲不振，舌质淡胖，脉细弱。

加减 严鲁萍教授认为ITP是出血性疾病，无论何种证型均可用紫草、仙鹤草、侧柏叶等止血药；脾虚明显者加怀山药健脾；饮食不佳者加山楂、炒谷芽、炒麦芽消食化积；腹胀者加砂仁、广木香、枳壳行气除胀；睡眠差者加酸枣仁、柏子仁、首乌藤（夜交藤）、合欢皮宁心解郁安神；湿盛者加薏苡仁、土茯苓除湿；汗多者加浮小麦、糯稻根、煅龙骨、煅牡蛎固表止汗；便秘者加火麻仁、郁李仁润肠通便；阳虚者加淫羊藿、菟丝子益肾壮阳；另外兼有新感外邪者当根据疾病辨证先解表，再治疗ITP，或在治疗ITP的方药中加入解表药。

出处 黄景清，张小群，严鲁萍．严鲁萍教授运用中医药辨证治疗特发性血小板减少性紫癜的经验［J］．中医临床研究，2014，6（5）：79-80.

【方剂6】陈信义经验方

经验方①：犀角地黄汤加减。

经验方②：芪龙颗粒（黄芪30g，穿山龙30g，当归12g，菟丝子30g，赤芍10g，白芍10g，鸡血藤30g）。

用法与主治 水煎服，每日1剂，早晚各一次温服。此方为北京中医药大学附属第一临床医学院陈信义教授的经验方。经验方①具有清热解毒、凉血止血的作用。适用于ITP急性期热壅经络，迫血妄行型，症见肌肤突发紫红或青紫之斑点或斑块，发热口渴，溲赤便秘，常伴有鼻衄、齿衄等，舌红苔薄黄，脉数有力。血小板计数急剧下降。经验方②具有健脾补肾、益气活血的作用。适用于ITP慢性期脾肾两虚，气虚血瘀型。症见紫斑反复出现，经久不愈，紫斑颜色淡红或无明显出血，神疲乏力，食欲不振，面色苍白或萎黄，腰膝酸软，头晕目眩，四肢不温，舌淡胖、边有齿痕或瘀斑，脉沉弱。

加减 经验方①：若肝火亢盛所致，可合用龙胆泻肝汤或栀子清肝汤；若胃中积热所致，可合用加味清胃散或泻心汤。如果肌肤出现红紫或青紫斑点或斑块，时作时止，手足心热，潮热盗汗，两颧红赤，舌红少苔，脉细数者，为虚火内炽，灼伤脉络，血溢肌腠所致，治以茜根散加减滋阴降火，宁络止血；如由肾阴虚所致，常合用知柏地黄丸加减；如由肝阴虚所致，常合用一贯煎加减；如由肺阴虚所致，常合用百合固金汤加减。若出血较多，加仙鹤草、棕榈炭、血余炭、蒲黄炭、紫草等药以增强止血消斑的作用。

出处 储真真，李娜，陈信义，等．陈信义教授治疗特发性血小板减少性紫癜经验［J］．长春中医药大学学报，2012，28（1）：54-55.

【方剂7】周仲瑛经验方

经验方①：水牛角，生地黄，牡丹皮，赤芍，制大黄，栀子，煅人中白，紫珠草，肿节风，紫草，地锦草，凌霄花，生甘草。

经验方②：女贞子，墨旱莲，生地黄，玄参，山茱萸，白芍，阿胶珠，茜草，水牛角，牡丹皮，白薇，功劳叶，石斛，花蕊石，生甘草。

经验方③：黄芪，党参，太子参，白术，茯苓，当归，熟地黄，白芍，鸡血藤，茜草，丹参，蒲黄，仙鹤草，红景天，花生衣，阿胶珠，炙甘草等。

经验方④：龟甲，熟地黄，山茱萸，白芍，阿胶珠，制何首乌，枸杞子，菟丝子，石斛，山药，牡丹皮，紫草，肉苁蓉，女贞子，墨旱莲，鹿衔草，茜草，景天三七。

经验方⑤：鹿角胶，龟甲胶，熟地黄，山茱萸，山药，枸杞子，菟丝子，杜仲，当归，肉苁蓉，淫羊藿，补骨脂，血余炭，仙鹤草，鸡血藤，茜草，景天三七，炙甘草。

用法与主治　水煎服，每日1剂，早晚各一次温服。此方为国医大师周仲瑛教授的经验方。经验方①具有凉血解毒化瘀的作用。适用于特发性血小板减少性紫癜瘀热相搏型。症见肌肤瘀斑、皮下出血点，色鲜红，出血量多，口鼻出血，或咯血、尿血或崩漏不止，多伴发热，身热夜甚，烦躁不安，口干欲饮，口咽糜烂，甚则神昏、谵语、抽搐，舌质红绛，脉细数。经验方②具有滋阴凉血、化瘀宁络的作用。适用于特发性血小板减少性紫癜阴虚内热型。症见肌肤瘀斑、皮下出血点，迁延难愈，牙龈出血，鼻衄，甚则咯血、尿血或崩漏不止，面颧泛红，身热夜甚，盗汗失眠，手足心热，烦躁不安，腰酸耳鸣，口干欲饮，舌质红少苔，脉细数。经验方③具有益气养血、摄血化瘀的作用。适用于特发性血小板减少性紫癜气血两虚型。症见肌肤瘀斑、皮下出血点，迁延难愈，神疲乏力，面色萎黄，少气懒言，不思纳食，或便溏，舌淡有齿印，苔薄白，脉细弱。经验方④具有滋补肝肾、凉血化瘀的作用。适用于特发性血小板减少性紫癜肝肾阴虚型。症见肌肤瘀斑、牙龈出血，或月经不调，形体消瘦，腰酸耳鸣，毛发枯燥，五心烦热，面色暗黑，舌质暗红少苔，脉细数。经验方⑤具有填精温肾固涩，兼以化瘀的作用。适用于特发性血小板减少性紫癜精亏阳虚型。症见肌肤瘀斑、皮下紫癜，迁延难愈，神疲乏力，面色无华，形寒肢冷，食少便溏，或月经不调，或阳痿不举，舌质暗淡苔白，脉沉细弱。

出处　陈健一．周仲瑛从瘀热论治特发性血小板减少性紫癜学术经验[J]．北京中医药，2010，29（12）：903-904.

【方剂8】焦中华经验方

经验方①：生地黄12g，牡丹皮12g，生黄芪12g，炒白术10g，茯苓12g，绞股蓝10g，白茅根30g，大蓟、小蓟各10g，茜草12g，墨旱莲10g，女贞子12g，连翘12g，三七粉2g。

经验方②：生黄芪15g，炒白术15g，菟丝子15g，枸杞子15g，茯苓12g，清半夏12g，当归10g，黄柏12g，鸡血藤10g，阿胶6g，补骨脂10g，墨旱莲15g，甘草6g。

用法与主治 水煎服，每日1剂，早晚各一次温服。此方为山东中医药大学附属医院焦中华教授的经验方。经验方①具有清热解毒、凉血止血的作用。适用于特发性血小板减少性紫癜急性期热盛迫血型。症见皮下出现瘀点瘀斑，颜色常紫红，或融合成片，常伴有发热、鼻衄、齿衄等，舌苔多为黄腻，舌质多红，脉数。经验方②具有健脾补肾、益气摄血的作用。适用于特发性血小板减少性紫癜慢性期脾肾虚弱型。症见皮下瘀斑时轻时重，分散分布，或伴有鼻衄、齿衄，常有面色少华，纳食欠佳，舌体多胖大，舌苔白厚，脉细。

出处 陈桂风.焦中华治疗小儿特发性血小板减少性紫癜经验［J］.山东中医杂志，2010，29（12）：857-858.

过敏性紫癜

过敏性紫癜（Henoch-Schönlein purpura，HSP）是一种较常见的微血管变态反应性出血性疾病，儿童与青年发病率较高，常出现皮肤紫癜、腹痛、关节痛等表现，严重者可有便血及肾脏损害，病情轻重不一，轻者可自行缓解，多数预后良好，但约15%的患儿后遗有持续性肾病。本病属中医学“发斑”“斑疹”“肌衄”“血证”等范畴。

【方剂1】袁斌经验方

经验方①：水牛角，生地黄，丹参，赤芍，小蓟，鸡血藤，徐长卿，蝉蜕，生甘草。

经验方②：炙黄芪，炒白术，防风，太子参，茯苓，麦冬，玉竹，黄精，枸杞子，山茱萸，陈皮，郁金，蝉蜕，生甘草。

用法与主治 水煎服，每日1剂，早晚各一次温服。此方为江苏省中医院袁斌教授的经验方。经验方①具有清热凉血、活血化瘀、祛风解毒的作用。适用于过敏性紫癜急性期风毒瘀热型。症见皮肤紫癜，形态不一，密集成片，色鲜红，或伴发热，瘙痒感，或有咽干，面赤，喜冷饮，亦可见关节炎、关节疼痛、腹痛、尿血、便血等症。舌红苔黄，脉数。经验方②具有益气固表、健脾助运兼滋阴补肾的作用。适用于过敏性紫癜迁延期肺脾气虚型。症见紫癜反复，隐隐散在，色泽淡，可见反复感冒，多汗，神疲乏力，少气懒言，面色少华，纳谷不香，舌淡苔白，脉细。

加减 经验方①：皮肤紫癜多者，加紫草、玄参；皮肤痒甚者，加青风藤、苦参；关节痛者，加秦艽、牛膝；腹痛者，加广木香，延胡索；尿血者，加茜草、白茅根；便血者，加血余炭、槐花炭；心烦不寐者，加合欢皮、酸枣仁。经验方②：偏脾虚纳少瘦弱者，加用炒麦芽、焦神曲、鸡内金等健脾消食；偏肺虚易感汗多者，加五味子、瘪桃干、浮小麦等收涩敛汗。

出处 张佩，袁斌．袁斌教授从五脏论治小儿过敏性紫癜经验探析[J]．浙江中医药大学学报，2017，41（11）：877-879.

【方剂2】高祥福经验方

金银花15g，玄参15g，当归10g，生甘草10g，生地黄15g，牡丹皮10g，白茅根30g，仙鹤草30g，金樱子30g，芡实15g，黄芪15g，山药15g，马鞭草15g。

用法与主治 水煎服，每日1剂，早晚各一次温服。此方为浙江中医药大学高祥福教授的经验方，具有清热解毒、凉血祛瘀的作用。适用于热毒血瘀型过敏性紫癜病。患儿紫癜症状发于皮肤与肾者居多，而消化道与关节症状不明显，症见四肢、臀部、躯干略高于皮肤表面的出血性斑点，呈对称分布。病变累及肾脏，尿液常规检查可见血尿、少量蛋白尿，一般无高血压、肾功能损坏。舌质红，苔黄，脉滑数者，大抵可投此方加减运用。

加减 若兼有肾脏损害，出现水肿，因为脾肾阳虚，不能运化水湿，水湿内停，泛溢肌肤，故加大黄芪剂量至30g，另加车前草

15g、泽泻 10g；若兼有腹痛、便血，为热毒内扰胃肠，阻遏气机，损伤肠络，可加蒲公英 15g、丹参 15g、炒白芍 15g、延胡索 20g，清热缓急止痛；若属胃热伤阴，胃阴不足，口渴甚者，加麦冬 12g 滋阴生津；若兼有关节疼痛甚者，可加桑枝 15g、姜黄 15g 舒经活络。

出处 高晨，汪天宇，朱磊，等．高祥福运用四妙勇安汤治疗过敏性紫癜经验［J］．浙江中医药大学学报，2018，42（7）：536-538＋543．

【方剂 3】陈权经验方

经验方①：风毒清解汤（金银花 15g，连翘 10g，重楼 6g，防风 10g，蝉蜕 10g，僵蚕 10g，炒栀子 10g，生地黄 12g，竹叶 10g，甘草 6g）加薄荷、紫苏叶。

经验方②：风毒清解汤加女贞子、墨旱莲、茜草。

经验方③：风毒清解汤加白茅根、茜草、积雪草、芡实、三七粉。

用法与主治 水煎服，每日 1 剂，早晚各一次温服。此方为山东省临沂市人民医院首席中医专家陈权的经验方。经验方①适用于过敏性紫癜风热犯肤，血溢脉外型。症见于单纯性紫癜，皮疹颜色较为鲜艳，发病时伴有发热、咽痛、口干等症状，舌质红苔薄黄，脉浮数。经验方②适用于过敏性紫癜阴虚内热，复感外邪型。患者多为素有阴虚，复感风邪或风热之邪，两邪相合所致。临床见皮疹色红，伴口干、五心烦热，舌质红苔少或剥脱或有裂纹，脉细数。经验方③适用于过敏性紫癜夹湿热，肾络受损型。症见患者除出现皮肤损害外，尿检亦呈异常，如出现隐血、蛋白尿。

加减 经验方①：咽痛明显加牛蒡子、桔梗、北豆根；口干者加芦根。经验方②：如伴腰膝酸软者加杜仲、续断；若皮疹色鲜红或绛红，伴口干渴、心烦，舌质红绛苔黄燥，脉数者，此乃外邪入于血分，迫血外出，原方中加水牛角、赤芍，重用生地黄以清热解毒凉血。

出处 苗德光，袁泉，李玲，等．陈权从风毒论治过敏性紫癜经验［J］．中华中医药杂志，2016，31（1）：129-131．

【方剂4】金蝉脱衣汤

金银花10g，蝉蜕3g，连翘10g，防风5g，薏苡仁15g，茵陈10g，猪苓10g，苍术10g，赤芍6g，红枣3枚，郁金6g，桂枝3g。

用法与主治 水煎服，每日1剂，早晚各一次温服。此方为董氏儿科第六代传人董幼祺教授的经验方，具有疏风清热、化湿和络的作用，适用于风热夹湿型小儿过敏性紫癜。

加减 邪伤肺卫而致咳嗽不爽者，加桑叶、象贝母、黄芩等清宣肺热之品；热毒盛，紫斑大而稠密者，加生地黄、牡丹皮、黄连、黄芩等清热凉血之药；上两者均去桂枝。病情反复兼阴血不足者加冬青子、墨旱莲、生地黄等以滋养肝肾；血尿者加白茅根、大蓟、小蓟草等以凉血和络；腹痛便血者可酌加地榆炭、荆芥、白芍、甘草等以止血止痛；关节肿痛者加忍冬藤，络石藤；兼积者加山楂、鸡内金以消积和胃。

出处 陈锴，董继业，董幼祺，等．董幼祺运用金蝉脱衣汤治疗小儿过敏性紫癜临证经验［J］．中华中医药杂志，2016，31（7）：2601-2603.

【方剂5】周仲瑛经验方

经验方①：金银花、连翘、荆芥、淡豆豉、淡竹叶、板蓝根、牛蒡子、僵蚕、蝉蜕、姜黄、肿节风、甘草等。

经验方②：水牛角、生地黄、牡丹皮、赤芍、玄参、紫草、大青叶、凌霄花、槐花、白薇、白茅根、虎杖、甘草等。

经验方③：荆芥，蝉蜕，小胡麻，苦参，苍术，生薏苡仁，黄柏，知母，川牛膝，土茯苓，菝葜，小通草，泽泻，蜀阳泉。

经验方④：制大黄、牡丹皮、桃仁、赤芍、侧柏叶、地榆、枳实、厚朴、茜草、甘草等。

经验方⑤：生黄芪、党参、炒白术、茯苓、生薏苡仁、当归、柴胡、升麻、防风、陈皮、甘草等。

经验方⑥：生地黄、山茱萸、山药、女贞子、墨旱莲、牡丹皮、泽泻、知母、黄柏、玄参、茜草、紫草、鹿衔草、地锦草等。

用法与主治 水煎服，每日1剂，早晚各一次温服。此方为国医大师周仲瑛教授的经验方。经验方①具有清热祛风的作用。适用于过敏性紫癜风热外感型。症见发热恶寒，咽痛咳嗽，汗少，皮肤紫癜鲜红，皮肤痒，舌红苔黄，脉浮数。经验方②具有清热凉血的作用。适用于过敏性紫癜血热妄行型。症见皮肤紫癜大片密布，色深暗红，如粟粒状，口干，烦躁，手足心热，舌红苔少干裂，脉细数。经验方③具有清热化湿的作用。适用于过敏性紫癜湿热内蕴型。症见皮肤紫癜久治不愈，反复发作，紫癜色暗紫，或关节肿痛，或下肢水肿，倦怠乏力，口干苦而黏，尿黄混浊，舌红苔黄腻，脉滑数。经验方④具有泻下通瘀的作用。适用于过敏性紫癜腹型。症见既有皮肤紫癜，又有腹痛腹胀，甚至黑便或鲜血便等，口干苦而黏，尿黄混浊，舌红苔黄腻，脉滑数。经验方⑤具有补气健脾的作用。适用于过敏性紫癜久治不愈，反复发作型。症见气短乏力，面色萎黄，纳差，易感冒，便溏腹胀，舌淡苔白，脉细弱。经验方⑥具有益肾清利的作用。适用于紫癜反复难愈，或有紫癜性肾炎。症见面色潮红、烦躁不安、口干渴、腰酸耳鸣、舌红苔少、脉细数等。

出处 陈令媛，雷森皓，陈健一．国医大师周仲瑛论治过敏性紫癜经验［J］．光明中医，2018，33（9）：1247-1248.

真性红细胞增多症

真性红细胞增多症（VP）是一种以红细胞异常增生为主的慢性骨髓增殖性疾病。临床主要表现为皮肤黏膜红紫、脾大、血管和神经系统症状如眩晕、肢体麻木等，其高血压、血栓和出血并发症较高，晚期可发生骨髓纤维化、骨髓衰竭，部分患者转归为其他类型的骨髓增殖性疾病、骨髓增生异常综合征、急性白血病等。本病多属于中医学“血证”“血痹”“蓄血证”“髓劳”“癥积”“虚劳”等范畴。

【方剂1】梁冰经验方

经验方①：柴胡12g，枳壳12g，郁金15g，莪术15g，赤芍 15g，红花 15g，川芎 12g，川牛膝 15g，生地黄 12g，鳖甲（先煎）15g，土鳖虫 15g，甘草 8g。

经验方②：龙胆 6g，栀子 8g，黄芩 12g，青黛（包煎）12g，泽泻 15g，车前子 20g，柴胡 12g，桃仁 12g，红花 15g，赤芍 12g，生地黄 12g，当归 8g，甘草 8g。

经验方③：水牛角 20g，生地黄 12g，牡丹皮 12g，当归 8g，桃仁 12g，红花 15g，知母 15g，麦冬 12g，茜草根 12g，黄柏 12g，蒲公英 15g，白茅根 15g，白花蛇舌草 15g，黄药子 3g，白英 6g，狗舌草 12g。

经验方④：生地黄 12g，熟地黄 12g，牡丹皮 12g，当归 8g，桃仁 12g，红花 15g，丹参 15g，三棱 15g，枸杞子 15g，天冬 15g，秦艽 12g，地骨皮 12g。

用法与主治　水煎服，每日 1 剂，早晚各一次温服。此方为广东省中医院血液科梁冰教授的经验方。经验方①具有活血化瘀、理气行滞的作用。适用于气滞血瘀型真性红细胞增多症。症见面色暗红，口唇紫暗，肌肤甲错，心下痞块，或胁下积块，痛有定处，心悸失眠，呃逆不适；妇女可见闭经或痛经，经色紫暗，或有血块；舌质暗红或青紫，或有瘀点、瘀斑，脉弦或涩等。经验方②具有清肝泻火、活血化瘀的作用。适用于肝胆火旺型真红细胞增多症。症见头痛眩晕，耳鸣口苦，面色红赤，胁肋胀痛灼热，烦躁易怒，失眠或噩梦连连，便秘尿黄，耳内肿痛流脓，或吐血、衄血，兼见气滞血瘀之证；舌质暗红，苔薄黄稍腻，脉弦数或滑数等。经验方③具有清热解毒，凉血活血的作用。适用热入营血型真红细胞增多症。症见身热心烦，面红肤赤，口渴不欲饮，甚则神昏谵语，肌衄、鼻衄、齿衄、便血或尿血、呕血，血色鲜红，兼见气滞血瘀证候；舌暗红或红绛，苔黄而干，脉滑数等。经验方④具有滋阴化瘀、凉血止血的作用。适用阴亏血瘀型真红细胞增多症。症见低热虚烦，手足心热，或午后潮热，口燥咽干，颧红耳赤，腰膝酸软，衄血、便血或尿血、呕血，血色鲜红，兼见血瘀证候；舌红或红绛，见瘀点或瘀斑，苔少而干，脉细涩或兼数等。

加减　经验方①：疏肝理气可加用白芍、香附、佛手等；气滞重者可加用枳实、三棱、青皮等破气之品。经验方②：肝气盛脾气暴躁者，可加白芍、北沙参、枸杞子、麦冬、川楝子等养肝柔肝之品；气郁化火阳亢者宜酌加泻火平肝药味，如钩藤、石决明、牡丹皮、珍珠母、赭石、牡蛎等。经验方④：兼肝脾大坚硬者，则宜配合化痰破血、软坚散结之法，常用鳖甲 20g、夏枯草 15g、莪术 20g、山慈菇 20g、浙贝母 15g、猫爪草 20g 等。兼胁肋胀痛，口干咽燥，腰膝酸软，肾虚耳鸣者，治疗当滋水涵木，以滋水清肝饮加减，选用六味地黄丸三补三泻加白芍、酸枣仁、柴胡等。

出处 李慧，代喜平，李达．梁冰中医辨治真性红细胞增多症经验［J］．中华中医药杂志，2018，33（11）：5008-5011.

【方剂 2】张介眉经验方

水牛角 60g，生地黄 20g，牡丹皮 10g，赤芍 10g。

用法与主治 水煎服，每日 1 剂，早晚各一次温服。此方为武汉市第一医院张介眉主任医师的经验方，具有清热解毒、凉血散瘀的作用。适用于早期真性红细胞增多症感受火热疫毒之邪。症见皮肤黏膜红紫、肌肤发热、口咽干燥、出血等。

出处 李敏．张介眉治疗早期真性红细胞增多症经验［J］．实用中医药杂志，2018，34（9）：1125-1126.

【方剂 3】活血和脉饮

当归，生地黄，桃仁，红花，枳壳，赤芍，川芎，三七粉，丹参，地龙，土鳖虫，露蜂房，水蛭，全蝎，木香，砂仁，甘草。

用法与主治 水煎服，每日 1 剂，早晚各一次温服。此方为黑龙江中医药大学附属第一医院孙伟正教授的经验方，具有活血化瘀、调整气血的作用。适用于气滞血瘀型真红细胞增多症。症见面色暗红、口唇青紫、肌肤甲错、心下痞满、舌紫有瘀斑、脉弦涩等。

加减 眩晕、目赤、烦躁者加栀子、黄芩；低热、盗汗者加银柴胡、地骨皮；肝脾大者加三棱、莪术、鳖甲；寐差者加首乌藤、炒酸枣仁、合欢花、柏子仁；肢体麻木、活动欠灵活者加鸡血藤、木瓜；四肢乏力、纳差者重用补脾益气药如陈皮、砂仁等。

出处 李卫忠，王金环，孙伟正．孙伟正教授诊疗真性红细胞增多症经验［J］. 四川中医，2018，36（2）：16-18.

【方剂 4】杨文华经验方

经验方①：天麻，钩藤，秦艽，菊花，茺蔚子，牛膝，川芎，赤芍，桃仁，红花，蒲公英，地龙，全蝎。

经验方②：太子参，麦冬，五味子，黄芪，当归，水蛭，地龙，桃仁，红花，川芎，赤芍，全蝎，浙贝母。

经验方③：女贞子，墨旱莲，龟甲，阿胶，黄芪，当归，鸡血藤，鳖甲，牡蛎，酒山茱萸，败酱草，金银花，青蒿。

用法与主治　水煎服，每日1剂，早晚各一次温服。此方为天津中医药大学第一附属医院杨文华教授的经验方。经验方①具有清肝化瘀的作用。适用于实证期肝气郁结，热壅血瘀型真红细胞增多症。症见头痛、面红目赤，或有出血表现，或梗阻表现，或头晕，耳鸣，舌多色暗、有瘀斑、苔黄厚，脉弦数等。经验方②具有益气活血、解毒散结的作用。适用于虚实夹杂期气虚为本，毒痰瘀互结型真红细胞增多症。症见倦怠乏力、心悸、胸闷气短、眩晕或生癥积等。经验方③具有补肾活血解毒的作用。适用于虚实夹杂期气虚为本，毒痰瘀互结型真红细胞增多症。症见口燥咽干、五心烦热、盗汗、皮肤瘙痒、大便秘结、小便涩少、消瘦、舌红少苔、脉细数等。

出处　冯全管，杨文华. 真性红细胞增多症的中医分期治疗［J］. 山西医药杂志，2016，45（1）：50-51.

【方剂 5】新补阳还五汤

炙黄芪80g，西洋参10g，菟丝子30g，桑寄生30g，当归15g，生地黄20g，川芎30g，地龙30g，赤芍30g，桃仁10g，红花10g，三七10g，泽兰10g。

用法与主治　水煎服，每日1剂，早晚各一次温服。此方为大连市中心医院解建国主任医师的经验方，具有益肾活血养血、化瘀通络排毒的作用。适用于气虚血瘀、肾元亏虚型真红细胞增多症。症见疲劳乏力，少气懒言，胸闷心悸，四肢沉重，胃纳欠佳，大便不成形，舌体胖大，苔腻，脉细；或可见精神萎靡、头晕耳鸣、失眠健忘、腰膝酸软、畏寒怕风、兴趣淡漠、舌体胖大、苔腻、脉沉细等象。

加减 对血瘀顽症之瘀毒阻络型患者，多加水蛭、蜈蚣、全蝎等虫类药以破血通络；兼见热入血分，除主症外，尚有发热、口渴、便秘、舌红苔黄、脉弦数，治疗合用清热解毒，原方减西洋参、菟丝子，加生石膏、牡丹皮、栀子、大黄；兼见阴虚火旺者，除主症外，尚有颧红、心烦、口渴、手足心热（或有潮热、盗汗），舌红苔少、脉细数，治疗合用滋阴降火法，原方减菟丝子，加麦冬、石斛、地骨皮、白薇；兼见痰湿郁结者，除主症外，尚有咳吐痰、胸闷脘痞、呕恶眩晕、舌淡苔腻、脉滑，治疗合用健脾化痰散结法，原方减生地黄，加姜半夏、白术、茯苓、陈皮、砂仁、厚朴。

出处 张晓韵，解建国．解建国治疗真性红细胞增多症经验探析[J]．上海中医药杂志，2015，49（3）：17-18＋21.

【方剂6】潘铭经验方

经验方①：麝香0.1g（冲服），清半夏15g，丹参30g，桃仁15g，红花10g，天麻10g（另煎，兑入），茯苓18g，苍术、白术各10g，陈皮10g，薏苡仁30g，柴胡6g，枳壳10g，竹茹8g，菖蒲10g，胆南星10g，黄连6g，蝉蜕8g，生甘草6g，生姜3g，大枣4枚。

经验方②：当归30g，川芎15g，丹参15g，桃仁15g，红花10g，柴胡12g，枳壳12g，桔梗10g，郁金15g，莪术10g，赤芍10g，川牛膝15g，生地黄15g，鳖甲15g（先煎），水蛭8g，全蝎3g（冲服），制白附子10g，鸡血藤30g，路路通30g，甘草8g。

经验方③：龙胆15g，当归30g，生地黄15g，柴胡12g，黄连6g，栀子10g，黄芩12g，青黛12g（包煎），泽泻15g，车前子20g（包煎），丹参30g，桃仁10g，红花10g，赤芍12g，黄药子10g，大黄15g，淡竹叶6g，甘草6g。

经验方④：水牛角30～60g（先煎），生石膏30g（先煎），生地黄30g，赤芍12g，牡丹皮12g，当归10g，桃仁8g，红花6g，知母15g，玄参15g，麦冬15g，茜草根15g，黄柏12g，蒲公英15g，白茅根15g，白花蛇舌草15g，连翘15g，淡竹叶

6g，生甘草 6g。

经验方⑤：党参 18g，黄芪 30g，白术 10g，茯苓 15g，生地黄、熟地黄各 30g，白芍 10g，当归 30g，川芎 15g，丹参 15g，桃仁 15g，红花 10g，阿胶 10g（烊化），黄精 15g，升麻 6g，柴胡 10g，香附 10g，青皮 10g，茜草根 15g，甘草 6g，生姜 3g，大枣 4 枚。

经验方⑥：知母 10g，黄柏 10g，生地黄 30g，熟地黄 30g，茯苓 15g，山药 30g，山茱萸 15g，墨旱莲 15g，枸杞子 15g，牡丹皮 12g，当归 15g，桃仁 12g，红花 15g，升麻 10g，秦艽 15g，地骨皮 12g，甘草 6g。

用法与主治 水煎服，每日 1 剂，早晚各一次温服。此方为甘肃省武威市人民医院潘铭副教授的经验方。经验方①具有化痰开窍、利湿健脾、活血化瘀的作用。适用于痰湿瘀阻型真红细胞增多症。症见皮肤黏膜色暗红，鼻尖、口唇、耳、颊、肢端发绀，结膜充血，外观如醉酒状，皮肤瘙痒，头昏头重，嗜睡，昏睡，眩晕耳鸣，或见肢体抽搐，胸胁胀满，胃脘痞闷，食欲不振，恶心欲呕，体倦乏力，舌质淡胖，苔白腻或黄腻，脉滑或滑数等。经验方②具有活血化瘀、疏肝理气、搜风通络的作用。适用于血瘀气滞型真红细胞增多症。症见面色暗红，口唇青紫，心下痞块或胁下积块，痛有定处，心悸失眠，或间有心前区闷痛，喘憋，呃逆。妇女可见闭经或痛经，经色紫暗，并有血块。老年患者或见手指麻木，口眼㖞斜，半身不遂。舌质暗红或青紫，或有瘀点、瘀斑，脉弦或涩等。经验方③具有清肝泻火、活血化瘀的作用。适用于心肝火旺型真红细胞增多症。症见头痛眩晕，耳鸣口苦，面色红赤，胁肋灼热胀痛，烦躁易怒，多梦失眠，便秘尿黄，耳内肿痛流脓，或吐血，兼见气滞血瘀证候，舌质暗红，苔薄黄腻，脉弦数或滑数等。经验方④具有清热解毒、凉血活血的作用。适用于热入营血型真红细胞增多症。症见身热心烦，面红肤赤，口渴不欲饮，甚者神昏谵语，肌衄、鼻衄、齿衄、便血或尿血、呕血，血色鲜红，兼见气滞血瘀证候，舌暗红或红绛，苔黄而干，脉滑数等。经验方⑤具有健脾益气、补血活血的作用。适用于气血亏虚型真红细胞增多症。症见头晕心悸，气短懒言，体倦乏力，面色淡红，或见呕血、衄血、尿血、便血，血色淡红，兼见血瘀证候，舌质淡或见瘀点、瘀斑，苔薄白，脉虚大无力或沉细涩等。经验方⑥具有滋补肝肾、清退虚热的作用。适用于肝肾阴虚型真红细胞增多症。症见低热虚烦，手足心热，或午后潮热，口燥咽干，颧红耳赤，腰膝酸软，心悸失眠，便秘溺赤，或见呕血、衄血、尿血、便血，血色鲜红，兼见血瘀证候，舌红或红绛，见瘀点或瘀斑，苔少而干，脉细涩或兼数等。

出处 潘铭，楚文瑛．中西医结合治疗真性红细胞增多症 19 例［J］．中医研究，2010，23（4）：39-42.

【方剂 7】刘宝文经验方

经验方①：龙胆，栀子，黄芩，柴胡，生地黄，泽泻，木通，车前子，青黛，海蛤，大黄，桃仁，红花，三棱，莪术，蜈蚣，牛膝，当归，甘草。

经验方②：熟地黄，生地黄，当归，白芍，酸枣仁，山茱萸，茯苓，山药，鳖甲，龟甲，知母，麦冬，五味子，柴胡，栀子，牡丹皮，泽泻，桃仁，红花，鸡血藤，蒲黄。

经验方③：黄芪、党参、白术、茯苓、陈皮、升麻、当归、柴胡、甘草、远志、龙眼肉、酸枣仁、木香、桃仁、红花、当归、川芎、丹参、鸡血藤、莪术、鳖甲、土鳖虫等。

用法与主治 水煎服，每日 1 剂，早晚各一次温服。此方为辽宁中医药大学附属医院刘宝文教授的经验方。经验方①具有清肝泻火的作用。适用于血瘀肝火上炎型真红细胞增多症。症见头痛头晕、目赤耳鸣、心烦易怒、胁下胀痛、口干舌燥、尿黄便干、舌质暗红或紫暗、脉弦数等。经验方②具有滋补肝肾、养血活血的作用。适用于血瘀肝肾阴虚型真红细胞增多症。症见头晕目眩、目干、容易疲劳、肢体麻木、口燥咽干、失眠多梦、胁肋隐痛、腰膝酸痛、耳鸣、女子月经量少、舌红、少苔、脉弦细数无力等。经验方③具有健脾益气，活血化瘀通络的作用。适用于血瘀气血亏虚型真红细胞增多症。症见倦怠乏力、食少纳呆、面色及肤色晦暗无华、口唇紫暗、两胁刺痛、痛有定处或腹部积块、舌质紫暗有瘀点、瘀斑，舌苔白、脉细涩等。

出处 王丽，刘宝文．刘宝文教授辨证治疗真性红细胞增多症［J］．

实用中医内科杂志，2012，26（6）：21-22.

【方剂8】傅汝林经验方

经验方①：熟地黄，蒲黄，红花，泽泻，栀子，五味子，知母，鳖甲，茯苓，酸枣仁，当归，鸡血藤，桃仁，牡丹皮，柴胡，麦冬，龟甲，山茱萸，白芍，生地黄。

经验方②：龙胆，甘草，牛膝，莪术，红花，大黄，青黛，木通，生地黄，黄芩，当归，蜈蚣，三棱，桃仁，海蛤，车前子，泽泻，柴胡，栀子。

经验方③：黄芪、土鳖虫、莪术、丹参、当归、桃仁、酸枣仁、远志、柴胡、升麻、茯苓、党参、鳖甲、鸡血藤、川芎、红花、木香、龙眼肉、柴胡、陈皮、白术等。

用法与主治 水煎服，每日1剂，早晚各一次温服。此方为全国名老中医傅汝林教授的经验方。经验方①具有养血活血、滋补肝肾的作用。适用于肝肾阴虚型真红细胞增多症。症见脉弦细数无力、月经量少、舌红少苔、口干咽燥、耳鸣、四肢疲劳且麻木、头晕、腰膝酸痛以及失眠多梦等。经验方②具有清肝泻火的作用。适用于肝火上炎型真红细胞增多症。症见脉弦数、舌质紫暗、尿液泛黄、口干舌燥、头晕目眩、耳鸣、胁下胀痛以及心烦易怒等。经验方③具有活血化瘀、气血双补以及补肾填精的作用。适用于气血亏虚型真红细胞增多症。症见脉细涩，舌瘀斑或舌质紫暗、口唇紫暗、腹部积块、肤色暗淡无光、乏力、记忆力衰退、食不进、少言等。

出处 詹继红，郭银雪，谢恂，等．傅汝林治疗真性红细胞增多症经验［J］．中医杂志，2015，56（8）：645-647.

白细胞减少症

白细胞减少是指外周血中白细胞总数低于$4.0\times10^9/L$（成人）。临床表现以乏力、头晕为主，常伴有食欲减退、四肢酸软、失眠多梦、低热心悸、畏寒腰酸等症状，且由于白细胞减少、机体抵抗力下降，患者常易反复感冒或感染。本病归属于中医学“气血虚”“虚劳”“诸虚不足”等范畴。

【方剂1】三黄三仙汤

黄芪，黄精，黄芩，仙鹤草，淫羊藿，仙茅，补骨脂，丹参，当归，鸡血藤。

用法与主治 水煎服，每日1剂，早晚各一次温服。此方为国家级名中医魏克明教授的经验方，具有健脾补肾、益气养血的作用。

加减 瘀血明显者常加三棱、莪术、三叶青等化瘀解毒药物；神疲乏力者，可酌加党参、白术、山药以补气生血；夜眠差者，加酸枣仁、远志、茯神、首乌藤（夜交藤）、合欢皮等宁心安神之品；盗汗者，加用糯稻根、牡蛎、五味子等养阴敛汗之品；胃纳差者，加鸡内金、神曲、麦芽等健胃消食之品；畏寒肢凉者，加干姜、肉桂温中散寒；感染发热者，加金银花、大青叶、连翘、蒲公英、牡丹皮等清热凉血之品；大便干结者，加芦荟、郁李仁、火麻仁等润肠通便。

出处 曾理分，陈志炉，魏克民．魏克民从脾肾论治白细胞减少症经验［J］．浙江中西医结合杂志，2019，29（1）：5+15.

【方剂2】健脾补肾汤

炙黄芪，当归，太子参，白术，茯苓，炙甘草，熟地黄，补骨脂。

用法与主治 水煎服，每日1剂，早晚各一次温服。此方为广州中医药大学第二附属医院刘金文教授的经验方。适用于脾肾阳虚型恶性骨肿瘤化疗后白细胞减少症。

加减 气阴两虚，原方加女贞子、枸杞子、黄精、阿胶等益气养血；脾气虚弱，原方重用太子参、白术、茯苓、炙甘草，去滋腻之熟地黄；饮食不消，胸脘满闷，胃纳差者，酌加山楂、麦芽、鸡内金等；恶心呕吐者，加丁香、枳实、白豆蔻等。气血双亏，原方重用炙黄芪、当归、太子参，酌加白芍、阿胶、陈皮、郁金、砂仁等；胃纳差者酌加麦芽、厚朴、神曲等；血虚甚者加阿胶、黄精等以厚味补血。脾肾阳虚，原方重用补骨脂，酌加淫羊藿、熟附子等，配合静脉滴注参附注射液等；若纳差，脘闷不舒者酌加山楂、神曲、厚朴、枳实；肾阳不足，体力衰败者，酌加紫河车、鹿茸、仙茅、淫羊藿等。

出处 张葆青，黄永明，石宇雄，等．刘金文教授治疗恶性骨肿瘤化疗后白细胞减少症经验介绍［J］．新中医，2007，39（7）：12-13.

【方剂3】梁冰经验方

经验方①：犀角地黄汤合玉女煎加减。

经验方②：炙黄芪30g，太子参10g，黄精20g，百合30g，灵芝20g，虎杖20g，石斛15g，炙甘草3g。

经验方③：黄芪30g，白参（另煎兑服）3g，当归10g，炒白芍10g，制何首乌20g，鸡血藤30g，红枣10g，炙甘草3g。

经验方④：黄芪30g，淫羊藿20g，益智20g，山茱萸10g，川芎10g，红枣6枚，炙甘草3g。

用法与主治 每日1剂，分2次煎服，20天为1个疗程。此方为广东省中医院梁冰教授的经验方。经验方①具有清热解毒、滋阴凉血的作用。适用于白细胞减少外感温热毒邪，气阴两伤型。症见恶寒高热，咽喉肿痛，头痛，周身酸痛，小便黄赤，大便干燥，身有散在紫斑或舌出血疱，舌质红绛，黄腻苔，脉洪数或滑数。经验方②具有益气养阴的作用。适用于白细胞减少气阴两虚型。症见面色无华、头晕目眩，精神疲惫，低热或手足心热，舌质偏红，脉细弱。经验方③具有补气养血的作用。适用于白细胞减少气血双亏型。症见面色无华、口唇及眼睑、指甲无血色、头昏目花、神疲乏力、妇女月经量少色淡、舌质淡、脉细无力等症。经验方④具有温补脾肾的作用。适用于白细胞减少脾肾两虚型。症见面色无华，头昏耳鸣，腰膝酸软，少气懒言，神疲乏力，或畏寒低热，舌胖质淡，脉沉迟。

出处 周红．梁冰治疗白细胞减少症的经验［J］．江西中医药，2005，36（8）：7-8.

【方剂4】周郁鸿经验方

红藤50g，鳖甲25g，鱼腥草、柴胡、升麻各15g，红景天、猪苓各12g，大腹皮、党参、当归、炒白术、茯苓、陈皮、黄芪、仙茅、淫羊藿各9g，甘草6g。

用法与主治 水煎服，每日1剂，早晚各一次温服。此方为浙江中医药大学周郁鸿教授的经验方。具有清热解毒、扶正祛瘀的作用。适用于化疗致中性粒细胞缺乏伴丹毒者。

出处 毛钰轩，高雁婷．周郁鸿运用红藤化丹汤治疗化疗致中性粒细胞缺乏伴丹毒经验［J］．浙江中医杂志，2019，54（3）：165.

【方剂5】夏小军经验方

经验方①：党参15g，黄芪30g，当归15g，熟地黄15g，鸡血藤30g，阿胶（烊化）10g，茯苓10g，炒白术10g，菟丝子15g，山茱萸10g，白芍10g，山药10g，炙甘草10g。

经验方②：生晒参15g，黄芪20g，当归10g，鸡血藤30g，熟地黄15g，菟丝子15g，枸杞子10g，山茱萸10g，龟甲胶（烊化）10g，女贞子15g，墨旱莲10g，山药10g，炙甘草10g。

经验方③：红参15g，黄芪20g，当归10g，鸡血藤30g，熟地黄15g，菟丝子15g，补骨脂15g，肉桂10g，鹿角胶（烊化）10g，山茱萸10g，枸杞子10g，山药10g，炙甘草10g。

经验方④：党参15g，黄芪30g，当归15g，鸡血藤30g，熟地黄10g，菟丝子10g，桃仁10g，红花10g，川芎10g，赤芍10g，郁金10g，山楂10g，炙甘草10g。

用法与主治 水煎服，每日1剂，早晚各一次温服。此方为全国首批优秀中医临床人才，甘肃省名中医夏小军教授的经验方。经验方①具有补气养血、填精益髓的作用。适用于白细胞减少气血两虚型。症见面色萎黄无华，乏力气短懒言，语声低微，头晕目眩，失眠多梦，或心悸怔忡，纳呆食少，倦怠汗出，易于外感，舌质淡，苔少，脉细微。经验方②具有滋补肝肾、益气养血的作用。适用于白细胞减少肝肾阴虚型。症见面色少华，两颧潮红，神疲乏力，头晕目眩，耳鸣如蝉，腰膝痠软，五心烦热，潮热盗汗，或咽干口燥，虚烦少寐，梦多遗精，或胁肋胀痛，或妇女月经量少，舌质红，苔少，脉细数。经验方③具有温补脾肾、益气养血的作用。适用于白细胞减少脾肾阳虚型。症见面色苍白，精神萎靡，形寒肢冷，神疲自汗，腰膝痠冷，食少便溏，小便清长，或下肢肿胀，或脘腹冷痛，舌质淡胖，边有齿痕，苔薄白，脉沉细。经验方④具有活血化瘀、益气养血的作用。适用于白细胞减少正虚血瘀型。症见面色晦暗，或肌肤甲错，乏力纳少，心悸气短，畏寒肢冷，头晕耳鸣，腹胁积块，腰膝冷痛，或身体某部刺痛不移，或鼻齿衄血，或午后低热，妇女月经量少，甚或经闭，舌质暗红，有瘀点、瘀斑，脉细涩。

加减 经验方①：头晕目眩明显者加枸杞子、决明子以养肝明目；心悸怔忡明显者加炒酸枣仁、远志以养血安神；纳呆食少明显者加炒麦芽、山楂以健胃消食；自汗较多者加生牡蛎、浮小麦以固表敛汗；因体虚而易于外感者加防风、板蓝根、贯众以祛风固表；感邪之后贼伤元气者亦可选用《金匮要略》薯蓣丸加减，以扶正祛邪。经验方②：若精血枯竭，耳鸣耳聋明显者加紫河车、阿胶以填补精血；阴虚内热、烦热盗汗明显者加地骨皮、生地黄以泄热养阴；虚烦少寐者加炒酸枣仁、黄连以清心宁神；口干咽燥明显者加沙参、麦冬以滋养肺胃；梦遗明显者加黄柏、生牡蛎以降火潜阳；胁肋隐痛明显者加白芍、川楝子以柔肝疏泄；妇女月经量少者加阿胶、益母草以养血调经；伴纳差者加炒麦芽、炒白术健脾调中，以助运化。经验方③：若形寒肢冷明显者酌加炮附子、干姜以补火助阳，散寒止痛；腰膝痠冷者加杜仲、续断以补肾壮骨；脾虚明显，乏力纳差者加炒白术、炒麦芽以益气健脾；下利清谷明显者去熟地黄、当归，加五味子、肉豆蔻以温脾暖肾，固肠止泻；下肢肿胀者加茯苓、白术以利水消肿；兼见头晕耳鸣者加潼蒺藜、淫羊藿以补肾固精，清肝明目。经验方④：若畏寒肢冷、腰膝冷痛明显者加炮附子、干姜以温阳化瘀；心悸气短，甚或疼痛者加丹参、延胡索以活血定痛；鼻齿衄血者加仙鹤草、茜草、败酱草以凉血止血；午后低热明显者加地骨皮、麦冬、益母草以养阴清热，活血化瘀；腹胁积块疼痛者加丹参、三棱、莪术、炙鳖甲以软坚散结；妇女月经量少，甚或经闭者加川牛膝、益母草以活血通经。

出处 夏小军，段赟．中医药治疗白细胞减少症的思路与方法［J］．西部中医药，2016，29（7）：42-45.

【方剂6】八珍升白汤

黄芪30g，熟地黄15g，当归10g，川芎10g，炒白芍10g，党参10g，茯苓15g，炒白术20g，甘草6g，补骨脂15g，菟丝子（包煎）15g，鸡血藤15g，首乌藤（夜交藤）20g，仙鹤草30g，紫苏梗10g，砂仁10g。

用法与主治 每日1剂，水煎服。饮食上或以大枣、红豆、花生（带皮，以皮色红者为优）煮粥，佐食。此方为安徽中医学院张炳秀教授的经验方。症见易疲劳，乏力，纳差，甚至少气懒言、嗜睡等，也有部分患者易感受外邪，就其脉象多见细弱，或沉细，舌苔薄白，舌质淡或淡红。

加减 阳虚症状明显者加肉苁蓉10g，桂枝10g，制附子（先煎）10g；或配合桂附地黄丸；脾胃虚弱，纳谷不香，肢体倦怠，或伴有便溏者，加大炒白术用量；此外可配合山药、鸡内金或曲类健运消食之剂，以醒脾开胃。

出处 陶国水．张炳秀治疗血液病经验［J］．中医杂志，2009，50(5)：400-401.

【方剂7】李君经验方

经验方①：人参（另煎）9g，炙黄芪30g，白术10g，桂心5g，当归10g，茯苓10g，白芍10g，熟地黄15g，远志10g，陈皮6g，甘草6g，大枣6枚。

经验方②：党参10g，黄芪30g，焦白术10g，鹿角胶（烊化）9g，淡附片（先煎）10g，菟丝子10g，山茱萸30g，怀山药30g，熟地黄15g，当归10g，杜仲10g，炙甘草6g，焦三仙各10g，鸡内金10g。

经验方③：知母10g，黄柏10g，生地黄、熟地黄各15g，怀山药10g，山茱萸10g，牡丹皮10g，菟丝子15g，鳖甲（先煎）15g，龟甲胶（烊化）10g，女贞子15g，墨旱莲15g，茯苓10g，生龙骨、生牡蛎各30g，甘草10g。

经验方④：炙黄芪30g，熟地黄15g，白芍10g，当归10g，炒山药15g，山茱萸15g，杜仲10g，制附子（先煎）10g，鹿角胶（烊化）10g，白花蛇舌草10g，鸡血藤15g，益智10g，川芎10g，炙甘草10g。

用法与主治 水煎服，每日1剂，早晚各一次温服。此方为河北省廊坊市中医院副主任医师李君的经验方。经验方①具有补气养血的作用。适用于白细胞减少气血两虚型。症见倦怠乏力，面色无华，头晕目眩，失眠多梦，心悸气短，纳呆食少，舌质淡，苔薄白，脉细弱。经验方②具有温补脾肾的作用。适用于白细胞减少脾肾阳虚型。症见面色㿠白，或面目虚浮，畏寒肢冷，头晕目眩，气短懒言，自汗，溲清便溏或完谷不化，腰膝酸软，或见阳痿、滑精，舌质淡胖边有齿痕，苔白，脉沉细弱。经验方③具有滋养肝肾的作用。适用于白细胞减少肝肾阴虚型。症见形瘦神疲，眩晕耳鸣，腰膝酸软，失眠健忘，潮热盗汗，烦躁易怒，五心烦热，尿赤便干，舌红少苔或无苔，脉细数。男子或见遗精；女子或见月经不调。经验方④具有健脾益肾化瘀解毒的作用。适用于白细胞减少毒瘀互结型。症见在脾肾阳虚、气血两亏等表现基础上，有口唇暗红，舌有瘀点、瘀斑，或伴癥瘕等。

出处 李君，王茂生，范华，等．白细胞减少症中医诊疗经验辑要[J]．天津中医药，2013，30（12）：732-734.

原发性血小板增多症

原发性血小板增多症（essential thrombocythemia，ET）是经典骨髓增殖性肿瘤的一种亚型，其主要特点是外周血血小板计数明显增高，骨髓中巨核细胞增殖旺盛。临床表现为血小板显著增多，常伴有出血及血栓形成，也可伴有脾大。血栓及出血是ET患者最主要的并发症，并严重影响患者生活质量和长期生存。本病多属于中医学“血证”“癥积”“虚劳”“血痹”“血积”等范畴。

【方剂1】郭立中经验方

水牛角片（先煎）15g，赤芍15g，生地黄15g，牡丹皮15g，白薇15g，紫草15g，茜草15g，玄参15g，泽兰10g，牛膝10g，水蛭3g。

用法与主治 水煎服，每日1剂，早晚各一次温服。此方为南京中医药大学郭立中教授的经验方，具有补益肝肾、凉血化瘀的作用。适用于中络热血瘀证兼肝肾亏虚，阴血不足之原发性血小板增多症。症见衄血、口干、五心烦热、面部潮红生火、舌苔黄、舌质暗红、脉细滑等。

加减 瘀热动血者，加紫珠草15g，羊蹄根15g凉血化瘀止血；瘀热伤阴者，加女贞子15g，墨旱莲15g；气阴两伤者，加太子参15g，西洋参10g；瘀重于热者加地龙10g等。

出处 皇玲玲，赵晓峰，郭立中．凉血化瘀方加减治疗原发性血小板增多症单病例随机对照研究［J］．中医杂志，2019，60（8）：680-683.

【方剂2】权学莲经验方

柴胡10g，黄芩10g，枳实12g，红花10g，郁金10g，当归12g，赤芍12g，生地黄10g，川芎10g，牡丹皮10g，牛膝10g，水蛭8g，炙甘草10g。

用法与主治 水煎服，每日1剂，早晚各一次温服。此方为廊坊市人民医院血液科专家权学莲教授的经验方，具有疏肝解毒、活血化瘀的作用。适用于气滞血瘀型原发性血小板增多症。症见头胀头晕，颈项拘束，胸胁痞闷或胸胁痛，呃逆嗳气，口唇、爪甲青紫，面色紫暗，妇女可有痛经、闭经、经色紫暗伴血块，舌质紫暗可伴瘀斑、瘀点，苔薄白，脉弦数或涩等。

出处 权学莲，赵宏伟，孙尚武等．疏肝化瘀汤治疗气滞血瘀型原发性血小板增多症［J］．中医学报，2019，34（1）：172-176.

【方剂3】付义经验方

砂仁（重用、后下）、黄柏、甘草、制附子（先煎）、龟甲、肉桂、补骨脂、细辛等。

用法与主治 水煎服，每日1剂，早晚各一次温服。此方为昆明海源中医医院付义副教授的经验方，具有纳气归肾、温水潜阳的作用。适用于脾肾阳虚为本，瘀血阻滞脉络为标之原发性血小板增多症。

出处 宋风．付义教授治疗原发性血小板增多症经验［J］．中医研究，2018，31（1）：44-46.

【方剂4】江劲波经验方

黄芪30g，莪术10g，乳香10g，川芎10g，三七15g，丹参20g，水蛭5g，土茯苓15g，山慈菇10g，青黛15g，漏芦10g，路路通15g，猫爪草30g，辛夷15g，甘草5g。

用法与主治 水煎服，每日1剂，早晚各一次温服。此方为湖南中医药大学第一附属医院江劲波教授的经验方，具有活血化瘀、清热解毒、软坚散结的作用。适用于瘀毒互结型低中危有症状原发性血小板增多症。

出处　付玲，樊美玲，江劲波．化瘀解毒汤治疗低中危原发性血小板增多症18例临床观察［J］．湖南中医杂志，2018，34（5）：79-81.

【方剂5】裴正学经验方

路党参，人参须，太子参，北沙参，生地黄，山茱萸，山药，桂枝，白芍，甘草，浮小麦，麦冬，五味子，生姜，大枣。

用法与主治　水煎服，每日1剂，早晚各一次温服。此方为甘肃省肿瘤医院裴正学教授的经验方，具有活血化瘀、清热解毒、扶正固本的作用。适用于原发性血小板增多症。

出处　党会芬，裴正学，王静，等．裴正学教授治疗原发性血小板增多症经验［J］．亚太传统医药，2016，12（20）：67-68.

【方剂6】陈亚勇经验方

当归15g，金银花30g，玄参30g，甘草10g。

用法与主治　先武火煮沸，后文火煎煮约30分钟，浓缩药液约350ml，每日早、晚各温服一次。此方为广州市中医医院血液科陈亚勇医师的经验方，具有凉血解毒、理气活血的作用。适用于低中危有症状原发性血小板增多症。

加减　血热则加生地黄30g，牡丹皮10g，赤芍15g，水牛角30g；血瘀加乳香10g，没药10g；气虚加党参30g，白术15g，黄芪30g；湿热加黄柏15g，苍术10g，薏苡仁15g，川牛膝15g。

出处　陈亚勇，于天启．四妙勇安汤加减治疗原发性血小板增多症的临床观察［J］．中医临床研究，2018，10（32）：107-108.

【方剂7】解郁降板汤

郁金，夏枯草，佛手，浙贝母，地龙，炒莱菔子，水红花子，八月札，莪术，泽兰，全蝎，土鳖虫，水蛭，当归，黄芩，女贞子，金鹊根。

用法与主治　水煎服，每日1剂，早晚各一次温服。此方为北京市东四医院苏凤哲教授的经验方，具有解郁理气、活血通络、化痰祛湿的作用。适用于原发性血小板增多症因郁致瘀，气郁、血瘀、痰湿郁致血行不畅，郁久化热伤阴，以致痰瘀交结，升高的血小板久羁不下，成为顽症。

加减 如血小板偏高伴热象，可加用清热解毒药物，如半枝莲、白花蛇舌草、山慈菇、龙葵、狗舌草、龙胆以解体内热毒，有效地降低血小板。由于解毒之药，易伤脾胃，故同时应佐以生山药、炒白术、炒薏苡仁等药；血小板增多伴乏力、气短等气虚症状者亦不可使用人参、黄芪等温补之品，应使用五爪龙、绞股蓝等清补之品；血小板增多伴胸闷、肢体困重、舌苔白腻等湿象，可用藿香梗、佩兰、荷叶。

出处 苏凤哲．从郁论治原发性血小板增多症——附20例临床疗效分析［J］．中国中医基础医学杂志，2006，12（1）：45-46.

【方剂8】疏肝化瘀汤

柴胡10g，黄芩10g，郁金10g，枳实10g，桃仁15g，红花10g，当归15g，生地黄10g，赤芍15g，牡丹皮10g，川芎10g，牛膝15g，水蛭10g，炙甘草5g。

用法与主治 水煎服，每日1剂，早晚各一次温服。此方为广东省中医院血液科梁冰教授的经验方，具有疏肝化瘀的作用。适用于原发性血小板增多症结合西医按照血栓形成危险度分层治疗。症见ET的血管运动性症状如头痛、头晕、乏力、肢体麻木、视觉异常、红斑性肢痛以及血栓、出血、脾脏肿大体征等。

加减 辨证分型加减：肝火炽盛者加青黛（包煎）10g，龙胆10g，栀子10g；肺脾气虚者去黄芩、生地黄、牡丹皮，加黄芪20g，党参20g，山药20g；肝肾不足者去黄芩、赤芍，加山茱萸30g，菟丝子20g，桑寄生15g，川续断15g；痰湿内盛者去生地黄、当归，加法半夏10g，苍术10g，茵陈30g，瓜蒌皮15g。对症加减：头痛头晕加夏枯草15g，天麻15g，钩藤（后下）20g；四肢末端麻木或疼痛加鸡血藤20g，白芍10g，桑枝15g，川木瓜15g；出血加水牛角（先煎）15g，白茅根15，仙鹤草30g；肝脾大加土鳖虫30g，炙鳖甲（先煎）30g，莪术30g，同时以醋调青黛四黄粉100g外敷肝、脾区，每日1次，每次8小时，面积以肝、脾大小为度，亦可根据肝脾大小适当增加青黛用量。

出处 代喜平，吴远彬，李达等．中医辨病辨证结合危险度分层治疗原发性血小板增多症36例［J］．中国中医基础医学杂志，2011，17（3）：339+342.

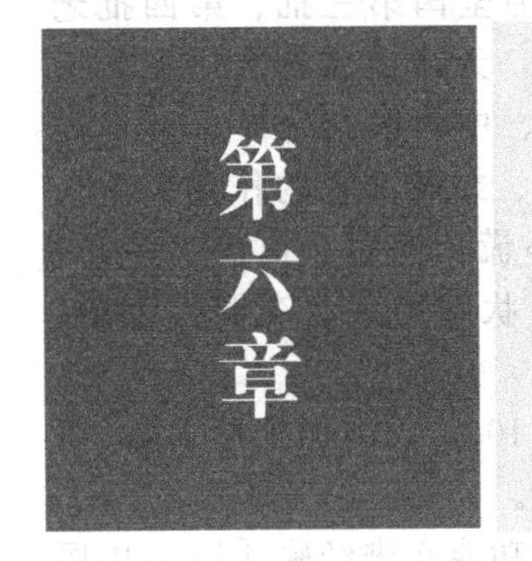

内分泌及代谢系统疾病

甲状腺功能亢进症

甲状腺功能亢进症（简称甲亢）是甲状腺腺体自身合成和分泌过多甲状腺激素引起的甲状腺毒症，临床主要表现为高代谢综合征、突眼症、甲状腺肿大、心血管系统及神经系统功能紊乱等。中医学认为甲亢多属“瘿病”范畴。

【方剂 1】龙胆化痰汤

茯苓 20g，浙贝母 20g，生地黄 20g，车前草 15g，柴胡 15g，法半夏 15g，石菖蒲 15g，泽泻 15g，橘红 15g，枳实 15g，黄芩 10g，栀子 10g，党参 10g，龙胆 5g，通草 5g，甘草 5g。

用法与主治 水煎煮，每日 1 剂，分早晚 2 次餐后温服。此方为陇南市武都区中医医院综合内科马跃东的经验方，由涤痰汤和龙胆泻肝汤改进而来。具有清肝火、化痰浊的作用。主治甲状腺功能亢进症痰火证。

出处 马跃东．自拟龙胆化痰汤治疗甲状腺功能亢进症痰火证的治疗效果［J］．中国社区医师，2018，34（26）：110-111.

【方剂 2】张曾譻经验方

黄芪 30g，枸杞子 15g，玄参 15g，生地黄 15g，桂枝 10g，

土贝母 10g，牡蛎 20g，谷精草 10g。

用法与主治 水煎服，每日 1 剂。此方为全国第三批、第四批老中医药专家学术经验继承工作指导老师，天津市首批名中医，天津中医药大学内科学教授，天津市中医、中西医结合专家咨询委员会委员张曾譻自拟方。具有健脑宁心、柔肝滋肾的作用。主治甲状腺功能亢进。症见消瘦、乏力、心慌、气短、怕热、多汗、易激动、食欲亢进、大便次数增多、甲状腺肿大、突眼、手颤、手心潮湿等。

加减 心悸加苦参 10g；烦躁易怒加白芍 10g；乏力加杜仲 10g，牛膝 20g；夜寐不安加龙齿 20g，酸枣仁 20g。

出处 王权，张曾譻．张曾譻治疗甲状腺功能亢进经验［J］．中医杂志，2011，52（19）：1638-1639.

【方剂 3】陈大舜经验方

经验方①：黄芪，百合，浙贝母，土贝母，赤芍，白芍，丹参，山慈菇，鸡内金，郁金，金银花，夏枯草，黄连。

经验方②：藿香梗，紫苏梗，法半夏，桃仁，杏仁，红花，丹参，枳壳，赤芍。

经验方③：百合，酸枣仁，栀子仁，橘核，荔枝核，生地黄，太子参，莲子心，珍珠母，黄连，茯神，甘草。

用法与主治 此方是全国名老中医药专家陈大舜自拟方。经验方①具有益气养阴、化痰散结、活血柔肝、清热泻火的作用。主治甲状腺功能亢进症。经验方②具有理气活血、调经解郁的作用。主治甲状腺功能亢进症合并月经病。经验方③具有养阴清心安神、理气疏肝解郁的作用。主治甲状腺功能亢进症伴有焦虑障碍。

出处 徐洋，周德生．陈大舜辨治甲状腺功能亢进症的学术思想及临床经验［J］．时珍国医国药，2018，29（3）：708-710.

【方剂 4】甲亢养阴方

阿胶 10g（烊化冲服），鸡子黄 1 个，干地黄 20g，白芍 20g，茯神 10g，麦冬 10g，石决明 10g，火麻仁 10g，生牡蛎 20g（打碎先煎），生鳖甲 15g（先煎），生龟甲 15g（先煎），炙甘草 10g。

用法与主治　每日 1 剂，水煎，分 2 次温服，每次服药前加生鸡蛋黄至汤药中搅拌均匀。此方是广州中医药大学附属深圳市中医院国家重点专科内分泌科学科带头人、广东省名老中医、广东省首批名老中医师承项目指导老师李惠林自拟方。具有滋阴潜阳、养血柔肝的作用。主治甲状腺功能亢进症。症见神经过敏、多食而消瘦、怕热多汗、心悸失眠、烦躁易激动、大便次数增加等。

加减　颈前肿大者，酌加夏枯草、猫爪草、浙贝母等消瘿散结；眼突明显者，则选赤芍、桑叶、菊花等清肝及山慈菇、夏枯草等散结；手足颤动明显者，加僵蚕、钩藤、全蝎、地龙等息风止痉；汗出多者，加五味子以固涩养阴；寐欠安者，酌加酸枣仁、首乌藤（夜交藤）、磁石以助眠；大便稀溏者，加茯苓、白术、白扁豆等利湿健脾；月经不调者，加墨旱莲、益母草补益精血和川牛膝行血调经。

出处　帅优优，张学文，李惠林．李惠林甲亢养阴方治疗甲状腺功能亢进症经验［J］．广州中医药大学学报，2019，36（3）：423-427.

【方剂 5】滋阴散结平亢方

知母 10g，黄柏 10g，白芍 10g，生地黄 15g，浙贝母 15g，牡丹皮 15g，醋三棱 15g，醋莪术 15g，昆布 15g，海藻 15g，白蒺藜 15g，玄参 20g，天花粉 20g，夏枯草 30g，海浮石（先煎）30g，煅牡蛎（先煎）30g。

用法与主治　加水 500ml 煎煮，取汁 200ml，分早晚两次服用。此方为河南中医药大学第一附属医院内分泌科主任，主任医师，第三批全国名老中医学术经验继承人冯志海自拟方。具有养阴清热、化痰散结、攻补兼施、调和阴阳的作用。主治甲状腺功能亢进症。症见疲乏无力，怕热多汗，多言好动，紧张焦虑，心悸气短，心率增快，可发现甲状腺弥漫性对称性肿大。

加减　心悸失眠者，加炒酸枣仁、炙甘草以养心安神；手指颤抖、肝风内动者，加石决明、龙骨、钩藤、川芎等平肝息风；急躁易怒、肝火偏旺者，加郁金、龙胆、黄芩，清肝泻火、开郁除烦。

出处　王凤丽，王振祥，谷宁，等．滋阴散结平亢方治疗甲状腺功能亢进［J］．中医学报，2019，34（3）：629-633.

【方剂6】李中南经验方

经验方①：龙胆10g，黄芩10g，炒栀子10g，泽泻15g，车前草20g，生地黄10g，甘草6g，柴胡10g。

经验方②：生牡蛎30g，鳖甲10g，北沙参15g，法半夏10g，黄精20g，陈皮10g，夏枯草20g，昆布10g，白术10g，龟甲10g，丹参15g，露蜂房20g，茯苓20g。

经验方③：生地黄10g，玄参15g，麦冬10g，茯苓15g，当归6g，北沙参15g，丹参20g，酸枣仁20g，五味子10g，浙贝母10g，柴胡12g，白芍10g，白术10g，甘草6g。

用法与主治 此方是安徽省中医药大学第一附属医院内分泌科主任医师、安徽省名中医李中南经验方。经验方①具有清肝泻火的作用。主治肝火旺盛型甲亢。症见于甲亢发病期，肝气郁结，郁而化火，火邪迫津外泄则烦热，容易出汗，口渴，性情急躁易怒；中焦火旺，则多食易饥；火盛动风，风阳上扰故见眼球突出，手指颤抖；面部烘热，口苦为肝火亢盛之象。经验方②具有化痰散结、活血祛瘀的作用。主治痰瘀互结型甲亢。症见颈前肿块，按之较硬或有结节，肿块经久不消；气郁痰阻，脾失健运，胸闷纳差，舌质紫暗或有瘀点、瘀斑，苔白厚腻，脉沉涩。经验方③具有滋阴益精、宁心柔肝的作用，主治心肝阴虚型甲亢。症见于甲亢中后期，痰气郁结颈前，则渐气瘿肿；火郁伤阴，心肝阴虚，心失所养，故心烦少寐，心悸不宁；肝开窍于目，肝阴不足，目失所养，故眼干、目眩；虚风内动，则手指颤抖；舌质偏红，少苔或苔薄黄，脉弦细数。

加减 经验方①：眼结膜充血、舌红绛者，常加牡丹皮、赤芍、连翘等；眼球突出，视物不清者，加青葙子、决明子等；出汗较多加浮小麦、碧桃干、酸枣仁、五味子等。经验方②：胸闷不舒加柴胡、郁金、香附、陈皮；若结块较硬加三棱、莪术、橘核以增强活血软坚，消瘿散结。经验方③：手指或舌体颤抖明显者，加钩藤、白蒺藜、白芍平肝息风；肝郁偏重者，加香附、佛手片；肿块坚硬，移动性小甚或不可移动者，加山慈菇、丹参等；气虚明显者，加黄芪、太子参；痰湿较甚者，加清半夏、浙贝母。

出处　窦德梅，李中南．李中南辨证治疗甲状腺功能亢进症经验［J］．陕西中医药大学学报，2019，42（1）：20-22.

【方剂7】方朝晖经验方

经验方①：龙胆泻肝汤、栀子清肝汤等方药加减，选用龙胆、栀子、黄芩、柴胡、车前草、生地黄、当归等药物。

经验方②：消瘰丸加减，常用夏枯草、枳壳、川贝母、瓜蒌之品。

经验方③：方取天王补心丹化裁，选用生地黄、麦冬、五味子、远志、酸枣仁之品。

经验方④：用生脉汤、当归六黄汤配伍加减。常用麦冬、五味子、生地黄、白芍、当归、黄芩、黄连、熟地黄、黄芪等配伍加减。

用法与主治　水煎服，每日1剂。此方为安徽中医药大学教授、内分泌科主任，国家中医临床研究基地重点研究病种——糖尿病首席科学家，国家中医药管理局重点学科中医内分泌学科带头人，安徽省首届江淮名医，安徽省学术以及技术带头人方朝晖经验方。经验方①具有疏肝泄热、理气解郁的作用。主治肝郁化火型甲状腺功能亢进症。症见颈部轻度肿大，情绪激动，性情急躁，多饮烦渴，消谷善饥，眼突眼胀，目赤手抖，大便次数增多，便质恶臭，舌质红、苔黄，脉弦数。经验方②具有理气解郁、化痰散结的作用。主治气滞痰瘀型甲状腺功能亢进症。症见颈部瘿肿轻中度肿大，伴有眼突症状，自感咽中有痰、咳痰不爽等颈部不适表现，舌淡红，苔白腻或厚，脉滑数。经验方③具有滋阴养血、宁心柔肝的作用。主治心肝阴虚型甲状腺功能亢进症。症见心烦失眠，或胁肋部疼痛，手足心热，眼睛肿胀干涩，四诊见舌红，苔薄黄或少苔，脉细数。经验方④具有益气养阴、宁心养肝的作用。主治气阴两虚型甲状腺功能亢进症。症见患者常乏力气短，心悸，消瘦，多汗，眼涩，手颤，女性月经量较少。四诊合参舌暗红，少苔，脉弦数。

加减　经验方①：若眼突明显者，常加用青葙子、密蒙花、杭菊花、谷精草养肝明目；情绪亢奋，易怒患者常选用黄柏、木香等清肝泻火之品；若颈前瘿肿明显者，选用夏枯草、桃仁、郁金等散结活血之品；若多食易饥者，加用黄连、知母清泻胃火。经验方②：若伴心烦易躁者，选用木香、陈皮、香附、枳壳等疏肝理气药物；若瘿肿难消者，加用川芎、红花、桃仁之品以消结散瘀；若伴腹泻，肝脾失调者，加用白术、白芍、薏苡仁、防风等补脾柔肝之品。经验方③：若夜间虚烦不得眠者，加用柏子仁、炒栀子、地骨皮、百合之品清热养心；若见面目潮红，手部颤抖者，可选用白芍、珍珠母、钩藤等药以平肝息风。经验方④：若有胁痛者，加用枸杞子、炒白芍以养肝疏肝；若气虚明显者，多选用益气之品如黄芪、白术、太子参等配伍；若女性月经量少或经闭者，加用菟丝子、山茱萸、墨旱莲等滋养精血。

出处 王燕俐，方朝晖．方朝晖治疗甲状腺功能亢进症临床经验［J］．江西中医药大学学报，2018，30（2）：25-27.

【方剂8】唐红经验方

经验方①：柴胡10g，白芍12g，制香附9g，川芎9g，陈皮9g，枳壳10g，甘草6g，煅龙骨30g，煅牡蛎30g，浙贝母10g，知母9g，浮小麦30g。

经验方②：生黄芪15g，党参12g，炒白术12g，云茯苓12g，莪术12g，牛蒡子12g，夏枯草10g，丹参15g，川芎9g，知母12g，枸杞子12g，白菊花12g，生甘草6g。

用法与主治 水煎服，每日1剂。此方是上海中医药大学附属龙华医院内分泌代谢科主任、西医内科教研室主任、中西医结合内科教研室主任、上海市十大中医高级临床人才之一唐红教授经验方。经验方①具有疏肝解郁兼养阴的作用。主治甲亢初期。症见烦躁易怒、怕热多汗、心慌手抖、多食易饥、体型消瘦、大便溏薄等。经验方②具有疏肝健脾的作用。主治后期甲亢。经治疗后患者烦躁易怒、怕热多汗、心慌手抖、大便溏薄等症状均有缓解，进入西药逐渐减量的过程，但患者症状及各项指标容易反复，患者仍有情绪容易紧张、夜寐欠安、口干等症状。

出处 贝鹏剑，李晓华，徐艳红等．唐红教授治疗甲状腺功能亢进症经验［J］．中国中医急症，2018，27（1）：154-156.

甲状腺结节

甲状腺结节主要是指因甲状腺细胞发生局部异常生长，引起散在病变而导致甲状腺内部出现一个或多个组织结构异常的团块。可归属于中医学“瘿瘤”等的范畴。

【方剂1】平亢散结方

三棱15g，莪术15g，当归15g，白芍20g，柴胡20g，牡丹皮20g，黄芩10g，玄参20g，连翘20g，僵蚕10g，夏枯草20g，贝母15g。

用法与主治　水煎服，每日1剂，早晚分服。30天为1个疗程。此方是天津中医药大学第一附属医院内分泌代谢病科主任、主任医师吴深涛经验方。具有疏肝、清肝、散结、消瘿的作用。主治甲状腺结节。

加减　颈部压迫症状较明显者加清半夏20g，厚朴15g；气滞甚者加香附15g；气郁化火者加牡丹皮15g，栀子10g。

出处　吴贤顺，吴深涛．平亢散结方治疗甲状腺结节41例临床观察[J]．长春中医药大学学报，2011，27（2）：240-241.

【方剂2】疏调气机汤

柴胡10g，香附10g，郁金12g，丹参12g，枳壳10g，白芍12g，茯苓15g，薄荷6g，甘草6g。

用法与主治　此方是开创我国中医证候学系统研究的先驱学者之一，全国名老中医药专家，云南省中医中药研究院资深研究员，主任医师，云南中医学院名誉教授、国医大师张震自创甲状腺结节基础方。具有疏肝理气的作用。主治甲状腺结节。

加减　此方为基础方，临床使用时审证求因，辨证加减，往往效果较佳。

出处　普文静，张震．国医大师张震治疗甲状腺结节经验[J]．云南中医中药杂志，2018，39（12）：1-4.

【方剂3】贝皂消瘿丸

黄芪300g，党参150g，白术150g，白芍150g，柴胡

100g，当归 150g，川芎 100g，莪术 100g，郁金 100g，茯苓 150g，法半夏 100g，浙贝母 100g，陈皮 100g，皂角刺 150g。

用法与主治 将上述药物制成小蜜丸，每日服 2 次，每次服 10 克，在饭后半个小时用温水送服。此方是湖北省陈氏瘿病学术流派传承工作室的代表性传承人、黄冈市中医医院瘿病流派传承工作站的负责人及甲状腺病科的主任医师邵迎新经验方。具有疏肝健脾、益气养血、活血化瘀、祛痰散结的作用。主治甲状腺结节。

出处 周云，邵智谦，邵迎新．对邵迎新治疗甲状腺结节临床经验的探讨［J］．当代医药论丛，2016，14（9）：19-20.

【方剂 4】王娟经验方

经验方①：柴胡 10g，白芍 10g，川芎 10g，当归 15g，郁金 10g，白术 15g，茯苓 15g，陈皮 10g，莪术 10g，夏枯草 15g，牡蛎 20g，荔枝核 15g，浙贝母 10g，山慈菇 10g，甘草 6g。

经验方②：生半夏（先煎）15g，生胆南星 15g，乳香 10g，没药 10g，丹参 20g，夏枯草 15g，冰片 3g。

用法与主治 此方是河北省石家庄市中医院主任医师王娟自拟方。经验方①具有疏肝理气、化痰活血、软坚散结的作用。主治甲状腺结节。经验方②为穴位贴敷治疗，上药以米醋调敷，制成穴位贴敷，贴于颈部甲状腺处，每贴 4～6 小时，每天 1 贴。具有活血化瘀、消瘿散结的作用。主治甲状腺结节。

出处 吴利晗，薛茹冰，王娟．王娟运用疏肝消瘿方治疗良性甲状腺结节经验［J］．湖南中医杂志，2018，34（8）：34-35.

【方剂 5】余江毅经验方

法半夏 10g，连翘 10g，厚朴 9g，川楝子 9g，枳壳 15g，制香附 10g，虎杖 15g，郁金 10g，夏枯草 10g，半枝莲 30g，浙贝母 15g，竹茹 15g，莪术 10g。

用法与主治 此方是南京中医药大学第一临床医学院内分泌科主任医师余江毅教授自拟方。具有疏肝理气、清热化痰、活血散结的作用。主治甲状腺结节。

加减　若更年期伴月经不调的甲状腺肿块，在此基础上酌加滋补肝肾之品如二至丸；对于甲状腺肿、甲状腺腺瘤伴甲亢症状者应增强清肝泄热之力，如牡丹皮、栀子、黄连等；对于亚急性甲状腺炎、局部肿痛明显、发病急骤者应加用金银花、蒲公英、牛蒡子等清热解毒之品；对于甲状腺肿块如甲状腺腺瘤、甲状腺囊肿、结节性甲状腺肿等质较硬，久治不愈的患者应选用莪术、煅龙骨、煅牡蛎、皂角刺、石见穿等活血软坚散结之品。

出处　曹琳．余江毅教授从肝论治甲状腺结节经验精萃［J］．辽宁中医药大学学报，2010，12（10）：124-125.

【方剂6】程益春经验方

柴胡10g，夏枯草30g，鳖甲10g，浙贝母10g，连翘20g，刘寄奴15g，水蛭3g，炒白术15g，茯苓15g，芥子10g，郁金10g，蒲公英15g。

用法与主治　水煎服，每日1剂，分早晚两次饭后温服，并嘱其服药期间忌辛、冷、油腻等食物，经期停服、经后8日再服，早睡，保持心情舒畅。此方是山东中医药大学附属医院主任医师、山东省卫生厅专业技术拔尖人才程益春自拟方，具有疏肝理气、化瘀活血的作用，主治甲状腺结节。

加减　便秘失眠重者，加酸枣仁、远志养心安神；咽部明显不适者，加牛蒡子、射干散热利咽消肿。

出处　史惠娟，徐云生．程益春教授治疗良性甲状腺结节的经验［J］．黑龙江中医药，2015，44（6）：28-29.

【方剂7】甲瘤方

香附10g，夏枯草30g，象贝母12g，莱菔子10g，白芍12g，海浮石30g，玄参10g，僵蚕10g，芥子10g，泽漆15g，煅瓦楞子15g，制天南星10g，当归12g，党参12g，黄芪30g。

用法与主治　水煎，每日1剂，早晚各1次口服。此方是曙光医院中医外科名家夏少农结合古典名方海藻玉壶汤加减而成。具有化痰软坚，消瘿散结的作用。主治气滞痰凝之瘿瘤。

出处　周绍荣，薛慈民．甲瘤方治疗气滞痰凝型良性甲状腺结节临床观察［J］．辽宁中医杂志，2013，40（11）：2255-2257.

【方剂 8】疏肝散结方

柴胡、当归、黄芩、丹参、赤芍、玄参、浙贝母、牡蛎、夏枯草、天竺黄、海藻、昆布、郁金、枳壳等。

用法与主治 此方是第五批全国老中医张铁忠自拟方。具有疏肝行气、化痰活血、软坚散结的作用。主治甲状腺结节。

出处 徐玥瑾，万迎新．张铁忠教授从“郁、痰、瘀”论治甲状腺结节［J］．辽宁中医药大学学报，2018，20（7）：207-209.

甲状腺炎

亚急性甲状腺炎（SAT，亚甲炎），是一种自限性非化脓性甲状腺疾病，是内分泌系统常见的疾病之一，以 20～50 岁发病率最高，女性多于男性。可归属于中医“瘿病”的范畴。

【方剂 1】银甲散

金银花、连翘、黄连、天花粉、夏枯草、白芍、生薏苡仁、猪苓、茯苓、泽泻、山慈菇、皂角刺、雷公藤、浙贝母、生甘草等。

用法与主治 水煎服，每日服用 1 剂。此方是江苏省中医院内分泌科主任戴芳芳自拟方。具有清热解毒、化痰散结的作用。主治亚急性甲状腺炎。

加减 若患者出现颈部肿大则可加威灵仙、法半夏或蒲公英、瓜蒌子以加强化痰散结、软坚散肿之功效；若患者出现了明显的口渴症状则可加玄参、芦根两味中药，起到清热解毒、生津止渴的作用；若患者出现咽干口苦症状则可加柴胡、焦栀子两味中药来清肝降火；若患者出现双手颤抖的症状则可加天麻、石决明、钩藤等中药，起到平肝潜阳、息风止痉的作用；若患者有严重的疼痛症状则可加川楝子、延胡索两味中药，起到疏肝解郁、行气止痛的作用；若患者有明显的心悸症状则可加用生地黄、麦冬、沙参、五味子等中药养阴抑火、养心安神；若患者经久治不愈，身体虚弱，全身无力，则可加竹叶、怀山药等中药配伍同用，使气阴双补，亦能祛邪扶正，以达到标本兼治的效果。

出处 孙霞，戴芳芳．戴芳芳主任辨证治疗亚急性甲状腺炎经验[J]．中国卫生标准管理，2017，8（9）：101-104.

【方剂 2】解毒消瘿止痛汤

金银花 15g，当归 10g，玄参 10g，甘草 10g，蒲公英 15g，牡丹皮 10g，生地黄 15g，延胡索 10g，柴胡 10g，夏枯草 15g，枳壳 10g，荔枝核 15g，牡蛎 20g，皂角刺 10g。

用法与主治 水煎，每天 1 剂，分 2 次温服。此方是河北省石家庄市中医院王娟主任医师自拟方。具有清利、止痛、消肿、解毒的作用。主治亚急性甲状腺炎。配合糖皮质激素应用，不仅可以加快缓解甲状腺疼痛、退热、消除甲状腺肿，还能减少激素的使用剂量、减少其毒副作用，在短期内达到停药的效果，且停药后不易复发，明显降低甲减发生率。

出处 薛茹冰，吴利晗，王娟．王娟治疗亚急性甲状腺炎经验[J]．湖南中医杂志，2018，34（9）：29-30.

【方剂 3】解毒止痛开郁方

夏枯草，连翘，浙贝母，远志，香附，郁金，牡丹皮，紫花地丁，栀子，漏芦，茯苓，白术，甘草。

用法与主治 水煎取汁 300ml、150ml，日 2 次，口服。此方是吉林省中医院内分泌科主任朴春丽自拟方。具有疏肝清热，解毒止痛的作用。主治亚急性甲状腺炎。

加减 咽部不适，加桔梗、牛蒡子等以利咽消肿；手指颤抖者，加天麻、钩藤等平肝息风；失眠多梦者，加酸枣仁、制首乌藤等以养心安神；发热不退者，加羚羊角丝煮水以清热。

出处 王丽，朴春丽．朴春丽教授从肝论治亚急性甲状腺炎经验探讨[J]．中国中医药现代远程教育，2017，15（13）：63-65.

【方剂 4】益气解毒消瘿汤

黄芪 30g，太子参 15g，麦冬 9g，五味子 9g，醋鳖甲 9g，金银花 30g，连翘 9g，生地黄 9g，牡蛎 30g，玄参 9g，夏枯草 15g，浙贝母 9g。

用法与主治 水煎 400ml，分早晚 2 次饭后半小时温服，每天 1 剂。

此方是全国第四批名中医药专家程益春教授学术继承人牟淑敏自拟方。具有清润补养、解毒散结的作用。主治桥本甲状腺炎。

加减 若口干口渴者加葛根、天花粉生津止渴；若头晕者加天麻、石决明平肝潜阳；若失眠加酸枣仁、首乌藤（夜交藤）养心安神；若烦躁加柴胡、焦栀子疏肝解郁，泻火除烦；若便秘重，加酒大黄泻下通便。

出处 张肖辉，张庆霞，陈艳丽等．牟淑敏采用益气解毒消瘿汤治疗桥本甲状腺炎经验撷菁［J］．亚太传统医药，2018，14（4）：135-136.

【方剂5】许芝银经验方

经验方①：黄芩、夏枯草、赤芍、生地黄、牡丹皮、白芍、茯苓、麦冬、南沙参、玉竹、黄精、甘草等。

经验方②：桃仁、红花、当归、赤芍、法半夏、陈皮、茯苓、麻黄、夏枯草、山慈菇、三棱、莪术、甘草等。

经验方③：夏枯草、党参、黄芪、丹参、桃仁、熟地黄、茯苓、陈皮、法半夏、麻黄、鹿角片、制附片、防己、甘草等。

用法与主治 水煎服，每日1剂。此方是江苏省中医院主任中医师、首届江苏省国医名师、全国老中医药专家学术经验继承工作指导老师许芝银经验方。可在抗甲状腺药物调节甲状腺功能的同时，配合中药调治。经验方①具有清肝泄热，辅以滋阴的作用。主治肝郁气滞型桥本甲状腺炎。症见桥本甲状腺炎早期，患者颈前不适，甲状腺轻度肿胀，质韧，或有疼痛，胸闷心慌、心烦易怒，畏热多汗，手抖，失眠多梦，多饮易饥，舌质红，苔薄黄，脉细弦或细数。经验方②具有破瘀化痰、软坚散结的作用。主治痰瘀互结型桥本甲状腺炎。症见桥本甲状腺炎的中期，患者颈前肿大、质韧，或有结节感，喜太息，易疲劳，舌有紫气或有瘀斑，苔薄白或白腻，脉弦或涩。女性患者可兼见月经失调，夹有血块。查TGAb、TPOAb抗体阳性，而甲状腺功能基本正常。经验方③具有温补脾肾之阳，活血化痰的作用，补充甲状腺激素的同时中药治疗。主治脾肾阳虚型桥本甲状腺炎。症见桥本甲状腺炎的后期，患者常表现为甲状腺肿大或伴有结节，质韧或硬，精神不振，面色少华或无华，颈前肿胀不适，病程较长，日久难愈，乏力，嗜睡，畏寒肢冷，或有腰膝酸软，偶有下肢非指凹性水肿，纳呆，小便清长，舌淡胖或有齿痕，苔薄白，脉沉细。甲状腺功能检查常表现为甲状腺功能减退，FT_3 或 FT_4 降低，TSH 高于正常，TGAb、TPOAb 阳性。

加减　经验方①：若患者手抖，则加白蒺藜、钩藤以息风；易汗出，加瘪桃干、浮小麦等敛汗；夜寐欠安、心慌，加茯神、首乌藤（夜交藤）、灵磁石以养心安神。经验方②：若兼见胸闷不舒，则加香附、郁金理气活血；甲状腺质硬，伴结节者，加丹参、牡蛎、姜黄等以散结；伴大便稀溏者，加炒白术、薏苡仁等以健脾止泻等。经验方③：若兼见畏寒肢冷、腰膝酸软明显者，加仙茅、淫羊藿、补骨脂温肾补阳等；甲状腺肿硬有块者，加三棱、莪术理气散结等。

出处　费宗奇，马朝群．许芝银教授治疗桥本甲状腺炎临床经验[J]．现代中西医结合杂志，2019，28（10）：1076-1079.

【方剂6】吴学苏经验方

姜半夏12g，陈皮12g，茯苓10g，当归、牡丹皮、丹参、金银花、焦山楂、焦六神曲各10g，枳壳6g，生甘草5g。

用法与主治　水煎服，每日1剂。此方为南京中医药大学第三附属医院主任医师、南京市名中医吴学苏自拟方。具有化痰理气、活血散结的作用。主治亚急性甲状腺炎。

出处　杨瑞，吴学苏．吴学苏治疗亚急性甲状腺炎临床经验[J]．浙江中医药大学学报，2017，41（6）：494-495.

【方剂7】党毓起经验方

经验方①：白芍20g，柏子仁10g，川芎10g，党参10g，地骨皮10g，浮小麦30g，黄芪20g，龙胆6g，生地黄30g，夏枯草15g，浙贝母10g。

经验方②：白术10g，茯苓10g，党参20g，玄参10g，夏枯草10g，柴胡6g，栀子10g，连翘10g，黄芩10g，浙贝母10g，龙胆6g，白蒺藜10g，丹参10g，生地黄10g，钩藤15g。

经验方③：补骨脂10g，车前子15g，当归20g，党参25g，杜仲 15g，怀牛膝 15g，黄芪 20g，肉桂 6g，山茱萸 25g，夏枯草 20g，续断 15g，淫羊藿 10g，泽泻 15g，浙贝母 25g，茯苓 15g，菟丝子 25g，枸杞子 25g。

用法与主治 每日 1 剂，早晚温服。上方为银川市中医院主任医师党毓起自拟方。经验方①具有疏肝解郁、清热滋阴的作用。主治桥本甲状腺炎早期。多数无明显临床症状，可有一过性甲亢，临床表现为神疲乏力，失眠多梦，烦躁易怒，多汗怕热，心慌气短，消瘦，舌红苔薄黄，脉弦细或细数。可有甲状腺弥漫性肿大，质地韧，可随吞咽上下移动。实验室检查可见 FT_3、FT_4 升高，TSH 下降，或 FT_3、FT_4 正常，仅有抗甲状腺球蛋白抗体（TGAb）或抗甲状腺微粒体抗体（TMAb）或抗甲状腺过氧化物酶抗体（A-TPO）滴度升高。经验方②具有健脾疏肝、理气化痰散瘀的作用。主治桥本甲状腺炎中期。症见除甲状腺肿大如马蹄、质地坚韧如橡皮状外，全身症状多不典型，可伴疼痛、胸闷气短，舌紫暗有瘀斑，苔白腻，脉弦或滑。实验室检查 FT_3、FT_4、TSH 多在正常范围，也可有升高或降低，TGAb 或 A-TPO 滴度升高。经验方③具有健脾疏肝，理气化痰散瘀的作用。主治桥本甲状腺炎晚期。症见甲状腺肿大，质地坚硬或韧，全身症状疼痛、疲劳、畏寒、肢冷、乏力、精神不振、水肿、小便清长、腰膝酸软等，舌体淡胖，舌质淡，苔薄，脉沉细。实验室检查 FT_3、FT_4 多降低，TSH 升高，TGAb 或 A-TPO 滴度升高。

出处 李婷，李鑫，党毓起．党毓起主任医师治疗桥本甲状腺炎经验[J]．陕西中医药大学学报，2018，41（6）：24-26.

【方剂 8】芦少敏经验方

柴胡 24g，黄芩 12g，党参 12g，法半夏 12g，生姜 10g，大枣 10g，浙贝母 15g，夏枯草 15g，王不留行 15g，连翘 15g，陈皮 10g，茯苓 10g。

用法与主治 一般两周为一个疗程。此方为甘肃省中医院主任医师芦少敏经验方。具有扶正达邪、和里解表、升清降浊、疏肝利胆等作用。主治亚急性甲状腺炎。

加减 气滞者可加木香；痰凝者可加贝母、瓜蒌；阴虚火旺者可加牡丹皮、栀子；血瘀者可加赤芍、桃仁、红花、莪术等。

出处 马越，樊省安，周欢等．芦少敏主任医师运用小柴胡汤加减治疗亚急性甲状腺炎经验介绍［J］．现代中医药，2015，35（6）：10-12.

肥胖症

肥胖症是指体内脂肪堆积过多或分布异常，体重超过标准体重20％以上。其可伴有代谢方面的障碍，但是一般没有明显的神经内分泌方面的异常。中医无“肥胖”的病名，中医古籍最早在《黄帝内经》中将肥胖分为“膏人”“脂人”“肉人”3种类型。

【方剂1】李红阳经验方

经验方①：生薏苡仁，牛膝，苍术，黄柏，茵陈，虎杖，荷叶，泽泻，茯苓，草决明。

经验方②：党参，黄芪，苍术，白术，防己，泽泻，茯苓，车前子。

经验方③：柴胡，白芍，香附，枳实，白术，莱菔子，郁金，牡丹皮，合欢花，决明子。

用法与主治 水煎服，每日1剂。此方为广西中医药大学李红阳教授经验方。经验方①具有清热利湿的作用。主治湿热阻滞型肥胖。症见肥胖，身热不扬，头身困倦，肢体水肿，胸闷腹胀，纳呆脘痞，渴不欲饮，溲赤不利，女子带下黄稠，秽浊有味，舌苔黄腻，脉滑数。经验方②具有健脾利湿的作用。主治脾虚湿阻型肥胖。症见肥胖，脘腹胀满，纳食不香，口淡多涎，大便溏薄，倦怠无力，舌淡胖，苔滑或腻，脉濡或滑。经验方③具有疏肝理气的作用。主治肝郁气滞型肥胖。症见肥胖，胸胁胀闷作痛，烦躁易怒，头目眩晕，妇女乳房胀痛，月经不调，舌苔薄白，脉弦。

出处 谭雁裙，梁桂枝，李丽娜等．李红阳教授防治肥胖症的临床经验［J］．广西中医药，2018，41（2）：52-53.

【方剂2】黄祥武经验方

茯苓，桂枝，白术，党参，法半夏，生山楂，红花，川芎，豨莶草，制何首乌，甘草。

用法与主治 水煎服，每日1剂。此方为第三批全国老中医药专家学术经验继承工作指导老师，湖北中医大师，内分泌科黄祥武主任医师经验方。具有健脾祛湿、活血化瘀的作用。主治肥胖症。

加减 若兼有胁肋胀痛，肝气不疏者，加柴胡、枳实、郁金疏肝解郁；若倦怠乏力明显，气虚重者，加黄芪补脾益气；若痰湿重浊者，加石菖蒲、薏苡仁化痰除湿；若舌下瘀斑，痰瘀阻络者，加三棱、莪术、丹参活血化瘀；若兼有形寒肢冷，腰膝酸软，脾肾阳虚者，加制附子、干姜、肉桂温肾健脾。

出处 黄蔚，陈广，黄江荣．黄祥武以健脾祛湿、活血化瘀法治疗单纯性肥胖症的经验［J］．辽宁中医杂志，2018，45（6）：1157-1159.

【方剂3】董勤经验方

经验方①：茯苓，白术，薏苡仁，丹参，清半夏，陈皮，决明子，生山楂，枳壳，甘草。

经验方②：栀子，石膏，藿香，陈皮，清半夏，荷叶，泽泻，甘草。

用法与主治 水煎服，每日1剂。此方为浙江省中医院儿科主任医师董勤经验方。经验方①具有健脾益气、化湿消肿的作用。主治脾虚湿阻型肥胖。症见学龄期儿童，常伴有疲乏无力，肢体困重，腹满。经验方②具有清胃泄热、除湿消肿的作用。主治胃热湿滞型肥胖。症见学龄期儿童肥胖臃肿、消谷善饥、肢重困楚、口渴喜饮、大便干结等。

加减 经验方①：兼有食滞甚者加神曲、麦芽；腹痛者加木香、佛手；大便稀溏者加芡实；便秘者加莱菔子、火麻仁；舌花剥者加白芍、石斛、北沙参；舌苔白腻者加藿香、川厚朴、砂仁。经验方②：大便秘结者加川石斛、炒莱菔子；口渴多饮加麦冬、北沙参、天花粉；腹痛者加木香、佛手；伴见乳房硬结者加鳖甲、知母。

出处 廖州杰，董勤．董勤主任从脾胃论治儿童单纯性肥胖症的经验［J］．陕西中医药大学学报，2016，39（4）：45-47.

【方剂4】消浊通腑方加减

三棱10g，莪术10g，枳壳10g，大腹皮10g，桃仁10g，火麻仁 15g，郁李仁 15g，柏子仁 10g，芒硝 10g。

用法与主治 水煎服，每日 1 剂。此方为福建中医药大学衡先培教授经验方。具有活血消浊、通腑行气作用。主治浊结阳明，气郁血瘀型肥胖症。症见多肥胖懒动，胸胁作痛，面晦唇暗，脘腹胀满，女性月经不调，月经量少甚至闭经，色黑有块，男性则有性功能下降甚则阳痿，舌苔薄，质紫暗或有瘀斑、瘀点，脉弦滑或涩。

加减 以法制方须辨证施治，不可固守一方，当随证加减。此方以通为用，一般要求大便每天 2～3 次为佳，但同时需防止脱水危险。湿浊内盛，痰浊日重者，见胸满脘痞，大便不畅，加用瓜蒌 15g 化痰利气，润燥通便而不伤正；若仍大便燥结不通者，可加用大黄 6g，芒硝最大量至 30g，达泻下之功。攻下之药，易于耗气，若患者疲倦，乏力，加用黄芪 15g，补气护中；若气滞严重，胸胁闷痛者，加用香附 10g，理气疏郁；气郁化火，热扰心神，见夜寐不安，加用知母 10g，清热降火，首乌藤（夜交藤）15g，养心安神；若舌苔透黄者，再加用黄柏 10g，栀子 10g，加大清热之力；若血瘀内重见月经稀少者，加用当归 6g，行血调经。

出处 李亮，衡先培．衡先培教授治疗肥胖症经验［J］．吉林中医药，2012，32（11）：1100-1102.

【方剂 5】四逆二术荷叶汤

柴胡，白芍，赤芍，枳实，苍术，茯苓，荷叶，山楂，甘草。

用法与主治 水煎服，每日 1 剂。此方为洪素兰教授自制方。具有疏肝健脾，祛湿化痰的作用。主治肥胖症。当嘱患者调节情志，保持心情舒畅；注意饮食调节，合理安排膳食；适当运动，防止脂肪蓄积。另外，减肥需循序渐进，不宜骤减，以免损伤正气。

加减 胃热湿阻：症见消谷善饥，脘腹胀满，心烦，头晕，口干口苦者，宜加连翘、黄连、焦三仙、莱菔子等清胃泻火，消食导滞。痰湿过盛：症见身体困重，头晕目眩，脘腹痞满，口干而不欲饮，神疲乏力者，宜加清半夏、橘红、猪苓等燥湿化痰，健脾化湿。气滞血瘀：症见胸胁疼痛，情志不畅，喜叹息，面色紫暗，舌暗或有瘀斑者，宜加香附、延胡索、丹参、三棱、莪术等疏肝理气，活血化瘀。脾肾阳虚：症见神疲嗜卧，畏寒肢冷，腹胀便溏，腰膝酸软，夜尿频数者，宜加仙茅、淫羊藿、制附子、桂枝等补脾肾之阳。阴虚内热：症见头晕头胀，腰膝酸软，盗汗，失眠，目干涩者，宜加知母、黄柏、女贞子、枸杞子等滋养肝肾之阴。肠燥便结：症见脘腹胀满，大便秘结，数日一行，口干口臭，身热面赤，小便短赤者，宜加大黄、杏仁、火麻仁、厚朴等润肠泄热，行气通便。

出处 荣芳，邵雷，洪素兰．洪素兰教授治疗肥胖症经验介绍［J］．世界中西医结合杂志，2010，5（1）：17-18.

【方剂6】秦亮甫经验方

茯苓，山楂，莱菔子，生薏苡仁，荷叶，葫芦壳，茯苓皮，赤小豆，决明子，泽泻，大黄。

用法与主治 水煎服，每日1剂。此方为出生于中医世家的秦亮甫教授经验方。具有益气健脾、化痰消浊的作用。主治肥胖症。

加减 可配合服用赤豆羹（赤小豆30g，枸杞子5g，红枣5g）。血脂高的患者可用决明子泡水当茶服。医者治疗的同时，应嘱托患者减少热量的摄入（也就是说饮食有节，吃饭吃七分饱），提高能量消耗（即适当运动）。

出处 程玲，赵海音，洪钰芳，等．秦亮甫教授治疗单纯性肥胖症经验［J］．浙江中医药大学学报，2010，34（6）：862-863+865.

【方剂7】清脂方

鸡内金15g，炒山楂15g，黄连10g，丹参15g，薏苡仁30g，荷叶10g，枳壳15g，茯苓15g，苍术15g，甘草5g。

用法与主治 水煎服，每日1剂。此方是全国老中医药专家路志正学术经验继承人魏华教授自拟方。具有益气健脾、化痰祛湿的作用。主治脾虚痰湿型肥胖症。症见痰多色白质稀，或痰黄易出，面色萎黄，脘痞腹胀，便溏，或纳呆，口黏腻，肢体麻木困重，舌淡，苔白腻或黄腻，脉滑或濡。

加减 兼夹气滞者加柴胡15g，白芍20g，郁金15g，决明子15g增强疏肝行气之效；胃火旺盛者可加知母、栀子、石膏等清中焦热盛之药；血瘀者常用莪术15g、郁金15g、当归5g等增强活血化瘀之功。

出处　梁烨朗，魏华．魏华治疗肥胖经验［J］．长春中医药大学学报，2019，35（2）：242-245.

【方剂 8】魏子孝经验方

经验方①：党参 12g，苍术、白术各 15g，茯苓 12g，木香 12g。

经验方②：枳实 10g，苍术 12g，生山楂 10g，昆布 15g，泽泻 12g。

经验方③：生石膏 30g，炒栀子 12g，防风 10g，藿香 12g，法半夏 12g，泽泻 10g，昆布 15g。

经验方④：丹参 20g，当归 12g，制乳香 10g，制没药 10g，姜黄 10g，莪术 12g，生山楂 15g，生蒲黄 10g。

经验方⑤：生蒲黄 10g，决明子 10g，莪术 10g，水蛭 3g，昆布 15g。

用法与主治　水煎服，每日 1 剂。此方为魏子孝教授经验方。经验方①具有健脾祛湿的作用。主治脾虚型单纯性肥胖症。经验方②具有健脾化痰、消积除痞的作用。主治痰湿型单纯性肥胖症。经验方③具有清热化痰的作用。主治痰热型单纯性肥胖症。经验方④具有活血化瘀，行气消积的作用。主治瘀血内阻型单纯性肥胖症。经验方⑤具有化痰利湿、通络消积的作用。主治痰瘀阻络型单纯性肥胖症。

加减　经验方①：肾虚时加用肉桂。经验方⑤：乏力明显，加生黄芪、陈皮；胁胀脘闷者加柴胡、枳壳疏肝健脾；头胀易怒者加草决明、夏枯草清肝泻火；消谷善饥者加生石膏、知母、黄连清胃泻火；腰酸畏寒加炮附片、肉桂温肾健脾；便秘者加槟榔、火麻仁、大黄。

出处　成莹莹，张广德，魏子孝．魏子孝教授治疗单纯性肥胖的经验［J］．世界中西医结合杂志，2016，11（5）：626-629.

【方剂 9】丁学屏经验方

经验方①：黄连，黄柏，茯苓，泽泻，苍术，白术。

经验方②：白术，甘草，茯苓，扁豆，莲子肉，山药，砂仁。

经验方③：鹿衔草，白术，泽泻，木香，制天南星，厚朴，清半夏，神曲，青皮，槟榔，橘红，陈皮，枳壳。

经验方④：白术、茯苓、猪苓、泽泻、苍术、紫草、茜草、泽兰、凌霄花、鬼箭羽、三棱、莪术等。

用法与主治 水煎服，每日1剂。此方为上海市名中医，终身教授，主任医师全国老中医药专家学术经验继承工作指导老师丁学屏经验方。经验方①具有清热化湿、斡旋中州的作用。主治“膏者”型肥胖重症。症见其重者，形体壮硕，面赤恶热，皮肤潮红多汗，饮食亢进，烦渴引饮，口苦易怒，夜寐不安，头晕，舌红苔黄腻，脉洪大有力。经验方②具有清热化湿、斡旋中州的作用。主治“膏者”型肥胖轻症。经验方③具有蠲化痰浊、益气运脾的作用。主治脾虚痰盛型肥胖症。经验方④具有健脾益气、渗湿涤痰、活血化瘀的作用。主治脾虚湿盛，痰瘀阻滞型肥胖症。

出处 陈清光，戴正乾，陶枫等．丁学屏从脾论治肥胖病临床经验［J］．上海中医药杂志，2016，50（6）：17-19.

尿崩症

尿崩症是因为下丘脑-神经垂体功能低下，抗利尿激素缺乏，尿液不能浓缩而致的疾病，以多尿（每24小时5000ml以上，且比重低1.000～1.005）、烦渴为主要表现的一种疾病。

【方剂1】范仁忠经验方

生地黄、熟地黄、山药、山茱萸、龟甲、知母、黄连、党参、甘草、制附子、桑螵蛸等。

用法与主治 水煎服，每日1剂。此方是安徽中医学院中医临床基础教研室主任范仁忠创拟的“范氏验方”。具有滋阴润燥，清火泄热，补脾固肾的作用。主治尿崩症。

加减 若尿频严重者，加五味子、覆盆子等；食纳欠馨者，加乌梅、玉竹等；大便秘结，多日不解者加大黄、火麻仁等。

出处 郑航宇，范仁忠．范仁忠治疗尿崩症临床经验［J］．中医药临床杂志，2007，19（2）：110-111.

【方剂2】刘桂荣经验方

生地黄30g，山药50g，知母15g，覆盆子25g，玉竹25g，葛根15g，甘草15g，金樱子20g

用法与主治 水煎服，疗程最短3个月，最长6个月。此方为长春市中心医院刘桂荣经验方，主治尿崩症。

加减 偏肾阴虚者，加熟地黄、女贞子；偏肾阳虚者，加黄芪、桑椹。

出处 刘桂荣，杜玉文，王洪燕．中药治疗尿崩症30例［J］．吉林中医药，1997，(4)：16.

【方剂3】李春经验方

石膏40～90g，知母、生地黄各30～50g，怀山药、太子参各20～40g，天花粉、麦冬各30～60g，赤芍10～20g，乌药、益智各12～20g，茯苓5～10g，陈皮3～8g，生甘草9～30g。

用法与主治 每日1剂，水煎2次，早晚分服，4周为1个疗程。此方是甘肃省武都县中医医院李春经验方。具有滋阴润燥益气的作用。主治尿崩症。

加减 气虚甚者加西洋参10～20g，黄芪15～30g；阳虚甚者加肉桂3～8g，制附片5～10g；夹湿者加苍术5～8g。

出处 李春，马学义，刘志平．滋阴润燥益气法治疗尿崩症［J］．新中医，1995，(07)：19-20.

【方剂4】益肾固崩汤

大熟地黄，大生地黄，山茱萸，枸杞子，生山药，女贞子，五味子，益智，桑螵蛸，菟丝子，麦冬，天冬，煅龙骨（先煎），煅牡蛎（先煎），金樱子，覆盆子。

用法与主治 水煎服，1个疗程为1个月。此方为阜新市中心医院中医科康慧萍经验方。主治尿崩症。

加减 阴虚火旺者加知母、黄柏；口渴甚者加石斛、玉竹、沙参。

出处 康慧萍．益肾固崩汤治疗尿崩症32例临床疗效观察［J］．辽宁中医杂志，2009，36(4)：562.

【方剂5】甘草泽泻煎剂

甘草10g，泽泻6g。

用法与主治 水煎成200ml，每服100ml，早晚各一次。症状明显减轻后，剂量减半至症状全消，或继服一周巩固治疗。此方为天津市宁河县中医院内科宋金恒经验方。主治尿崩症。

出处 宋金恒，杜金芬，苗庆科，等．甘草泽泻煎剂可治尿崩症[J]．新中医，1990，(8)：40.

【方剂6】张济群经验方

经验方①：生地黄30～60g，山茱萸15～45g，枸杞子12～15g，天花粉10～15g，生黄芪30～60g，炙升麻10～15g，生甘草6～10g，覆盆子15～30g，桑螵蛸12g，补骨脂12g。

经验方②：熟附片6～40g，肉桂1～3g（后下），生、熟地黄各15～20g，山茱萸6～12g，山药15～45g，生黄芪30～60g，炙升麻10～15g，生甘草10～20g，覆盆子15～30g，益智10～20g，补骨脂12g，煅龙骨、煅牡蛎各30g。

用法与主治 水煎服，每日1剂，疗程为2个月。此方为南京市中医院内科张济群经验方。经验方①具有滋肾健脾、缩泉升津的作用。主治偏于肾阴虚尿崩症。经验方②具有温肾健脾、化气固尿的作用。主治偏于肾阳虚尿崩症。

加减 经验方①：纳少腹胀者加山楂、麦芽、枳壳；胃腑积热，大便不通兼头痛甚者加生石膏、生大黄、黄芩；夜寐不实者加首乌藤（夜交藤）、合欢花。经验方②：纳少腹胀者加山楂、麦芽、枳壳；胃腑积热，大便不通兼头痛甚者加生石膏、生大黄、黄芩；夜寐不实者加首乌藤（夜交藤）、合欢花。

出处 樊蓥．补肾健脾法治疗中枢性尿崩症7例报告[J]．中医杂志，1990，(10)：33-35.

糖尿病及其并发症

糖尿病是一组由多病因引起的以慢性高血糖为特征的代谢性疾

病，是由于胰岛素分泌或利用缺陷所引起。糖尿病引发的并发症主要包括糖尿病周围神经病变、糖尿病合并皮肤瘙痒症、糖尿病足、糖尿病肾病、糖尿病性视网膜病变等。根据其临床表现，可归属于“消渴”“痹证”“痿证”等范畴。

【方剂1】刘喜明经验方

经验方①：四物汤加芍药甘草汤，地龙，全蝎，土鳖虫。

经验方②：四物汤加荆芥，防风，白蒺藜，制何首乌，全蝎，乌梢蛇。

经验方③：四物汤加黄芪，党参，三七，桃仁。

经验方④：四物汤加黄芪、桃仁、红花、地龙、土鳖虫、象皮、指甲炭等。

用法与主治　水煎服，每日1剂。此方为中国中医科学院广安门医院内分泌科主任医师刘喜明经验方。刘喜明教授临床上将四物汤灵活运用到糖尿病的各种并发症上。经验方①具有滋阴活血，柔肝（筋）缓急作用。主治糖尿病周围神经病变。症见糖尿病后肢体的麻木，疼痛，发冷，甚则小腿抽搐的症状。经验方②具有养血润燥，消风止痒作用。主治糖尿病合并皮肤瘙痒症。症见糖尿病后无皮肤原发性损害，而感皮肤瘙痒，严重者可出现抓痕，血痂，皮肤肥厚和苔藓样变。经验方③具有益气养血、化瘀通络作用。主治糖尿病引起的内障眼病。经验方④具有益气养阴，活血化瘀，通络散结作用。主治糖尿病足。

出处　冉颖卓，刘喜明．刘喜明进退四物汤治疗糖尿病并发症经验[J]．中华中医药杂志，2017，32（4）：1622-1624.

【方剂2】李发枝经验方

经验方①：当归12g，川芎10g，白芍20g，白术12g，茯苓15g，泽泻30g，黄芪50g，防己12g，紫苏叶12g，木瓜12g，大腹皮12g，冬瓜皮30g，茯苓皮30g。

经验方②：当归12g，川芎10g，白芍20g，白术12g，茯苓15g，泽泻30g，黄芪50g，防己20g，玄参30g，金银花30g。

用法与主治 每日1剂，水煎服。此方为全国第四批老中医药专家学术经验继承工作指导老师李发枝经验方。经验方①具有化瘀利水之效，化瘀而不伤气，养血利水而不伤阴。主治糖尿病性肾病。经验方②具有益气化瘀、解毒消肿的作用。主治消渴病合并痹证。症见双下肢麻木、疼痛，或有烧灼感，或袜套感，下肢肿痛，胀痛，甚至足趾溃疡，溃烂不敛，疼痛多昼轻夜重，双下肢冰冷。局部检查：趺阳波动减弱或消失，皮温下降。

出处 郭建中，吕娜，韩颖萍．李发枝教授运用《金匮要略》当归芍药散治疗糖尿病并发症经验［J］．中医研究，2016，29（6）：36-39.

【方剂3】梁苹茂经验方

经验方①：藿香、佩兰、陈皮、清半夏、大腹皮、厚朴、荷叶等。

经验方②：茯苓、白术、党参、陈皮、苍术、厚朴、藿香、炒扁豆、焦神曲、焦麦芽、焦山楂、鸡内金等。

经验方③：当归、鸡血藤、通草、怀牛膝、延胡索、川楝子、芥子、胆南星、蕲蛇、蜈蚣、厚朴、络石藤、海风藤等。

经验方④：法半夏、黄芩、黄连、党参、干姜、白芍、白术、防风、陈皮、赭石、旋覆花、焦神曲、焦山楂、焦麦芽、鸡内金。

用法与主治 水煎服，每日1剂。此方为天津中医药大学第一附属医院内分泌科主任医师梁苹茂经验方。经验方①具有祛湿化浊的作用。主治2型糖尿病。症见肢体倦怠，头晕困重，脘腹痞满，舌苔腻，边有齿痕，大便黏腻不爽。经验方②具有健脾化湿、消食和胃的作用。主治2型糖尿病。症见体型多肥胖，浑身乏力倦怠，三餐前感觉心慌饥饿，舌苔白腻，大便正常或者溏泄。经验方③具有养血温经、化痰祛风、通络止痛的作用。主治糖尿病外周神经病变。症见肢端感觉异常，疼痛，麻木，针刺，烧灼感，或者伴有痛觉过敏，夜间及寒冷季节加重。

加减 经验方②：胃阳虚者加高良姜，荜澄茄；肝郁气滞者可加玫瑰花，代代花。经验方③：当上肢痛显著时加片姜黄，桑枝，桂枝，忍冬藤；当下肢酸痛明显者加白芍，甘草，木瓜，伸筋草，透骨草；当麻木较重，“营气虚，则不仁”，可从血痹论治，方用黄芪桂枝五物汤加味，以养血和营，益气温经。经验方④：当食少易怒，属土虚木乘时，加白梅花，橘叶，生麦芽疏肝和胃；当腹泻严重时，可加荷叶，生山药升阳健脾止泻。

出处 刘倩．梁苹茂论治糖尿病及其并发症经验［J］．湖南中医杂志，2014，30（11）：34-35.

【方剂4】栗德林经验方

经验方①：人参15g，黄芪25g，麦冬15g，黄连15g，生地黄20g，玄参20g，天花粉10g，山药20g，苍术15g，五味子10g，丁香叶15g。

经验方②：人参、麦冬、五味子、黄连、葛根、丹参、山楂、降香、冰片、黄芪、苍术、山药、玄参、生地黄、天花粉、赤芍等。

经验方③：人参，麦冬，五味子，黄芪，山药，牛蒡子，玄参，肉桂，茴香，川楝子，黄连，五味子，草果，水蛭，大黄。

用法与主治 水煎服，每日1剂。此方为国家级名老中医，国家级重点培育学科中医内科学学科带头人，中华中医药学会中医内科分会常务理事，消渴病委员会主任委员，世界中医联合会糖尿病专业委员会副会长栗德林自制方。经验方①具有益气养阴、生津止渴的作用。主治糖尿病。经验方②具有益气养阴、活血化瘀的作用。主治糖尿病并发的高血脂症，冠心病。症见心悸、时伴胸闷、气短、动则尤甚、乏力、口渴、头晕肢重、舌紫等症。经验方③具有益气养阴、温阳固肾、祛瘀化浊的作用。主治糖尿病肾病。

出处 庄扬名，栗德林．栗德林教授论治糖尿病及其并发症经验［J］．中医药信息，2012，29（5）：61-63.

【方剂5】沈绍经验方

经验方①：西洋参3～5g，生黄芪15～30g，生地黄30～

60g，黄精 15g，天冬 15g，知母 15g，葛根 10g，五倍子 10g。

经验方②：竹茹 10g，枳壳 10g，云茯苓 10g，陈皮 10g，石菖蒲 10g，郁金 10g。

经验方③：枸杞子 10g，白菊花 10g，生地黄 10g，黄精 10g，生杜仲 10g，桑寄生 10g。

经验方④：珍珠母 30g，生石决明 30g，钩藤 15g，天麻 10g。

用法与主治 水煎服，每日 1 剂。此方为全国著名中医药专家，沈氏女科第 19 代传人沈绍功教授经验方。沈教授提出“补气养阴重补气”之法，开创了治疗糖尿病的新途径。气阴两虚以补气为主当选参类。此处不可选用党参，党参有升高血糖之嫌；沈老临床多选用生黄芪，蜜炙黄芪有升高血糖的副作用。经验方①具有双补气阴的作用。主治气阴两虚型糖尿病。症见倦怠懒言，四肢乏力，心悸气短，口干口渴，舌淡有齿痕，脉沉细数。经验方②具有清热化痰的作用。主治痰热内扰型糖尿病。症见口干心烦，口黏纳呆，头重，舌红苔黄腻，脉滑。经验方③具有调肾阴阳的作用。主治肾阴阳失调型糖尿病。症见腰膝酸软，头晕，苔薄不腻，脉沉而细。经验方④具有平肝潜阳的作用。主治肝阳上亢型糖尿病。症见眩晕，胸胁胀满，舌红苔黄，脉弦数。

加减 经验方②：若湿浊重可加泽泻 10g、茵陈 10g、车前草 30g、生薏苡仁 10g 等；若热扰心神，可加炒酸枣仁 15g、首乌藤（夜交藤）10g、黄连 10g、连翘 10g 等。经验方③：若见阴虚火旺，舌红，五心烦热可选二仙汤化裁。方药组成：知母 10g，黄柏 10g，淫羊藿 10g，蛇床子 5g，菟丝子 10g，生杜仲 10g，桑寄生 10g。若见固摄无权，尿多而频，可加五倍子 10g、五味子 10g、覆盆子 10g、山药 15g、芡实 10g 等固涩之品。肾阳虚见形寒便溏，阳痿，胸闷则可加补骨脂 10g、肉苁蓉 10g、鹿角霜 10g 等温润之品。经验方④：肝气不舒可酌加香附 10g，川楝子 10g，炒橘核 10g；清肝热可加生栀子 10g，生白芍 10g，夏枯草 15g，薄荷 10g。

出处 张文超，李成卫．沈绍功气阴同治诊疗方案治疗 2 型糖尿病经验．辽宁中医志，2019：1-5.

【方剂 6】马居里经验方

经验方①：防风 20g，黄芪 30g，五味子 15g，党参 20g，熟地黄 20g，山药 15g，山茱萸 15g，牡丹皮 10g，泽泻 10g，茯苓 15g，紫苏叶 10g，桔梗 10g.

经验方②：黄连 6g，竹茹 15g，法半夏 10g，陈皮 12g，枳实 10g，茯苓 10g，白术 12g，黄芪 20g，西洋参 9g，生地黄 10g，金樱子 15g，芡实 15g，甘草 6g，粉葛 12g。

经验方③：桃仁 15g，红花 10g，川芎 15g，白芍 10g，当归 15g，生地黄 10g，山药 15g，山茱萸 10g，黄芪 20g，蝉蜕 9g，水蛭 6，地龙 9g，蜈蚣 2 条。

经验方④：冬虫夏草 10g（虫草菌丝代），熟地黄 10g，黄芪 30g，党参 10g，当归 10g，山药 15g，白术 10g，陈皮 12g，法半夏 12g，云茯苓 20g，金樱子 20g，芡实 20g，车前子 20g，萆薢 10g。

用法与主治　水煎服，每日 1 剂。上方为陕西省名中医，是陕西中医药大学教授，主任医师，陕西省老中医药专家学术经验继承指导老师马居里经验方。经验方①具有益气固表、健脾益肾、祛风散邪的作用。主治脾肾亏虚，外邪侵袭型糖尿病。症见疲乏无力，便溏，纳差，腰膝酸软，怕冷，恶寒，鼻塞流涕，咳嗽，头痛，周身酸痛，尿中泡沫增多，遇风加重或复发，舌苔薄白，脉浮细。经验方②具有清热利湿、健脾益肾的作用。主治脾肾亏虚，湿热阻滞型糖尿病。症见腰膝酸软，脘胀胸闷，口渴喜饮，头身困重，倦怠乏力，小便黄赤泡沫多，大便黏腻不爽，舌红苔黄腻，脉滑数。经验方③具有健脾益肾、活血化瘀的作用。主治脾肾亏虚，瘀血阻络型糖尿病。症见腰膝酸软，乏力，纳差，口干，口渴，渴不欲饮，面色晦暗不泽，小便有泡沫，舌苔暗或有瘀斑，舌下静脉紫暗，脉细涩。经验方④具有健脾化痰、补肾消浊的作用。主治脾肾亏虚，痰浊阻滞型糖尿病。症见腰膝酸软，面色晦暗甚则黧黑，脘胀胸闷，嗜睡，头重，甚则神志不清，尿中泡沫增多，双下肢或有水肿，舌淡，苔白腻，脉弦滑。

出处　杨锦欣，李科，苏衍进．马居里教授治疗糖尿病肾病蛋白尿经验总结［J］．云南中医中药杂志，2018，39（11）：3-5.

【方剂7】徐寒松经验方

枸杞子，黄芪，生地黄，女贞子，决明子，三七，青葙子。

用法与主治 水煎服，每日1剂。此方为贵阳中医学院第二附属医院内分泌主任医师徐寒松经验方。具有益气养阴、行血散瘀、明目退翳的作用。主治气阴两虚，瘀血阻滞型糖尿病性视网膜病变。

出处 张泽曦，徐寒松，陈永华，等. 徐寒松教授治疗糖尿病性视网膜病变经验总结［J］. 中国民族民间医药，2019，28（6）：65-66＋69.

【方剂8】黄苏萍经验方

丹参，瓜蒌，川芎，赤芍，郁金，法半夏，薤白，僵蚕。

用法与主治 水煎服，每日1剂。此方为福建中西医结合研究院研究员，主任医师黄苏萍经验方。具有蠲痰消瘀的作用。主治痰瘀互结型糖尿病。

加减 精神不振，倦怠乏力加黄芪，山药，太子参；失眠多梦加酸枣仁，龙齿，首乌藤（夜交藤）；眼睛干涩加枸杞子，菊花，熟地黄；耳鸣耳聋加黄精，熟地黄，磁石，山茱萸；畏寒肢冷加桂枝，干姜，肉桂；肢体麻木加鸡血藤，络石藤；皮肤瘙痒加白鲜皮，地肤子，蛇床子；腰膝酸软加熟地黄，楮实子，狗脊，大便干结加玄参，麦冬，生地黄；小便混浊加金樱子，桑螵蛸，覆盆子；阳痿早泄加淫羊藿，菟丝子，巴戟天。

出处 邵江健，黄苏萍．黄苏萍教授应用丹瓜方治疗痰瘀互结型糖尿病经验［J］．亚太传统医药，2019，15（3）：118-119.

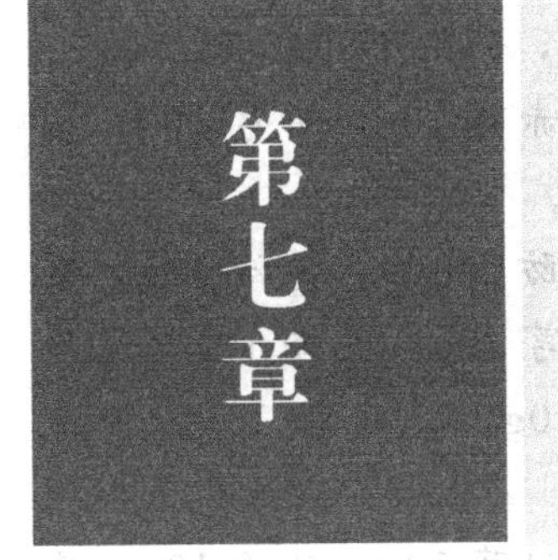

风湿性疾病

类风湿关节炎

类风湿关节炎是以侵蚀性、对称性多关节炎为主要临床表现的慢性、全身性自身免疫性疾病。基本病理改变为滑膜炎、血管翳形成，并逐渐出现关节软骨和骨破坏，最终可能导致关节畸形和功能丧失。本病多属于中医学“痹证”“历节风”等范畴。

【方剂1】补肾祛寒治尪汤

川续断15g，补骨脂15g，熟地黄20g，制附片9g，骨碎补18g，淫羊藿10g，白芍15g，桂枝10g，独活10g，威灵仙15g，防风10g，麻黄6g，苍术10g，知母12g。

用法与主治 水煎服，每日1剂，早晚各一次温服。此方为全国首批名老中医焦树德教授的经验方，具有补肾壮骨、祛寒除湿、活血通络的作用。适用于肾虚寒盛型类风湿关节炎。症见关节肿胀疼痛，痛发骨内，入夜尤甚，关节变形，晨起关节僵硬感，甚则僵至挛缩，屈伸不能，畏寒喜暖，易疲倦，不耐劳，腰膝酸软，或腰腿疼痛，舌苔白，脉多沉细带弦，尺脉多弱。

出处 何春晓．补肾祛寒治尪汤治疗类风湿关节炎的临床研究及对CIA大鼠关节TNF-α和MMP-13的影响［D］．北京中医药大学，2018.

【方剂2】旷惠桃经验方

经验方①：黄芪30g，白芍15g，制川乌（先煎）6g，麻黄10g，炙甘草10g，桂枝10g，白术10g，制附子（先煎）10g。

经验方②：黄芪30g，党参10g，赤芍10g，川芎10g，当归10g，地龙10g，桃仁10g，红花5g。

经验方③：黄柏10g，苍术10g，防己10g，羌活10g，制天南星10g，桃仁10g，红花10g，川芎10g，乳香10g，没药10g，威灵仙10g，白芷10g，鳖甲10g，安痛藤10g，神曲10g，龙胆5g，桂枝5g，甘草5g

经验方④：黄芪30g，当归10g，川芎10g，独活10g，桑寄生10g，牛膝10g，杜仲10g，秦艽10g，白芍15g，桂枝5g，甘草5g。

用法与主治 水煎服，每日1剂，早晚各一次温服（经验方①水煎取汁后加白蜜1勺内服）。此方为全国第五批名老中医旷惠桃教授的经验方。经验方①具有发汗散寒、祛风除湿、温经止痛的作用。适用于寒湿痹阻型类风湿关节炎。症见四肢关节肿胀疼痛，呈冷痛，晨僵，屈伸不利，遇寒则痛甚，得热则痛减，局部畏寒怕冷，皮肤不红，触之不热，舌淡红、苔薄白，脉弦紧。经验方②具有益气养血、活血通络的作用。适用于气虚血瘀型类风湿关节炎。症见关节疼痛，日久不愈，时轻时重，关节僵硬变形，屈伸不利，关节周围皮色暗滞，疼痛较剧且部位不移，面黄少华，心悸乏力，短气自汗，食少便溏，舌淡暗或者有瘀斑，脉沉细弦或细涩。经验方③具有散风邪于上，泄热渗湿于下，活血燥痰，和中消滞的作用。适用于湿热蕴结型类风湿关节炎。症见关节红肿，疼痛如火燎，按之痛甚，晨僵，活动受限，得冷稍舒，兼有发热，口渴，烦闷不安，舌质红、苔黄腻，脉弦数。经验方④具有补益肝肾、益气养血通络的作用。适用于肝肾亏虚型类风湿关节炎。症见病程日久，关节肿胀、变形、僵直，屈伸不利，头昏目眩，腰膝酸软或自汗，舌淡、苔薄白，脉沉细数。

出处 颜学桔，易钊旭，吴伊莹，等．旷惠桃教授分型论治难治性类风湿性关节炎经验［J］．新中医，2013，45（5）：209-212.

【方剂3】蠲痹笑痛方

制附子（先煎）20g，桂枝15g，炒白术15g，苍术15g，当归15g，蜈蚣2条，制天南星12g，制川乌（先煎）12g，乳香12g，没药12g，鸡血藤30g，炙甘草25g，制马钱子（研末冲服）0.8g。

用法与主治 水煎服，每日1剂。用文火先煎制川乌、制附子1小时，再纳入余药同煎30分钟，第2遍煎20分钟，共取药液500ml，分3次凉服。制马钱子研末分3次冲服，连服7天后停用。此方为全国第五批名老中医韦绪性教授的经验方，具有温肾散寒、搜风祛湿、宣痹通络的作用。适用于肾虚寒凝、湿瘀阻络型类风湿关节炎。症见肌肉、关节疼痛反复发作，痛处固定不移，关节屈伸不利，得热痛减，遇寒痛甚，或肢体酸楚、疼痛、沉重、肿胀，举动无力，便溏，或关节肿大僵硬，皮肤瘀斑，舌质暗淡有瘀斑瘀点，舌苔白腻，脉沉缓或脉沉紧。

出处 崔敏，刘爱军．韦绪性运用蠲痹笑痛方治疗伏邪痹病经验[J]．新中医，2015，47（1）：11-13.

【方剂4】痹痛方

黄芪30g，茯苓20g，山茱萸15g，山药15g，牛膝15g，泽泻20g，羌活15g，独活15g，白芍20g，桃仁10g，红花10g，当归15g，鸡血藤25g，青风藤25g，薏苡仁25g。

用法与主治 水煎服，每日1剂，早晚各一次温服。此方为全国第五批名老中医金明秀教授的经验方，具有补益肝肾、活血通络、祛风除湿的作用。此为金明秀教授治疗类风湿关节炎基础方。

加减 ①肝肾亏虚型：合知柏地黄丸和独活寄生汤加减，症见周身关节对称性疼痛，屈伸不利，腰膝酸软，眼干，视物不清，舌略红，脉沉弱。②气血不足型：合八珍汤加减，症见周身关节对称性疼痛，乏力，低热，自汗，面色萎黄，唇白，纳差，舌淡苔少，脉沉弱无力。③肺肾阴虚型：合知柏地黄丸、养阴清肺汤加减，症见周身关节疼痛，尤以小关节对称性疼痛为主，咳嗽，呼吸困难，活动后尤甚，乏力，午后低热，五心烦热，盗汗，腰痛，舌暗红，无苔，脉细数。

④脾肾阳虚型：合四神丸加减，症见周身关节疼痛，尤以小关节为甚，恶风，恶寒，乏力，胸闷气短，双手足凉，纳差，黎明时泄泻，舌淡苔厚，脉细无力。

出处 李育梅．金明秀教授从虚论治类风湿关节炎的经验［D］．辽宁中医药大学，2012．

【方剂5】沈氏羌活地黄汤

羌活30g，生地黄30g，黄芩30g，制川乌（先煎）9g，制关白附9g，金雀根30g，羊蹄根30g，芥子12g，姜黄12g。

用法与主治 水煎服，每日1剂，早晚各一次温服。此方为上海市名中医沈丕安教授的治疗类风湿关节炎基础方，具有祛风化湿、清热解毒、温寒化饮、化瘀通络、养阴益肾的作用。

出处 陈朝蔚，孙剑，李玉梅，等．沈氏羌活地黄汤治疗类风湿关节炎随机对照临床试验［J］．中西医结合学报，2010，8（1）：35-39．

【方剂6】痹证1号方

羌活15g，独活15g，当归15g，鸡血藤20g，秦艽12g，焦白术15g，白芍15g，制川乌（先煎）6g，木瓜15g，海风藤15g，防风15g，川芎10g，甘草6g，黄芪20g。

用法与主治 水煎服，每日1剂，早晚各一次温服。此方为赵和平主任医师的经验方，具有温阳通络、祛湿止痛、调和气血、顾护中州的作用。适用于寒湿痹阻型类风湿关节炎。症见关节冷痛、重着、肿胀散漫，肌肉酸楚，怕冷，疼痛得热缓解，遇冷加重，寒冷或阴雨天疼痛加重，关节屈伸不利，舌质淡或淡嫩，苔白腻或薄腻，脉弦紧或濡缓。

加减 痹证累及颈椎加葛根20g，伸筋草15g；痹在上肢加姜黄15g；痹在腰部加杜仲15g，续断15g，仙茅15g，淫羊藿15g；痹在下肢加牛膝15g；关节肿胀或有积液者加薏苡仁15g，防己10g，豨莶草15g；日久关节变形、痰瘀较重者加清半夏10g，天竺黄15g，三七10g，土鳖虫15g，地龙15g。

出处 孙君阳．痹证1号方治疗寒湿痹阻型类风湿关节炎的临床研究［D］．湖北中医药大学，2016．

【方剂7】痹证宁

鹿角胶10g，制附子（先煎）10g，桂枝10g，独活10g，细辛5g，当归15g，威灵仙15g，青风藤20g，赤芍10g，白芍10g，地龙10g，生薏苡仁30g，生地黄10g，甘草15g，蜈蚣2条，徐长卿15g。

用法与主治 水煎服，每日1剂，早晚各一次温服。此方为何东初主任医师的经验方，具有补肾强骨、祛风散寒、除湿止痛的作用。适用于风寒湿型类风湿关节炎。症见关节肿胀冷痛，肢体沉重，晨僵，恶风寒，关节冷痛遇阴雨天加重或受风寒时加重，得热痛减，关节屈伸不利，口淡不渴，关节畸形，舌质淡，苔白，脉弦紧。

出处 彭泽燕．痹证宁联合西药对风寒湿型RA患者血清OPG、RANKL的影响及临床疗效观察[D]．湖北中医药大学，2018.

【方剂8】温痹汤

制川乌（先煎）10g，制附片9g，干姜20g，桂枝15g，黄芪30g，当归10g，熟地黄15g，鹿衔草30g，苍术10g，白术10g，生薏苡仁40g，炒薏苡仁40g，延胡索30g，徐长卿15g，蜈蚣（研末吞服）1条，全蝎（研末吞服）2g，甘草6g

用法与主治 水煎服，每日1剂，早晚各一次温服。此方为郭会卿主任医师的经验方，具有温阳散寒除湿、蠲痹通络止痛的作用。适用于寒湿痹阻型类风湿关节炎。症见关节冷痛而肿，遇寒痛增，得热痛减，关节屈伸不利，晨僵，关节畸形，口淡不渴，恶风寒，阴雨天加重，肢体沉重，舌质淡，苔白，脉弦紧。

出处 王莉莎．温痹汤治疗寒湿痹阻型类风湿关节炎的临床疗效研究[D]．河南中医药大学，2016.

【方剂9】通络除痹汤

防风15g，秦艽15g，徐长卿15g，羌活15g，独活15g，伸筋草20g，透骨草20g，桑枝25g，川芎12g，当归15g，延胡索15g，地龙12g，川牛膝15g。

用法与主治 水煎服，每日1剂，早晚各一次温服。此方为杜转敏主任医师的经验方，具有温经散寒、祛风除湿、活血化瘀、通络止痛的作用。

加减 痛痹：加蜈蚣2条，全蝎4g（冲服）。寒痹：加制川乌（先煎）10g，麻黄10g，桂枝10g，细辛6g。热痹：加忍冬藤25g，生薏苡仁20g，蚕沙6g。

出处 杜转敏，窦娟娟，胡永鹏，等. 自拟通络除痹汤治疗60例类风湿关节炎的临床观察［J］. 中医药临床杂志，2015，27（5）：692-694.

系统性红斑狼疮

系统性红斑狼疮是一种有多系统损害的慢性自身免疫性疾病，其血清具有以抗核抗体为代表的多种自身抗体。本病多属于中医学"阴阳毒""红蝴蝶斑""日晒疮"等范畴。

【方剂1】黄世林经验方

经验方①：黄芩20g，柴胡15g，玄参20g，板蓝根25g，党参30g，茯苓20g，白术15g，甘草10g，紫苏15g，丹参20g，鸡血藤20g，赤芍20g，生地黄20g，白茅根30g，姜半夏15g。

经验方②：黄芩20g，柴胡20g，白芍15～30g，补骨脂30g，芡实30g，黄芪30～80g，党参30～60g，茯苓20～30g，白术15～30g，丹参20g，鸡血藤30g，姜半夏20g。

用法与主治 水煎服，每日1剂，早晚各一次温服。此方为全国首批名老中医黄世林教授的经验方。经验方①具有清温解毒、健脾祛浊、活血凉血的作用。适用于温毒热盛型系统性红斑狼疮。症见发热或身热手足指（趾）冷，疲乏少力，关节疼痛，心烦，喜饮，面部常见蝶形红斑，或颈胸皮疹、紫红斑；舌质红或见紫暗，舌苔白腻或黄腻，脉象滑数，或见洪数，应用皮质激素治疗后多见弦滑。经验方②具有清温益肾、补脾除浊的作用。适用于脾肾两虚型系统性红斑狼疮。症见神倦，形寒，低热，脱发，耳鸣，自汗，面色苍白、苍黄或㿠白，腰及关节酸痛，身肿腹胀，肢冷，水肿，动则气促，不思饮食或伴恶心，小便不利，大便溏薄，皮损不显或皮损处皮色暗紫，偶有虚热，皮肤红斑；舌质淡胖或边有齿痕，舌苔薄白，脉濡细或沉细。

出处　陈楠楠，向阳，方永光，等．黄世林诊治系统性红斑狼疮思路概述［C］．中华中医药学会第二届岐黄论坛——血液病中医药防治分论坛论文集．中华中医药学会，2014：4.

【方剂2】汪履秋经验方

制何首乌12g，桑椹15g，生地黄15g，熟地黄15g，牡丹皮10g，土茯苓15g，紫草15g，水牛角30g，防风10g，（汉）防己10g，薏苡仁15g，虎杖15g，红花10g，雷公藤10g。

用法与主治　水煎服，每日1剂，早晚各一次温服。此方为全国首批名老中医汪履秋教授治疗系统性红斑狼疮的基础方，具有补益肝肾、凉营泄热、祛风通络的作用。

出处　王冠华，汪悦．汪履秋治疗系统性红斑狼疮经验［J］．中医杂志，2011，52（5）：378-379.

【方剂3】周翠英经验方

经验方①：金银花24g，白花蛇舌草24g，茜草20g，生地榆15g，仙鹤草30g，赤芍20g，白芍20g，芡实30g，枸杞子15g，山茱萸12g，金樱子15g，五味子10g，墨旱莲15g，女贞子15g，生甘草9g，炙甘草9g。

经验方②：金银花24g，白花蛇舌草24g，茜草20g，生地榆15g，仙鹤草30g，山茱萸12g，枸杞子15g，牡丹皮15g，紫草15g，当归15g，川芎15g，甘草6g。

用法与主治　水煎服，每日1剂，早晚各一次温服。此方为全国第三批名老中医周翠英教授的经验方。经验方①具有清热解毒、补肾固精的作用。适用于热毒蕴肾型系统性红斑狼疮。症见蝶形红斑，多发于颜面部，亦可见于躯干或四肢，通常伴有发热、烦躁，或有关节、肌肉疼痛，口干唇燥，或五心烦热，颧红盗汗，心悸失眠，头昏乏力，耳鸣目眩，月经不调，关节疼痛，头发脱落，大便干结，小便黄赤，舌红，苔少，脉细。经验方②具有清热解毒、凉血化瘀护阴的作用。适用于热毒蕴肤型系统性红斑狼疮。症见红斑较为明显，多发于颜面部，亦可见于躯干或四肢，皮疹多为水肿性鲜红色，常见发热，烦躁，口干，喜冷饮，或皮肤瘀斑、瘀点，或全身关节、肌肉疼痛，全身疲乏无力，大便干结，小便短赤，舌红绛，苔黄燥，脉洪数。

加减 经验方①：高热不退者可加羚羊角粉适量冲服；低热者可加青蒿、地骨皮；脱发明显者可加制何首乌、黑芝麻等；大量尿蛋白久久不能控制者可加炒水蛭、红花；尿素氮升高者加大黄、土茯苓；血浆蛋白低者可加鹿角胶、龟甲胶等血肉有情之品。经验方②：高热不退者用羚羊角粉适量冲服；阴虚内热者加青蒿或鳖甲以滋阴退热；关节疼痛选加忍冬藤、虎杖、红藤、威灵仙等清热通络止痛；邪毒伤肝见胁痛或肝功异常者加白芍、郁金、柴胡滋阴柔肝；水肿明显多加茯苓、猪苓、薏苡仁利尿通淋；热毒在肺，胸闷咳嗽者可选加鱼腥草、瓜蒌、枳壳、桑白皮等以清热宣肺化痰；邪毒攻心者可选加栀子、莲子心等清心安神解毒；邪毒入胃者可选加黄连、升麻、生石膏清胃泻火；白细胞降低者可选加黄芪、白术、鸡血藤等。

出处 刘聪．周翠英教授辨治系统性红斑狼疮经验总结［D］．山东中医药大学，2015.

【方剂 4】狼疮方

蜈蚣 2 条，乌梢蛇 9g，白花蛇舌草 15g，半枝莲 15g，紫草 10g，丹参 12g，瞿麦 10g。

用法与主治 水煎服，每日 1 剂，早晚各一次温服。此方为叶任高教授治疗系统性红斑狼疮的基础方，具有祛风止痉、清热解毒、活血止血、利尿通淋的作用。

加减 热毒炽盛者，可加金银花 20g，鱼腥草 20g，蒲公英 15g；阴虚火旺者，可加山茱萸 15g，女贞子 15g，墨旱莲 15g；脾肾阳虚者，可加淫羊藿 15g，菟丝子 15g，补骨脂 15g；气阴两虚者，可加党参 20g，女贞子 15g，墨旱莲 15g。

出处 范伟，吴国庆，胡路．中西医结合治疗活动期狼疮性肾炎 22 例［J］．江苏中医药，2012，44（3）：41-42.

【方剂 5】红斑清汤

忍冬藤 18g，黄芩 15g，苦参 9g，白花蛇舌草 15g，石膏 30g，生地黄 18g，熟地黄 12g，知母 15g，甘草 6g。

用法与主治 水煎服，每日1剂，早晚各一次温服。此方为杨惠琴主任医师的经验方，具有清热解毒、滋阴凉血的作用。适用于热毒炽盛型系统性红斑狼疮。症见起病急骤，高热持续不退，面部或肢体红斑，斑色紫暗，烦躁口渴，关节疼痛，尿短赤，舌红绛苔黄，脉洪数或弦数。

出处 刘彬．红斑清汤治疗系统性红斑狼疮的临床研究［D］．湖北中医药大学，2010.

【方剂6】知柏养阴汤

知母10g，黄柏15g，干地黄20g，牡丹皮10g，泽泻10g，山茱萸10g，山药15g，茯苓20g，益母草30g，鳖甲（先煎）30g。

用法与主治 水煎服，每日1剂，早晚各一次温服。此方为林昌松主任医师的经验方，具有滋养阴精、滋阴补肾、除蒸热、散瘀结的作用。适用于阴虚内热型系统性红斑狼疮。症见持续低热，斑疹鲜红，脱发，口干咽痛，盗汗，五心烦热，腰膝酸软，关节肌肉隐痛，心悸，舌红苔少，脉细数。

出处 李宁．知柏养阴汤治疗阴虚内热型SLE疗效观察及对阴虚模型大鼠的影响［D］．广州中医药大学，2011.

【方剂7】艾儒棣经验方

川明参30g，北沙参30g，太子参30g，生黄芪40g，白术30g，防风10g，麦冬15g，北五味子10g，女贞子30g，墨旱莲15g，鸡血藤30g，白花蛇舌草15g，檀香3g，甘草6g。

用法与主治 水煎服，每日1剂，早晚各一次温服。此方为艾儒棣主任医师的经验方，具有健脾益气、补益肝肾、解毒化瘀的作用。适用于气阴两虚型系统性红斑狼疮。症见午后颧红，斑疹隐隐，发热，关节疼痛，疲乏无力，气短懒言，咽干口燥，烦渴欲饮，自汗或盗汗，惊悸失眠，五心烦热，月经量少或闭经，小便涩少色黄，大便干结，舌体胖大，苔少而干，脉细数。

加减 阴虚内热者加青蒿10g，石膏15g，地骨皮10g，玄参30g；消除红斑加水牛角（先煎半小时）20g，牡丹皮10g；心悸眠差加柏子仁30g，酸枣仁20g，合欢花15g；脱发严重者加侧柏叶20g，石菖蒲

5g，路路通 15g；口腔溃疡者加百合 30g，知母 10g；关节痛加仙鹤草 30g，松节 10g，老鹳草 20g，乌梢蛇 20g；腰膝酸软加骨碎补 30g，桑寄生 30g，杜仲 20g，淫羊藿 30g；大便干结加瓜蒌子 30g，决明子 30g；胃部腹胀不适者加用香连丸、羌活鱼各 10g，瓦楞子 20g；纳差不欲饮食者加用鸡矢藤 30g，金荞麦 20g；水肿者加黄精 30g，椒目 15g；伴有尿蛋白者加用桑螵蛸 20g，金樱子 30g，莲须 20g；痛经、月经量少或闭经者加用益母草 30g；气虚明显者可加重黄芪用量。

出处 杨新方．益气养阴法治疗系统性红斑狼疮（气阴两虚证）临床疗效观察［D］．成都中医药大学，2017.

【方剂 8】王萍经验方

经验方①：生玳瑁 6～10g，银花炭 15～30g，板蓝根 30g，草河车 15g，白花蛇舌草 30g，生地黄炭 15～30g，生石膏（先煎）30g，牡丹皮 15g，赤芍 15g，白茅根 30g，玄参 15g，天花粉 15g，石斛 15g。

经验方②：党参 10～15g，南沙参 30g，北沙参 30g，丹参 15g，黄芪 10～30g，黄精 10g，石斛 15g，玉竹 10g，鸡血藤 15～30g，秦艽 15～30g，乌梢蛇 10g。

经验方③：黄芪 10～30g，太子参 10～15g，白术 10g，茯苓 10g，女贞子 15～30g，菟丝子 15g，淫羊藿 10g，车前子（布包）15g，丹参 15g，鸡血藤 15～30g，秦艽 15～30g，桂枝 10g。

经验方④：黄芪 10～30g，太子参 10～15g，白术 10g，茯苓 10g，柴胡 10～15g，枳壳 10～15g，丹参 15g，鸡血藤 15g，首乌藤 30g，钩藤 10g，益母草 10g。

经验方⑤：黄芪 10～30g，桂枝 10g，秦艽 15～30g，乌梢蛇 10g，丹参 15g，鸡血藤 15～30g，首乌藤 30g，桑寄生 15g，女贞子 15g。

用法与主治 水煎服，每日 1 剂，早晚各一次温服。此方为王萍主任医师的经验方。经验方①具有气血两清、解毒护阴的作用。适用于系统性红斑狼疮急性期或复发活动期。症见高热烦躁，面部红斑或出血斑，伴有全身无力，全身肌肉酸痛，烦热不眠，精神恍惚，严重时神昏谵语，抽搐昏迷，呕血，便血，衄血，舌红绛，苔黄或光面苔，脉数。经验方②具有养阴益气、清热解毒、活血通络的作用。适用于系统性红斑狼疮亚急性期。症见高热退后不规则发热或持续低热，伴有心烦乏力、手足心热、自汗盗汗、懒言声微、面色浮红、腹痛、关节痛、足跟痛、脱发、视物不清、月经量少或闭经等症，舌红苔白或镜面舌，脉细数软或芤脉。经验方③具有健脾益肾、调和阴阳、活血通络的作用。适用于系统性红斑狼疮慢性期，常伴有狼疮性肾炎。症见疲乏无力，关节痛、腰腿痛及足跟痛尤甚，肢冷发白，水肿腹胀；有时低热缠绵，五心烦热，肢冷面热，口舌生疮，胸膈痞满，甚而咳喘胸闷，尿少，舌质淡或暗红，舌体胖嫩或有齿痕，脉沉细，尺脉尤甚。经验方④具有健脾疏肝、解毒活血通络的作用。适用于系统性红斑狼疮有肝损害的患者。症见发热，面部蝶形红斑，腹胀，纳差，胁痛，头昏头痛，月经不调或闭经，皮肤红斑或瘀斑，舌暗紫或有瘀斑，脉弦缓或沉缓。经验方⑤具有祛风除湿宣痹、温经活血通络的作用。适用于系统性红斑狼疮以皮肤红斑、结节，关节症状为主的患者。症见关节疼痛，伴肌肉疼痛，肌肤麻木，皮肤红斑、结节，可有不规则低热，舌红苔黄，脉滑数。

加减 经验方①：高热不退可加安宫牛黄丸；昏迷加局方至宝丹；热盛便秘加大黄、黄连、漏芦；低热不退加地骨皮、银柴胡、青蒿、鳖甲；红斑重加鸡冠花、玫瑰花、凌霄花。经验方③：水肿加冬瓜皮、抽葫芦、仙人头；腹水加大腹皮、汉防己；胸腔积液加桑白皮、葶苈子；关节肿痛加豨莶草、老鹳草、透骨草。经验方⑤：关节痛重加制川乌、制草乌；结节红斑加紫草根、白茅根；血沉快加鬼箭羽、石见穿。

出处 李光宇．王萍中医辨治系统性红斑狼疮经验［J］．环球中医药，2014，7（7）：552-554.

【方剂9】曲淑琴经验方

生黄芪15g，白花蛇舌草30g，知母20g，仙鹤草20g，土茯苓30g，当归20g，白芍20g，川芎15g，墨旱莲20g，女贞子 10g，生地黄 20g，山药 20g，香附 10g，鸡血藤 15g。

用法与主治 水煎服，每日 1 剂，早晚各一次温服。此方为曲淑琴主任医师的经验方，具有益气养血、祛邪解毒的作用。适用于系统性红斑狼疮先期（正亏邪潜）。症见临床表现不典型，仅偶见乏力、低热、盗汗、寐差、脱发等症状。

加减 热毒炽盛者，赤芍易白芍，加水牛角 20g、牡丹皮 15g、钩藤 10g 等清热凉血息风之品；风寒湿痹者，去知母、生地黄、墨旱莲、女贞子，加羌活、独活各 10g，桂枝 5g，生姜 5g，细辛 5g，肉桂 5g，制附子（先煎）10g，牛膝 15g；阴虚内热者，加黄柏 15g，青蒿 15g，山茱萸 15g，牡丹皮 10g；肝郁血瘀者，加郁金 10g、陈皮 5g、赤芍 15g、丹参 15g、桃仁 10g 等行气活血；气阴两虚者，重用生黄芪至 30g，加白术 15g、石斛 10g、太子参 20g 等补益气阴；脾肾阳虚者，加制附子（先煎）10g，肉桂 5g，生姜 5g，白术 15g，牛膝 15g，车前子 10g。

出处 姜玉宝．曲淑琴教授治疗系统性红斑狼疮经验总结［D］．辽宁中医药大学，2014.

强直性脊柱炎

强直性脊柱炎是脊柱关节炎常见的临床类型，以中轴关节受累为主，可伴发关节外表现，严重者可发生脊柱畸形和关节强直，是一种慢性自身炎症性疾病。本病多属于中医学“痹证”“大偻”“腰痛”等范畴。

【方剂 1】益肾通督汤

鹿角胶 15g，龟甲胶 15g，淫羊藿 15g，巴戟天 15g，补骨脂 15g，菟丝子 15g，炒杜仲 20g，熟地黄 30g，枸杞子 30g，山茱萸 15g，女贞子 15g，桂枝 10g，白芍 15g，水蛭 10g，当归 15g，炒芥子 15g，蜈蚣 3 条，细辛 3g，降香 10g，制川乌（先煎）10g。

用法与主治 水煎服，每日 1 剂，早晚各一次温服。此方为全国首批名老中医王为兰教授治疗强直性脊柱炎的基础方，具有扶正祛邪、益肾通督的作用。

加减　若四肢厥逆，下利清谷，脉微细，命火虚衰较甚者，加温补肾阳之品，如制附子、肉桂、制草乌等；若五心烦热，骨蒸生燥，阴虚津亏明显者，加养阴生津之品，如鳖甲、墨旱莲、牛脊髓、猪脊髓、紫河车等；若身乏易倦，动则气喘，中气亏甚者，加补中益气之品，如人参、白术、炙甘草、党参、黄芪；若面部苍白不华，口唇淡白，脉细，血虚明显者，加大补有形之血之品，如黄芪、阿胶等；若痰多黏稠者，加豁痰之品，如胆南星、猪牙皂、天竺黄等；若胸脘痞闷，舌苔厚腻水滑，湿浊较重者，加疏中化浊之品，如佩兰、砂仁、薏苡仁等；若邪热内生，在气分则加生石膏、知母或黄芩、黄连、龙胆之属，在血分加生地黄、玄参、水牛角之属。

出处　马丛，王北．王为兰益肾通督法治疗强直性脊柱炎临证经验［J］．北京中医药，2016，35（4）：333-337.

【方剂2】娄多峰经验方

经验方①：威灵仙10g，独活12g，千年健10g，追地风10g，木瓜15g，丹参20g，白芍20g，生地黄20g，薏苡仁20g，川牛膝10g，香附15g，甘草9g。

经验方②：淫羊藿30g，制何首乌30g，桑寄生30g，川牛膝30g，当归20g，丹参30g，鸡血藤30g，白芍30g，独活30g，木瓜20g，威灵仙20g，甘草10g，黑豆60g，黄酒100ml。

经验方③：熟地黄20g，制何首乌20g，淫羊藿20g，桑寄生20g，川续断20g，丹参20g，杜仲15g，地龙15g，川芎12g，红花12g，菝葜30g，金毛狗脊30g。

经验方④：当归18g，鸡血藤30g，透骨草24g，老鹳草24g，独活18g，桑寄生30g，川续断18g，香附15g。

用法与主治　水煎服，每日1剂，早晚各一次温服。此方为全国首批名老中医娄多峰教授的经验方。经验方①具有祛风除湿、疏督通络、活血止痛的作用。适用于风寒湿邪痹阻督脉型强直性脊柱炎，为强直性脊柱炎早期。症见腰脊僵硬疼痛，遇寒受风加重，肢体困痛或游走痛，局部寒热不明显，舌质淡，苔白，脉弦。经验方②具有益肾壮督、养血柔筋、活血养血、通脉蠲邪的作用。适用于肾督亏虚、邪痹血瘀型强直性脊柱炎，为强直性脊柱炎中后期。症见腰脊僵痛，驼背，转颈、扭腰及下蹲困难，形寒体弱；舌淡嫩，苔白，脉沉细无力。经验方③具有滋补肝肾、壮督蠲邪、活血通络的作用。适用于肝肾亏虚、邪痹督脉型强直性脊柱炎，为强直性脊柱炎中后期。症见腰脊僵痛或驼背，腰膝酸软，头晕耳鸣，目涩，视力减弱，畏寒肢倦，舌淡嫩，苔薄，脉沉细无力。经验方④具有强肾壮骨、祛风除湿、活血通络的作用。适用于肾阳不足、寒湿痹阻型强直性脊柱炎。症见腰痛腰酸，困倦乏力，舌淡，苔薄白，脉弦迟。

加减 经验方②：湿热盛者，可加土茯苓30g，知母20g。经验方③：舌红少苔、脉数者，加生地黄、玄参各20g；遇冷加重、得温则减者，加制附片5g，桂枝15g；髋、膝、踝关节肿痛者，加川牛膝、木瓜各15g；肩及颈项部疼痛者，加威灵仙、羌活各12g，葛根20g。经验方④：寒邪偏盛者，加制川乌（先煎）、制草乌（先煎）各9g；湿邪偏盛者，加萆薢15g，白术18g；热邪盛者，去独活、川续断，加败酱草30g，忍冬藤30g，知母20g；瘀血痛剧者，加制乳香、制没药各9g，延胡索15g；肾阳虚者，加淫羊藿30g，制附子（先煎）9g；肾阴虚者，加熟地黄20g，山茱萸9g。

出处 李满意，刘红艳，娄玉钤．娄多峰教授治疗强直性脊柱炎经验总结[J]．风湿病与关节炎，2014，3（7）：52-56.

【方剂3】通络解毒汤

知母10g，当归10g，生地黄15g，生黄芪15g，白花蛇舌草15g，虎杖15g，龙葵15g，土茯苓15g，青风藤15g，鸡血藤15g，红景天20g。

用法与主治 水煎服，每日1剂，早晚各一次温服。此方为全国第三批名老中医龚正丰教授治疗强直性脊柱炎的基础方，具有清热利湿、益气活血的作用。

加减 急性发作期，患者关节疼痛难忍，加露蜂房10g，制白附子、制川乌（先煎）、制草乌（先煎）各6g，同时辅以非甾体类抗炎药，甚至糖皮质激素控制关节炎症；慢性期主要以治本和防复发为主，治宜补肝肾，充督脉，强筋骨，加淫羊藿、杜仲、补骨脂、鹿角霜各10g。江南之地黄梅季节，闷热潮湿，故在黄梅天之前预防性指导用药，方中适量加藿香、佩兰、苍术之类。遵叶天士“宿邪宜缓攻”（《临证指南医案·痹》）之旨，冬至辅以膏方调理。

出处 陈欣，姜宏．龚正丰治疗强直性脊柱炎经验［J］．安徽中医药大学学报，2014，33（2）：48-49.

【方剂4】阎小萍经验方

经验方①：狗脊25～40g，熟地黄15～20g，制附片9～12g，鹿角9～12g，骨碎补15～20g，杜仲15～20g，桂枝9～15g，白芍9～15g，知母9～15g，独活9～13g，羌活9～15g，续断15～20g，防风9～12g，威灵仙9～15g，川牛膝9～15g。

经验方②：狗脊20～40g，生地黄15～20g，知母9～15g，鹿角霜6～10g，骨碎补15～20g，龟甲20～30g，秦艽9～15g，羌活9～12g，独活9～12g，桂枝6～9g，白芍9～15g，黄柏6～12g，土鳖虫6～9g，杜仲15～20g，桑寄生15～20g。

经验方③：狗脊20～30g，苍术9～12g，黄柏9～12g，牛膝9～15g，薏苡仁20～40g，忍冬藤20～30g，桑枝20～30g，络石藤15～30g，白豆蔻6～10g，藿香9～12g，防风9～12g，防己9～12g，萆薢9～12g，泽泻9～15g，桑寄生15～20g。

经验方④：狗脊20～30g，骨碎补15～20g，鹿角片6～10g，青风藤10～15g，络石藤15～20g，海风藤10～15g，桂枝9～12g，白芍9～15g，制附片6～10g，知母9～15g，秦艽9～15g，独活9～12g，威灵仙9～15g，续断15～20g，桑寄生15～20g。

经验方⑤：狗脊20～30g，骨碎补15～20g，鹿角9～12g，延胡索10～15g，香附9～12g，紫苏梗9～12g，姜黄9～12g，枳壳9～12g，桂枝9～15g，白芍9～15g，续断15～30g，杜仲

15～20g，*羌活* 9～15g，*独活* 6～10g，*防风* 9～12g。

用法与主治 水煎服，每日1剂，早晚各一次温服。此方为全国第四批名老中医阎小萍教授的经验方。经验方①具有补肾祛寒、壮督除湿、散风活瘀、强壮筋骨的作用。适用于肾虚督寒型强直性脊柱炎。症见腰、臀、胯疼痛，僵硬不舒，牵及膝腿痛或酸软无力，畏寒喜暖，得热则舒，俯仰受限，活动不利，甚则腰脊僵直或后凸变形，行走坐卧不能，或兼男子阴囊寒冷，女子白带寒滑，舌苔薄白或白厚，脉多沉弦或沉弦细。经验方②具有补肾清热、壮督通络的作用。适用于邪郁化热型强直性脊柱炎。症见腰骶臀胯僵痛、困重，甚则牵及脊项，无明显畏寒喜暖，反喜凉爽，伴见口干，咽燥，五心烦热，自汗盗汗，发热或午后低热，甚者关节红肿热痛，屈伸不利，纳呆倦怠，大便干，小便黄，舌偏红，舌苔薄黄或黄白、少津，脉多沉弦细数，尺脉弱小。经验方③具有清热除湿、祛风通络、益肾壮督的作用。适用于湿热伤肾型强直性脊柱炎。症见腰臀胯酸痛、沉重、僵硬不适，身热不扬，绵绵不解，汗出心烦，口苦黏腻或口干不欲饮，脘闷纳呆，大便溏软，或黏滞不爽，小便黄赤或伴见关节红肿灼热焮痛，或有积液，屈伸活动受限，舌质偏红，苔腻或黄腻或垢腻，脉沉滑、弦滑或弦细数等。经验方④具有益肾壮督、疏风散寒、祛湿利节的作用。适用于邪痹肢节型强直性脊柱炎。症见病变初起表现为髋、膝、踝、足跟、足趾及上肢肩、肘等关节疼痛、肿胀、沉重、僵硬，渐见腰脊颈僵痛不舒、活动不能，或除腰、背、胯、尻疼痛外，并可累及以下肢为主的大关节，畏寒、疼痛、肿胀，伴见倦怠乏力、纳谷欠馨等。病处多见畏寒喜暖（亦有无明显畏寒，反喜凉爽，发热者），舌淡红暗，苔白，脉沉弦或沉细弦。经验方⑤具有燮理肝肺、益肾壮督、通络利节的作用。适用于邪及肝肺型强直性脊柱炎。症见腰、脊、背部疼痛、僵硬、屈伸受限，心烦易怒，胸锁关节、胸肋关节、脊肋关节疼痛、肿胀感，或伴有压痛，或伴有胸闷、气短、咳嗽、多痰等，或伴有腹股沟处、臀部深处疼痛及坐骨结节疼痛，或伴有双目干涩疼痛且可牵及头部，双目白睛红赤或红丝缕缕，发痒多眵，大便或干或稀，脉象多为沉弦，舌苔薄白或微黄。

出处 马骁．阎小萍教授五连环法治疗强直性脊柱炎[J]．中国临床医生，2009，37（3）：73-75.

【方剂5】补肾清热汤

生地黄15g，桑寄生20g，桑枝30g，酒黄柏12g，知母12g，川续断15g，骨碎补15g，生白芍15g，威灵仙12g，羌活9g，独活9g，忍冬藤30g，络石藤20g，红花9g，桂枝6g，制乳香6g，制没药6g，甘草3g。

用法与主治 水煎服，每日1剂，早晚各一次温服。此方为郭会卿主任医师的经验方，具有补肾、清热祛湿的作用。适用于湿热痹阻型强直性脊柱炎。症见腰骶部疼痛，脊背部疼痛，腰脊活动受限，晨僵，发热，四肢关节红肿热痛，目赤肿痛，口渴或口干不欲饮，肢体困重，大便干，溲黄，舌红，苔黄或黄厚、腻，脉滑数。

出处 王云飞．补肾清热汤干预湿热痹阻型强直性脊柱炎活动指标的研究［D］．河南中医药大学，2017.

【方剂6】谢兴文经验方

经验方①：白芍10g，川芎10g，独活15g，防风10g，桂枝10g，干姜15g，狗脊15g，全蝎3g，蜈蚣3g，秦艽10g，知母10g，伸筋草15g，甘草9g。

经验方②：桑枝10g，忍冬藤15g，地龙10g，秦艽10g，革薢10g，土茯苓10g，知母10g，伸筋草10g，鸡血藤15g，牛膝10g，黄柏10g，川芎10g，姜半夏10g。

用法与主治 水煎服，每日1剂，早晚各一次温服。此方为谢兴文主任医师的经验方。经验方①具有散寒除湿、疏经活络的作用。适用于寒湿内阻型强直性脊柱炎。症见腰骶、脊背疼痛伴恶寒发冷，晨僵，常见脊柱活动范围受限，或伴有外周大关节肿痛，天气变化或感寒加重，恶寒喜暖，舌淡，苔白，脉沉迟细弦。经验方②具有清热除湿、活血通络的作用。适用于湿热内蕴型强直性脊柱炎。症见腰骶、背部疼痛，晨起活动受限，活动后缓解，外周关节肿痛，皮温升高，疼痛入夜尤甚，常伴有全身发热，口干口渴，疲倦身重，小便发黄，舌红，苔黄腻，脉滑或滑数。

出处 李建国，李晶，许伟，等．谢兴文主任医师以寒热为纲辨治强直性脊柱炎临床经验撷菁［J］．风湿病与关节炎，2019，8（3）：44-46.

【方剂7】强脊康复汤

龟甲胶10g，鹿角胶10g，熟地黄10g，狗脊30g，女贞子10g，枸杞子10g，续断20g，桑寄生20g，杜仲10g，骨碎补10g，独活10g，青风藤10g，鸡血藤30g，芥子3g，制川乌（先煎）3g，蜈蚣（研末冲服）2条，当归15g，白芍15g，怀牛膝15g，甘草6g。

用法与主治 水煎服，每日1剂，早晚各一次温服。此方为李景良主任医师的经验方，具有补肾通督、逐瘀蠲浊、强筋健骨的作用。适用于肾督亏虚、瘀血痹阻型强直性脊柱炎。症见腰骶疼痛，伴晨僵，腰肌活动受限，腰膝酸软，畏寒肢冷，遗精或月经不调，皮肤干燥少泽，舌质紫暗或有瘀点，腻苔，脉沉细。

出处 郑鸿雁．运用强脊康复汤治疗强直性脊柱炎（肾督亏虚型）的临床观察［D］．河南中医药大学，2016.

【方剂8】李康经验方

经验方①：羌活15g，独活15g，千年健15g，威灵仙15g，乌梢蛇10g，当归15g，延胡索10g，蜈蚣3g，苍术15g，白术15g，制川乌（先煎）4g，白芍15g，桑寄生10g，陈皮10g，甘草6g。

经验方②：秦艽15g，木防己15g，黄柏15g，知母15g，当归20g，土鳖虫10g，苍术10g，制川乌（先煎）4g，生地黄15g，忍冬藤15g，香附10g，石斛15g，甘草6g。

经验方③：黄芪30g，独活15g，鹿角胶15g，桑寄生15g，制川乌（先煎）4g，生地黄15g，熟地黄15g，当归15g，骨碎补15g，土鳖虫10g，蜈蚣3g，甘草6g。

用法与主治 水煎服，每日1剂，早晚各一次温服。此方为李康主任医师的经验方。经验方①具有祛风除湿散寒、活血通络止痛的作用。适用于风寒湿痹型强直性脊柱炎。症见腰骶及脊背部疼痛，晨僵不适，常伴有沉重感，活动后减轻，劳累后加重，甚则脊柱活动度减少，或合并外周大关节（如膝、踝关节）肿胀、疼痛，恶寒发热或畏寒喜暖，天气变化或受凉时疼痛较剧，舌淡，苔白腻，脉沉或沉细或沉弦。经验方②具有除湿清热、活血通络止痛的作用。适用于湿热内蕴型强直性脊柱炎。症见腰骶、脊背及骶髂关节部疼痛、僵硬、活动受限，外周关节红肿、疼痛，皮温较高；关节僵硬不适，屈伸受限，夜间尤甚，可伴有全身发热，或高热，疲倦，身重，口干口苦，小便黄赤，舌红苔黄腻，脉滑或滑数或濡数。经验方③具有扶正祛邪、活血通络的作用。适用于正虚血瘀型强直性脊柱炎。症见脊柱、腰髋或尻尾部疼痛、僵硬，屈伸不利，甚则活动受限，或脊柱关节周围皮肤色暗，按之坚硬，周围关节肿胀变形，肌肉萎缩，或刺痛或木痛，或颜面虚浮无华，体质瘦弱，或畏寒肢冷，疼痛遇冷加重，得温痛减，舌淡或暗，苔白，脉细或沉细或弦涩。

加减　经验方②：活动期若邪热炽盛，加水牛角、石膏以清热泻火；湿滞较重者，加薏苡仁、泽泻之品；邪热郁久伤阴者，可加玄参、麦冬、石斛之类；久病入络，脉络痹阻不通者，可加土鳖虫、全蝎、蜈蚣、僵蚕等。

出处　潘富伟，李康，李真．李康教授治疗强直性脊柱炎经验［J］．风湿病与关节炎，2014，3（1）：56-58.

干燥综合征

干燥综合征是一种主要累及外分泌腺的慢性炎症性自身免疫性疾病，临床以口、眼、咽、皮肤、外阴等部位干燥为主要表现，若累及全身其他系统组织，会引起相应脏器功能的损害，西医治疗以缓解症状、阻止疾病发展、延长患者生存期为主，但尚无特效药物。本病属中医学“燥证”“燥痹”“顽痹”“燥毒证”或“虚劳”等范畴。

【方剂1】徐经世经验方

二至丸合一贯煎加减。

用法与主治　水煎服，每日1剂，早晚各一次温服。此方为国医大师徐经世的经验方，具有滋养肝肾、养阴清热的作用。适用于肝肾阴虚、内燥致病的干燥综合征。症见口咽干燥，干咳少痰，不易咳出，痰液黏稠，或痰中夹有血丝、声音嘶哑、皮毛干枯、手足心热、大便干结、舌红少苔、脉细数等症。

加减 若口干明显，伴干咳少痰，甚或痰中夹有血丝、声音嘶哑等肺阴亏虚明显者，加贝母、鲜藕汁、芦根、丝瓜络等以滋肺阴，养肺络；伴低热不退，潮热盗汗，阴虚内热明显者，加地骨皮、青蒿、白薇以养肺阴，除虚热；唇舌干燥、心悸怔忡、虚烦不寐等心阴亏虚明显者，可在酸枣仁宁心作用下，加五味子以收敛心气；伴胃脘灼痛，心烦嘈杂，取黄连配五味子以苦通辛降；兼大便干结者，取石斛配生地黄而润下，若助以调和而增疗效则可加竹茹；若双目干涩、视物模糊、头晕耳鸣、腰膝酸软等肝肾阴虚明显者，加枸杞子、龟甲滋阴补肾以收全功。

出处 汪元，梁红，徐经世．徐经世治疗干燥综合征经验［J］．中医杂志，2018，59（14）：1185-1188.

【方剂2】阎小萍经验方

生地黄，山茱萸，山药，茯苓，泽泻，泽兰，牡丹皮，知母，麦冬，天花粉，桑寄生，续断，青风藤，鸡血藤，玄参，砂仁，白术，百合，芦根，延胡索。

用法与主治 水煎服，每日1剂，早晚各一次温服。此方为卫生部中日友好医院中医风湿病科主任阎小萍的经验方，具有补肾清热育阴的作用。适用于阴虚燥热型干燥综合征。症见口燥咽干，眼鼻干，皮肤干痒，腰膝关节疼痛，活动后加重，大便干结，小便黄，舌淡红略暗，苔薄白少津，脉沉细略涩。

出处 白雯，阎小萍．阎小萍治疗干燥综合征经验［J］．中医杂志，2015，56（10）：825-827＋830.

【方剂3】左振素经验方

生地黄15g，玄参15g，五味子12g，乌梅12g，白芍15g，金银花30g，土茯苓30g，丹参15g，当归12g，枸杞子15g，黄精15g，麦冬12g，石斛12g，甘草6g。

用法与主治 水煎服，每日1剂，早晚各一次温服。此方为山东省名老中医左振素教授的经验方，具有清热解毒、活血化瘀、养阴润燥的作用。适用于燥毒、阴虚、血瘀、脏损型干燥综合征。症见口干、眼干、便干、肤干、牙齿枯黑、块状脱落、关节疼痛、鼻腔干燥、声音嘶哑、干咳、进食困难、腹泻、腹痛、呕吐、虚衰、水肿、夜尿多等，脉数有滑象、舌质红苔黄厚等。

加减 偏气虚者选加黄芪 30g、党参 15g、白术 12g、茯苓 15g，以补脾益气助运，气行则津行，阴充则燥解；偏血虚者加鸡血藤 30g、熟地黄 15g、阿胶 10g，以补血，津血同源，血足则津充；气阴两虚者加太子参 15g、沙参 15g，补阴即补津血；有痰浊内结者加陈皮 12g、清半夏 12g、芥子 10g、僵蚕 10g、浙贝母 10g；有瘀血阻络者加红花 12g、桃仁 12g。若眼干涩明显者，加菊花 12g。

出处 宋文采．左振素教授论治干燥综合征经验［J］．内蒙古中医药，2017，36（5）：40-41.

【方剂 4】滋阴润燥汤

生石膏 20g，竹叶 15g，知母 15g，秦艽 15g，黄芩 6g，清半夏 9g，生地黄 15g，麦冬 15g，玄参 15g，当归 20g，丹参 20g，鸡血藤 20g，陈皮 9g，甘草 6g。

用法与主治 水煎服，每日 1 剂，早晚各一次温服。此方为河南省中医院中医风湿病研究所所长郭会卿教授的经验方，具有滋阴润燥通络的作用。适用于津液亏虚、兼见痰瘀型干燥综合征。症见口、眼、鼻等孔窍干燥、关节肌肉僵硬疼痛等。

加减 胃阴虚者，加石斛 12g，玉竹 15g；肺阴虚者，加天花粉 15g；肾虚明显者，加女贞子 20g，怀牛膝 15g；瘀血者，加桃仁 9g，红花 6g。

出处 曹玉举，段飞．郭会卿教授治疗干燥综合征经验［J］．中医研究，2012，25（11）：58-60.

【方剂 5】朱跃兰经验方

丹参 30g、当归 15g、川芎 15g、鸡血藤 20g、连翘 15g、玄参 20g、生地黄 30g、麦冬 20g、石斛 20g、南沙参、北沙参各 15g、太子参 20g、甘草 10g 等。

用法与主治 水煎服，每日 1 剂，早晚各一次温服。此方为北京中医药大学教授、主任医师朱跃兰的经验方，具有活血解毒、养阴生津的作用。适用于瘀、毒、燥胶结型干燥综合征。症见两眼干涩红肿，目不能闭，或口鼻干燥破溃反复不愈，或毛发焦枯，肌肤甲错，皲裂脱屑，或肠道枯涩，便干难解，或形体消瘦，精神烦躁，或肌肉无力、关节疼痛、尿频尿多等。

出处 靖卫霞，朱跃兰，周光春．朱跃兰教授运用活血解毒方治疗干燥综合征经验［J］．风湿病与关节炎，2012，1（6）：63-66.

【方剂6】培补肾阳汤

仙茅10g，淫羊藿10g，山药15g，枸杞子10g，紫河车6g，炙甘草5g。

用法与主治 水煎，每日1剂，早晚温服。此方为国医大师朱良春的经验方，具有培补肾阳、阴阳并补、滋阴润燥的作用。适用于肾阴阳两虚的干燥综合征。症见眼鼻干、夜间口干、皮肤干痒、腰腿酸软怕冷、夜尿频多、乏力、气短、自汗、失眠、纳呆、困倦神疲、脱发、牙齿枯损脱落、舌质淡苔白干、脉沉细等。

加减 肾阴不足严重者：生、熟地黄各15g，女贞子10g，川百合12g。肝肾阴虚：生、熟地黄各15g，生白芍10g，沙苑子10g。脾肾阳虚而大便溏泄或久利不止：补骨脂、益智、鹿角霜、炒白术各10g。肝脾肾俱虚而慢性腹泻：炒白术15g，乌梅炭3g。肾阴阳俱虚而带下绵注或行经量多：海螵蛸15g，茜草炭6g，炙龟甲24g。腰痛剧：炙露蜂房、炙土鳖虫、炙乌梢蛇各10g。水肿：熟附片、炒白术、茯苓各10g。哮喘：胡桃仁4枚，补骨脂10g，蔓荆子12g，五味子5g。严重者：人参3g，蛤蚧1.5g，共研粉，分2次冲服。遗精或小便频数：山茱萸、菟丝子各10g。阳痿早泄：巴戟天、露蜂房、淡苁蓉各10g。心脾两虚、心悸怔忡、失眠：潞党参、炒白术、龙眼肉、当归身各10g，炒酸枣仁20g。虚阳上扰，高血压：生牡蛎30g，紫贝齿15g，玄参20g。更年期综合征：知母、黄柏、当归、巴戟天各10g。

出处 于志谋，李响，崔冉，等．朱良春教授培补肾阳汤“阴阳并补”治疗干燥综合征经验介绍［J］．世界中西医结合杂志，2019，14（3）：340-343.

痛　风

痛风是由嘌呤代谢紊乱或尿酸排泄异常所引起的尿酸钠微晶体在关节周围组织沉积所引起的急性炎症反应。其临床特点为高尿酸血症、反复发作的单一关节炎、尿酸钠盐形成痛风石沉积、痛风石性慢性关节炎，若未经适当治疗，最终发展为痛风性肾病。痛风属中医学“痹证”“历节”等范畴。

【方剂 1】朱良春经验方

土茯苓、萆薢、薏苡仁、威灵仙、泽兰、泽泻、秦艽、赤芍、桃仁、蚕沙、炙僵蚕、地龙等。

用法与主治 水煎服，每日 1 剂，早晚各一次温服。此方为国医大师朱良春教授的经验方，具有泄化浊瘀、调益脾肾的作用。适用于局部四肢关节红肿疼痛的痛风性关节炎。症见跖趾关节及内踝关节、掌指关节、指间关节等反复肿痛。

加减 急性发作期，宜重用土茯苓、萆薢以清热祛湿泄浊；若关节红肿热痛者，配伍生地黄、寒水石、知母、水牛角、葎草、虎杖等清热通络；若肢节漫肿，畏寒怯冷者，配伍制川乌、制草乌、桂枝、细辛、淫羊藿、鹿角霜等以温经散寒；痛甚者加用全蝎、蜈蚣、延胡索、五灵脂化瘀定痛；肿甚者加用山慈菇、车前子、芥子、胆南星等化痰消肿；关节僵硬者加用蜣螂、露蜂房等软坚消瘀。慢性期或间歇期加生白术、茯苓、苍术、生薏苡仁、制何首乌、女贞子调益脾肾。

出处 田华，顾冬梅．朱良春教授治疗痛风性关节炎经验介绍［J］．新中医，2010，42（9）：132-133.

【方剂 2】滋肾健脾利湿方

女贞子 15g，墨旱莲 15g，黄柏 15g，牛膝 15g，薏苡仁 30g，知母 10g，土茯苓 30g，蚕沙 30g，焦山楂 30g，石韦 15g，秦皮 15g，延胡索 15g。

用法与主治 水煎服，每日 1 剂。此方为中国中医科学院广安门医院主任医师、师承时振声的倪青自拟方。具有滋肾健脾、清热利湿、活血解毒的作用。主治高尿酸血症与痛风。服药期间应禁食海产品、动物内脏、豆制品、坚果、辛辣刺激物、十字花科蔬菜、咸菜等以减少嘌呤摄入；饮食宜清淡，可适量食用瘦肉或淡水鱼；禁饮酒；每日饮温水 2000ml 以上。

加减 急往发作期：对湿浊化热而见关节红肿热甚者，常在滋肾健脾利湿方中酌加大黄、防己、茵陈、金钱草、萆薢等或增加黄柏、牛膝、蚕沙用量；湿浊寒化而表现为关节剧痛，红肿不甚者可加桂枝、麻黄、炮附片、细辛、炮姜等；夹水湿者，可酌加车前子、冬瓜皮、冬瓜子、赤小豆、防己等；有肢体麻木疼痛、关节屈伸不利或关节变形、唇暗、舌质暗或有瘀斑等瘀血阻滞者加桃仁、泽兰、丹参、川芎、鸡血藤。发作间歇期：关节疼痛症状基本消失而以血尿酸增高为主要特点，故治疗重在治本，以调补脾肾为主，使血尿酸生成减少，并促进其排泄。慢性期：伴尿路结石者加金钱草、海金沙、鸡内金、瞿麦、滑石等以祛湿排石；伴高脂血症者加山楂、麦芽等。

出处 刘苇苇，倪青．倪青主任治疗高尿酸血症与痛风［J］．吉林中医药，2014，34（4）：352-354.

【方剂3】房定亚经验方

经验方①：葛根30g，土茯苓30g，威灵仙20g，汉防己20g，苍术12g，黄柏10g，马齿苋30g，生石膏40g，知母10g，桂枝10g，生甘草10g。

经验方②：葛根30g，土茯苓30g，石韦10g，滑石10g，威灵仙20g，汉防己20g，苍术12g，黄柏10g，马齿苋30g，川牛膝15g，茯苓20g，山慈菇10g，百合30g，萆薢20g。

用法与主治 水煎，每日1剂，早晚温服。此为中国中医科学院西苑医院主任医师、博士生导师房定亚教授经验方。经验方①具有清热解毒、利湿泄浊、化瘀通络的作用。适用于痛风急性发作期。症见关节红肿热痛明显，屈伸不利，好发于下肢负重关节，尤以第一跖趾关节和趾间关节居多。常有舌红苔黄或黄腻，脉滑数。经验方②具有清热除湿、补益肺脾肾之功效，适用于痛风性关节炎缓解期的治疗。症见关节红肿热痛缓解，伴或不伴功能障碍或关节畸形，常有肢软乏力，纳差，腰膝酸软，舌淡或暗或有瘀点、瘀斑，苔白腻或黄腻，脉滑。

加减 缓解期常配用清宫寿桃丸补脾肾以治本。久病湿毒滞留血中，痰瘀互结，痹阻经络而致关节剧痛或关节畸形者，则合用血府逐瘀汤。

出处 曹玉璋，杨怡坤．房定亚教授治疗痛风性关节炎经验［J］．

北京中医药大学学报（中医临床版），2009，16（6）：34-35.

【方剂4】胡荫奇经验方

经验方①：苍术12g、黄柏12g、川牛膝15g、薏苡仁30g、秦皮15g、威灵仙30g、山慈菇10g、徐长卿12g、金银花30g、连翘15g等。

经验方②：土茯苓30g、云茯苓30g、白术15g、薏苡仁30g、葛根30g、泽泻15g、秦皮15g、徐长卿12g、百合20g、威灵仙20g等。

经验方③：猪苓20g、苍术、白术各12g、黄柏12g、川牛膝20g、薏苡仁30g、秦皮12g、土茯苓30g、土贝母15g、莪术15g、红花12g等。

经验方④：黄芪20g、党参15g、山茱萸12g、生山药20g、茯苓20g、泽泻15g、苍术12g、薏苡仁30g、黄柏12g、威灵仙20g、秦皮12g、土茯苓15g、益母草20g、六月雪15g等。

用法与主治 水煎服，每日1剂，早晚各一次温服。此为中国中医科学院望京医院主任医师胡荫奇教授的经验方。经验方①具有清热利湿解毒、化瘀降浊、消肿定痛的作用。适用于痛风急性发作期。症见局部红肿热痛，肤色暗红，有烧灼感，压痛明显，关节活动受限，站立或行走疼痛加剧，可伴有发热，口苦，口渴，小便黄赤，舌红，苔黄或黄腻，脉滑或数。经验方②具有健脾利湿、升清降浊的作用。适用于痛风间歇期。症见血尿酸升高，无关节肿胀疼痛，关节周围及耳廓无痛风石沉积、无肾结石等。患者多无明显不适，舌红，苔薄黄或薄黄腻，脉滑细或濡细。经验方③具有健脾利湿泄浊、祛瘀散结、通络止痛的作用，适用于痛风反复发作期。症见关节疼痛剧烈，持续时间较长，但局部红肿灼热感不甚明显，关节出现畸形，屈伸活动受限，耳廓、跖趾、指间、掌指关节等处可见痛风石，部分患者的痛风结节溃破后可见豆腐渣状白色尿酸盐结晶流出，多伴有口苦或口中黏腻不爽，胸闷，脘痞不适，纳食不香，或腰痛，尿血，小便黄或混浊，大便黏滞不爽，舌暗红，苔薄黄或薄黄腻，脉滑细或濡细。经验方④具有益肾健脾泄浊、化湿通络的作用。适用于痛风性肾病期。症见腰酸困不适或下肢水肿、体倦乏力、时恶心、呕吐、纳差、夜尿频等。也有一部分患者尿酸盐沉积于肾脏形成结石，出现腰痛、尿血、舌淡暗、苔薄黄或薄白、脉细弱或沉细弱。

出处 唐先平．胡荫奇辨治痛风的经验［J］．江苏中医药，2010，42（7）：8-9.

【方剂5】活血通络饮

川芎15g，赤芍30g，丹参30g，桃仁15g，红花10g，泽兰15g，泽泻15g，萆薢20g，忍冬藤30g，虎杖15g，连翘15g，百合15g，甘草10g。

用法与主治 每日1剂，水煎服。此方为云南省玉溪市中医医院主任医师、云南省第二批师承教育工作指导老师梁兵自拟方。具有活血祛瘀、清热通络的作用。主治瘀热阻滞证痛风。症见关节红肿热痛频作，痛处固定，刺痛难忍，局部肿胀变形或有块瘰硬结，屈伸不利，肌肤色泽紫暗，按之稍硬或有硬结，舌质紫暗或有瘀斑，苔薄黄，脉沉弦。

出处 梁涛，梁兵．梁兵主任医师治疗痛风的经验［J］．云南中医中药杂志，2009，30（1）：2-3.

【方剂6】痛风清消汤

苍术15g，白术15g，薏苡仁30g，黄柏15g，川牛膝10g，白豆蔻15g，金钱草15g，土茯苓15g，车前草15g，萆薢15g，徐长卿15g，重楼10g，蒲公英10g，山慈菇15g，青风藤15g。

用法与主治 水煎服，每日1剂，早晚各一次温服。此方为全国名老中医邓运明教授的经验方，具有清热化湿、益气健脾的作用，可直接用于痛风急性期的治疗。加减后适用于痛风各期治疗。

加减 在痛风清消汤基础上去徐长卿、重楼、黄柏、蒲公英、山慈菇、青风藤等清热解毒之品，加用黄芪15g、党参15g、陈皮15g健脾益气为基本方，可用于治疗痛风缓解期。如腹胀、腹泻、大便稀溏者加茯苓15g，山药20g，砂仁15g；如腰膝酸软，小便清长者加肉桂10g，狗脊15g；嗳气吞酸，脘腹胀闷者加柴胡15g，郁金15g；四肢肿胀，舌质紫暗加当归15g，川芎15g，丹参15g；大便利下，气味臭秽，肛门有灼热感者加黄芩10g，黄连10g，白花蛇舌草30g；痛日久不去者加蜈蚣2条、地龙10g、鸡血藤30g等进行治疗。

出处　李华南，刘峰，涂宏，等. 邓运明教授从脾胃辨证论治痛风经验［J］. 南京中医药大学学报，2014，30（2）：180-182.

【方剂7】吴生元经验方

经验方①：淡竹叶、白术各12g，生石膏、北沙参各30g，麦冬、法半夏、薏苡仁、大枣各15g，知母、甘草各10g。

经验方②：生黄芪、土茯苓各30g，白术、威灵仙、萆薢、薏苡仁、生姜各15g，秦艽12g，黄柏、大枣、防己各10g，桂枝、甘草各6g。

经验方③：大黄、黄柏各30g，生草乌、生川乌（先煎）各9g，赤芍、怀牛膝、独活、乳香、没药、桃仁、红花各15g，冰片6g。

用法与主治　经验方①、②水煎服，每日1剂，早晚各一次温服。经验方③为外洗方，水煎汤外洗。此为云南省名医吴生元的经验方。经验方①具有健脾渗湿、清热养阴的作用。适用于痛风急性期湿热内蕴型的治疗。症见局部关节红肿热痛，发病急骤，病及一个或多个关节，多兼有发热恶风，口渴，烦闷不安，或头痛汗出，小便短黄，舌红、苔黄或黄腻，脉弦滑数。经验方②具有健脾渗湿，寒热分消的作用，适用于痛风急性期内寒外热型的治疗。症见关节疼痛，局部触之发热，但自觉畏寒，全身热象不显，舌苔或白或黄、或黄白相间，脉弦数。经验方③具有清热解毒、散结消肿的作用，适用于痛风急性期外洗治疗。

加减　经验方①：湿热甚者加土茯苓30g，萆薢、金银花各12g；肿痛甚者加威灵仙15g，秦艽、赤芍各12g；下肢痛甚者加牛膝、木瓜各15g；上肢痛甚者加羌活12g。经验方②：肿痛较甚者加鸡血藤30g；关节屈伸不利者加伸筋草30g。

出处　徐翔峰，彭江云，肖泓，等. 吴生元教授辨治急性痛风性关节炎经验介绍［J］. 新中医，2012，44（4）：161-162.

白塞综合征

白塞综合征是一种以血管炎为病理基础的慢性多系统自身免疫性疾病，主要表现为“口腔溃疡、生殖器溃疡、眼色素层炎”，据此临床症状，多数医家都将其归于中医学之“狐惑”病。

【方剂 1】冯宪章经验方

当归 20g，白芍 30g，陈皮 30g，怀山药 30g，薏苡仁 30g，金银花 30g，赤小豆 40g，黄芪 30g，茯苓 20g，白及 10g，枸杞子 20g，女贞子 20g，白茅根 30g，黄柏 10g，连翘 20g，泽泻 10g，青葙子 10g，佩兰 10g，菊花 10g，龙胆 15g，白术 10g，丹参 20g，炒枳壳 10g，甘草 10g。

用法与主治 水煎服，每日 1 剂，早晚各一次温服。此方为全国名老中医冯宪章教授的经验方，具有疏肝健脾、滋阴补肾、扶正解毒的作用。适用于湿热毒蕴型白塞综合征。症见发热，口舌生疮，口干咽燥，目赤肿痛，头昏目眩，失眠健忘，皮肤出现红斑，双下肢红斑结节，外阴溃疡，头昏头重，胸腹胀满，腰膝酸软，五心烦热，下肢结节，大便干，小便黄，舌质红或淡，少津，苔腻，脉滑数或沉缓。

加减 口腔溃疡重加土茯苓；溃疡难愈者加天花粉、大豆黄卷；溃疡反复发作者加石斛、西洋参；外阴溃疡加海螵蛸、煅牡蛎、莲须、白蔹；眼痛者加延胡索、细辛；下肢有结节、红斑者加桃仁；关节痛者加桑寄生、鬼箭羽；脓疱或关节肿者加蒲公英、紫花地丁。

出处 宋群先，李建伟. 冯宪章教授治疗白塞氏综合征临床经验 [J]. 中华中医药杂志，2012，27(8)：2104-2106.

【方剂 2】范永升经验方

炙甘草 15g，姜半夏 9g，黄芩 12g，黄连 5g，干姜 5g，大枣 15g。

用法与主治 水煎服，每日 1 剂，早晚各 1 次温服。此方为浙江省名医范永升教授的临证常用经验方，具有益气和胃、消痞止呕、清解中焦湿热的作用。适用于白塞综合征、急慢性胃肠炎等。症见口腔内多发不规则溃疡点，会阴部溃疡，眼部涩痛，伴有心烦易怒，口干欲饮，舌质红，苔黄腻，脉细数。

加减 ①目睛红赤干涩甚者，酌加谷精草、木贼草。②兼有关节痛，热象明显者加威灵仙、豨莶草、秦艽；偏寒者加姜黄、桂枝；肾虚明显者加杜仲、牛膝、续断；上肢、颈部关节痛加桑枝、桂枝、羌活、姜黄、葛根等；下肢关节痛加独活、牛膝等。③久病者常见失眠，尤其是西医治疗以激素为主，日久常表现为阴虚火旺而失眠，此时可加北秫米、淮小麦、首乌藤（夜交藤）等。④久病气阴两虚，营血循行不利者，加黄精、鸡血藤、当归、黄芪补气生血，枸杞子、生地黄、赤芍、牡丹皮养阴活血。⑤治疗过程中总以顾护中焦为要，常以佛手片、淮小麦、生麦芽理气和胃，减轻激素等西药的胃肠反应；腹满胀者更加厚朴花理气化滞。

出处 沈俊晔，谢志军，范永升．范永升辨治白塞氏病经验［J］．中国中医药信息杂志，2009，16（9）：83-84.

【方剂3】房定亚经验方

四妙勇安汤合赤小豆当归散加减。

用法与主治 水煎服，每日1剂，早晚各1次温服。此方为著名中医风湿病专家房定亚教授的经验方，具有清热解毒、活血通络作用。适用于白塞综合征湿热邪毒内蕴型。症见口腔、口唇等溃疡、疼痛，外阴溃疡、瘙痒，眼胀痛，视物不清，头痛头晕，胃痛频作，大便黏滞或干燥，脘腹胀满，舌红苔黄腻，脉滑数。

加减 肠胃生热者易患口疮，加用黄芩、黄连等清肠胃积热之品；对于唇干裂、口腔溃烂者常加车前草、防风、石膏、黄芩、黄连等清胃火；口腔溃疡重者，常加竹叶清心火；生殖器溃疡明显，加泽泻、苦参；眼部症状明显，加野菊花、谷精草。

出处 张颖．房定亚从"病络"论治白塞氏病经验［J］．世界中医药，2010，5（3）：167-168.

【方剂4】路志正经验方

经验方①：五爪龙，太子参，炒白术，姜半夏，黄芩，黄连，干姜，藿香，枇杷叶，茵陈，炒防风，炒薏苡仁，炒栀子，炒枳实，甘草。

经验方②：五爪龙，炒白术，法半夏，厚朴花，生谷芽，生麦芽，半枝莲，土茯苓，石见穿，白花蛇舌草，白头翁，秦皮，黄连，败酱草，炒槐花，炒枳实，甘草。

经验方③：太子参，生黄芪，南沙参，麦冬，石斛，炒山药，炒白术，清半夏，茵陈，枇杷叶，炒薏苡仁，百合，枳壳，盐知柏，女贞子，墨旱莲，炙甘草。

用法与主治 水煎服，每日1剂，早晚各一次温服。此为国医大师路志正教授的经验方。经验方①具有辛开苦降、寒温并用、泻脾和胃的作用。适用于湿热蕴结、上蚀下注型白塞综合征。症见溃疡轻浅，范围局限，伴见脘闷，嘈杂，纳差，口黏，口干渴或渴不多饮，大便黏滞不爽，舌质淡红，苔薄黄腻或黄腻，脉弦滑少数。经验方②具有化浊祛湿、解毒清热的作用。适用于湿毒瘀阻，上下相蚀型白塞综合征。症见溃疡较深，范围广，疼痛剧烈，伴纳呆，口气秽浊，发热，身痛，关节痛，脓血便，舌质紫暗，苔黄厚腻，脉滑数。经验方③具有益气阴，清湿热，理肝脾的作用。适用于气阴两虚，湿热内蕴型白塞综合征。症见溃疡日久，此起彼伏，伴见神疲少力，面色晦暗，精神不振，神志恍惚，纳少，口干，大便干，舌质胖大，齿痕，苔薄黄腻，脉濡细滑。

加减 可配合外治方：①参矾汤（苦参、白矾、马鞭草、黄柏、当归、制乳香、制没药、甘草，煎汤熏洗或坐浴）；②冰硼散合锡类散。用淡盐水清洗后撒患处。

出处 岳树香．路志正教授从湿论治白塞氏病经验［J］．中国中医急症，2009，18（7）：1114-1115.

【方剂5】吴坚经验方

经验方①：土茯苓、虎杖、黄连、白鲜皮、忍冬藤、冬凌草、菝葜、鸭跖草、肿节风、车前子、赤芍、人中黄、甘草等。

经验方②：龙胆，黄柏，金钱草，生栀子，苦参，牡丹皮，决明子，车前草，赤茯苓，碧玉散（包煎），生甘草。

经验方③：生地黄，枸杞子，玄参，北沙参，百合，白芍，知母，女贞子，白薇，黄柏，玉蝴蝶，生甘草。

经验方④：珠儿参，怀山药，生地黄，赤芍，白芍，白花蛇舌草，蒲公英，肿节风，白英，知母，黄柏，白薇，人中黄，生甘草。

用法与主治　水煎服，每日1剂，早晚各一次温服。此方为国医大师朱良春教授学术继承人吴坚教授的经验方。经验方①具有清热利湿解毒的作用。适用于湿热毒蕴型白塞综合征。症见口腔溃疡反复发作，口腔溃疡可见于颊黏膜内侧或舌头，色红疼痛，或伴有困倦乏力，纳差，口中黏腻，口苦口渴或渴不多饮，大便稀溏，舌质红或偏红，苔黄腻，脉细数。经验方②具有清利肝胆湿热的作用。适用于肝胆湿热型干燥综合征。症见口腔溃疡，口腔溃疡可见于颊黏膜内侧，舌边溃疡，多见会阴溃疡，溃疡边缘色红，疼痛，急躁易怒，目睛色红，口干口苦，大便偏干，舌质红或偏红，苔黄腻，脉沉弦。经验方③具有滋补肝肾的作用。适用于肝肾阴虚型干燥综合征。症见口腔溃疡或生殖器溃疡，头晕耳鸣，目睛微红，口干心烦，或手足心热，大便偏干，舌质红或偏红，苔少而干，脉细弦。经验方④具有补虚泻实的作用。适用于虚实夹杂型干燥综合征。症见口腔溃疡或生殖器溃疡反复发作，困倦不舒，口干心烦，或手足心热，大便偏干，舌质红或偏红，苔少而干，脉细弦。

加减　经验方①：关节疼痛加络石藤、红藤；低热加银柴胡、地骨皮；目胀烦躁加决明子、菊花；皮肤疱疹、红斑加蝉蜕、蛇蜕、丹参；舌红赤、烦躁不安、失眠，加连翘、珍珠母、淡竹叶等。经验方②：大便秘结加生大黄（后下）或全瓜蒌；失眠加合欢皮、夏枯草、法半夏；红斑结节加龙葵、蒲公英、僵蚕等。经验方③：时有低热加银柴胡、功劳叶；口干欲饮，加芦根、天花粉；腰瘦疼痛加桑寄生、骨碎补、当归等。经验方④：乏力明显，加生黄芪、白术、生薏苡仁；头晕腰痠加桑寄生、鹿衔草；激素减量到停用，怕冷，舌淡红，可加淫羊藿、补骨脂。

出处　朱凌波，姜丹，吴坚．吴坚辨治白塞氏病经验［J］．中医药临床杂志，2015，27（2）：269-271.

【方剂6】补肺肾调免方

熟地黄30g，山药20g，山茱萸15g，泽泻12g，茯苓15g，牡丹皮20g，女贞子30g，墨旱莲30g，糯稻根30g，紫草20g，海螵蛸20g，百合30g，炙甘草8g，当归15g，菟丝子20g，怀牛膝 15g，白术 15g，炙黄芪 30g，党参 15g，木香 10g，砂仁 12g。

用法与主治 水煎服，每日 1 剂，早晚各一次温服。此方为湖北中医药大学教授、主任医师朱名宸的经验方，具有补益肺肾、顾护正气、调节免疫的作用。适用于肺肾亏虚、风湿热毒之邪侵袭型白塞综合征。症见皮肤干燥、咽干口燥、五心烦热、潮热、腰膝酸软、失眠多梦、心烦、自汗、女性伴见阴道干涩、分泌物减少等。

出处 郑长春．朱名宸治疗白塞氏综合征的临床经验［J］．湖北中医杂志，2011，33（10）：27-28.

【方剂 7】金实经验方

经验方①：黄柏、黄连、连翘、生地黄、赤芍、白茅根、龙胆、紫丹参、白鲜皮等。

经验方②：熟地黄、菟丝子、枸杞子、玄参、女贞子、山茱萸、制何首乌、鳖甲、知母、牡丹皮等。

经验方③：白术、茯苓、黄芪、党参、白芍、菟丝子、熟地黄、淫羊藿、鸡血藤、制何首乌、钩藤等。

用法与主治 水煎服，每日 1 剂，早晚各一次温服。此为全国名老中医、江苏省名老中医金实的经验方。经验方①具有泻火除湿、清热凉血的作用。适用于湿毒郁热、脾虚湿滞型白塞综合征。症见口腔、前后二阴溃疡、发热、双目红赤、关节肌肉肿痛、心烦易怒、溲黄便干、舌红脉数等或口腔、前后二阴溃疡红肿、皮下或见结节红斑、口苦黏腻、乏力纳差、大便不爽、舌苔黄腻或有齿痕、脉弦滑等。经验方②具有养阴清热活血、滋补肝肾的作用。适用于阴虚内热、肝肾亏虚型白塞综合征。症见口腔、前后二阴溃疡红润灼痛，四肢见皮疹、结节红斑，时有虚烦多汗，五心烦热，寐差，舌红苔薄黄少津，或有瘀点、脉细等。经验方③具有健脾补肾、调和阴阳的作用。适用于脾肾两虚型白塞综合征。症见溃疡散发，疼痛不著，皮肤结节无色或青紫，兼有形寒肢冷、肢体困倦、神疲乏力、食少纳呆、腰膝酸软、小便清长、大便溏薄、舌淡胖苔白、脉沉弱等。

加减 如口腔溃疡反复发作者，可加土茯苓清热解毒；外阴溃疡可加海螵蛸、煅牡蛎等收涩敛疮；因该病导致视力下降者，可加石决明养肝明目；肢体有结节红斑者，加桃仁、赤芍活血化瘀等。

出处　余红蕾，杜晓萌，钱先．金实教授治疗白塞氏病中医经验介绍［J］．浙江中医药大学学报，2018，42（7）：529-531.

【方剂 8】张鸣鹤经验方

经验方①：甘草泻心汤加减。

经验方②：龙胆泻肝汤加减。

经验方③：甘草泻心汤合乌贝散加减。

经验方④：清瘟败毒散合大黄蟅虫丸加减。

用法与主治　水煎服，每日 1 剂，早晚各一次温服。此为山东省风湿免疫病中西医结合治疗学知名专家、山东省名老中医张鸣鹤的经验方。经验方①具有清热解毒、健脾化湿的作用。适用于脾虚湿热型白塞综合征。症见多口腔、外阴溃疡，乏力，大便黏滞。经验方②具有清热解毒、疏肝明目的作用。适用于肝失疏泄，肝火上炎型白塞综合征。症见多两胁痛，舌红苔黄腻。经验方③具有清热化湿、生肌敛疮、解痉止痛的作用，适用于肠道蚀烂型白塞综合征。症见肠道溃疡比较明显。经验方④具有清热解毒、凉血活血的作用，适用于热毒夹瘀型白塞综合征。症见溃疡反复，红斑结节反复，舌上瘀点瘀斑。

加减　经验方①：口腔、外阴溃疡久不愈合者加栀子、白蔹、白及；药后便溏者加干姜。经验方②：口腔溃疡仍有反复者加生石膏。经验方③：有便血发生时加茜草、生地黄炭、地榆炭；腹痛明显者加白芍 30g。经验方④：口腔溃疡反复者加栀子、黄芩；红斑结节反复发生者加青黛、山慈菇。

出处　孙亚楠，付新利．张鸣鹤治疗白塞病临床经验［J］．山东中医杂志，2017，36（6）：489-490＋497.

皮肤血管炎

皮肤血管炎是皮肤科临床常见的一组皮肤病。其基本病理损害为血管壁变性或坏死，血管壁及其周围炎症细胞浸润。受累血管以皮肤浅层及中层的小静脉为主。临床常见的皮肤血管炎以变应性皮肤血管炎、结节性血管炎、结节性红斑等为多见。可归属于中医“瘀血流注”“瓜缠藤”“梅核火丹”等范畴。

【方剂1】奚九一经验方

经验方①：麻黄附子细辛汤合四逆汤加白英、白花蛇舌草、蛇莓、半枝莲、忍冬藤等。

经验方②：药用制附子、干姜、黄芪、党参、白术等酌加上述祛邪诸药。

用法与主治 水煎服，每日1剂，早晚各一次温服。此为全国著名中西医结合脉管病专家奚九一教授治疗变应性皮肤血管炎的经验方。经验方①具有助脾肾之阳、清解络毒、扶阳与祛邪相结合的作用。适用于变应性皮肤血管炎急性期热毒为患，症见皮肤红斑、丘疹、结节，灼热明显，舌淡，苔薄白腻，脉细数。经验方②具有益气健脾扶正、兼以祛邪的作用。适用于变应性皮肤血管炎缓解期，症见皮肤红肿渐退，脓少结痂，舌淡，苔薄白，脉细。

加减 阳虚寒凝，症见肢冷，神疲乏力，舌淡，苔薄，脉细者，治宜温经散寒化痰，方用阳和汤加减；兼有气血亏虚，症见面色少华，爪甲色淡，肢冷痛者，治宜温经养血通脉，方用当归四逆汤加减；局部辨证为热毒，症见皮肤红斑皮疹，溃脓质稠，条索红肿者，常用清热解毒之白鹤方（白英、白花蛇舌草、仙鹤草等）；局部作痒者，可酌用荆芥、防风、蝉蜕以祛风止痒；局部灼热者，可加用生地黄、地榆、石膏、知母、牡丹皮、水牛角片以清热凉血；有分泌物渗出者，可选用茵陈、栀子、苦参、黄柏、苍术以清热利湿；若合并系统性血管炎，伴有关节痛者，可加徐长卿、金雀根、忍冬藤清热通络；伴有发热者，可加柴胡、黄芩、青蒿以清热。可配合外治方：云南白药与0.5%甲硝唑液调敷，或用新癀片与米醋调涂。

出处 朱景琳，奚九一，曹烨民．奚九一辨治变应性皮肤血管炎经验[J]．上海中医药杂志，2010，44（12）：9-10.

【方剂2】张池金经验方

经验方①：四妙勇安汤加减，加用玄参、金银花、当归、赤芍、连翘、野菊花、泽泻、白鲜皮、僵蚕、黄芩、鬼箭羽、虎杖、萆薢、甘草等。

经验方②：四妙勇安汤合活血化瘀药物治疗，常加用玄参、黄柏、金银花、当归、地骨皮、炒槐花、川牛膝、虎杖、鸡血藤、牡丹皮、丹参、生地黄、生薏苡仁、益母草、鬼箭羽等药物。

用法与主治 水煎服，每日1剂，早晚各一次温服。此方为天津中医药大学第一附属医院皮肤科科主任、主任医师张池金的经验方。经验方①具有疏风清热、化湿通络、泄热消瘀、搜风祛湿的作用，适用于风热挟湿型变应性皮肤血管炎，症见红斑、丘疹、风团，可见紫癜及浅表结节、水疱，可自觉瘙痒或灼热感、关节痛等，苔黄腻，脉滑数。经验方②具有清热凉血解毒、补血活血、滋阴、化瘀的作用，适用于血热挟瘀型变应性皮肤血管炎。症见紫癜、紫斑、溃疡为主，可兼见红斑、丘疹或结节，常见舌象为舌红或绛，苔黄，脉象多弦。可配合外用药地榆油外涂，具有收湿止痒、清热解毒的作用。

加减 经验方①：小腿或踝部水肿明显者加用防己助利水渗湿。经验方②：溃疡疼痛较重者可考虑用连翘、野菊花以清热解毒；女性患者还需注意问诊月经史，可酌情加用杜仲等补肾养血之药。

出处 于晓智，张池金．张池金治疗变应性皮肤血管炎经验［J］．四川中医，2012，30（1）：1-2.

【方剂3】房定亚经验方

经验方①：犀角地黄汤。

经验方②：当归饮子。

经验方③：麻黄连翘赤小豆汤。

用法与主治 水煎服，每日1剂，早晚各一次温服。此方为全国名老中医、中国中医科学院博士生导师、国家中医药管理局传承博士后指导老师房定亚教授的经验方。经验方①具有清热凉血散瘀的作用。适用于热毒内蕴、热入营血、损伤络脉型皮肤血管炎。症见皮疹焮红灼热或溃烂，患处疼痛，伴有高热、脉洪数等。经验方②具有调养气血、祛风润燥的作用。适用于营血不足、风毒外袭型皮肤血管炎。症见常泛发全身，突然肌肤焮红肿胀，发起皮疹或风团肿块，瘙痒明显，症状较重，舌淡红，苔薄白或微黄，脉浮。经验方③具有清热利湿解表的作用，适用于湿热毒邪壅滞型皮肤血管炎。症见发病迅速，皮损焮红作痒，滋水浸淫或起水疱，小便黄赤，舌质红苔黄腻，脉滑数。

加减 经验方①：如热势偏盛，伴发热者，可加石膏清热泻火；激素使用后阴虚内热、心悸烦躁者，可予知母、百合滋阴润燥、清心除烦。经验方②：风邪偏盛，酌加生麻黄宣畅肺气。经验方③：有过敏性紫癜，可酌加犀角地黄汤及加白茅根、仙鹤草以清热凉血，收敛止血。

出处 王鑫，唐今扬，周彩云，等．房定亚专病专方治疗免疫相关皮肤血管炎临证经验［J］．上海中医药杂志，2015，49（5）：18-21.

【方剂 4】禤国维经验方

经验方①：银花藤 20g，玄参 15g，当归 10g，甘草 10g，延胡索 15g，生地黄 15g，丹参 20g，薏苡仁 20g，土茯苓 30g，蒲公英 25g，乌梅 10g，紫草 15g，牛膝 10g。

经验方②：当归 10g，肉桂 2g（后下），白芍 10g，细辛 2g，川木通 6g，桃仁 10g，红花 10g，川芎 10g，鸡血藤 10g，苍术 10g，丹参 20g，薄盖灵芝 10g，炙甘草 10g。

用法与主治 水煎，每日 1 剂，早晚温服。此方为广州中医药大学首席教授、主任医师、博士研究生导师、全国名老中医禤国维教授的经验方。经验方①具有清热利湿、解毒化瘀的作用，适用于急性发作期的皮肤血管炎，症见皮损颜色鲜红，灼热肿痛，甚或局部溃烂疼痛，下肢肌肉关节酸痛；或伴发热、咽痛、口干口苦，大便结，小便赤；舌红，苔黄腻，脉滑数。经验方②具有散寒除湿、活血通络的作用，适用于缓解期或慢性迁延期的皮肤血管炎，症见皮损结节颜色暗红，遇寒加重，反复发作，伴畏寒肢冷，关节疼痛，舌淡暗，苔薄白，脉沉细者。

加减 经验方①：如发热、咽痛者加牛蒡子、桔梗以利咽；关节疼痛甚者加徐长卿、肿节风以祛风除湿止痛。经验方②：如伴畏寒肢冷、关节疼痛甚者，可加制附子、干姜，配合炙甘草而成四逆汤，以增强温阳散寒之力；下肢困重明显者，加白术、茯苓、炒薏苡仁以健脾除湿消肿。寒湿瘀阻证日久亦可化热，此时又当斟酌寒热之比例，而调整用药。禤老常在本方基础上，加入四妙散以清利其湿热。热毒盛者可再加银花藤、紫花地丁等以清热解毒、通络止痛。

出处 欧阳卫权，范瑞强，李红毅．禤国维论治皮肤血管炎经验［J］．广州中医药大学学报，2014，31（5）：821-822＋824．

【方剂5】边天羽经验方

经验方①：生地黄，玄参，金银花，连翘，当归，鸡血藤，甘草。

经验方②：桂枝，牛膝，干姜，细辛，威灵仙，当归，赤芍，红花，鸡血藤，甘草。

经验方③：制附子，肉桂，清半夏，陈皮，干姜，当归，红花，赤芍，三棱，莪术，茯苓，甘草。

经验方④：黄芪，党参，白术，甘草，当归，赤芍，红花，鸡血藤，牛膝。

用法与主治 水煎服，每日1剂，早晚各一次温服，此方为我国中西医结合治疗皮肤病的开拓者和奠基人、天津中医药大学边天羽教授的经验方。经验方①具有清热凉血、化瘀解毒的作用，适用于变应性血管炎的早期或进行期，症见下肢急性红斑、紫斑、瘀斑、水疱、疼痛，咽干发热，舌质绛红，黄苔，脉滑数。经验方②具有温阳祛湿、活血化瘀的作用。适用于变应性血管炎寒凝血瘀证，症见肢端青紫、发凉、无名肿痛、结节、红斑、水疱或皮炎，遇冷则发病，冬季为重；或病程慢性，皮损略紫，怕冷，手足厥冷，遇冷腹胀，脉沉缓或沉迟，舌苔白腻，舌质淡。经验方③具有温补脾肾、活血化瘀的作用，适用于变应性血管炎脾肾阳虚血瘀证，症见口、外阴反复出现溃疡或下肢结节病久不愈，面色苍白，食少无力，畏寒，四肢厥冷，腹胀腹泻，恶心呕吐，吐白泡沫痰涎，下肢出现皮色或暗红色红斑结节等，脉沉细或沉细滑少力，舌质紫暗红，或有瘀斑。经验方④具有补气养血、活血利湿的作用，适用于变应性血管炎体质虚弱或疾病反复缠绵者，症见除结节红斑的皮损外，还主要有全身无力，面色苍白，下肢水肿，手足发凉，头晕，气短。脉沉细无力，舌体瘦小，质淡或胖淡。

加减 经验方①毒热炽盛者可加黄连、黄柏、水牛角等，关节疼重者可加秦艽、木瓜、伸筋草等。经验方②湿重者可加茯苓、苍术、清半夏、陈皮等。经验方③随证灵活加减。经验方④慢性溃疡、肉芽不新鲜、生长缓慢者，若出现腰痛、四肢厥冷、怕冷等阳虚症状，宜用阳和汤或十全大补汤加肉桂、制附子。

出处 刘靖华，王红梅．边天羽教授治疗血管炎性皮肤病的临床经验[J]．四川中医，2014，32（8）：17-18.

【方剂6】 董志刚经验方

经验方①：黄芪、当归、防风、牡丹皮、桂枝、延胡索、川芎、红花等。

经验方②：丹参、赤芍、大蓟、小蓟、茜草、白茅根、侧柏叶、牡丹皮、栀子等。

经验方③：茯苓、泽泻、生姜、吴茱萸、牡丹皮、大黄、山药、熟地黄、菟丝子、杜仲、牛膝、党参、黄芪、薏苡仁等。

经验方④：藿香，佩兰，清半夏，大黄，牡丹皮，黄芪，太子参，山茱萸，砂仁。

用法与主治 水煎服，每日1剂，早晚各一次温服，此方为辽宁中医药大学董志刚教授的经验方。经验方①：具有益气固表、疏风通络、祛瘀止痛的作用，适用于原发性小血管炎［主要是ANCA相关性小血管炎（AASV）］未累及肾脏的时期，症见肢体关节刺痛、夜间加重，局部肿胀，关节屈伸不利，皮肤紫暗、无光泽，或有发斑，舌质暗或有瘀点、瘀斑，苔黄厚，脉弦细或细涩。经验方②：具有化瘀止血、兼以益气的作用，适用于AASV早期累及肾脏尿血期，症见小便色赤，可为茶褐色，夜尿频，皮肤可出现瘀点瘀斑，心烦口渴，大便秘，舌质红，苔黄，脉弦数。经验方③：具有化瘀排毒、标本兼治的作用，适用于小便不通、呕吐呃逆的关格证候期，症见水肿、癃闭、面色晦暗或苍白，疲倦乏力，腰膝酸软，畏寒肢冷，尿量明显减少，可有水肿，恶心呕吐，纳差，舌质紫暗或淡胖、有齿痕，苔薄白或腻，脉沉细或细弱。经验方④：具有化瘀补虚的作用，适用于AASV虚劳期，症见神疲乏力，面色黧黑或萎黄无华，头晕耳鸣，自汗盗汗，恶心呕吐，舌质暗，苔黄或少苔，脉沉细弱。

加减 经验方①：配合西药糖皮质激素联合环磷酰胺等抑制免疫药物

治疗。经验方②：可加入白芍、地榆、槐花等凉血消斑的药物及郁金、紫草、王不留行等行气活血药物，可加用冬虫夏草以补肾益肺、止血化痰。

出处　金妍汐，董志刚．董志刚教授治疗小血管炎肾损害的经验［J］．云南中医中药杂志，2015，36（12）：11-12.

【方剂7】秦学贤经验方

经验方①：金银花、玄参、当归、甘草、赤芍、鸡血藤、牛膝、延胡索、野菊花、黄芪等。

经验方②：车前子、茯苓、金银花、紫花地丁、牛膝、当归、赤芍、黄芪、鸡血藤、甘草等。

经验方③：金银花、玄参、当归、甘草、麦冬、天花粉、生地黄、黄芪等。

经验方④：白术、当归、茯苓、黄芪、远志、龙眼肉、酸枣仁（炒）、人参、木香、炙甘草等。

经验方⑤：柴胡、黄芩、芍药、法半夏、生姜、枳实、大枣、大黄、当归、黄芪等。

用法与主治　水煎，每日1剂，早晚温服。此为北京市老中医药专家秦学贤主任医师的经验方。经验方①具有清热解毒、活血通络的作用，适用于毒热型血管炎，症见皮肤紫癜，网状红斑，甲下出血，溃疡，足趾或手指坏死，舌苔黄厚，脉弦数。经验方②具有清热利湿、活血通络的作用，适用于湿热型血管炎，症见双下肢肿胀、疼痛，血疱、水疱为主，可见红肿糜烂，渗出多，舌苔黄腻，脉滑数。经验方③具有清热解毒、滋阴通络的作用，适用于阴虚热毒型血管炎，症见口鼻干燥，指（趾）坏死，紫癜，结节性红斑，舌质红绛，无苔，脉细数。经验方④具有健脾利湿、养血活血的作用，适用于脾虚型血管炎，症见双下肢可凹性水肿，大片紫癜，伴乏力，面色苍白，大便稀溏，舌边有齿痕，苔薄白，脉沉细。经验方⑤具有通腑泄热、化瘀止痛的作用，适用于脏腑积热型血管炎，症见腹痛、腹胀、恶心、呕吐、便血，伴发热，舌苔黄腻，脉洪数。可配合外治：首先使用口服汤剂第3煎泡洗，对于局部红斑、紫癜、结节等无破溃且红肿疼痛者，以自制芙蓉膏敷患处。血疱、水疱、脓疱、溃疡、坏死者，以利凡诺尔溶液湿敷或以自制药膏外敷。对坏死组织清除应使用蚕食法。

出处 韩颐，秦学贤．秦学贤主任医师治疗血管炎的经验［J］．中医药导报，2010，16（12）：20-21.

骨关节炎

骨关节炎是一种以关节软骨损害为主，并累及整个关节组织的最常见的关节疾病，最终发生关节软骨退变、纤维化、断裂、溃疡及整个关节面的损害。多累及负重关节，如膝、髋和手指小关节。表现为关节疼痛、僵硬、肥大及活动受限。本病好发于中老年人，是老年人致残的主要原因。本病多属于中医学“骨痹”“膝痹”等范畴。

【方剂 1】寒痉汤

桂枝 9～12g，干姜 9～15g，细辛 6～9g，炙甘草 6～9g，麻黄 6～9g，制附子（先煎）10～30g，大枣 6～10 枚，全蝎 6～10g，蜈蚣 5～15 条。

用法与主治 水煎服，每日 1 剂，早晚各一次温服。此方为第二届国医大师李士懋的经验方，具有温阳散寒解痉的作用。适用于寒凝证型膝骨关节炎。症见膝关节疼痛，恶寒，脉沉弦拘紧。

加减 兼肾阳虚者加二仙汤：仙茅 12g，淫羊藿 12g；兼肾阴虚者加熟地黄 15g，山茱萸 15g；兼气虚者加红参 10g；兼瘀血者加桃仁、红花各 10g；兼湿者加白术 10g。

出处 李玉福，蒲晓鹏，许可，等．李士懋发汗法治疗寒凝证型膝骨关节炎的经验总结［J］．临床合理用药杂志，2017，10（16）：115-117.

【方剂 2】娄多峰经验方

经验方①：萆薢 30g，当归 25g，怀牛膝 20g，五加皮 20g，千年健 20g，木瓜 20g，赤芍 20g，香附 15g，甘草 3g。

经验方②：制何首乌 20g，熟地黄 20g，桑寄生 20g，独活 15g，狗脊 15g，当归 15g，丹参 15g，鸡血藤 15g，川牛膝 10g，木瓜 10g。

用法与主治　水煎服，每日1剂，早晚各一次温服。此方为全国首批名老中医娄多峰教授的经验方。经验方①具有除湿化瘀、蠲痹通络的作用。适用于湿阻血瘀型骨关节炎。症见膝关节肿胀疼痛，局部皮色暗，寒热不明显，舌淡有瘀点，苔滑或腻，脉弦滑。经验方②具有滋补肝肾、强筋壮骨、活血养血、通络止痛的作用。适用于肝肾亏虚、邪痹血瘀型骨关节炎。症见膝关节冷痛，局部色暗，怕风怕冷，舌暗淡，有瘀点，脉沉迟。

加减　经验方①：有膝关节外伤史，或局部刺痛，皮色紫暗者，加制乳香、制没药各12g，桃仁9g；局部冷痛喜暖、肌肤欠温，若拒按，脉弦紧有力者，加细辛3g，制川乌（先煎）、制草乌（先煎）各9g；喜按，腰酸乏力，四肢凉者，加制附子（先煎）9g，桑寄生、淫羊藿各20g；局部沉困，肿胀突出，若其处红热者，加木通、大黄各15g，洗时加芒硝20g；红热不明显，纳少便溏，乏力者，加茯苓、薏苡仁、白术各20g。经验方②：遇寒加重，得温则舒，局部无红热者为寒型，加淫羊藿20g，制川乌（先煎）、制草乌（先煎）各6g；局部红肿发热者为热型，加萆薢、白花蛇舌草各30g；局部刺痛，压痛明显，舌质暗或有瘀斑瘀点者为瘀血型，加土鳖虫、苏木各12g，或制乳香、制没药各9g。

出处　李满意，娄玉钤．娄多峰教授治疗骨关节炎经验总结［J］．风湿病与关节炎，2015，4（7）：43-46.

【方剂3】补肝健膝方

白芍30g，牛膝15g，生地黄15g，僵蚕10g，甘草5g，熟地黄25g，当归10g，木瓜15g，蜈蚣1条。

用法与主治　水煎服，每日1剂，早晚各一次温服。此方为全国第五批名老中医仇湘中教授治疗膝骨关节炎的基础方，具有补肝养血柔筋、舒筋通络止痛的作用。

出处　刘栋，仇湘中．仇湘中教授从肝论治膝骨关节炎经验［J］．湖南中医药大学学报，2016，36（8）：45-47.

【方剂4】补肾活血方

淫羊藿20g，补骨脂20g，怀牛膝20g，桑寄生30g，鸡血藤30g，阿胶（烊化）20g，丹参10g，当归10g，黄芪30g，山茱萸10g，熟地黄30g，仙鹤草10g，地龙15g。

用法与主治 水煎服，每日1剂，早晚各一次温服。此方为冯新送教授治疗骨关节炎的基础方，具有补肾壮骨、活血通络的作用。

加减 偏热者加秦艽；偏寒者加制川乌（先煎）、桂枝；偏风者加防风、白花蛇；偏湿者加薏苡仁、独活；偏阴虚者加龟甲；偏阳虚者加淫羊藿；疼痛游走不定、风邪偏盛者，祛风通络治其标，加用独活、防风、蕲蛇；痛处重着麻木者，健脾化湿参用温阳之品，白术、薏苡仁等祛湿通络；关节肿胀严重，为痰湿阻滞经脉，加用远志、薏苡仁、白术、云茯苓等；口渴咽燥、舌红、脉数者，加北沙参、生地黄、麦冬养阴生津、除烦止渴；失眠顽固者用桑螵蛸、琥珀、朱砂、磁石等，补肾助阳，镇静安神；食积腹胀者加谷芽、鸡内金等，消食导滞除满，使胃和而安；阴血不足，大便秘结者，加柏子仁、火麻仁养心安神、润肠通便；肝气郁结、久郁化火者，加合欢皮、郁金等安神解郁。

出处 李钊．冯新送教授学术经验总结及补肾活血方治疗膝骨关节炎的临床研究［D］．广州中医药大学，2011.

【方剂5】温肾宣痹汤

黑顺片（先煎）10g，桂枝10g，牛膝10g，独活10g，广寄生10g，炒薏苡仁15g，炒白术10g，秦艽10g，全蝎5g，黄芪15g，威灵仙10g，炙甘草3g。

用法与主治 水煎服，每日1剂，早晚各一次温服。此方为王培民教授治疗膝骨关节炎的基础方，具有温补肾阳、祛风除痹的作用。

加减 若畏寒疼痛加重，加用干姜、制附子；若疼痛明显者，再加用川续断、乳香、没药等活血止痛之品；若膝部肿胀较重者加用泽兰、泽泻等加强利水消肿之功；若在急性发作期常常加用赤芍、牡丹皮、桃仁等加强凉血活血之力；若痹证日久可加乌梢蛇搜风通络，再结合患者证候特点加以化裁。

出处 范东华，王培民，梅伟．王培民教授运用温肾宣痹法治疗膝骨关节炎的经验［J］．中国中医骨伤科杂志，2018，26（10）：78-79＋82.

【方剂 6】活血利水方

制附子（先煎）6g，桂枝 8g，延胡索 8g，熟地黄 8g，泽泻 15g，土茯苓 15g，地龙 10g，土鳖虫 10g，炙甘草 10g。

用法与主治　水煎服，每日 1 剂，早晚各一次温服。此方为马勇教授治疗膝骨关节炎的基础方，具有活血止痛、温阳利水的作用。

加减　疼痛严重，舌淡苔白，脉弦者，在加大制附子、桂枝用量的同时，加干姜；肿胀严重者，加大泽泻、土茯苓用量，加猪苓；晨僵明显者，加乌梢蛇。

出处　苑文超，马勇，潘娅岚，等．马勇活血利水方治疗膝骨关节炎经验介绍［J］．新中医，2017，49（11）：188-189.

【方剂 7】祛痹四物汤

熟地黄 10g，当归 10g，川芎 10g，白芍 10g，干姜 10g，骨碎补 10g，五加皮 10g，丹参 20g，木瓜 20g，秦艽 15g，羌活 15g，高良姜 15g，延胡索 15g。

用法与主治　水煎服，每日 1 剂，早晚各一次温服。此方为高大伟主任医师的经验方，具祛风除湿、温经散寒止痛的作用。

出处　曾焘，唐剑邦，吴宇峰，等．高大伟治疗骨关节炎经验介绍［J］．新中医，2019，51（3）：287-288.

【方剂 8】通络治痹汤

红花 10g，土鳖虫 10g，地龙 10g，独活 10g，川芎 10g，芥子 10g，牛膝 10g，徐长卿 10g，五加皮 10g，鸡血藤 30g。

用法与主治　水煎服，每日 1 剂，早晚各一次温服。此方为蔡建平教授治疗膝骨关节炎的基础方，具有祛风寒、除湿痹、化瘀滞、通血络的作用。

加减　肾虚髓亏者，加熟地黄、枸杞子各 10g，以补肝肾、益精髓；阳虚寒凝者，加杜仲、淫羊藿各 10g，以补肾壮阳；瘀血阻滞者，加莪术、三棱各 10g，以祛瘀滞、散癥结，行气消积止痛。

出处　秦阳．通络治痹汤加味辨证治疗膝骨关节炎疗效观察［D］．南京中医药大学，2017.

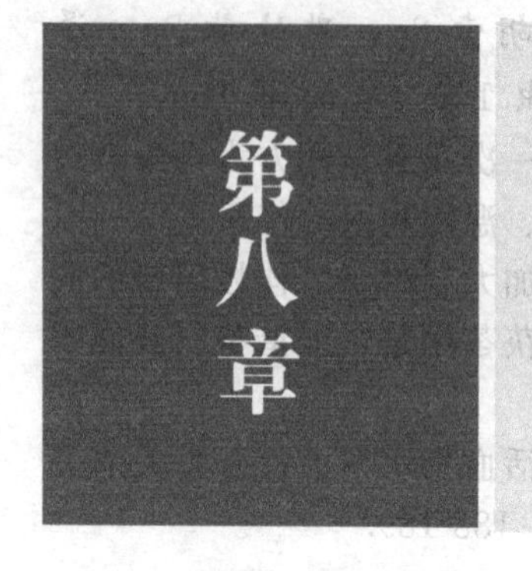

精神与神经系统疾病

脑动脉硬化症

脑动脉硬化症是由于脑动脉粥样硬化、细小动脉硬化及微动脉脂质玻璃样变性等导致脑实质供血不足引起相应脑功能障碍的临床综合征。

【方剂1】参芪柔脉合剂

人参 10g，黄芪 20g，制何首乌 20g，生地黄 15g，川芎 15g，大黄 6g，桂枝 8g，生山楂 20g，清半夏 12g，白芍 15g，蒲公英 20g，金银花 20g，甘草 10g。

用法与主治 水煎服，每日1剂。此方为邯郸市中医院靳秀明教授经验方，具有补气益肾、活血祛痰、柔脉通络的作用，多用于治疗肾精不足，日久形成痰瘀凝脉，积于脑脉而形成的脑动脉硬化症。

加减 热象明显者，加生石膏；若肝风内动者，加炒蒺藜、菊花、天麻、钩藤等；若兼脾虚者，乏力纳少，便溏下坠，加茯苓、薏苡仁、沙棘等；若兼痰湿重者，头重昏蒙，呕吐痰涎，加胆南星、麸炒枳实、黄药子等；若兼瘀血重者，面唇紫暗，舌暗有瘀斑或瘀点，加牛膝、粗莪术、水蛭等；若兼湿热者，口苦便秘，舌红苔黄腻，加黄芩、竹茹、穿山龙等；若兼失眠，多梦，健忘者，加炒酸枣仁、鸡子黄、柏子仁等。

出处 胡翠平，王勇，商淑慧．靳秀明教授治疗脑动脉硬化临床经验

[J]．四川中医，2018，36（3）：7-10.

【方剂2】化痰活血汤

黄芪，当归，地龙，赤芍，川芎，桃仁，红花，丹参，粉葛，法半夏，陈皮，茯苓，山楂。

用法与主治　水煎服，每日1剂。此方为黄文教授检验方，具有益气活血、化痰通络的作用。用于治疗脑动脉硬化症的治疗。临床症见眩晕头痛，沉重昏胀，表情淡漠，多寐善忘，胸脘痞闷，舌质暗或紫暗，舌边有瘀点或瘀斑，苔白腻，脉弦滑或细涩者。

加减　若伴脘闷、腹胀、纳呆者，加豆蔻、砂仁等；肢体沉重伴苔腻者加藿香、佩兰、石菖蒲；失眠者加酸枣仁、柏子仁、炙远志、首乌藤（夜交藤）；出汗多加生龙骨、煅牡蛎、麻黄根、糯稻根须；肢体麻木加豨莶草、鸡血藤。

出处　李艳红，黄文．黄文教授治疗脑动脉硬化症经验［J］．云南中医中药杂志，2014，35（2）：4-5.

【方剂3】通脑软脉饮

熟地黄，枸杞子，制何首乌，山茱萸，生石决明，菊花，蔓荆子，丹参，川芎，赤芍，橘红，瓜蒌，天竺黄，石菖蒲，葛根。

用法与主治　水煎服，每日1剂。此方为洪治平教授经验方，具有补肝肾、平肝阳、涤痰浊、化瘀血的作用。用于治疗脑动脉硬化性眩晕。临床症见眩晕、头痛、不寐、健忘、呆病等。

加减　伴头痛者，重用川芎、蔓荆子；久痛入络少佐全蝎、蜈蚣；若兼心悸、失眠多梦、纳差者，加用白术、黄芪、党参、茯苓、龙骨、牡蛎、珍珠母；伴发中风者，丹参、川芎、赤芍、天竺黄、石菖蒲加量，佐用桃仁、红花；若患者记忆力减退，失认失算，重用熟地黄、枸杞子、制何首乌，同时伍用鹿角胶、龟甲胶、紫河车；若腰膝酸软、步履艰难，加用杜仲、桑寄生、续断、牛膝、枸杞子等。

出处　王永．洪治平教授治疗脑动脉硬化性眩晕经验［J］．实用中医内科杂志，2011，25（8）：9-10.

【方剂4】益肾健脑汤

熟地黄20g，枸杞子15g，黄精30g，淫羊藿24g，黄芪

20g，当归 9g，山楂 30g。

用法与主治 水煎服，每日 1 剂。此方为山东大学齐鲁医院中医科主任张继东教授经验方，具有活血通络、化痰开窍的作用。用于治疗脑动脉硬化症。临床症见头昏耳鸣，健忘失眠，注意力不集中，记忆力减退，舌质淡，苔薄白，脉沉细。

加减 若肾阴偏虚者，加女贞子、制何首乌；神呆健忘明显者，加益智、石菖蒲；头晕目花、脑转耳鸣明显者，加菊花、磁石；肾虚心神失养，夜寐不安者，加首乌藤（夜交藤）、炒酸枣仁；虚风内动，筋脉拘急者，加白芍、钩藤。

出处 孔令钧．张继东治疗脑动脉硬化症经验［J］．山东中医杂志，2006，25（8）：560-561.

【方剂 5】自拟眩晕方

天麻 10～15g，钩藤（后下）15～30g，夏枯草 15g，益母草 15g，刺蒺藜 10g，僵蚕 6g，胆南星 6g，女贞子 15g，墨旱莲 10g，丹参 15g，虎杖 15g，地龙 6g，怀牛膝 15g，桑寄生 15～30g。

用法与主治 水煎服，每日 1 剂，分两次温服。此方为河北医科大学中医学院杨牧祥教授经验方，具有平肝潜阳、滋水涵木、活血通络的作用。用于治疗脑动脉硬化症。

加减 如耳鸣者加石菖蒲、郁金；失眠多梦者加远志、酸枣仁；恶心呕吐者加旋覆花（包煎）、柿蒂；血压升高加决明子、生龙骨（先煎）、生牡蛎；心烦者加栀子、川黄连。

出处 王占波，方朝义．杨牧祥教授自拟眩晕方治疗脑动脉硬化症的经验［J］．河北中医药学报，1999，14（3）：31-32.

【方剂 6】李辅仁经验方

经验方①：天麻 10g，钩藤 10g，牛膝 10g，枸杞子 10g，菊花 10g，山茱萸 10g，生地黄 15g，茯苓 15g，女贞子 15g，牡丹皮 10g，川芎 15g，赤芍 15g，白芍 15g，泽泻 10g。

经验方②：黄芪 20g，白术 15g，茯苓 20g，升麻 5g，熟地黄 15g，川芎 20g，木香 5g，枸杞子 10g，当归 15g，天麻 10g，陈皮10g，厚朴10g，甘草3g。

用法与主治 水煎服，每日1剂，分两次温服。此方为国家首批名老中医李辅仁教授经验方。经验方①具有滋补肝肾、平肝息风的作用。用于治疗脑动脉硬化所致椎-基底动脉供血不足者，临床症见头晕，耳鸣，健忘，失眠，视物昏渺，腰膝酸软，舌红少苔或黄苔欠润，脉沉弦或弦细。经验方②具有健脾助运、益气养血的作用。用于治疗虚风眩晕头痛，惊痫抽搐麻木。临床症见头晕乏力，耳鸣耳聋，心悸气短，视物昏朦，健忘不寐，腰膝酸软，手足麻木，纳少腹胀，甚者可见眼前黑曚，猝然晕倒，舌质偏淡，苔白或腻，脉沉无力。

加减 经验方①：肝肾不足明显、阳亢不甚者，症见腰膝酸软、乏力嗜卧、苔少脉沉等，加狗脊、黄精；阳亢明显，症见面红目赤，烦躁不寐，舌红脉弦劲者，加珍珠母、知母；如咳唾痰多，苔腻脉滑者，减生地黄，加橘红、法半夏；如瘀血阻滞，症见肢体麻木，舌暗有瘀斑瘀点，或胸闷胸痛者，加丹参、红花或当归；如失眠多梦者，加酸枣仁、远志；如记忆力减退，思维迟钝者，加石菖蒲、远志；如视物昏渺者，加决明子、木贼草；如口干便结者，加瓜蒌、石斛；如夜尿频多者，加菟丝子、益智；如猝然倒仆，旋即则醒者，加羚羊角粉；如血压忽高忽低者，加葛根、丹参。经验方②：胸闷气短，痰多苔腻者，减熟地黄，陈皮改橘红，加清半夏；如腰膝酸软，困倦嗜卧者，黄芪加量，另加狗脊；如食少呕呃，脘腹痞满者，减熟地黄，加紫苏梗、炒三仙；如心悸汗出，心中烦乱者，加浮小麦、珍珠母；如失眠梦多，早醒不易再睡者，加首乌藤、远志；如大便干结或大便黏腻不爽者，加肉苁蓉；如血压偏低，头晕昏沉者，加葛根；如下肢水肿者，茯苓改茯苓皮，加泽泻；如夜尿频多，小便不畅者，加泽泻、益智；如眼前黑曚，猝然晕倒者，升麻加大其量，另加少量羚羊角粉。

出处 张剑．李辅仁治疗脑动脉硬化所致供血不足的经验［J］．中医杂志，1999，40（1）：12-13.

【方剂7】潘智敏经验方

制何首乌，枸杞子，生地黄，熟地黄，杜仲，桑寄生，葛根，川芎，降香，赤芍，丹参，郁金。

用法与主治 水煎服，每日1剂。本方为潘智敏主任医师的经验方，具有补肾滋髓、活血通络的作用，用于治疗脑动脉硬化症肾亏血瘀型。症见头痛久发不已，眩晕且胀，少寐健忘，视力衰退，两目干涩，或痴呆，伴神疲乏力，耳鸣，腰酸膝软，步履不稳，夜尿频多，舌质紫暗，舌下瘀筋明显，苔薄腻，脉结代。

加减 若兼水不涵木、肝阳上亢者可加龙齿、紫贝齿、钩藤、刺蒺藜、制蜈蚣、川芎、葛根等；伴肝火上炎者可予黄芩、柴胡、龙胆、决明子、白菊花、天麻；血瘀明显者加桃仁、莪术、川芎、葛根等。

出处 唐黎群．潘智敏主任医师治疗脑动脉硬化症经验［J］．中国中医急症，2006，15（8）：883-884.

缺血性脑卒中

缺血性脑卒中是脑的供血动脉（颈动脉和椎动脉）狭窄或闭塞、脑供血不足导致的脑组织坏死的总称。有四种类型的脑缺血：短暂性脑缺血发作（TIA）；可逆性神经功能障碍（RIND）；进展性脑卒中（SIE）；完全性脑卒中（CS）。TIA无脑梗死存在，而RIND、SIE和CS有不同程度的脑梗死存在。

【方剂1】益气凉血化瘀方

黄芪35g，生石膏30g，徐长卿15g，大青叶15g，车前草30g，僵蚕10g，血竭15g，川芎15g，黄芩15g，三七10g，赤芍15g，苦参15g，牡丹皮10g，白茅根30g，生地黄30g，大黄5g。

用法与主治 每日1剂，水煎取汁300ml，分两次顿服。此方为丹东市中心医院神经内三科于娓娓教授经验方，具有益气凉血化瘀的作用，用于治疗缺血性脑卒中气虚血瘀证。临床症见半身不遂，可存在语言不清，神识昏蒙，口眼㖞斜，偏身感觉异常，眩晕头痛，饮水发呛，瞳神变化，共济失调，目偏不瞬，还伴有心悸，气短乏力，倦怠嗜卧，耳鸣，肢体瘫软，脉沉细弦或细缓，苔薄白，舌背脉络瘀肿青紫，舌质暗淡。

出处 于娓娓．自拟益气凉血化瘀方治疗气虚血瘀型缺血性脑卒中的临床效果观察［J］．社区医学杂志，2017，15（7）：70-73.

【方剂 2】养阴益气活血方

葛根 18g，黄芪 15g，生地黄 15g，石斛 15g，川芎 10g，水蛭 3g。

用法与主治 每天 1 剂，水煎服，每天 2 次，每次 200ml。此方为浙江中医药大学心脑血管病研究所所长万海同教授的经验方，具有补阴益气活血的功用，用于治疗缺血性脑卒中。临床症见猝然晕倒、昏不知人或突然发生口眼㖞斜、口角流涎、半身不遂、语言障碍、吞咽困难等。

加减 如兼肝火上扰，则加钩藤、菊花、羚羊角、白蒺藜等平肝息风；兼浮火上炎，烦躁不安，则加黄芩、黄连、夏枯草等泻火除烦；兼风痰阻络，则加制天南星、浙贝母、紫苏子、法半夏等祛风化痰；兼痰热腑实，则加大黄、栀子、虎杖等通腑化痰；兼肝气郁结，则加瘪桃干、川楝子、郁金等疏肝理气；兼有肾虚，则选用巴戟天、锁阳、续断、牛膝等温阳补肾；兼湿邪困重者，加茯苓、猪苓、薏苡仁等利湿化饮；兼痰热内闭清窍，急用紫雪丹或安宫牛黄丸清热化痰、开窍。

出处 莫醉，周惠芬，刘鸣曦，等．万海同治疗缺血性中风病经验介绍［J］．新中医，2019，51（4）：313-314.

【方剂 3】华庭芳经验方

天麻 10g，钩藤 20g，当归 15g，白芍 15g，生地黄 15g，川芎 5g，菊花 15g，蝉蜕 15g，僵蚕 10g，石菖蒲 15g，远志 15g，全蝎 5g，陈皮 15g，茯苓 20g，清半夏 5g，甘草 5g，竹茹 15g。

用法与主治 水煎服，每日 1 剂。此方为华庭芳教授经验方。具有利气祛痰、活血祛瘀的作用，用于治疗缺血性脑卒中气滞痰阻型。临床症见半身不遂，手不能握，足不能步，口左㖞斜，口角麻木，舌紧，语言謇涩，舌白苔厚，脉细数。

出处 李文昊，姜德友．龙江著名医家华庭芳教授治疗中风经验［J］．长春中医药大学学报，2016，32（2）：280-282.

【方剂 4】章少华经验方

炙黄芪 30g，当归 15g，川芎 10g，豨莶草 15g，桃仁 10g，

水蛭粉 3g（冲服），独活 10g，桂枝 10g，赤芍 15g，地龙 10g，石菖蒲 10g，制远志 10g，鸡血藤 15g，桑寄生 15g，炙甘草 5g，葛根 15g。

用法与主治 水煎服，每日 1 剂。此方为中日医院章少华教授以补阳还五汤为主方，佐以水蛭、鸡血藤、豨莶草等通络之品，再辅以远志、菖蒲等益智通窍形成的经验方，具有益气活血、化瘀通脉、交通心肾、补益髓海的作用。用于治疗缺血性脑卒中。临床症见一侧上肢或下肢痿软无力，口眼㖞斜，语言謇涩，脉缓无力。

加减 伴有精神疲倦，少气懒言时可加人参、党参等补中益气。

出处 程璐，章少华．章少华主任医师辨证治疗缺血性脑血管病经验[J]．中国中医药现代远程教育，2017，15（19）：79-81.

【方剂 5】王松龄经验方

经验方①：太子参 30g，制何首乌 10g，大黄 6g，决明子 8g，胆南星 6g，水蛭 8g，天麻 15g，全蝎 8g。

经验方②：法半夏 15g，陈皮 12g，茯苓 20g，炒白术 20g，泽兰 30g，泽泻 15g，干荷叶 30g，石菖蒲 10g，川芎 10g，天麻 12g，全蝎 8g。

用法与主治 水煎服，每日 1 剂。本方为河南中医学院第二附属医院主任中医师王松龄教授的经验方，经验方①具有益气逐瘀、化痰息风的作用。用于治疗风痰火亢、风火上扰、痰热腑实、阴虚风动、气虚血瘀型五个证型的缺血性脑卒中。经验方②具有化痰祛瘀、泄浊息风的作用。用于治疗风痰瘀阻、痰湿蒙神两个证型的缺血性脑卒中。

出处 王宏良，王松龄．王松龄教授防治缺血性中风经验[J]．中医临床研究，2016，8（8）：45-46.

【方剂 6】崔应麒经验方

红参 100g，丹参 300g，三七 100g，土鳖虫 200g，水蛭 100g，大黄 60g。

用法与主治 研粉冲服，每日 2 次，每次 3g。此方为河南中医学院教授崔应麒的经验方，具有益气活血通络的作用，用于治疗缺血性脑卒中气虚血瘀证。临床症见半身不遂，口舌㖞斜，言语不利，偏身感觉异常，以及面色白，气短乏力，自汗出，面色暗，或口唇色暗，舌质暗淡，舌有瘀斑或舌底络脉瘀张，舌苔白腻或有齿痕，脉沉细。

出处　陈亚奇，黄琳，崔应麟．崔应麟教授治疗气虚血瘀型缺血性中风恢复期经验［J］．中国中医药现代远程教育，2016，14（2）：57-59.

【方剂7】化痰祛瘀汤

法半夏15g，白术12g，陈皮15g，芥子10g，全瓜蒌10g，茯苓15g，地龙10g，水蛭3g（冲），丹参20g，红花10g，石菖蒲10g，炙甘草6g。

用法与主治　水煎取汁400ml，每日1剂。此方为陕西中医学院附属医院中医内科学教研室主任张建夫教授经验方，具有化痰祛瘀，兼具开窍的作用，用于治疗缺血性脑卒中。

加减　如痰瘀化热则加黄连；大便闭结加大黄；头痛则加川芎。

出处　张梅奎，张效科，谢福恒．张建夫教授化痰祛瘀法辨治缺血性中风痰瘀互结证经验探析［J］．现代中医药，2014，34（4）：21-22.

【方剂8】醒神开窍活血汤

赤芍15g，川芎10g，桃仁10g，红花10g，血竭6g，三七粉15g，地龙10g，水蛭10g，石菖蒲9g，制远志6g，麝香0.3g（装小胶囊冲服），鹿角胶15g，丹参20g，葛根30g，甘草6g。

用法与主治　每日1剂。此方为云南省中医院王光鼎教授经验方，具有疏通脉道、活血化瘀的作用，用于治疗缺血性脑卒中。

出处　梁清，王光鼎．王光鼎治疗缺血性中风的思路与经验［J］．中医杂志，2013，54（15）：1280-1282.

【方剂9】息风化痰祛瘀方

陈胆南星9g，制僵蚕10g，鬼箭羽15g，制水蛭5g，熟大黄6g，桃仁10g，黑栀子10g，白薇10g，天麻10g，钩藤10g，广地龙10g，豨莶草15g。

用法与主治　此方为河南省中医院脑一科副教授赵英霖的经验方，具有息风化痰、活血祛瘀的作用，用于治疗缺血性脑卒中。症见半身不遂，口舌㖞斜，言语謇涩或不语，感觉减退或消失，头晕目眩，痰多而黏，舌质暗淡，舌苔薄白或白腻，脉弦滑。

出处 岳姣姣，赵英霖．赵英霖息风化痰祛瘀法治疗缺血性中风经验［J］．中国民族民间医药，2011，20（13）：133.

癫　痫

【方剂1】刘玉书经验方

远志25g，石菖蒲25g，龟甲25g，龙骨40g，牡蛎40g，胆南星15g，水蛭13g，川芎20g，阿胶25g，鹿角胶20g，黄连25g，柴胡20g，细辛8g，甘草7g。

用法与主治 水煎服，每日1剂，日2次。此方为长春中医药大学附属儿童医院刘玉书教授经验方，具有开窍化痰、清心安神的作用，用于治疗小儿癫痫病，症见突然晕倒，神志不清，四肢抽搐，口吐涎沫，或患儿仅有一过性意识丧失，如失神、头晕目眩或仅限于某一个局部肌肉抽动、震颤、甚至语言兴奋、腹痛等。

出处 赵海燕．刘玉书教授治疗小儿癫痫病经验拾零［J］. 世界最新医学信息文摘，2019，19（24）：295＋297.

【方剂2】白郁追风汤

枯矾5g，郁金15g，蜈蚣3条，蝉蜕10g，炒僵蚕15g，钩藤15g。

用法与主治 2天服用1剂，每剂以水煎熬至1000ml，每日三餐后温服。此方为四川省十大名中医陈天然教授经验方，具有涤痰息风、开窍定痫的作用，用于治疗癫痫发作期。症见忽然发作，眩仆倒地，神志不清，甚则瘛疭，抽搐，目斜口歪，痰涎直流，叫喊作畜声。

加减 若便秘肠热，方剂加用玄参、生大黄，可泄热通便；若恶心胃胀，则加茯苓、厚朴、陈皮，以健脾理气，或加藿香以醒脾止呕。

出处 张利，陈天然．陈天然老师用白郁追风汤加减治疗癫痫经验总结［J］．内蒙古中医药，2017，36（14）：51.

【方剂3】师会经验方

青礞石30g，天竺黄10g，天麻10g，钩藤15g，煅赭石

30g，紫贝齿 30g，石菖蒲 15g，胆南星 10g，全蝎 6g，僵蚕 10g，茯苓 20g，菊花 10g，龙胆 10g，淡竹叶 10g，莲子心 10g。

用法与主治 每日 1 剂，水煎分服。此方为天津中医药研究院附属医院脑病科师会教授的经验方，具有化痰开窍、清肝泻火、息风定痫的作用，用于治疗癫痫。症见突然意识丧失，甚则仆倒，不省人事，两目上视，口吐涎沫，强直抽搐，或口中怪叫，移时苏醒，醒后一如常人。

加减 兼血瘀者，可加川芎、当归、鸡血藤、红花、桃仁等活血化瘀之品；肝肾亏虚者，则加熟地黄、酒山茱萸、杜仲、桑寄生等药以滋补肝肾；脾虚者，加白术、山药、焦神曲、焦麦芽、焦山楂等以益气健脾。

出处 雷庆霖，师会．师会治疗癫痫经验浅析［J］．内蒙古中医药，2018，37（9）：42-43.

【方剂 4】陈邦国经验方

天麻，钩藤，陈皮，法半夏，茯神，郁金，石菖蒲，炙远志，天竺黄，竹茹，生龙骨，生牡蛎，石决明，丹参，当归，生白芍，生甘草，胆南星。

用法与主治 每日 1 剂，水煎服，分早晚服用，10 剂为 1 个疗程。此方为湖北中医药大学陈邦国教授的经验方，具有豁痰开窍、息风止痫、宁神定志、滋肝补肾的作用，用于治疗癫痫。症见突然意识丧失，甚则仆倒，不省人事，强制抽搐，口吐涎沫，两目上视，或口中怪叫，移时苏醒，一如常人。

出处 阮小风，陈邦国，杜鹏．陈邦国针药结合治疗癫痫经验［J］．湖北中医药大学学报，2017，19（2）：100-102.

【方剂 5】愈痫灵方

川芎，石菖蒲，竹茹，红花，金礞石，熊胆粉，黄芩，全蝎，僵蚕，蜈蚣，蝉蜕，茯苓，冰片。

用法与主治 此方为湖南中医药大学王净净教授经验方，具有化痰祛瘀、解毒止痉、开窍定痫的作用，用于治疗小儿癫痫发作。症见突然意识丧失，四肢抽搐，口吐涎沫，双目凝视，醒后如常。

出处 全淑林，吴彬才，张林，等．王净净教授从“痰、瘀、毒”论治小儿癫痫经验［J］．山西中医学院学报，2017，18（4）：22-24.

【方剂6】迟华基经验方

经验方①：陈皮，清半夏，茯苓，石菖蒲，远志，炙甘草，胆南星，天麻，生龙骨，生牡蛎。

经验方②：黄芪，人参，石菖蒲，炙远志，陈皮，清半夏，茯苓，炙甘草。

用法与主治 水煎服，每日1剂。此方为山东中医药大学迟华基教授经验方，经验方①具有燥湿化痰、理气和中、潜阳息风、开窍安神的作用，用于治疗癫痫发作期。症见癫痫频繁发作，见昏倒仆地，牙关紧闭，喉中痰鸣，脉见弦滑。经验方②具有健脾化痰、标本兼顾的作用，用于治疗癫痫休止期。症见一般自觉症状不明显，但常有倦乏体弱的表现。

加减 经验方①：根据兼夹证候酌加羚羊角粉、琥珀粉、麝香冲服，以增强开窍醒神作用。经验方②：若头晕目眩，健忘不寐，腰膝酸软，舌红脉细者，加龟甲、鳖甲、牡蛎。病久或有肾虚者加熟地黄、山茱萸、枸杞子、杜仲等。

出处 鲁明源，杜颖初．迟华基论治癫痫的理论特色和经验［J］．山东中医杂志，2017，36（11）：922-925.

【方剂7】除痫散

经验方①：天麻72g，全蝎60g，当归150g，炙甘草60g，胆南星21g。

经验方②：天麻6g，全蝎4.5g，当归15g，炙甘草4.5g。

用法与主治 经验方①为丸剂，诸药共为细末，重者日服3次，轻者服2次，每次3g，开水送服。经验方②为汤剂：水煎服，每日1剂。此方为广东省名中医林夏泉教授经验方，具有养血祛风的作用，丸剂多用于癫痫缓解期，汤剂和丸剂多合用于癫痫发作期。

加减 兼痰多，舌苔白腻，脉滑者加法半夏9g；顽痰不化者加礞石4.5g；脾虚气弱，舌淡苔白，脉细弱者加党参15g，云茯苓15g，穞豆衣 9g；肝火旺而心烦善怒，舌质红，脉弦者加生地黄 15g，白芍 12g，石决明 15g 或珍珠母 30g；肾虚耳鸣，腰酸者加女贞子 9g，菟丝子 9g，川续断 15g；血虚面色苍白，舌淡，脉细者加制何首乌 15g，桑寄生 15g，鸡血藤 15g；心悸惊恐，睡眠不宁者加麦冬 6g，五味子 4.5g，生龙齿 15g；大便稀薄者加云茯苓 15g，蚕沙 15g；大便秘结者加肉苁蓉 15g，秦艽 12g。

出处　华荣，黄燕，刘茂才，等．岭南名医林夏泉养血息风、涤痰定痫法辨治癫痫的临床经验 [J]．广州中医药大学学报，2016，33 (1)：118-120.

【方剂 8】王松龄经验方

天麻 30g，钩藤 20g，僵蚕 30g，全蝎 10g，蜈蚣 1 条、胆南星 18g，蝉蜕 12g，磁石 20g，石膏 20g，滑石 30g，琥珀 12g，白豆蔻 15g，沉香 6g，人参 12g，川芎 8g，海马 6g。

用法与主治　此为 1 个月用量，诸药共粉碎，过 120 目筛，装 0 号胶囊，6 粒/次，3 次/天，均于三餐时用面汤送服。此方为河南中医学院王松龄教授经验方，用于配合中药治疗癫痫发作。症见突然意识丧失，甚则仆倒，不省人事，强直抽搐，口吐涎沫，两目上视或口中怪叫，移时苏醒，一如常人。发作前可伴眩晕、胸闷等先兆，发作后常伴有疲倦乏力症状。

出处　蒋二丽，王松龄．浅谈王松龄教授治疗癫痫病经验 [J]．中医临床研究，2014，6 (29)：56＋58.

【方剂 9】癫痫促效方

牡蛎 30g（先煎），龙齿 24g（先煎），白矾 2.5g（先煎），郁金 10g，苦杏仁 10g，桃仁 10g，胆南星 6g，法半夏 6g，丹参 15g，鸡血藤 15g。

用法与主治　急性期，癫痫发作频繁，宜用汤剂控制，水煎服，另加琥珀粉 1～3g 分冲，可增强疗效；在间歇期，则采用丸剂或散剂，并且要求患者在病情稳定后再坚持服用 3～6 个月。此方为中国中医科学院余瀛鳌教授经验方，具有潜镇止痫、通络化痰的作用，用于治疗癫痫。症见发作时见昏迷或半昏迷，口吐痰涎，肢体抽搐，目光凝滞或双目上翻，甚则惊叫奔走等症状。

加减 方中金石之药较多，不宜在体内久留，故有时需加入少量大黄（3～6g）以导泻浊毒；若因脑部外伤致病者，宜选择加用赤芍 12g、白芍 12g、土鳖虫 6g、生蒲黄 10g、红花 10g、川芎 15g、当归 12g 等活络散瘀；若抽搐较甚者，可加钩藤 10g，僵蚕 12g，地龙 10g 止痉；若痰浊较甚，头目不清，困倦酸重，胸闷，呕恶者，可酌加川贝母 6g，浙贝母 6g，竹茹 10g，石菖蒲 10g，远志 10g，陈皮 6g 以增强降气化痰开窍；若心神受损，心悸不安，夜寐不宁，可酌加太子参 10g，麦冬 10g，五味子 10g，炒酸枣仁 20g 益气养阴宁神；伴有发作后或平时头晕头痛者，可酌加秦艽 10g、白芷 10g、川芎 15g 等；发作前有幻听、幻视者，可加珍珠母 30g（先煎）潜镇安神。

出处 李鸿涛，李哲，冯磊，等．余瀛鳌治疗难治性癫痫经验［J］．中医杂志，2015，56（1）：14-16.

偏头痛

【方剂 1】偏痛汤 1 号

蔓荆子，珍珠母，白芍，夏枯草，细辛，川芎，红花，鸡血藤，地龙，僵蚕，炙甘草。

用法与主治 水煎服，每日 1 剂。此方是北京中医药大学中医学院陶晓华教授的经验方，具有祛风、平肝、活血、通窍、定痛的作用，用于缓解偏头痛的发病程度。症见局限于头颅上半部，包括眉弓、耳轮上缘和枕外隆突连线以上部位的疼痛。

出处 吴梦玮，贾恒霞，陶晓华．陶晓华运用偏痛汤 1 号治疗偏头痛经验浅析［J］．江西中医药，2019，50（4）：28-30.

【方剂 2】林亚明经验方

桂枝 10g，白芍 10g，清半夏 15g，陈皮 15g，茯苓 10g，川芎 10g，葳蕤仁 10g，大枣 10g，炙甘草 10g，生姜 3 片。

用法与主治 水煎内服，每次服药 150ml，每日 1 剂，分三次饭后温服。此方为云南中医学院林亚明教授经验方，具有燥湿化痰、理气和中、解肌发表的作用，用于治疗痰浊型偏头痛，症见头痛如裹，胸脘满闷，呕恶痰涎，以及口淡，食少，舌胖大，舌苔白腻，脉弦滑。

加减 偏风寒者，加白芷、细辛解表散寒，祛风止痛；偏风热者，加薄荷、蔓荆子疏散风热、清利头目；肝火旺者加天麻、钩藤清肝热、平肝阳；肝郁气结者加柴胡条达肝气，疏肝解郁；风寒湿痹，肩背酸痛者加羌活、藁本祛风，散寒，除湿，止痛；热病口渴，伴发热，项背僵痛者加粉葛发汗解表，解肌退热，生津止渴，通筋活络；疼痛剧烈者加延胡索活血、行气、止痛；疼痛顽固者加全蝎、蜈蚣、僵蚕通络止痛，活血舒筋，攻毒散结。

出处 周琳婧．林亚明教授经验方治疗偏头痛（痰浊型）的临床疗效研究［D］．云南中医学院，2018.

【方剂 3】平肝活血止痛方

天麻，钩藤，石决明，生石膏，川芎，菊花，煅磁石，全蝎，地龙，蜈蚣，炒僵蚕，豨莶草，龙胆，当归，丹参。

用法与主治 水煎服，每天 1 剂，早晚分服。此方为天津中医药研究院附属医院师会教授经验方，具有平肝潜阳、化瘀止痛的作用，用于治疗肝阳上亢兼血瘀型偏头痛。症见偏头痛，其痛暴发，痛势甚剧，或左或右。

出处 张力伟，师会．师会治疗肝阳上亢兼血瘀型偏头痛经验［J］．湖南中医杂志，2017，33（11）：23-24.

【方剂 4】头风灵汤

生山药 12g，山茱萸 12g，泽泻 10g，茯苓 10g，牡丹皮 10g，生地黄 24g，枸杞子 12g，菊花 10g，川芎 10g，藁本 10g，细辛 3g，蔓荆子 10g，白芷 10g，酸枣仁 24g，全蝎 6g。

用法与主治 水煎服，每日 1 剂。此方为河南省名中医张善举教授经验方，具有滋阴祛风的作用，用于治疗顽固性偏头痛，症见发作性中重度、波动样头痛为主要表现，头痛多为偏侧，呈胀痛、跳痛、隐痛，甚者连及眼齿。

出处 闫芳，张善举．张善举教授治疗顽固性偏头痛经验［J］．中医临床研究，2017，9（10）：79-80.

【方剂 5】川芎定痛汤

川芎，川萆薢，川牛膝，钩藤，菊花，白蒺藜，生薏苡仁，白豆蔻，白芷，法半夏，赤芍。

用法与主治 水煎服，每日1剂。此方为北京中医药大学东直门医院邹忆怀教授师承王永炎院士的经验方，具有平肝息风、化痰通络的作用，用于治疗肝风挟瘀证偏头痛，症见头痛或左或右，反复发作，疼痛剧烈，持续数小时至数日，或恶心、呕吐、眩晕，舌质暗红或紫暗，或舌上有瘀斑、瘀点，苔薄白，脉弦。

加减 邹教授在临证中根据伴随症状加减，若伴头晕者，常加入天麻、生石决明，加重平肝潜阳之力；若发作疼痛剧烈且血瘀之象较重者，常加入桃仁、红花、延胡索等，加重活血化瘀之力；若头目昏沉，四肢困重者，常加入荷叶、佩兰，以助醒脾化湿之功。

出处 宁艳哲，任毅，张勇，等．邹忆怀治疗偏头痛经验［J］．辽宁中医杂志，2017，44（5）：928-929.

【方剂6】天麻川芎葛根汤

川芎，葛根，僵蚕，柴胡，天麻，白芍，芥子，郁李仁，香附，白芷，生甘草，地龙，水蛭。

用法与主治 水煎服，每日1剂。此方为福建中医药大学附属第二人民医院陈美华教授经验方，具有调和气血、化痰祛瘀、通络止痛的作用，用于治疗偏头痛，症见疼痛暴作，痛势甚剧，一侧头痛，或左或右，或连及眼齿，呈胀痛、刺痛或跳痛，可反复发作，经年不愈，痛止则如常人，发作时大多伴有恶心，呕吐，倦怠乏力，畏光，面色苍白，结膜充血。

出处 林菊珊．陈美华老师以“风”论治神经系统疾病的经验［J］．福建中医药，2015，46（4）：35.

【方剂7】郑绍周经验方

经验方①：荆芥，防风，川芎，葛根，羌活，白芷，细辛，藁本，全蝎，蔓荆子，山柰。

经验方②：荆芥，防风，羌活，藁本，蔓荆子，薄荷，苦丁茶，刘寄奴，野菊花，生栀子，秦皮，牡丹皮。

经验方③：葛根，赤芍，川芎，水蛭，当归，川牛膝，羌活，独活，刘寄奴，忍冬藤，蜈蚣，全蝎。

用法与主治 水煎服，每日1剂。此方为河南中医学院第一附属医院郑绍周教授经验方。经验方①具有疏风散寒、通络止痛的作用，用于治疗风寒侵袭型头痛，症见或左或右，遇寒即发或加重，痛连项背，恶风畏寒，口不渴，反复发作，苔薄白，脉浮紧。经验方②具有疏风清热、通络止痛的作用，用于治疗风热上扰型头痛，症见头痛而胀，甚则头胀如裂，发热或恶风，面红目赤，口渴喜饮，大便不畅，或便秘，溲赤，反复发作，舌尖红，苔薄黄，脉浮数。经验方③具有活血化瘀、通络止痛的作用，用于治疗瘀血阻窍头痛，症见头痛经久不愈，痛有定处，固定不移，痛如锥刺，或有头部外伤史，舌质紫或有瘀斑，脉细或脉涩。

加减 严重时可加麝香。

出处 张国平，齐亚莉．郑绍周治疗偏头痛经验采撷［J］．中国实用神经疾病杂志，2015，18（20）：80-81.

【方剂8】舒天宁方

天麻，黄柏，川芎，白芷，珍珠母，栀子。

用法与主治 水煎服，每日1剂。此方为山东中医药大学胡志强教授经验方，具有祛外风、息内风、行气活血的作用，用于治疗风火痰瘀型偏头痛，症见多发于头偏侧部位的疼痛，常常呈中度或重度血管搏动样头痛，头痛可持续几小时至几天，伴恶心呕吐，畏光畏声。

加减 伴视物模糊，畏光者，加菊花、夏枯草；伴恶心呕吐者，加紫苏叶、竹茹；伴眠差者，加酸枣仁、百合等。

出处 逯巍，刘汉鹏，胡志强，等．胡志强治疗风火痰瘀型偏头痛经验［J］．山西中医，2014，30（2）：5+7.

三叉神经痛

【方剂1】荣面痛宁汤

土茯苓50g，葛根50g，白芍50g，石膏30g，生地黄15g，细辛3g，延胡索10g，牛蒡子12g，刺蒺藜9g，酸枣仁15g，羌活9g，蔓荆子9g，蜈蚣2条，全蝎6g，白芷15g，甘草9g。

用法与主治 水煎服，每日1剂，温服2次。此方为天津中医药大学第二附属医院刘文峰教授经验方，具有荣筋丽面，祛风解肌，清热养血，化瘀通络的作用，用于治疗三叉神经痛，症见头面部三叉神经分布的区域内，在刷牙、洗脸，甚至风吹时均可诱发骤发、骤停、电击样、锥刺样、撕裂样、顽固性的剧烈疼痛，持续数分钟，痛止如常人，有患者间断发作达数年，绵绵无绝期。

出处 雷立涛，王德惠，刘文峰．刘文峰教授治疗三叉神经痛经验［J］．光明中医，2017，32（14）：2020-2022.

【方剂2】舒络散

天麻 10g，钩藤 30g，川芎 10g，徐长卿 15g，赤芍 20g，全蝎 6g，蜈蚣 1 条，僵蚕 10g，蔓荆子 10g，青礞石 30g，甘草 3g。

用法与主治 水煎服，每日 1 剂。此方为江苏省中医院脑病中心科主任顾锡镇教授经验方，具有舒经活络，调畅气机，缓急止痛的作用，用于治疗三叉神经痛。

出处 李昀泽，顾锡镇．顾锡镇教授相反相成法治疗原发性三叉神经痛经验［J］．辽宁中医药大学学报，2015，17（6）：229-232.

【方剂3】三草汤

夏枯草 30g，龙胆 12g，柴胡 12g，黄芩 10g，清半夏 20～30g，白芍 30g，僵蚕 12g，蝉蜕 12g，牡蛎 30g，制川乌（先煎）10～20g，甘草 12g。

用法与主治 诸药同煎，武火煎沸后，文火煎煮 1 小时或以上，但不得少于 1 小时，取汁。二煎沸后文火煎煮时间同一煎。两煎药汁和合，分 2 次饭后温服，每日 1 剂。此方为河南中医学院《金匮》教研室主任李发枝教授的经验方，用于治疗三叉神经痛，症见一侧面部三叉神经分布区内反复发作的阵发性、闪电样、刀割样、烧灼样、顽固性、难以忍受的短暂而剧烈疼痛。

加减 若患者有畏寒、肢冷等寒象，可加细辛 3g。

出处 张国海．李发枝运用三草汤治疗三叉神经痛经验［J］．辽宁中医杂志，201 4，41（8）：1590.

【方剂4】泻火解毒定痛饮

七叶一枝花 10g，淡竹叶 10g，夏枯草 20g，龙胆 15g，天麻15g，细辛6g，川芎10g，生甘草5g。

用法与主治 水煎服，每日1剂，每次400ml，早晚温服。此方为全国名老中医药专家学术经验继承工作指导老师陈阳春教授经验方，具有清热泻火、解毒定痛的作用，用于治疗三叉神经痛，症见头面部剧痛、面红目赤、咽干口苦、烦躁不宁、大便秘结、小便黄赤、舌红、苔黄燥、脉数有力等。

加减 若兼有口舌糜烂，可加生地黄、通草以泻心火；若兼有齿龈肿痛，可加生石膏、知母清泻胃火；若大便秘结较重，可加生大黄、全瓜蒌泄热通便；疼痛反复发作，久痛入络，可加水蛭、延胡索活血止痛等。

出处 赵章华，王振华．陈阳春主任医师运用泻火解毒法治疗三叉神经痛经验［J］．中医学报，2014，29（8）：1152-1153.

【方剂5】五白蠲痛饮

白蒺藜10g，僵蚕10g，白芷10g，制白附子6g，徐长卿30g，粉葛根12g，白芍10g，九香虫6g，当归10g，蔓荆子10g，防风10g，细辛6g，甘草6g。

用法与主治 水煎服，每日1剂。此方为莱芜市中医院任绪东教授经验方，具有疏风清热、柔肝疏肝、活血化痰、通络止痛的作用，用于治疗三叉神经痛，三叉神经分布区内反复发作的阵发性、短暂性、剧烈疼痛而不伴三叉神经功能破坏。

加减 若眼支痛偏热者加重蔓荆子以疏散风热，偏寒者加荜茇以温中散寒；上颌支痛偏热者加薄荷，偏寒者加高良姜；下颌支痛偏热者加黄连，偏寒者加藁本；三支联合痛偏热者加柴胡，偏寒者加重白芷；若夹风热者可减制白附子加菊花；内热盛者加石膏、黄连、黄芩；肝阳上亢者加钩藤、全蝎；内寒者加制附子；大便秘结者加大黄、火麻仁；血瘀者加赤芍、鸡血藤、蜈蚣；痛剧者加珍珠母，气滞者加延胡索、川芎、柴胡；痰盛者加苍术、陈皮；气虚者加黄芪；络脉瘀阻者加土鳖虫、桑寄生。

出处 亓慧敏，陈建强．任绪东运用五白蠲痛饮治疗三叉神经痛的经验［J］．广西中医药，2014，37（2）：53-54.

【方剂6】陈集才经验方

经验方①：制黑附片（先煎），制白附子（先煎），川芎，七叶藤，羌活，白芷，细辛，荆芥，防风，白芍，甘草。

经验方②：桑叶，忍冬藤，菊花，薄荷，七叶藤，柴胡，川芎，蔓荆子，粉葛，栀子，黄芩。

用法与主治 水煎服，每日1剂。此方为云南省曲靖市中医医院陈集才主任医师经验方。经验方①具有温经解表、散寒止痛的作用，用于治疗风寒阻络型三叉神经痛，症见一侧头痛突作，痛连颈项，疼痛剧烈，颜面苍白，恶寒肢冷，遇风寒更甚，便溏尿清，舌淡，苔薄，脉浮。经验方②具有疏风清热、通络止痛的作用，用于治疗风热阻络型三叉神经痛，症见一侧头面胀痛如裂，发热恶风，面色潮红，口渴欲饮，便干，尿黄，脉浮数。

出处 杨万松，张敏，陈集才．陈集才主任医师治疗三叉神经痛的经验［J］．云南中医中药杂志，2010，31（1）：5-6.

【方剂7】远昭经验方

川芎，白芷，菊花，羌活，荆芥，细辛，大黄，芒硝，天花粉，玄参。

用法与主治 水煎服，每日1剂。此方为中医世家远昭老中医经验方，具有祛风止痛、通腑泄热、凉血滋阴的作用，用于治疗风火上炎，干犯三阳型三叉神经痛，症见遇风热刺激则发火烧电击样疼痛，伴面红目赤，口燥唇裂，便秘尿赤，舌质干红少津，脉弦数。

出处 远中熙，秦泳．远昭治疗三叉神经痛经验举隅［J］．山西中医，2001，17（1）：6.

【方剂8】胡志强经验方

石膏，川芎，细辛，白芷，蔓荆子，羌活，防风，荜茇，白芍，生甘草。

用法与主治 水煎服，每日1剂。此方为山东中医药大学胡志强教授经验方，具有疏风止痛、调气活血的作用，用于治疗三叉神经痛，症见在头面部三叉神经分布区域内，出现闪电样、刀割样、烧灼样、顽固性、难以忍受的剧烈性疼痛，发病骤发、骤停，说话、进食、剃须、洗脸、刷牙、打哈欠或微风拂面，甚至走路时都会导致阵发性的剧烈疼痛，疼痛历时数秒或数分钟。

出处 郭娟娟．胡志强运用舒风宁方加减治疗三叉神经痛经验［J］．湖南中医杂志，2015，31（10）：24-25.

老年性痴呆

痴呆是以记忆和其他认知功能损害为特征的临床综合征，是老年人常见的器质性精神障碍之一。引起痴呆的原因很多，阿尔茨海默病（AD）是常见的痴呆原因，占所有痴呆的60％～80％，此外还有血管性额颞叶痴呆、路易体痴呆等。据最近的一项研究显示，我国65岁及以上老年人中痴呆患病率约为7.8％。

【方剂1】邓铁涛经验方

竹茹10g，枳壳6g，橘红6g，法半夏10g，白术15g，茯苓15g，泽泻10g，厚朴花10g，白芍15g，五指毛桃30g，甘草5g，丹参18g，太子参18g。

用法与主治 水煎服，每日1剂，连服7剂。此方为国医大师邓铁涛的经验方，具有益气除痰活血的功效。适用于血管性痴呆，气虚血瘀痰阻证。症见神情呆滞、表情淡漠、呆若木鸡、倦怠嗜卧、步履沉重、口多涎沫、头晕头痛、纳呆呕恶、脘腹胀痛、痞满不适、小便失禁、大便自遗等症状，舌胖大而有齿印，苔常厚腻，脉细滑或濡弱等气虚痰浊之候。

加减 血瘀明显，痹阻脑络，可加入莪术、三棱。

出处 陈婷，梁红梅，吴伟，等．国医大师邓铁涛教授益气除痰活血法治疗血管性痴呆经验［J］．中华中医药杂志，2016，31（7）：2598-2600.

【方剂2】田金洲经验方

经验方①：肉苁蓉20g，熟地黄30g，山茱萸30g，远志15g，郁金20g，金樱子15g，芡实30g，胆南星10g，黄芩12g，生甘草6g。

经验方②：黄连10g，葛根10g，茯苓20g，苍术6g，清半夏 6g，珍珠母 30g（先下），生龙骨 30g（先下），生牡蛎 30g（先下），丹参 15g，广郁金 15g，石菖蒲 10g，生甘草 6g。

用法与主治 水煎服，每日 1 剂。此方是我国第五批国家级名老中医田金洲教授的经验方。经验方①具有补肾摄精兼以化痰开窍的功效，适用于病情发展较平稳，认知、心理行为及日常生活能力总体稳定，无明显波动，多见于痴呆早期和轻症，也可见于痴呆发展到一定阶段，病情相对平稳。患者主要表现以肾虚为主，髓海空虚，或肾脾两虚，气虚血亏。经验方②具有清热化痰、重镇安神的功效，适用于波动期病情时轻时重，认知能力轻度加重或时好时坏，常伴有幻觉、躁动不安等异常行为，日常生活能力进一步下降。此期病机虚实夹杂，痰瘀日渐壅盛，痰浊蒙窍，且有化热之势，可伴心肝火旺。

加减 痰郁化热，则兼以清热如栀子等。兼见肝风内动，当用天麻、钩藤平肝息风；热耗肝血，可加当归、白芍养血柔肝。

出处 田颖欣，时晶．田金洲教授分期论治痴呆的临床经验 [J]．临床医药文献电子杂志，2015，2（23）：4938-4939.

【方剂 3】张琪经验方

熟地黄 20g，山茱萸 20g，石斛 15g，肉苁蓉 15g，五味子 15g，石菖蒲 15g，远志 15g，益智 20g，巴戟天 15g，肉桂 5g，熟附子（先煎）5g，鹿角胶 15g，丹参 20g，川芎 15g，地龙 20g，葛根 20g，红花 15g，赤芍 20g，胆南星 15g，甘草 15g。

用法与主治 水煎服，每天一剂，早晚温服。本方为国医大师张琪大师经验方，选用了金元名医《刘河间医学六书》地黄饮子加减，可用于阴阳虚衰，气血不足，瘀血阻滞，痰浊痞塞，精髓失养，脑络不利。治以滋阴与扶阳兼顾，扶正与祛邪并举，从平调阴阳、补益、涤痰、化瘀入手，以调平阴阳为纲，填精益髓为目，正邪兼顾，纲目并举。用药多而不乱，举重若轻，脉络清晰，配伍精辟。

出处 高尚社．国医大师张琪教授治疗痴呆验案赏析 [J]．中国中医药现代远程教育，2013，11（21）：10-12.

【方剂 4】谷越涛经验方

牡丹皮 12g，栀子 12g，柴胡 6g，薄荷 6g，知母 10g，黄连6g，黄芩9g，大黄6g，钩藤15g，合欢皮30g，赤芍12g，桃仁12g，远志15g。

用法与主治　本方为国家级名老中医谷越涛经验方，用于治疗血管性痴呆的早期，症见记忆力减退，头晕头痛，心烦不寐，急躁易怒，焦虑不安，大便秘结，舌质红，苔黄，脉弦数。治以疏肝清热，清心安神，特别是在改善心烦及失眠方面优势明显。若在此期及早用药阻止记忆力下降的趋势，会收到事半功倍的效果。

加减　黄连、黄芩、大黄苦寒之品，不可久服，取效之后再以益气活血、补益肾精，伍以解郁化痰开窍之品以收功。

【方剂5】指迷汤加味方

人参10g，白术10g，制半夏9g，神曲12g，制天南星9g，蜜甘草3g，石菖蒲10g，制附子（先煎）8g，肉豆蔻9g，茯苓12g。

用法与主治　水煎服，每日1剂。本方是福建医科大学陆曦教授经验方，用于痴呆湿痰阻窍型，证见智能低下，精神抑郁，表情迟钝，默默无语，或喃喃自语，闭户独居，不欲见人，脘腹胀满，口多痰涎，舌苔白腻，脉沉滑。

出处　陈金雄，李智文．陆曦治疗老年性痴呆的经验［J］．光明中医，2010，25（7）：1140.

【方剂6】裘沛然经验方

龙胆6g，柴胡15g，黑栀子12g，淡黄芩24g，石菖蒲15g，广郁金15g，琥珀屑3g（冲服），川黄连9g，桃仁泥15g，西红花1g，牡丹皮12g，陈胆南星12g，白茯苓12g，枳壳15g。

用法与主治　水煎服，每日1剂。本方为国医大师裘沛然经验方，具有清利湿热、化痰开窍、活血祛瘀、宣通气机的功效，治疗痴呆证属肝胆湿热为主，痰瘀互结为辅，病位主要在肝胆、脑，也即一脏二腑。裘老在方中用能清肝胆实火，泻下焦湿热的名方龙胆泻肝汤化裁以治其湿热为君药。用石菖蒲化痰开窍，安神醒脑；琥珀、西红花合用活血化瘀，安神宁心。以上三味共为臣药。广郁金、枳壳合用宣通气机，化痰开郁为佐药。诸药合用，共奏清泻肝胆湿热、化痰祛瘀开窍之功。

出处 刘淑红，高尚社．国医大师裘沛然教授辨治痴呆验案赏析［J］．光明中医，2011，26（9）：1764-1767.

【方剂7】周文泉经验方

经验方①：石菖蒲10g，郁金12g，炒栀子10g，连翘12g，竹茹9g，牡丹皮12g，地龙12g，川芎12g，鸡血藤30g，丹参30g，生山楂15g，甘草6g，生姜3片。

经验方②：赭石30g，川牛膝、怀牛膝各15g，磁石30g，玄参15g，麦冬20g，赤芍、白芍各12g，生龙骨、生牡蛎各30g，石菖蒲10g，郁金12g，天麻12g，炒栀子10g，牡丹皮12g，地龙12g，川芎12g，神曲15g。

经验方③：沙参12g，麦冬20g，生地黄12g，当归20g，枸杞子15g，菟丝子12g，川楝子9g，郁金12g，天麻12g，姜黄12g，丹参30g，银杏叶15g。

用法与主治 每日1剂，水煎服。本方为中国中医科学院西苑医院周文泉教授经验方。经验方①用于疾病早期，实多虚少，以痰瘀阻窍为主，治以化痰逐瘀，开窍醒神，方用菖蒲郁金汤酌加活血通络之品。经验方②用于病在中期，虚实并见，阴虚阳亢，痰瘀阻窍并重，治以平肝潜阳、化痰逐瘀，以镇肝息风汤合菖蒲郁金汤化裁。经验方③用于疾病后期，虚多实少，以肝肾阴亏为多见，治滋补肝肾，方用一贯煎加味

出处 郭明冬，罗增刚，周文泉．周文泉治疗血管性痴呆经验［J］．中医杂志，2009，50（12）：1070-1071.

失　眠

失眠是指患者对睡眠时间和/或质量不满足并影响白天社会功能的一种主观体验。失眠症是指对睡眠的质和量不满意达一个月以上，并对失眠有忧虑或恐惧，形成了使失眠症状持续存在的恶性循环，且非神经系统疾病、使用精神药物或其他药物因素引起的睡眠障碍。本

病多属于中医学“不寐”范畴。

【方剂1】高枕无忧汤

清半夏10g，夏枯草10g，紫苏叶10g，百合10g，合欢皮15g。

用法与主治 水煎服，每日1剂，早晚各一次温服。此方为国医大师王琦教授的经验方，具有交通阴阳、调肝安魂的作用。适用于慢性失眠作为疾病关键问题的患者。症见失眠、心慌、健忘、情绪波动、早泄、阳痿等，患者或以失眠为主诉，或不以失眠为主诉，但失眠是患者身体诸多不适的关键病因。

加减 气虚体质加党参10g，黄芪15g；阳虚体质加肉苁蓉10g，淫羊藿12g；阴虚体质加生地黄15g，石斛15g；痰湿体质加陈皮10g；湿热体质加黄柏9g，苍术9g；血瘀体质加桃仁12g，红花9g；气郁体质加枳壳9g，柴胡9g。肝郁血虚证加柴胡9g，当归12g，白芍15g；肝郁化火证加栀子12g，牡丹皮12g，柴胡9g，龙骨20g，牡蛎20g；痰热内扰证加竹茹10g，枳实12g，橘红9g。

出处 姜敏．王琦教授辨体—辨病—辨证相结合学术思想与临床经验总结及治疗慢性失眠的临床研究［D］．北京中医药大学，2011.

【方剂2】于志强经验方

经验方①：柴胡10g，牡丹皮10g，栀子10g，黄连10g，郁金10g，白芍10g，乌梅10g，苦丁茶10g，合欢皮15g，珍珠母（先煎）30g。

经验方②：柴胡10g，当归10g，川芎10g，赤芍10g，生地黄10g，枳壳10g，桔梗10g，牛膝15g，郁金10g，合欢皮15g，珍珠母（先煎）30g，桃仁10g，红花10g。

经验方③：法半夏15g，夏枯草15g，陈皮10g，茯苓10g，竹茹10g，枳壳10g，川黄连10g，珍珠母（先煎）30g，远志10g，石菖蒲10g，甘草6g。

经验方④：酸枣仁50g，白芍15g，当归15g，制何首乌15g，熟地黄15g，阿胶12g（烊化），首乌藤（夜交藤）15g，柏子仁10g，紫石英（先煎）30g，川芎10g。

用法与主治 水煎服，每日1剂，早晚各一次温服。此方为天津中医药大学第二附属医院于志强教授的经验方。经验方①具有疏肝解郁、清肝泻火的作用。适用于肝郁化火型失眠。症见失眠心烦，性情急躁，口干口苦，舌质红，舌苔薄黄，脉弦而略数。经验方②具有疏肝解郁、活血安魂的作用。适用于肝郁血瘀型失眠。症见顽固性失眠，精神抑郁，胸胁疼痛，善太息，面色晦暗少华，舌暗或有瘀点、瘀斑，脉象弦而涩。经验方③具有清肝泻火、涤痰安魂的作用。适用于痰火内扰型失眠。症见失眠少寐，易怒心烦，胸闷口苦，痰多恶呕，舌质红舌苔黄腻，脉象弦滑或弦滑而数。经验方④具有补肝养血、藏血安魂的作用。适用于肝血不足型失眠。症见失眠易醒，多梦惊惕，面色少华，头晕目眩，视物模糊，舌质淡红苔白，脉弦细或弱。

加减 经验方①：若肝郁化火，肝火犯胃，证见反酸者，加左金丸以治之；若心火也亢，舌尖红或起疱者加竹叶、莲子心以清心肝之火；若心悸明显者，加生龙齿镇心定悸。经验方②：若胸胁疼痛明显者，酌加金铃子散，以疏肝理气止痛；若血瘀明显者，可酌加水蛭、蜈蚣活血通络。经验方③：若肝经郁火明显，心烦懊恼者加生栀子、豆豉以清热除烦；若热盛便秘者，酌加番泻叶或生大黄通腑泄热。经验方④：若阴虚燥热，神魂不安，酌加制龟甲、知母、生百合，治以滋养肝阴，安魂定志；若阴虚阳亢，眩晕明显者，酌加桑叶、钩藤养肝息风；若有心气不足，气短，自汗者，酌加太子参、浮小麦、麻黄根以益气养心止汗。

出处 刘长玉，周琪，于志强等．于志强主任“从肝论治失眠”的经验［J］．天津中医药，2013，30（12）：761-762.

【方剂3】安神化痰方

姜半夏10g，茯神20g，竹茹10g，陈皮12g，炒枳壳12g，生龙骨20g，生牡蛎20g，首乌藤（夜交藤）30g，合欢皮30g，甘草6g，炒酸枣仁30g，琥珀9g。

用法与主治 水煎服，每日1剂，早晚各一次温服。此方为开封市中医院刘学勤教授的经验方，具有清化痰热安神的作用。适用于痰热内扰型失眠。症见夜眠不安，白天精神萎靡，困倦乏力，头目不清，记忆力下降，遇事易惊，心悸气短，烦躁不安，口苦，纳呆，大便不爽，时有便溏；舌质淡红，苔厚腻略黄，脉弦细稍数。

加减　对于伴有食滞不化者，多加山楂、神曲、麦芽、莱菔子、连翘、三棱、莪术；痰浊较盛或有顽痰者，常加胆南星、天竺黄、远志、青礞石；兼有心肾不交者，多合用交泰丸和紫苏百合汤；伴有心烦不安者，合用栀子豉汤；伴有肝郁者，加用薄荷、香附、郁金；有瘀血证候者，加赤芍、川芎。

出处　张天华．刘学勤从痰热论治失眠经验［J］．中医学报，2013，28（6）：824-825.

【方剂4】贾春华经验方

酸枣仁25g，知母10g，茯神20g，川芎15g，清半夏10g，首乌藤（夜交藤）30g，合欢皮15g，远志10g，当归10g，白芍10g。

用法与主治　水煎服，每日1剂，早晚各一次温服。此方为北京中医药大学贾春华教授的经验方，具有养血调肝、宁心安神的作用。适用于肝血不足、阴虚内热型失眠。症见失眠，心悸，虚烦不眠，口干咽燥，或伴有头晕目眩、舌质红、脉弦细等。

加减　心悸甚者加丹参；肝气郁结者加香附；兼有肠燥便秘者加柏子仁；兼阴虚火旺者加女贞子、墨旱莲；兼有思虑过重、心神不宁者加百合。

出处　刘立杰，侯星宇．贾春华教授治疗失眠用药经验［J］．北京中医药大学学报（中医临床版），2009，16（4）：19-20.

【方剂5】欧阳锜经验方

经验方①：柴胡10g，酒白芍15g，郁金10g，炒枳实10g，法半夏10g，陈皮10g，竹茹10g，酒川楝子10g，炒酸枣仁15g，甘草3g。

经验方②：白芍10g，天麻10g，蒺藜10g，丹参12g，酸枣仁15g，炒枳实10g，法半夏10g，陈皮10g，竹茹10g，甘草3g。

经验方③：法半夏10g，陈皮10g，竹茹10g，枳实10g，茯苓12g，酸枣仁12g，黄连3g，甘草3g。

经验方④：法半夏10g，陈皮10g，石菖蒲10g，郁金10g，丹参12g，酸枣仁12g，远志6g，川芎3g，甘草3g。

用法与主治 水煎服，每日1剂，早晚各一次温服。此方为湖南省名老中医欧阳锜教授的经验方。经验方①具有疏肝解郁、化痰安神的作用。适用于肝郁痰滞型失眠。症见失眠多梦，精神抑郁，善太息，胸脘满闷，纳食减少，大便不爽，舌质淡红，苔白腻，脉弦滑。经验方②具有柔肝息风、化痰安神的作用。适用于肝虚痰滞型失眠。症见失眠多梦，头晕目眩，胸脘满闷，肢体麻木，体胖，舌质淡，苔白腻，脉细滑。经验方③具有清热化痰安神的作用。适用于痰热内扰型失眠。症见失眠多梦，心烦易怒，口苦黏腻，胸闷食少，舌质红，苔黄厚腻，脉滑数。经验方④具有化痰活血、宁心安神的作用。适用于痰瘀扰神型失眠。症见失眠多梦，时作头痛，口中黏腻，胸闷，肢体麻木，舌质暗，苔白厚腻，脉弦细。

加减 经验方①：头晕者加蒺藜；呃逆时作者加刀豆壳、枇杷叶。经验方②：心烦易怒者加黄连；血压高者加苦丁茶。经验方③：口干渴明显者加忍冬藤。经验方④：噩梦纷纭者加牡蛎、茯神。

出处 周慎．欧阳锜从痰论治实证失眠经验［J］．湖南中医杂志，2011，27（1）：29-30.

【方剂6】健脑安神汤

当归15g，川芎15g，赤芍15g，酸枣仁15g，五味子15g，红花10g，青皮10g，炙甘草10g，丹参30g，磁石30g。

用法与主治 水煎服，每日1剂，早晚各一次温服。此方为国家名老中医王多让教授的经验方，具有调和气血、充养脑神的作用。适用于各型失眠。

加减 心肝火旺，木火相煽者，症见心悸，烦热，失眠多梦，咽干口燥，头晕耳鸣，心中烦热，小便黄，舌质红，苔少，脉细数，可加灯心草3g，竹叶、蔓荆子、白芷各12g，朱砂1.5g（另包研冲服），麦冬、玄参、菊花各15g；肝郁化火者，症见头晕，两胁胀痛，胸闷不舒，性急易怒，失眠多梦，舌质红，脉弦细，可加郁金、白芍各15g，川楝子12g，柴胡10～15g，栀子9g，朱砂（研末冲服）1.5g；痰湿扰心者，症见头胀如裹而痛，失眠梦多，中脘胀满、恶心，痰涎盛，舌苔白腻，脉弦滑，可加茯苓、菊花各15g，清半夏9～12g，陈皮、竹茹、橘红各9g，蔓荆子、白芷各12g；心肾不交者，症见心悸心烦，失眠梦惊，虚烦，腰腿酸软，舌红，脉细数，可加川黄连、肉桂（研细末冲服）各3g，生地黄、山茱萸、合欢皮各15g，远志、琥珀各9g；肝肾阴虚者，症见头晕目眩，视物模糊，失眠多梦，耳鸣，腰酸腿软，五心烦热，舌红少苔，脉弦细数，加菊花、知母、山茱萸各15g，蔓荆子、白芷、蒺藜各12g，白芍、制何首乌、桑椹各15～30g；心脾血亏者，症见头晕失眠，心悸，四肢无力，食欲不振，面黄肌瘦，舌淡苔薄，脉细弱，可加党参、黄芪各15～30g，焦白术、焦三仙各12g，大枣10～20枚，茯苓、柏子仁各15g。

出处　邓红．王多让从气血论治失眠症经验［J］．实用中医药杂志，2000，16（5）：37.

【方剂7】李军教授经验方

桃仁5～10g，红花6～10g，川芎5～9g，当归10～15g，赤芍10～15g，熟地黄15～20g，柴胡5～9g，枳壳10～15g，郁金5～9g。

用法与主治　水煎服，每日1剂，早晚各一次温服。此方为陕西中医学院李军教授经验方，具有活血化瘀、理气疏肝的作用。适用于长期慢性失眠。

加减　肝胆郁热，痰瘀扰神型主要表现为不寐多梦，两胁刺痛，彻夜不眠，急躁易怒，目赤耳鸣，眩晕，口干苦，舌红苔黄，脉弦滑而数，合柴胡疏肝汤；心火内炽，痰扰心神型，症见心烦不寐，胸闷脘痞，泛恶嗳气，伴口苦，头重，目眩，舌偏红，苔黄腻，脉滑数，合黄连温胆汤；心肾不交，瘀阻心神型，症见心烦不寐，入睡困难，多梦，怔忡，心悸，腰膝酸软，潮热盗汗，五心烦热，咽干少津，女子月经不调，男子遗精，舌暗红，脉细数，合六味地黄丸、交泰丸；心脾两虚，痰瘀互结型，症见不易入睡，多梦易醒，心悸健忘，神疲食少，伴头晕目眩，四肢倦怠，腹胀便溏，面色少华，舌淡苔薄白，脉细无力，合归脾汤。

出处　田志伟．李军教授从瘀论治顽固性失眠的临床经验［J］．四川中医，2012，30（12）：10-11.

【方剂8】宁脑安神汤

珍珠母、炒酸枣仁、合欢皮、郁金、益智、淫羊藿、甘草等。

用法与主治 水煎服，每日1剂，早晚各一次温服。此方为山东中医药大学王新陆教授经验方，具有宁脑安神、畅达气机、填精补髓的作用。适用于脑神经紊乱型失眠，症见心神不宁，失眠健忘多梦，精神恍惚，易惊易恐，记忆力低下，心绪不定，舌淡，苔薄白，脉缓。

加减 脑浊不清者加石菖蒲、远志、柴胡、栀子、龙齿、茯苓、白矾、黄芩、法半夏；脑萎髓空者加制何首乌、草决明、桑寄生、海马；脑瘀阻滞者加黄芪、石菖蒲、天麻、全蝎、蜈蚣、制水蛭、土鳖虫、地龙、当归、川芎。

出处 王新陆．论脑血辨证［J］．山东中医杂志，2002，21（5）：259-263.

重症肌无力

重症肌无力是指由乙酰胆碱受体抗体介导、细胞免疫依赖及补体参与，主要累及神经-肌肉接头突触后膜乙酰胆碱受体的获得性自身免疫性疾病。本病多属于中医学“痿证”范畴。

【方剂1】益气振肌汤

党参12～15g，白术10～30g，苍术30～50g，茯苓12～15g，炙甘草5～6g，黄芪50g，黑附片（先煎）5～6g，生水蛭5g，肉桂5g，蜈蚣1～2条，杜仲15g，菟丝子15g，升麻6～10g，砂仁6g，生鸡内金6g。

用法与主治 水煎服，每日1剂，早晚各一次温服。此方为湖南中医药研究所刘光宪教授的经验方，具有健脾益气，活血通络的作用。适用于全身型重症肌无力及眼肌型重症肌无力。症见眼睑下垂伴复视，或伴有四肢肌肉无力，吞咽困难，严重者生活不能自理，甚至呼吸困难，疲乏无力，纳差腹胀，便溏，面色无华，舌淡苔白，脉细弱。

加减 脾胃虚损者参用补中益气汤、升阳益胃汤、益气聪明汤等方剂；肢体沉重、苔腻者以湿滞为标，加用燥湿利湿之品；久病多见肝肾虚损，肝肾阴血亏虚可加二至丸、六味地黄丸；肾阳虚者可加二仙汤、右归丸等；兼风常用刺蒺藜、全蝎；兼瘀则用丹参、当归等；血不养心用酸枣仁、首乌藤（夜交藤）等。

出处　颜学桔，何柳青，刘英哲，等．刘光宪辨治重症肌无力经验[J]．上海中医药杂志，2013，47（12）：16-18.

【方剂2】刘福友经验方

黄芪50～100g，升麻10g，柴胡10g，南沙参30g，肉苁蓉20g，补骨脂20g，怀山药20g，薏苡仁20g，鸡血藤30g，甘草6g。

用法与主治　水煎服，每日1剂，早晚各一次温服。此方为成都中医药大学刘福友教授的经验方，具有温补脾肾、升清祛湿的作用。适用于脾肾阳虚型眼肌型重症肌无力，症见单侧或双侧上睑下垂，可伴有眼球活动障碍引起的复视，斜视重者眼球固定。

加减　常配合瘫软胶囊（成都中医药大学附属医院生产）每次2粒（每粒0.6g），3次/天口服共同治疗；伴有情志改变，适当加入疏肝的药物；长夏之际，宜加用藿香祛暑解表、化湿和胃。

出处　王强．刘福友教授治疗眼肌型重症肌无力经验[J]．成都中医药大学学报，2013，36（1）：98-99.

【方剂3】尚尔寿经验方

经验方①：明天麻60g，全蝎60g，蜈蚣30条（去头足），地龙30g，牛膝20g，杜仲30g，黄芪30g。

经验方②：胆南星10g，菖蒲10g，麦冬15g，伸筋草15g，牡蛎20g（先下），珍珠母20g（先下），僵蚕10g，牛膝10g，佛手10g，黄芪15g，党参15g，桃仁6g，钩藤15g，姜半夏10g，陈皮10g，杜仲炭15g，焦三仙各10g，焦白术15g。

用法与主治　经验方①：诸药共为极细粉末，早晚各服2.5g。经验方②：水煎服，每日1剂。此方为中国中医科学院西苑医院尚尔寿教授的经验方。经验方①具有疏风通络的作用；经验方②具有滋肝补肾、镇肝息风的作用。两者合用，适用于眼肌型重症肌无力。

加减　气血两虚者合八珍汤；肝血亏虚者加当归、熟地黄、阿胶、制何首乌、枸杞子、女贞子；肝肾阴虚者加重牛膝、牡蛎、珍珠母的用量，并酌加枸杞子、女贞子、鳖甲、龟甲；兼有脾肾阳虚者加巴戟天、肉苁蓉、骨碎补、菟丝子。

出处 刘少云．尚尔寿教授诊治重症肌无力经验撷拾［J］．中医药学刊，2001，19（4）：306.

【方剂 4】邓毓漳经验方

经验方①：黄芪 60～120g，人参 10g，白术 15g，陈皮 9g，柴胡 9g，升麻 9g，当归 15g，炙甘草 6g。

经验方②：黄芪 120g，人参 10g，白术 15g，陈皮 9g，当归 15g，柴胡 9g，升麻 9g，肉桂 6g（后下），五味子 9g，山茱萸 20g，杜仲 15g，炙甘草 6g。

用法与主治 水煎服，每日 1 剂，早晚各一次温服。此方为江西省名中医邓毓漳教授的经验方。经验方①具有健脾补气、升阳举陷的作用，适用于脾气虚弱型重症肌无力，症见肢体无力、眼睑下垂、少气懒言、语声低微、咀嚼及吞咽无力、脸色苍白、纳呆便溏、舌淡苔白、脉细缓无力等。经验方②具有两补脾肾的作用，适用于脾肾两亏型重症肌无力，除有脾虚气弱的见证外，常伴有身寒肢冷，腰膝酸软，男子常有阳痿、遗精，妇女常伴带下、崩漏，脉微弱或沉迟无力等症。

加减 对风热感冒者，常用玉屏风散合双菊饮之类；对风寒感冒者，常选玉屏风散合参苏饮加减；若脾虚挟湿者，可健脾补气佐清利湿热，宜参苓白术散合三妙散加减。

出处 邓斌．邓毓漳治疗重症肌无力经验［J］．江西中医药，2010，41（4）：22-23.

【方剂 5】裴氏振痿汤

黄芪 15g，当归 10g，制乳香、制没药各 6g，龙眼肉 10g，山茱萸 10g，鹿角胶 10g，马钱子一个（油炸，研末冲服），鳖甲 15g，党参 10g，白术 10g，菟丝子 10g，知母 20g，生姜 6g，威灵仙 10g。

用法与主治 水煎服，每日 1 剂，早晚各一次温服。此方为甘肃省医学科学研究院裴正学教授的经验方，具有调补肝肾、补益气血的作用。适用于眼肌型重症肌无力，症见单侧或双侧上睑下垂，可伴眼球活动障碍引起的复视、斜视，重症者双眼几乎不动，瞳孔不受累及。

加减 气虚下陷合补中益气汤，益气聪明汤或升陷汤；气阴两虚合生脉饮；脾肾阴虚合桂附地黄汤；肝肾阴虚合杞菊地黄汤。

出处 高拴生，朱春晖，李炜，等．裴正学教授治疗眼肌型重症肌无力经验探析［J］．甘肃医药，2014，33（3）：219-221.

【方剂6】通玄达神方

黄芪60～90g，人参10g，紫河车10g，鸡血藤30g，白术12g，当归12g，炮附片（先煎）15～30g，麻黄12～30g，细辛10～20g，葛根30g，炙甘草6g，制马钱子（研末冲服，大毒）0.3～0.6g。

用法与主治 水煎服，每日1剂，早晚各一次温服。此方为四川省名老中医王明杰教授的经验方，具有补中益气、开通玄府、透达神机的作用。适用于各型重症肌无力。

加减 炮附片从12g开始逐步增量，最大可用至60g；麻黄从10g开始，可用至30g，伴有心脏病心动过速或心律不齐者适当减量；细辛从10g开始，可用至20g；有明显热象者去炮附片，酌加牡丹皮、黄柏之属。

出处 江花，潘洪，王明杰．王明杰治疗重症肌无力经验［J］．中医杂志，2014，55（6）：464-466.

【方剂7】陈贯一经验方

生地黄15g，炙黄芪15g，炒党参10g，麦冬10g，炒白术10g，当归10g，炙僵蚕10g。

用法与主治 水煎服，每日1剂，早晚各一次温服。此方为上海市名老中医陈贯一教授的经验方，具有补益脾肾，滋阴止汗的作用。适用于脾肾阴虚证眼肌型重症肌无力，症见眼睑下垂，多伴有精神萎靡、体瘦弱、面色苍白或黄、胃纳呆、盗汗自汗或尿频尿急尿床等。

加减 汗多加止汗药如浮小麦、麻黄根、煅牡蛎；儿童病患有尿床、尿急、尿频，系肾亏固摄无能，加桑螵蛸、覆盆子。

出处 邹月兰，陈济东，金慧莉，等．陈氏经验方治疗眼肌型重症肌无力的临床观察［J］．陕西中医，2016，37（4）：461-462.

【方剂8】益气固元方

炙黄芪40～80g，炒当归12g，炒白术、山药各15g，路党参30g，陈皮、炙甘草、升麻、柴胡各6g，防风9g，淫羊藿30g，制黄精15g。

用法与主治 水煎服，每日1剂，早晚各一次温服。此方为上海市名老中医陈贯一教授的经验方，具有健脾益气升阳的作用。适用于脾气亏虚型重症肌无力，症见面色少华，精神不振，眼睑下垂或复视，四肢倦怠无力，朝轻暮重，言语声低，胸闷气短，少气懒言，舌嫩苔厚，脉虚。

加减 脾胃虚弱、纳差便溏者，去制黄精，加用炒薏苡仁15g，炒谷芽、炒麦芽各12g，六神曲、炒扁豆各12g等化湿开胃，健运中州；舌苔厚腻的痰湿重者，可重用炒薏苡仁30g，炒扁豆15g，干姜6g，制半夏、藿香、佩兰各9g等；气阴两虚证加生地黄15g、生晒参9g、麦冬12g、五味子6g等益气养阴之品；脾肾阳虚加制附子（先煎）6～9g，干姜、肉桂（后下）各6g，淫羊藿30g，巴戟天12g，莲子肉、芡实各15g；肝肾不足证加熟地黄15g，山茱萸、女贞子、墨旱莲、枸杞子、鹿角霜各12g，紫河车粉6g。

出处 钱同，蒋旭宏，裘昌林等．裘昌林中医治疗重症肌无力经验［J］．浙江中西医结合杂志，2016，26（8）：687-690.

帕金森病

帕金森病，又名震颤麻痹，是一种常见于中老年的神经系统变性疾病，临床上以静止性震颤、运动迟缓、肌强直和姿势平衡障碍为主要特征。本病多属于中医学“颤证”范畴。

【方剂1】定颤安神方

天麻10g，白芍30g，青礞石30g，茯神30g，首乌藤（夜交藤）30g，丹参30g，枸杞子10g，珍珠母30g，九节菖蒲6g，郁金10g，甘草3g。

用法与主治 上药予水浸泡30～60分钟，加水至500ml，煎取

200ml，分两次口服，服药时间为每日晚饭后及入睡前，各人酌情服药间隔时间 4～5 小时，28 天为一疗程。此方为南京中医药大学顾锡镇教授的经验方，具有镇肝息风、滋阴潜阳、宁心安神的作用。适用于肝肾阴虚型帕金森病。症见肢体或头震颤日久、幅度大、肢体拘挛、活动笨拙、步态拖拉、言语謇涩、失眠、形体消瘦、头晕耳鸣、头痛或盗汗、小便频数、大便秘结、舌体瘦小、舌质暗红、舌苔少或剥苔或微黄、脉象弦细或细数等。

加减　大便不通属气虚者加黄芪、生白术或瓜蒌子、桃仁；实证者加制大黄、玄明粉；小便不通或淋漓不止者，加车前子、泽泻等；低血压、心动过缓者加太子参、葛根；汗出异常者加淮小麦、糯稻根、瘪桃干。

出处　杨立悦，顾锡镇．顾锡镇辨治老年颤证经验探析［J］．湖南中医杂志，2016，32（5）：13-15.

【方剂 2】裴瑗经验方

天麻 10g，钩藤（后下）15g，石决明（先煎）30g，生龙骨（先煎）30g，生牡蛎（先煎）30g，牛膝 15g，杜仲 15g，黄芪 30g，当归 15g，生地黄 20g，熟地黄 20g，柴胡 10g，独活 10g，白芍 20g，炙甘草 10g。

用法与主治　水煎服，每日 1 剂，早晚各一次温服。此方为辽宁中医药大学裴瑗教授的经验方，具有平肝息风、填精补髓的作用。适用于肝肾亏虚型帕金森病。症见肢体震颤，不能自止，情绪激动或者紧张时加重，四肢僵直，持物不稳，严重时不能持物，动作缓慢，面部表情呆板。可伴见头晕眼花，耳鸣，健忘，胸胁疼痛，善太息，也可见腰膝酸软，四肢无力，舌质红，少苔，脉弦细数。

加减　头晕耳鸣、烦躁易怒、口苦胁痛等肝阳上亢证，加夏枯草、龙胆；健忘、呆傻者，加远志、石菖蒲；头晕目眩、胸胁痞闷等痰湿中阻证，加瓜蒌子、厚朴；阳气不足者加肉桂、制附子。失眠者加酸枣仁，柏子仁；五心烦热，颧红盗汗者加黄连、知母、银柴胡、胡黄连。

出处　张帆．裴媛教授从肝肾论治帕金森病经验总结［D］．辽宁中医药大学，2016.

【方剂3】王安康经验方

制何首乌 20g，女贞子 15g，墨旱莲 15g，桑椹 15g，杜仲 15g，菟丝子 15g，白蒺藜 10g，僵蚕 10g，蝉蜕 10g，豨莶草 10g，丹参 10g，山茱萸 15g，银花藤 10g，灵芝 30g。

用法与主治 水煎服，每日 1 剂，早晚各一次温服。此方为武汉市中医院王安康教授的经验方，具有补肾活血的作用。适用于肝肾阴虚，虚风内动型帕金森病。症见四肢震颤，肢体强直，面容刻板，运动迟缓，舌暗红少苔，脉沉细。

加减 阴虚重者加龟甲 20g，鳖甲 20g，枸杞子 15g；血虚重者加生、熟地黄各 10g，赤、白芍各 15g，当归 10g，枸杞子 15g；痰浊上蒙清窍者加石菖蒲 10g，远志 10g，法半夏 10g，益智 10g。

出处 童琦燕．王安康治疗帕金森病经验［J］．湖南中医杂志，2005，21（5）：28.

【方剂4】滋阴息风汤

生地黄 15g，熟地黄 15g，山茱萸 12g，炙龟甲 15g，白芍 15～30g，天麻 9～12g，钩藤 15～20g，僵蚕 12g，全蝎 3～6g，石决明 30g。

用法与主治 水煎服，每日 1 剂，早晚各一次温服。此方为浙江中医药大学裘昌林教授的经验方，具有滋阴息风止痉的作用。适用于肝肾阴虚型帕金森病。症见头目眩晕、肢体震颤、步履艰难、汗出不止、大便不畅、舌质偏红少津、脉细数等。

加减 阴虚内热者加知母、牡丹皮、地骨皮、制鳖甲、鲜石斛等；肢体震颤者加珍珠母、紫贝齿、羚羊角等；夹有痰湿者去熟地黄、山茱萸、炙龟甲等，加姜半夏、胆南星、石菖蒲等；气血两虚者加当归、黄芪、川芎等；认知障碍者加益智、石菖蒲、郁金等；大便秘结属阴虚者加知母、葛根、决明子；阳虚者加肉苁蓉、锁阳；气虚者加枳术丸。

出处 孙奇，邵亦莲，裘昌林等．裘昌林治疗帕金森病经验［J］．浙江中医杂志，2010，45（8）：552-553.

【方剂5】周绍华经验方

经验方①：熟地黄 30g，当归 12g，川芎 12g，白芍 10g，丹参20g，全蝎3g，地龙10g，蜈蚣3条，僵蚕10g，天麻10g。

经验方②：白芍30g，阿胶10g，醋鳖甲30g，生地黄30g，火麻仁10g，五味子10g，牡蛎30g，麦冬12g，蜈蚣3条，僵蚕10g，全蝎3g，当归12g，鸡子黄1枚（冲服）。

经验方③：当归12g，熟地黄30g，陈皮12g，法半夏9g，茯苓30g，炙甘草10g，全蝎3g，蜈蚣3条，僵蚕10g。

经验方④：炙黄芪30g，当归15g，白芍20g，川芎10g，生地黄30g，丹参30g，阿胶10g（烊化），杜仲12g，续断12g，巴戟天12g，川牛膝15g，草薢10g，木瓜12g，补骨脂10g，僵蚕10g，全蝎3g，蜈蚣3条，天麻10g，甘草10g。

用法与主治　水煎服，每日1剂，早晚各一次温服。此方为中国中医科学院西苑医院周绍华教授的经验方。经验方①具有益气养血、息风定搐的作用。适用于血虚风动型帕金森病。症见四肢搐搦，头摇不已，或肢体僵硬，步履蹒跚，行步不能自控，容易跌倒，伴有面色苍白，头晕目眩，心悸失眠，手足发麻，乏力神疲，筋脉拘急，肌肉瞤动，舌淡红，脉细。经验方②具有养阴柔肝、息风定搐的作用。适用于肝肾阴虚，阴虚火旺型帕金森病。症见筋脉拘急，肌强直、震颤，静止时明显，情绪激动时加剧，随意运动时可减轻或暂时消失，表情漠然；伴有头晕耳鸣，失眠多梦，急躁易怒，腰酸腿软，肢体麻木，行走时头与躯干向前倾，步小而快，口燥咽干不思饮，舌红少苔，脉弦细或细数。经验方③具有益气养血、化痰、息风定搐的作用。适用于血虚夹痰型帕金森病。症见肢体震颤，重则不能持物，肌肉强直，筋脉拘紧，头摇不止；伴有四肢无力，气短自汗，倦怠乏力，头晕眼花，表情呆滞，胸脘痞闷，口苦口黏，甚则口吐痰涎，肢体麻木不仁，伴恶心，面色暗滞，胸闷，咽部有痰，健忘痴呆，形体消瘦，舌质淡，苔黄腻，脉弦滑。经验方④具有益气养血、息风定搐的作用。适用于气血亏虚型帕金森病。症见头摇肢颤，面色㿠白，表情淡漠，神疲乏力，动则气短，伴有头晕目眩，少气懒言，自汗，头晕眼花，心悸失眠，手足发麻，面色苍白，舌体胖大，舌淡红，舌苔薄白滑，脉沉细。

加减　经验方①与经验方②：气虚明显加党参、山药、白术、黄精；

头晕眼花加蔓荆子、炒酸枣仁；自汗明显加西洋参、防风、白术、浮小麦；血虚明显加熟地黄、鹿角胶、制何首乌；纳呆加焦三仙或炒谷芽、炒麦芽；舌苔黄腻加黄芩清热解毒；紧张不安加用远志、酸枣仁化痰安神。经验方③：痰浊明显加胆南星、苍术；胸闷明显加沉香、瓜蒌、香附；健忘明显加覆盆子、菟丝子、枸杞子；恶心明显法半夏改为姜半夏，加蜜枇杷叶、旋覆花。经验方④：气虚明显加党参、山药、白术、黄精；头晕眼花加蔓荆子、炒酸枣仁；自汗明显加西洋参、防风、白术、浮小麦；血虚明显加熟地黄、鹿角胶、制何首乌；纳呆加焦三仙或炒谷芽、炒麦芽。

出处 孙林娟，宁侠，周绍华等．周绍华治疗帕金森病经验[J]．中医杂志，2015，56（3）：193-194.

【方剂6】育阴止颤汤

熟地黄、生地黄、山茱萸、麦冬、五味子、淫羊藿、仙茅、盐黄柏、仙鹤草、伸筋草、龟甲、牡蛎、三七粉、龟甲胶、鹿角胶、砂仁、甘草等。

用法与主治 水煎服，每日1剂，早晚各一次温服。此方为河南中医药大学第三附属医院张金生教授的经验方，具有滋水涵木的作用。适用于以肾阴虚亏、肝风内动为基本病机的各型帕金森病，症见静止性震颤、运动迟缓、肌强直、姿势平衡障碍等。

加减 舌苔厚腻者，加法半夏、胆南星；舌质紫暗者，加土鳖虫；阳虚偏盛者，加蚕蛾、巴戟天；脾虚纳差者，加炒鸡内金、白术；失眠者，加珍珠母、生龙齿；心烦焦虑者，加郁金、淡竹叶；筋脉拘挛较重者，加木瓜。

出处 杨帅，李先晓，何勇等．张金生教授运用滋水涵木法治疗帕金森病经验[J]．亚太传统医药，2017，13（16）：81-83.

【方剂7】常学辉经验方

经验方①：熟地黄15g，当归15g，人参15g，白芍15g，白术10g，黄芪15g，茯苓15g，天麻10g，钩藤10g，珍珠母10g，远志10g，炙甘草9g。

经验方②：龟甲15g，鳖甲15g，生牡蛎15g，钩藤10g，鸡子黄10g，阿胶10g，枸杞子10g，熟地黄10g，生地黄10g，白芍15，麦冬15g，山药15g，茯苓15g，五味子15g，甘草8g。

经验方③：黄连9g，清半夏15g，胆南星10g，竹茹10g，川贝母15g，陈皮15g，茯苓15g，钩藤10g，炙甘草8g。

经验方④：天麻10g，钩藤10g，石决明10g，赭石15g，生龙骨10g，生牡蛎10g，生地黄10g，白芍8g，龟甲15g，天冬15g，怀牛膝10g，杜仲10g，桑寄生10g，黄芩10g，首乌藤（夜交藤）15g，茯神15g。

用法与主治 水煎服，每日1剂，早晚各一次温服。此方为河南中医药大学第二附属医院常学辉教授的经验方。经验方①具有益气养血、濡养筋脉的作用。适用于气血两虚型帕金森病，症见肢体震颤，头摇不止，神情迟钝，面色㿠白，倦怠乏力，动则气短，头晕眼花，唇甲不华，心悸健忘，纳呆食少，舌体胖大，舌质淡，苔薄白，脉细弱或脉沉濡无力。经验方②具有补益肝肾、填津补髓的作用。适用于肝肾不足型帕金森病，症见肢体震颤，头摇，持物不稳，腰膝酸软，头晕耳鸣，善忘，舌质红，少苔或红绛无苔，脉细数。经验方③具有清热化痰、息风定颤的作用。适用于痰热风动型帕金森病，症见头摇不止，头晕目眩，肢体震颤，胸脘痞满，口苦口黏，或咳痰色黄，小便黄赤，大便秘结，舌体胖大或有齿痕，舌质红，苔黄腻，脉滑数。经验方④具有平肝潜阳、息风定颤的作用。适用于风阳内动型帕金森病，症见肢体颤动粗大，不能自制，眩晕耳鸣，心情紧张时加重，易激动，伴有肢体麻木，口苦而干，语言迟缓不清，尿赤，大便干，舌质红，苔黄，脉弦。

加减 经验方①：气虚运化不力，聚湿成痰，加清半夏、芥子、胆南星；血虚心神失养，心悸，失眠，健忘加炒酸枣仁、柏子仁。经验方②：肝风较盛，眩晕较著加天麻、全蝎；阴虚火旺，五心烦热，失眠者加黄柏、知母、牡丹皮；肢体麻木，拘急强直加僵蚕、地龙、木瓜。经验方③：痰湿内聚，胸闷恶心，苔厚腻者加芥子；震颤较重者加生石决明、珍珠母、全蝎；心烦易怒者加牡丹皮、郁金；神志呆滞者加石菖蒲、远志。经验方④：肝火盛，焦虑心烦者加夏枯草、龙胆；痰多者加竹沥、天竺黄；肝肾不足，虚火上扰者加知母、黄柏、牡丹皮；心烦失眠者加炒酸枣仁、柏子仁；颤动不止者加全蝎、僵蚕。

出处 杨雅静，常学辉．常学辉教授治疗帕金森病经验［J］．中国中医药现代远程教育，2016，14（14）：77-79.

【方剂8】复方地黄方

熟地黄20g，白芍30g，钩藤15g，珍珠母15g，丹参20g，石菖蒲12g，全蝎2g。

用法与主治 水煎服，每日1剂，早晚各一次温服。此方为上海中医药大学何建成教授的经验方，具有滋肾平肝、化痰活血、解毒散结的作用。适用于各型帕金森病，症见静止性震颤、运动迟缓、肌强直、姿势平衡障碍等。

加减 若震颤显著者，治宜平肝息风止颤为主，多选用龙骨、牡蛎、僵蚕等药；若痰热明显者，治宜清化痰热，息风通络，多选用瓜蒌、胆南星、制白附子、枳实、僵蚕等药；若气滞血瘀明显者，宜行气活血，通络止颤，多选用川芎、赤芍、郁金、柴胡、香附等药；若气血两虚明显者，宜益气养血、柔筋息风止痉，多选用黄芪、党参、炒白术、当归等药；若肾阳虚明显者，治宜温补肾阳，息风活络，多选用肉苁蓉、淫羊藿、狗脊等药。

出处 滕龙，洪芳，何建成等．何建成教授辨治帕金森病经验介绍［J］．新中医，2013，45（5）：206-208.

第九章 皮肤系统疾病

荨麻疹

荨麻疹是一种由于皮肤、黏膜小血管扩张及渗透性增加而出现的一种局限性水肿反应的过敏性皮肤病。临床表现为：皮肤反复出现风团伴瘙痒，发无定处，骤起骤落，消退后不留任何痕迹。临床分为急性和慢性荨麻疹两型，急性者骤发速愈，病程在6周以内，慢性者反复发作，病程超过6周。属于中医的"瘾疹""风瘙""赤疹""赤白游风"等。

【方剂1】抗敏方

黄芪12g，白术12g，白芍12g，防风9g，乌梅9g，紫草12g，茜草12g，墨旱莲30g，白鲜皮9g，浮萍12g，苍耳草9g，生甘草3g。

用法与主治 水煎服，每日1剂，早中晚分服。此方为上海中医药大学附属龙华医院皮肤科主任，主任医师，硕士研究生导师李咏梅教授经验方。具有益气固表、养血调血、消风止痒的作用，适用于慢性荨麻疹患者。

加减 夜寐欠安加合欢皮、远志、首乌藤（夜交藤）、煅龙骨、煅牡蛎等；烦躁易怒加柴胡、佛手、香附、香橼皮等；怕冷，四肢不温加肉桂、川桂枝、制附子等；瘙痒严重加蝉蜕、干蟾皮、乌梢蛇等。

出处 李淑，李晓睿，刘杰，等．李咏梅运用抗敏方治疗慢性荨麻疹的经验［J］．中国中西医结合皮肤性病学杂志，2018，17（5）：460-462.

【方剂 2】丘荨三豆饮

赤小豆，黑豆，绿豆，白鲜皮，土茯苓，茵陈，刺蒺藜，神曲，槟榔，乌梅。

用法与主治 水煎服，每日 1 剂，早中晚分服。药渣可煎汤外洗。此方为云南省中医医院黄虹教授经验方。具有健脾和胃除湿、祛风止痒的作用，适用于小儿丘疹性荨麻疹。症见：婴幼儿及儿童，春秋季节多发病，皮损表现为绿豆至花生米大小似纺锤的红色风团样损害，部分患儿风团样损害上可见紧张性水疱，自觉瘙痒明显。

出处 贾九丽．黄虹教授从脾胃论治小儿丘疹性荨麻疹经验［J］．中国民族民间医药，2019，28（3）：57-58.

【方剂 3】周萌经验方

经验方①：黄芩，紫花地丁，蒲公英，半枝莲，荆芥，防风，枇杷叶。

经验方②：厚朴，枳实，白扁豆，茯苓，白术，苍术，石菖蒲。

经验方③：黄连，百合，合欢皮，钩藤，龙骨。

经验方④：虎杖，鸡骨草，柴胡，白芍，栀子。

用法与主治 水煎服，每日 1 剂，早中晚分服。上述方剂为广西中医药大学附属瑞康医院国医堂技术主任周萌教授经验方。经验方①具有疏风清热、解毒泻火的作用，适用于难治型荨麻疹，证属风热火毒型，症见：皮疹颜色鲜红，呈环状，持续时间长（超过 1 小时），伴发热，咽痛，舌红，苔薄，脉滑，春夏多见。经验方②具有健脾利湿止痒的作用，适用于难治型荨麻疹脾虚湿盛型。症见：风团苍白，伴胸闷，腹痛，欲呕，舌淡，苔白腻，脉濡缓。经验方③具有清热凉血、安神止痒的作用，适用于难治型荨麻疹，证属心火亢盛型。症见：皮疹色红，眼睑及口周肿胀，瘙痒，灼热，伴心烦，失眠，多梦，身体消瘦。经验方④具有疏肝解郁止痒的作用，适用于难治型荨麻疹，证属肝经湿热型。症见：皮疹时起时消，情绪激动或愤怒时皮疹加重，情绪稳定后皮疹渐消退，口苦，急躁易怒，舌红，苔薄，脉弦。

加减 风邪致病者，可配伍蝉蜕；兼有肺热者配伍桑白皮；兼有虚热者加地骨皮；血热、血瘀者加牡丹皮；失眠者加合欢皮等；白色的风团时配伍如白芷；红色风团时，可加用“红色”中药如赤芍、鸡血藤、枸杞子；瘙痒剧烈，夜不安寐者加朱砂、磁石、龙骨、牡蛎、石决明、珍珠母；应用重镇药时配伍养胃健脾药。

出处 祁希希，黄雪，杨青春，等．周萌辨治难治性荨麻疹经验［J］．湖南中医杂志，2017，33（9）：47-48.

【方剂 4】董筠经验方

经验方①：四君子汤合香连丸加减。

经验方②：平胃散合参苓白术散加减。

经验方③：左金丸加减。

经验方④：柴胡疏肝散加减。

用法与主治 水煎服，每日 1 剂，早中晚分服。上述方剂为江苏省中医院主任医师，南京中医药大学董筠教授论治幽门螺杆菌感染相关慢性荨麻疹的经验方。经验方①具有益气健脾化湿的作用，适用于慢性荨麻疹，证属脾胃虚弱型。症见：皮肤风疹团反复发作，色淡红或苍白，夜间加重，纳食欠佳，伴或不伴腹痛腹泻，唇色白，舌淡胖，脉细弱或濡。经验方②具有健脾燥湿的作用，适用于慢性荨麻疹，证属脾胃湿盛型。症见：皮肤风疹团反复发作，色淡红或苍白，夜间加重，纳食欠佳，多伴腹胀或疼痛，嗳气吞酸，恶心呕吐，倦怠乏力，泄泻日久。经验方③具有清泻肝胃、降逆止呕的作用，适用于慢性荨麻疹，证属肝胃湿热型。症见：皮肤风疹团反复发作，色鲜红或暗红，白天加重，伴口苦呕吐，口中异味，嗳气吞酸，泄下臭秽，舌质红，苔黄腻，脉弦数。经验方④具有疏肝理气、活血止痛的作用，适用于慢性荨麻疹，证属肝气郁结型。症见：皮肤风疹团反复发作，时隐时现，色暗红，伴胁痛隐隐，口苦心烦，胸闷善太息，舌质淡，苔薄白，脉弦细。

加减 若患者瘙痒难忍，可加用防风、白鲜皮、秦艽疏风止痒；若患者以皮疹为主，凸出明显，且范围较大，可加用当归、白芍等养血息风；若患者皮疹明显，色鲜红，局部肤温升高，可加用牡丹皮、紫草等凉血消斑。经验方①：若脾胃虚弱，阳气不足，内生寒湿，伴有胃脘冷痛，进食生冷则腹泻，得寒愈重，得温则减，可加用制附子、干姜等温中散寒之品；经验方③：若患者嗳气较甚，加用旋覆花、赭石降逆下气；若患者吐酸甚，加用海螵蛸、浙贝母、瓦楞子等以制酸止逆。经验方④：若伴口干咽干甚者，加用人参、天花粉、麦冬等养阴生津止渴；若伴有咽喉不适，如有物阻，咯之不出，咽之不下者，可加用西青果、锦灯笼、木蝴蝶等顺气化痰。

出处 陈澳月，董筠．董筠教授从脾胃论治幽门螺杆菌感染相关慢性荨麻疹的经验［J］．四川中医，2017，35（11）：8-11.

【方剂5】王胜经验方

荆芥20g，防风12g，知母12g，胡麻12g，当归20g，苦参6g，石膏12g，生地黄12g，苍术12g，蝉蜕12g，牛蒡子12g，小通草6g，甘草6g。

用法与主治 水煎服，每天1剂，分早晚2次服用，10天为1个疗程。此方为硕士生导师王胜经验方。具有疏风清热、养血化瘀的作用，适用于风热型荨麻疹。症见：鲜红色风团为主，剧痒灼热，遇热更甚，或伴发热，咽喉肿痛，苔薄黄，脉浮数。其起病急，常剧烈瘙痒，灼热难忍，可在身体局部出现，也可泛发于全身，如果侵袭喉头黏膜，还会出现气喘、呼吸困难，严重者引起窒息而危及生命。

出处 赵姿茗，田欢．王胜治疗风热型荨麻疹经验［J］．湖南中医杂志，2017，33（4）：36-37.

【方剂6】止痒汤

白鲜皮、豨莶草、苦参片各15g，净蝉蜕5g，地肤子10g，土茯苓30g。

用法与主治 水煎服，每日1剂，早中晚分服。此方为江浙名老中医、海宁市中医院名誉院长朱练之老先生经验方。此方具有祛风胜湿、解毒止痒的作用，适用于顽固性荨麻疹。

加减 偏于风盛者，加荆芥、防风、连翘；偏于湿盛者，加苍术；偏于热毒者，加紫花地丁、生石膏、川黄连；偏于血虚者，加生地黄、玄参、制何首乌；偏于血热者，加牡丹皮、赤芍、紫草。

出处　邱林理．朱练之止痒汤治疗顽固性荨麻疹经验［J］．浙江中医杂志，2015，50（6）：456.

【方剂7】叶品良经验方

麻黄10g，杏仁15g，薏苡仁30g，甘草6g。

用法与主治　水煎服，每日1剂，早中晚分服。此方为成都中医药大学教授叶品良教授经验方。具有散风、祛湿、解表、通阳的作用。适用于多种类型荨麻疹。

加减　风湿热型的荨麻疹常以此方合消风散以疏风养血，清热除湿。若患者热重，加生地黄、紫草、石膏等清热凉血之品；风寒湿型的荨麻疹则合桂枝汤、理中汤以温中祛寒、调和营卫，辨证加用制附片、紫苏叶、细辛等温热散寒之品。若患者夹湿甚者加三仁汤；胃脘疼痛者加香连丸；气血两虚证加八珍汤；久病伤阴者加二至丸；伴气阴两虚者加生脉散等；失眠者合酸枣仁汤；常加入当归、制何首乌等活血补血之药以体现“治风先治血，血行风自灭”的特点；局部风团红肿比较重时加入连翘、赤小豆。

出处　卢振方，王燕平，陈欢，等．叶品良教授运用麻杏苡甘汤加减治疗荨麻疹临床经验［J］．现代中医药，2015，35（5）：9-10+13.

【方剂8】吴军经验方

经验方①：玉屏风散加味。

经验方②：柴胡疏肝散加味。

经验方③：当归饮子加减。

用法与主治　水煎服，每日1剂，早中晚分服。上述方剂为成都中医药大学研究生导师、著名中医外科皮肤病专家吴军教授经验方。经验方①具有益气固表、调和营卫的作用，适用于荨麻疹，证属表虚不固。症见：常于劳累或汗出后风团加重，颜色淡，疹块多为粟粒至蚕豆大小，反复发作，瘙痒不止，常伴恶风、自汗等症状，舌质淡，苔薄，脉沉弱。经验方②具有疏肝解郁、凉血息风的作用，适用于荨麻疹，证属情志不遂，肝气不疏者。症见风团发无定处，昼消夜起，颜色鲜红，遇热则加剧，得冷则减轻，瘙痒随情绪波动而发作，伴烦躁，易怒，目眩，胸闷，口苦，舌红，苔薄黄，脉弦数。经验方③具有养血润燥、祛风通络的作用，适用于荨麻疹，久病体虚，证属气血虚弱，精血不足者。症见风团颜色淡红，反复发作，骤起骤消，迁延数月或数年，午后或夜间发作加剧，多见肌肤干燥，全身散布抓痕、脱屑，伴心烦易怒，失眠，口干，手足心热，舌质淡红，苔薄白，脉沉细。

加减 经验方①：兼有热象，可加淡竹叶、连翘等；兼有寒象，可加桂枝、制川乌等；兼有湿象，可加薏苡仁、萆薢等。经验方②：血热加牡丹皮、紫草凉血止痒；痒随情绪波动者，加钩藤、牡蛎镇心安神。经验方③：慢性荨麻疹奇痒顽固者，加蜈蚣、全蝎、白花蛇舌草等虫类药。

出处 余曼，熊丽华，洪昊苏，等. 吴军治疗慢性荨麻疹经验［J］. 湖南中医杂志，2015，31（11）：55-57.

神经性皮炎

神经性皮炎是一种以阵发性皮肤瘙痒和皮肤苔藓化为特征的慢性瘙痒性皮肤病。临床可见：皮损呈苔藓样斑片，好发于颈项部、肘部等摩擦部位，剧烈瘙痒。本病病程较长，常反复发作，精神因素是其主要诱因。属于中医的“摄领疮”“顽癣”范畴。

【方剂1】马拴全经验方

生地黄30g，赤芍25g，牡丹皮15g，龙胆10g，柴胡12g，栀子15g，淡竹叶3g，麦冬15g，当归12g，乌梢蛇15g，地肤子15g，防风15g，蝉蜕10g，甘草9g。

用法与主治 水煎服，每日1剂，早中晚分服。此方为陕西中医药大学附属医院主任中医师，陕西名医马拴全教授经验方。上述方法具有清心疏肝、凉血活血、祛风止痒的作用，适用于神经性皮炎。

加减 瘙痒引起夜不能寐、夜卧不宁者加磁石30g，珍珠母30g，酸枣仁20g，首乌藤15g，合欢皮10g，以平肝潜阳、养血安神；瘙痒较重者加蛇床子15g，白鲜皮12g，全蝎6g，白蒺藜15g，以祛风通络止痒；大便秘结者加大黄10g，以泻下攻积；皮损较红者加马齿苋15g，黄芩15g，以清热解毒；皮肤肥厚呈苔藓样变者加丹参15g，以加强活血化瘀之效；若患者患病日久，皮损较为顽固者加黄芪30g，西洋参15g，以益气祛邪。

出处 纪春艳，马拴全．马拴全教授运用清心疏肝法治疗神经性皮炎经验撷菁［J］．河北中医，2019，41（2）：172-175.

【方剂2】陈彤云经验方

龙骨30g（先煎），石决明30g（先煎），珍珠母30g（先煎），首乌藤（夜交藤）30g，白芍15g，丹参15g，茵陈30g，茯苓15g。

用法与主治 水煎服，每日1剂，早中晚分服。此方为北京中医医院教授、主任医师，第三、四批全国老中医药专家学术经验继承工作指导老师陈彤云教授经验方。此方具有重镇安神、平肝潜阳作用，适用于神经性皮炎。

加减 心脾两虚、心肾不交等导致的心悸、怔忡、虚烦不眠、健忘多梦等，加远志10g，酸枣仁30g，茯神12g，牡蛎20g，百合15g；皮损肥厚，加用连翘20g，夏枯草20g，炒皂角刺5g，浙贝母10g；皮损色红，舌边尖红等热证明显者，加用黄芩10g，栀子10g，金银花10g，黄连4～10g，大青叶15g；瘙痒明显者加白蒺藜10g，地肤子15g；肝郁气结，情绪郁闷不舒，加用柴胡6g，菊花20g；便秘，加龙胆15g；舌胖有齿痕或大便溏稀等脾虚湿盛证，加冬瓜皮15g，茯苓皮15g，炒白术15g；脾胃受寒或脾胃虚寒导致的脘腹胀痛，加吴茱萸3g，木香10g，厚朴6g；胃痛反酸，加海螵蛸10g；饮食积滞，加神曲10g，炒麦芽10g；阴虚血热证，加生地黄15g，牡丹皮10g，赤芍10g；肝肾阴虚，虚火内扰所致的手足心热，虚烦不寐，舌红少苔，加用地骨皮15g，青蒿15g；如夏季湿热并重且舌苔厚腻者，加藿香10g，佩兰10g；热证明显时辨证加用黄芩、栀子、金银花、黄连、大青叶；便秘者加龙胆；脾虚湿盛者加用冬瓜皮、茯苓皮、炒白术。

出处 仓田，王萍，王宝玺，等．陈彤云治疗神经性皮炎经验［J］．中医杂志，2013，54（5）：380-381.

【方剂3】苦蝉汤

苦参，荆芥，防风，蝉蜕，紫草，艾叶，细辛，苦杏仁。

用法与主治 上述药物水煎20分钟，待凉至温热后用纱布浸透，敷病灶局部30分钟，每日1～2次。此方为中国人民解放军第二军医大学附属上海长征医院魏品康教授经验方。此方具有祛风止痒、温通活血的作用，适用于局限型神经性皮炎。

加减 若瘙痒剧烈，可加乌梢蛇以增强祛风之力；若皮损见污水泽泽，可加土茯苓利湿解毒；若心烦意乱，坐卧不安，搔抓不停，则加黄连、淡竹叶清心除烦。

出处 尤国章，施俊．魏品康治疗局限性神经性皮炎经验［J］．中国中医药信息杂志，2013，20（8）：90.

【方剂4】曲秋竹经验方

苍术，黄柏，薏苡仁，牛膝，水牛角，生地黄，牡丹皮，赤芍，桃仁，红花，地肤子，白鲜皮，生甘草。

用法与主治 水煎服，每日1剂，早中晚分服。此方为天津医科大学总医院教授，主任医师，博士生导师，全国名老中医药专家曲秋竹教授经验方。具有清热凉血、祛风利湿的作用，适用于神经性皮炎患者。

加减 血瘀证明显者加丹参、当归、鸡血藤；若患者痒甚，难以忍受，可在经验方中加重地肤子、白鲜皮的用量；更甚者，加入虫类药物，如全蝎、僵蚕等以入络搜风。

出处 王涉涉，曲竹秋．曲竹秋教授治疗神经性皮炎经验介绍［J］．天津中医药，2008，25（6）：445-446.

【方剂5】魏跃钢经验方

生地黄，牡丹皮，赤芍，防风，秦艽，乌梢蛇，徐长卿，黄芩，苦参，白鲜皮，白花蛇舌草，川芎，丹参，鬼箭羽，生甘草。

用法与主治 水煎服，每日1剂，早中晚分服。此方为南京中医药大学教授，江苏省中医院皮肤科主任医师，硕士研究生导师魏跃钢教授经验方。此方具有清热凉血、祛风利湿的作用，适用于神经性皮炎患者。

加减 皮损广泛，颜色较红，舌红苔黄，血热较重者，可加水牛角，加强清热凉血之力；皮损暗秽，苔腻，湿重者，可加茯苓、泽泻加强利湿之力；痒甚者，可加入虫类药，如地龙、全蝎息风止痒；夜寐欠安者，可加首乌藤（夜交藤）、合欢皮养心安神；情志郁闷不舒者，可加疏肝理气之药，如柴胡、陈皮。

出处　苏雅，魏跃钢．魏跃钢教授治疗神经性皮炎经验［J］．吉林中医药，2011，31（2）：107-108.

【方剂 6】欧阳恒经验方

经验方①：苍术，黄柏，槟榔，大黄，桃仁，防风。

经验方②：石膏，生地黄，黄芩，泽兰，三七，苦参，枳壳，大黄。

经验方③：桑枝，地龙，全蝎，皂角刺，槐花，牡丹皮，泽兰，三七，猪牙皂。

用法与主治　水煎服，每日 1 剂，早中晚分服，可同时联合抗阻胺药内服；上述方剂为著名皮肤科专家欧阳恒教授经验方。经验方①具有清热除湿的作用，适用于神经性皮炎患者，证属湿热并重型。症见：皮损暗秽，舌红苔腻，脉弦缓或弦数。经验方②具有清热凉血活血的作用，适用于神经性皮炎患者，证属血热生风型。症见：皮损常较为广泛，颜色潮红，舌红苔，薄黄，脉弦数。经验方③具有活血搜风、除湿通络的作用，适用于神经性皮炎患者，证属顽风阻络型。症见：久治不愈，皮损暗红或紫暗、肥厚粗糙呈苔藓样变，舌质紫暗或有瘀斑，脉弦。

加减　如痒甚者可加荆芥、防风、羌活、白鲜皮、白蒺藜、苦参、佛手以祛风止痒；顽湿不化加祛风湿药如秦艽、威灵仙、徐长卿、桂枝于诸凉药中温化湿邪；血热重者可加水牛角；如患者素有夜寐欠安可加甘麦大枣汤以调养心神；血热伤及阴血，肌肤失养而致皮损淡红、脱屑，可于上方中酌加当归、丹参以养血润肤；如无明显大便干燥者常用大黄 6g；如大便干燥者，常用大黄 10g；但若老年体弱，大便干燥者，则须改用火麻仁以润肠通便。

出处　刘炽．欧阳恒治疗神经性皮炎经验［J］．中医杂志，2002，43（3）：179.

【方剂 7】吴军经验方

黄柏，薏苡仁，茯苓，白鲜皮，地肤子，生地黄，防风，紫草，刺蒺藜，牡丹皮，赤芍，蝉蜕，僵蚕，首乌藤，合欢皮。

用法与主治 水煎服，每日1剂，早中晚分服，与此同时可适当加用抗组胺药物。此方为成都中医药大学吴军教授经验方。此方具有清热凉血、祛风止痒的作用，适用于神经性皮炎患者。

出处 耿爱爱，杨娟，霍晏．吴军教授治疗神经性皮炎经验总结[J]．吉林中医药，2010，30（6）：471-472.

【方剂8】柴胡皮炎汤

柴胡15g，当归12g，白芍15g，黄芩12g，连翘30g，玄参15g，白鲜皮30g，地肤子15g，炒蒺藜15g，车前子9g，珍珠母30g，首乌藤15g，甘草9g。

用法与主治 水煎服，每日1剂，早中晚分服。此方为山东省中医院皮肤科主任，博士研究生导师张晓杰教授经验方。具有疏肝养阴、清热止痒的作用，适用于神经性皮炎患者。

加减 若皮损色淡，干燥肥厚，舌淡红，苔薄白或白腻，脉濡缓者，可加防风、荆芥、蝉蜕、丹参等疏风止痒、活血养血；若皮损色红，平素易于紧张，眠差梦多，口苦咽干，舌边尖红，脉弦数，热象较重者，可加龙胆、栀子等清热泻火之品；若皮损干燥肥厚，伴失眠、健忘，女子月经不调，舌淡红，苔薄白，脉沉细弱者，可加红花、桃仁活血化瘀，生地黄清热凉血养阴，天冬、麦冬养阴生津；若瘙痒剧烈，精神过于紧张焦虑，可加灵磁石、煅牡蛎以重镇安神。

出处 于小平，张晓杰．张晓杰从肝论治神经性皮炎经验[J]．湖南中医杂志，2015，31（8）：16-17.

特应性皮炎

特应性皮炎是一种慢性、复发性、变态反应性皮肤病，又名遗传过敏性皮炎、异位性湿疹、异位性皮炎等。临床表现为剧烈瘙痒，皮损呈多形性，可见丘疹、斑块、丘疱疹、抓痕、渗出、结痂和苔藓化等改变。该病多在婴幼儿时期发病，容易合并其他特应性疾病。属中医“四弯风”“奶癣”“浸淫疮”等范畴。

【方剂 1】艾儒棣经验方

马齿苋，黄芩，野菊花，牡丹皮，紫荆皮，川射干，龙骨，党参，白术，茯苓，甘草。

用法与主治 水煎服，每日 1 剂，早晚分服。此方为成都中医药大学临床医学院艾儒棣教授经验方。此方具有健脾除湿、清热解毒、祛风止痒的作用，适用于急性及亚急性期的小儿特应性皮炎患者，症见：急性期表现有发展快、病程短，有丘疱疹，瘙痒剧烈，搔抓后脂液浸淫成片，心烦口渴，大便干，小便黄赤；或亚急性期表现有发病缓慢，皮肤潮红，有丘疹，瘙痒，抓后糜烂渗出，伴纳少，腹胀，神疲，大便稀溏。

加减 久病则脾肾亏虚，在上方基础上加入黄芪、山药、桑寄生。

出处 郭静，肖敏，彭丽，等. 艾儒棣从脾胃论治小儿特应性皮炎经验 [J]. 中华中医药杂志，2017，32 (8)：3534-3536.

【方剂 2】张明经验方

麦冬，生地黄，玄参，玉竹，牡丹皮，黄柏，知母。

用法与主治 水煎服，每日 1 剂，早晚分服。此方为上海中医药大学附属岳阳中西医结合医院皮肤科主任医师张明经验方。具有滋阴凉血的作用，适用于慢性期的成人特应性皮炎患者，属阴虚证者，症见：病程长，病因多，常经过反复治疗，出现排汗困难，大便干结，舌质红，苔少，甚则裂纹，脉细数，瘙痒入夜尤甚。

加减 滋阴凉血的药物可以单独成方，也可联合祛湿止痒药联合使用。

出处 薛亮，连侃，王一飞. 张明教授滋阴凉血法治疗成人特应性皮炎证治经验 [J]. 河北中医，2017，39 (3)：329-331.

【方剂 3】余土根经验方

经验方①：泽泻 12g，黄芩 6g，柴胡 12g，生地黄 12g，栀子 12g，当归 12g，车前草 12g，白鲜皮 30g，地肤子 12g，白花蛇舌草 10g，连翘 12g，白英 9g，乌韭 9g。

经验方②：茯苓 12g，猪苓 12g，苍术 12g，陈皮 12g，泽泻 12g，厚朴 12g，滑石 12g，甘草 6g，白鲜皮 30g，薏苡仁

30g，鸡内金30g。

经验方③：荆芥、防风、赤芍、川芎各12g，白鲜皮30g，蝉蜕9g，生地黄、独活、羌活各12g，鸡血藤、丹参各30g。

用法与主治 水煎服，每日1剂，早中晚分服。上述方剂为浙江中医药大学第一附属医院皮肤科国家二级教授余土根教授经验方。经验方①具有清热利湿止痒的作用，适用于湿热内蕴者，多见于肥胖的儿童及部分成人，症见：面颊及四肢潮红，起粟粒至米粒大小丘疹，破溃后有渗出，结淡黄色痂，大便干，小便黄，舌红苔黄腻，脉滑数。经验方②具有健脾利湿的作用，适用于脾湿蕴肤证者，多见于儿童及青少年。症见：皮肤内有大量密集水疱，或肤色暗红，搔抓后渗水，后期皮肤干燥脱屑，伴面色无华、纳差、便溏等脾胃虚弱症状，舌淡胖苔白滑，舌边有齿痕。经验方③具有滋阴除湿止痒的作用，适用于血虚风燥证者，多见于青少年或成人。症见：病程久，颜面、躯干、四肢部位皮肤干燥脱屑，部分皮肤轻度苔藓化、肥厚，伴抓痕、血痂、皲裂，舌红无苔或舌淡苔光，脉沉细。

加减 湿热内蕴证，若患者皮疹多发于颜面及双上肢者，加白芷6g，白及9g，羌活12g，苍耳子12g，散风祛湿；皮疹多发于下肢者，加独活12g，黄柏6g，蛇床子12g，清热利湿止痒；湿盛者，可加白扁豆30g等清热健脾利湿；热盛者，可加蒲公英12g、大青叶15g、生石膏15g、玄参12g等清热止痒；脾湿蕴肤证，若瘙痒较甚者，加地肤子12g，海风藤12g，以祛风除湿止痒；脾虚症状明显者，加白扁豆30g，木香6g以行气化湿醒脾；大便黏滞，肛门灼热者，加黄柏6g、枳壳12g等药清热利湿通便；大便稀溏者加酌情加白豆蔻12g，阳春砂12g，葛根12g，芡实15g对症治疗；血虚风燥证，若气虚明显者，酌加黄芪30g，党参15g；皮肤干燥明显者，酌加玉竹、麦冬、南沙参、北沙参、菟丝子各12g；夜间瘙痒较甚者，酌加生牡蛎15g，生龙齿30g；血虚明显者，可加四物合剂。

出处 钱伟，余土根．余土根治疗湿热内蕴型特应性皮炎的临床经验［J］．浙江中医药大学学报，2013，37（11）：1303-1305.

【方剂4】刘瓦利经验方

黄芪，炒白术，炒苍术，生地黄，玄参，炙麻黄，桂枝，当归，地骨皮，南沙参，北沙参，白蒺藜，僵蚕，甘草。

用法与主治　水煎服，每日1剂，早中晚分服。此方为中国中医科学院广安门医院皮肤科刘瓦利教授经验方。具有扶正健脾、滋阴养血、祛风止痒的作用，适用于特应性皮炎患者。

加减　若患者皮疹为急性发作，皮肤出现红斑、丘疹，加生石膏、栀子以增强清热泻火之力；若患者易乏力，畏风寒，加防风，成玉屏风散以益气固表；若患者大便干燥，加桃仁、火麻仁润肠通便，亦能润肤止痒；若皮损干燥、灼热，加知母；若患者瘙痒明显，加全蝎以增强搜风止痒之功效；伴心烦失眠者，用珍珠母、煅龙骨、煅牡蛎等药重镇收敛止痒。

出处　盛艺婕，宋攀，刘瓦利．健脾滋阴治疗特应性皮炎的经验浅谈［J］．环球中医药，2015，8（10）：1269-1270.

【方剂5】陈健民经验方

麻黄，杏仁，薏苡仁，甘草，生姜，连翘。

用法与主治　水煎服，每日1剂，早中晚分服。此方为复旦大学附属华山医院中西医结合科陈健民教授经验方。此方具有发越水气、利湿解毒的作用，适用于太阳玄府闭塞，水湿郁于肌表，肌肤不濡之证者。临床症见：病程久，颜面、躯干、四肢部位皮肤干燥脱屑，部分皮肤轻度苔藓化、肥厚，伴抓痕、血痂、皲裂，舌红无苔或舌淡苔光，脉沉细。

加减　发作急迫，瘙痒剧烈时，麻黄为必用之药，或再合用荆芥、防风、羌活、独活之类解表疏风药；病情好转或不甚急迫时，一般可用荆芥、防风代替麻黄宣发透邪。

出处　张肖琴，陈健民．陈健民教授采用麻杏苡甘汤治疗儿童特应性皮炎临证经验［J］．亚太传统医药，2015，11（23）：76-77.

【方剂6】黄莺经验方

南沙参15g，炒白术10g，赤茯苓15g，生薏苡仁15g，忍冬藤10g，连翘心10g，淡竹叶10g，黄芩10g，白茅根15g。

用法与主治　水煎服，每日1剂，早中晚分服。此方为四川省中医院皮肤科主任医师、硕士生导师黄莺教授经验方。具有培土清心的作用，适用于特应性皮炎患者。

加减 急性期心火偏盛，脾胃湿热之象明显，治疗时须偏于清心火：皮损鲜红者酌加水牛角、栀子、牡丹皮；渗出明显者加车前草；瘙痒明显酌加白鲜皮、紫荆皮；眠差加生龙骨、合欢皮；大便秘结者加玄参、生地黄。缓解期主要以脾土虚羸、肌肤失养之象明显，故应注重培土健脾为要：热象不显而皮损肥厚者可去黄芩、忍冬藤、连翘心酌加熟地黄、黄精、女贞子、枸杞子；纳差者酌加炒稻芽、焦山楂、炒白术；泄泻可合用莲米谷芽汤；眠差者加合欢皮、生龙骨。

出处 赵明，谈国兴，薛玉洁，等．黄莺教授治疗特应性皮炎的经验浅谈［J］．云南中医中药杂志，2014，35（9）：1-2.

【方剂7】宋业强经验方

经验方①：牡丹皮，赤芍，生地黄，制何首乌，火麻仁，槐花，当归，丹参。

经验方②：荆芥，生地黄，牡丹皮，白鲜皮，防风，茯苓，蝉蜕，牛蒡子，甘草，白术，薏苡仁。

经验方③：当归，生地黄，赤芍，白芍，川芎，地肤子，白鲜皮，苦参，白术，枳壳，萆薢，薏苡仁。

用法与主治 水煎服，每日1剂，早中晚分服。上述方剂为山东中医药大学附属医院皮肤科主任、主任医师宋业强教授经验方。经验方①具有疏风清热利湿的作用，适用于婴儿期特应性皮炎，证属风湿热证，症见：皮损以红色丘疹、斑丘疹为主，伴少量丘疱疹，瘙痒明显，大便干，小便黄，舌红苔黄，脉浮数。经验方②具有凉血清热、除湿止痒的作用，适用于儿童期特应性皮炎，证属血热夹湿和脾虚湿蕴证。症见：皮肤潮红肿胀、灼热，水疱、糜烂境界不清，摩擦后易有津液渗出和结黄痂，瘙痒剧烈，舌红苔黄腻，脉滑数。经验方③具有祛风活血、养血润燥的作用，适用于成人期特应性皮炎，证属阴虚血燥证。症见：病情反复发作，皮损形成苔藓样，口干，体瘦，大便干结，舌淡红少苔，脉细弱。

出处 刘卓琳，孙风峙．宋业强治疗特应性皮炎经验［J］．河北中医，2009，31（9）：1290-1291.

【方剂8】陈达灿经验方

太子参，生地黄，灯心草，怀山药，甘草。

用法与主治　水煎服，每日1剂，早中晚分服。上方为广州中医药大学第二附属医院主任医师，博士生导师陈达灿教授经验方。具有清心培土、祛风止痒的作用，适用于特应性皮炎患者，证属脾胃虚弱兼有心火偏盛者。症见：具有急性期或慢性期皮损表现，同时具有皮肤瘙痒，反复发作，且舌质偏淡胖，脉偏濡。

加减　经验方用于因虾、蟹等食物引起病情加重者，加紫苏和防风；湿热较明显者，加鱼腥草和白鲜皮；血瘀、血热者，加徐长卿和牡丹皮。

出处　黄业坚，刘俊峰，陈达灿．陈达灿教授治疗特应性皮炎经验浅谈［J］．中国中西医结合皮肤性病学杂志，2010，9（3）：165-166.

皮肤瘙痒症

皮肤瘙痒症是一种无原发皮损，而以皮肤瘙痒为主要表现的皮肤病。临床可见：皮肤阵发性瘙痒，搔抓后出现抓痕、血痂、色素沉着和苔藓样变等继发性损害。临床上有泛发性和局限性两种类型，泛发性者全身皮肤瘙痒，局限性者以阴周、肛门瘙痒多见。

【方剂1】郑学军经验方

当归，丹参，鸡血藤，熟地黄，仙茅，淫羊藿，巴戟天，白鲜皮，炒蒺藜，地肤子。

用法与主治　水煎服，每日1剂，早中晚分服。此方为山西省名中医郑学军教授经验方。具有养血活血、祛风止痒、滋补肝肾的作用，适用老年性皮肤瘙痒症患者。

加减　心悸失眠者加酸枣仁、远志养心安神；脾胃蕴热加薏苡仁燥湿健脾；便秘者加火麻仁、郁李仁润肠通便；瘙痒甚者加煅龙骨、煅牡蛎镇静安神、息风止痒；皮损顽厚者加三棱、莪术等活血软坚之品。

出处　马慧慧，郑学军，李晓亮．郑学军教授运用阳中求阴法治疗肾亏血虚风燥型老年性皮肤瘙痒症经验［J］．云南中医中药杂志，2019，40（1）：13-14.

【方剂2】马拴全经验方

黄芪30g，当归12g，党参13g，鸡血藤15g，山茱萸15g，黄精13g，生地黄14g，熟地黄14g，白芍13g，川芎12g，桃仁10g，红花10g，乌梢蛇13g，地肤子15g，防风15g，甘草9g。

用法与主治 水煎400ml，日1剂，早晚温服；上述药渣再水煎，温洗全身或浸泡足部，每次20～30分钟，1次/天。此方为陕西省名中医，硕士研究生导师马拴全教授经验方。此方具有益气活血、祛风止痒的作用，适用老年性皮肤瘙痒症患者。

加减 因瘙痒引起的夜不能寐、夜卧不宁者加磁石（先煎）30g、珍珠母（先煎）30g、酸枣仁20g、首乌藤（夜交藤）15g平肝潜阳、养血安神定惊；瘙痒较重者加蛇床子15g、白鲜皮12g、全蝎6g、刺蒺藜15g祛风通络止痒；血热甚者加赤芍14g、紫草13g；大便秘结者加大黄（后下）10g、火麻仁15g泄热润肠通便；湿热较重，舌红，苔黄腻者原方去熟地黄、黄芪、川芎加黄芩13g、薏苡仁30g、龙胆10g、生栀子12g；脾气亏虚者可加白术15g、茯苓15g、山药15g，益气健脾；肝气郁结者加柴胡12g、郁金12g疏肝解郁；舌质暗紫，瘀血较重加泽兰10g、三七粉（冲服）3g；恶液质者加人参10g、红景天15g、灵芝10g等；老年性皮肤瘙痒症患者常加用镇静安神和疏肝解郁的药物。

出处 纪春艳，李琼，马拴全．马拴全老师运用益气活血润燥法治疗老年性皮肤瘙痒症经验［J］．云南中医中药杂志，2018，39（7）：9-11.

【方剂3】雷鸣经验方

桂枝，白芍，干姜，炙甘草，细辛，五味子，清半夏，生麻黄，制白附片。

用法与主治 水煎服，每日1剂，早中晚分服。此方为四川省中医名家，著名的老年病专家雷鸣教授经验方。此方具有温阳健脾、调和营卫的作用，适用老年性皮肤瘙痒症患者。

加减 若瘙痒反复发作，经年不愈，或瘙痒难耐，加搜风通络或祛风止痒的虫药，如全蝎、蜈蚣、僵蚕、蝉蜕等；若水气偏重则根据水气内外偏重之不同，体内水气偏重或水气处于凝聚状态可合用真武汤、苓桂术甘汤、五苓散等温阳利水之品；水气处于弥散状态或偏于体表可合用正气散、三仁汤、藿朴夏苓汤等芳香透散之品；若表有郁热可合用栀子豉汤、麻黄连翘赤小豆汤等清热透表；郁热严重可合用麻杏石甘汤、竹叶石膏汤等清泄实热；若血分有热可合用凉血四物汤、清营汤清热凉血等。

出处 刘艳，赵霞，岳胜男，等．雷鸣治疗老年性皮肤瘙痒经验［J］．实用中医药杂志，2017，33（6）：726-727.

【方剂4】李治牢经验方

当归、黄芪、白蒺藜各15g，生地黄、川芎、皂角刺、白芍各12g，荆芥、防风各10g，制何首乌9g，全蝎、苦参、甘草各6g。

用法与主治 水煎服，每日1剂，早中晚分服。此方为陕西中医学院教授、主任医师，硕士研究生导师，中医外科学术带头人李治牢教授经验方。此方具有补益肝肾、益气养血、润泽肌肤、疏风止痒的作用，适用老年性皮肤瘙痒症患者。

加减 若痒甚为风盛者，加白鲜皮、蝉蜕祛风止痒，前者又可除湿，后者又可润燥；皮肤干燥，肌肤甲错，舌红，少苔，加牡丹皮、赤芍清热凉血；气虚者加党参、白术；皮损肥厚、粗糙，去黄芪加丹参活血润燥；胃燥津亏，加麦冬滋阴养液；失眠多梦者，用首乌藤（夜交藤）与合欢皮，宁心安神以除痒；瘙痒脱鳞屑者，加养血润燥之鸡血藤、天冬、麦冬；病情较久，血虚血热明显者，加地骨皮、紫草养血润燥、凉血活血之品。

出处 郑楠，张宇波，刘伟玲，等．李治牢教授治疗老年皮肤瘙痒症经验介绍［J］．新中医，2008，40（7）：9.

【方剂5】高普经验方

经验方①：全当归20g，升麻9g，生地黄15g，熟地黄30g，天冬15g，麦冬15g，天花粉15g，红花9g，桃仁10g，黄芩12g，生黄芪30g，白芍15g，川芎15g。

经验方②：当归15g，赤芍15g，牡丹皮12g，蝉蜕12g，荆芥15g，红花9g，土鳖虫6g，皂角刺6g，白蒺藜10g，防风15g。

经验方③：桃仁15g，红花9g，当归12g，生地黄15g，川芎15g，赤芍15g，牛膝12g，桔梗12g，柴胡15g，枳壳12g，甘草9g，防风15g，土茯苓12g，蝉蜕12g。

经验方④：生地黄15g，知母15g，土茯苓15g，当归20g，赤芍15g，黄连12g，枳壳12g，黄芩12g，槐角12g，地榆炭10g，荆芥10g，升麻10g，天花粉15g，甘草9g。

经验方⑤：金银花12g，紫花地丁12g，水牛角6g，牡丹皮12g，连翘15g，夏枯草12g。

经验方⑥：麻黄10g，桂枝10g，芍药9g，炙甘草9g，生姜6g，大枣5枚，杏仁6g。

经验方⑦：生地黄10g，牡丹皮15g，赤芍15g，生石膏10g，知母10g，防风15g，牛蒡子10g，蝉蜕10g，白鲜皮20g，生甘草10g。

经验方⑧：龙胆6g，黄芩9g，柴胡6g，栀子9g，泽泻12g，木通6g，当归3g，生地黄9g，生甘草6g，车前子9g。

经验方⑨：炒苍术12g，厚朴10g，陈皮12g，茯苓12g，猪苓12g，泽泻12g，炒白术10g，滑石10g，防风12g，栀子9g，木通10g，肉桂6g，甘草6g，灯心草10g。

用法与主治 水煎服，每日1剂，早中晚分服。上述方剂为中国中医科学院西苑医院高普教授经验方。经验方①具有补益肝肾、益气养血、润泽肌肤、疏风止痒的作用，适用老年性皮肤瘙痒症患者，证属血虚风燥型。症见肌肤干燥，隐隐作痒，抓痕遍布，皮肤顽厚，上覆细屑，如糠似秕，患者常伴有气短乏力，心悸失眠，舌质淡白，脉象弦细。经验方②具有活血祛风的作用，适用于老年性皮肤瘙痒症患者证属血瘀型。症见久治不愈，抓痕累累，面色晦暗，口干不欲饮。经验方③具有活血祛风、化瘀止痒的作用，适用于老年瘙痒症患者血瘀证明显者。经验方④具有清热凉血的作用，适用于老年性皮肤瘙痒症患者，证属血热生风型。症见皮肤瘙痒，其色鲜红，触之灼热，搔破之后，鲜血淋漓，条状血痕，遇热瘙痒加剧，遇冷则有所减轻，情绪不宁烦躁不安，口渴喜冷饮，小便色赤，大便干燥。经验方⑤具有清营凉血的作用，适用于老年性皮肤瘙痒症患者，证属热入营血、气血两燔型。症见皮肤瘙痒严重，心烦不安，瘙痒抓痕为紫斑。经验方⑥具有疏散风寒，调和营卫的作用，适用于老年性皮肤瘙痒症患者，证属寒邪外束、营卫不和型。症见皮肤瘙痒，干燥多屑，冬季发病居多，瘙痒以解衣或夜间卧床之际为重，部位多见于大腿内侧、小腿屈侧、关节周围等，伴有舌淡苔薄白，脉沉迟。经验方⑦具有疏风清热的作用，适用于老年性皮肤瘙痒症患者，证属风热外袭型。症见皮肤瘙痒剧烈，遇热加重，热后更甚，抓破呈条状血痂，发病以夏季为多见，口干，咽痛，舌红，苔薄黄，脉弦滑或数；上扰心神者可见心烦，舌尖红，苔薄黄，脉弦而数。经验方⑧具有清热利湿止痒的作用，适用于老年性皮肤瘙痒症患者，证属湿热下注型，症见皮肤瘙痒，抓破后局部可有抓痕、红肿，日久则肥厚、苔藓化，症状缠绵不愈，瘙痒以腰以下为主，刺激性食物等可诱发或加重。经验方⑨具有健脾祛风除湿的作用，适用于老年性皮肤瘙痒症患者，证属风湿蕴肤型。症见瘙痒不止，可有患处迭起湿疹、水疱、糜烂等，抓破后，脂水外溢，甚至蔓延周围，常见于身居潮湿之地者，或者多为长夏发病。

出处 相田园，高普，宋芊，等．高普教授治疗老年性皮肤瘙痒症临床经验总结［J］．世界中西医结合杂志，2015，10（12）：1657-1659.

【方剂6】养心安神止痒方

生龙骨45g，煅牡蛎30g，珍珠母30g，煅磁石30g，赭石30g，酸枣仁30g，柏子仁20g，远志15g，首乌藤（夜交藤）30g，连翘20g，马鞭草15g。

用法与主治 水浓煎，分2次口服，晚上睡觉前喝3/4，早晨喝1/4。此方为中国中医科学院西苑医院主任医师黄尧洲教授经验方。此方具有安宁心神的作用，适用老年性皮肤瘙痒症患者。

出处 杨彦洁，徐志兰，付中学．黄尧洲从心论治老年性皮肤瘙痒症经验［J］．世界中西医结合杂志，2018，13（8）：1065-1067＋1071.

【方剂7】冯志荣经验方

当归15g，川芎10g，白芍30g，熟地黄30g，鸡血藤30g，制何首乌30g，鳖甲10g，升麻10g，防风10g，僵蚕10g，白蒺藜15g，地骨皮20g，珍珠母30g，甘草10g。

用法与主治 水煎服，每日1剂，1日3次，每次100ml，三餐饭后半小时温服。此方为四川省第二届十大名中医冯志荣教授经验方。此方具有滋补肝肾、凉血息风的作用，适用老年性皮肤瘙痒症患者。

加减 若风热甚者加黄芩、菊花以祛风清热止痒；湿甚者加藿香、佩兰、薏苡仁以除湿止痒；湿热俱甚者加苦参、地肤子、白鲜皮以清热除湿止痒；久病顽痒、风邪入络，加乌梢蛇以透骨搜风止痒。

出处 雷雨，谢席胜．冯志荣治疗老年性皮肤瘙痒症经验［J］．四川中医，2015，33（6）：5-6.

【方剂8】王文春经验方

经验方①：生地黄15g，赤芍12g，荆芥（后下）10g，防风10g，蝉蜕10g，知母15g，生石膏15g，川木通10g，白鲜皮15g，地肤子15g，甘草6g。

经验方②：当归9g，桃仁9g，红花9g，赤芍9g，荆芥（后下）9g，刺蒺藜15g，蝉蜕9g，防风9g，枳壳15g，茯苓15g，甘草6g。

经验方③：当归9g，生地黄15g，白芍9g，川芎3g，制何首乌15g，荆芥（后下）6g，刺蒺藜9g，防风9g，麦冬15g，玉竹15g，甘草5g。

用法与主治 水煎服，每日1剂，早中晚分服，可适当配伍抗阻胺药。上述方剂为全国老中医药专家学术经验继承工作指导老师，甘肃中医学院王文春教授经验方。经验方①具有清热凉血、祛风止痒的作用，适用于老年性皮肤瘙痒症患者，证属血热生风型。症见好发于夏季，皮肤瘙痒发红，触之灼热，遇热逢暖则痒剧，近寒得冷则痒减，每随心绪烦躁或食入辛辣则瘙痒加剧，有明显抓痕及血痂，或有心烦口渴口干，心绪不宁，舌红，苔薄黄，脉弦或略数。经验方②具有理气活血、祛风止痒的作用，适用于老年性皮肤瘙痒症患者，证属瘀血阻滞型。症见皮肤瘙痒，夜间为甚，瘙痒多限于腰围、足背、手腕等受挤压部位，皮肤抓痕累累，伴有紫色条痕，或有结节，面色晦暗，口唇色紫，口干不欲饮，舌质暗，有瘀点或瘀斑，脉涩。经验方③具有养血祛风、润燥止痒的作用，适用老年性皮肤瘙痒症患者，证属血虚风燥型。多发生于体虚或有慢性疾病的老年人，常见于秋冬季，患者皮肤干燥，抓后血痕遍布，夜间痒甚，经常搔抓处皮肤顽厚，上覆细薄鳞屑，或遍布血痂，病程迁延数月至数年，瘙痒每遇劳累而加剧，伴神情倦怠，面色不华，常心悸失眠，食欲不振，大便干结，舌淡红、苔薄白，脉弦细。

加减 血热甚者，加地榆、紫草；风盛者，加全蝎；夜间痒甚者，加珍珠母、牡蛎；病程日久者，加苏木、炒三棱；瘙痒甚者，加皂角刺；皮肤肥厚者，加姜黄、莪术；心悸失眠者，加酸枣仁、柏子仁；神疲乏力者，加党参；血虚便秘者，倍用当归身，加肉苁蓉；瘙痒甚者，加皂角刺；皮肤肥厚脱屑者，加阿胶、丹参。

出处 赵党生．王文春教授诊治老年性皮肤瘙痒症经验［J］．甘肃中医学院学报，2014，31（6）：16-18.

脂溢性脱发

脂溢性脱发多见于男性，是一种具有遗传因素参与的且依赖雄性激素作用的特征性秃发，男女均可患病。临床表现为从前额两侧头发开始变为纤细而稀疏，逐渐向头顶延伸，额部发际向后退缩，头顶头发逐渐脱落，女性症状较轻，多为头顶处毛发变稀疏，前额发际线并不后移，无自觉症状或微痒。

【方剂1】化湿健发方

茵陈15g，玄参10g，黄芩10g，鸡内金5g，薏苡仁15g，生地黄10g，鸡血藤15g，甘草3g，羌活10g，丹参10g，柴胡10g。

用法与主治 水煎服，每日1剂。此方为湖南省中医院名医欧阳恒老教授的学术继承人向丽萍教授的经验方，具有清热利湿、疏风健发的作用。适用于脂溢性脱发。症见头皮光亮、油腻、头屑多、口干、口苦、小便黄、舌红、苔黄腻、脉数等湿热之象。常常伴有心情抑郁等肝气不疏之象。

加减 额部脱发为主者常予白芷、升麻、石膏；巅顶脱发者予以青皮、川芎、枸杞子；两侧脱发者予以连翘、地骨皮；头后侧脱发者予以羌活、藁本之属。在运用引经药时，首先应根据证型及药物本身的药性与功效选择不同的药物，从而使功效与导向统一，充分发挥药效；其次在药量上需注意，用量宜少，轻则更能上达头部。

出处 付丽淼，易慧敏，向丽萍．向丽萍运用化湿健发方结合经络辨证治疗脂溢性脱发经验［J］．湖南中医杂志，2018，34（6）：40-41.

【方剂2】禤国维经验方

女贞子20g，墨旱莲15g，松针15g，蒲公英20g，桑叶15g，生地黄15g，丹参20g，蔓荆子15g，桑椹20g，桑寄生15g，茯苓20g，布渣叶15g，薄盖灵芝15g，甘草10g。

用法与主治 水煎服，每日1剂。以上为全国著名中医皮肤科专家，第二届国医大师，广东省中医院禤国维的经验方，具有平补肝肾、清热凉血的作用。适用于肝肾不足为其本，血热风燥为其标型的脂溢性脱发。

加减 禤教授行医于广州，结合岭南的地理气候特点，加减运用岭南中草药治疗本病，经验独特。布渣叶，味微酸，性凉，归脾胃经，有消食化滞、清热利湿之功，尤其适用于儿童，湿热兼食积者亦可选用。其他岭南道地药材的加减包括：白花蛇舌草、积雪草化湿解毒；肿节风、石上柏解毒活血；木棉花、火炭母清热祛湿等。在八纲辨证、脏腑辨证的基础上，脾肾两虚者选用芡实、菟丝子、益智健脾补肾；肝肾不足者选用沙苑子、覆盆子益肾填精；湿热内蕴者选用茵陈清热除湿。禤教授还常用桑叶治疗头皮油腻，可用于减少相火过旺导致的油脂分泌，同时促进生发。另一方面，选北沙参配合桑叶用于平素头皮干燥、油腻交替的患者，因沙参秉金水之精气，益肺气于皮毛，故毛发得养。

出处 李浩慧，朱培成，李红毅，等．国医大师禤国维辨治脂溢性脱发经验［J］．山东中医杂志，2017，36（5）：393-395.

【方剂3】脂溢洗方

苦参，苍耳子，王不留行，地肤子，豨莶草，透骨草，侧柏叶，皂角，鱼腥草，桑白皮，马齿苋，明矾

用法与主治 水煎外洗。此方为山东中医药大学附属医院皮肤科主任

医师耿立东的经验用方，具有祛风止痒、祛脂养发的作用。适用脂溢性脱发。

加减　入阳明经可用白芷；入太阳经可用藁本；入少阳经可用柴胡；入厥阴经可用吴茱萸。可配合外用涂擦侧柏酊（山东中医药大学附属医院制剂）。

出处　陈倩倩，耿立东．耿立东治疗脂溢性脱发的经验［J］．山东中医杂志，2017，36（8）：696-698.

【方剂4】吴军经验方

经验方①：生地黄15g，牡丹皮15g，桑白皮15g，赤芍15g，当归15g，防风15g，荆芥15g，苦参15g，白蒺藜15g，白鲜皮15g，蝉蜕10g，僵蚕10g。

经验方②：薏苡仁30g，生地黄20g，牡丹皮15g，黄芩15g，赤芍15g，茯苓15g，泽泻15g，车前子15g，萆薢15g，茵陈15g，山楂15g，白花蛇舌草20g，甘草6g。

经验方③：黄芪40g，防风15g，白术15g，熟地黄20g，生地黄20g，当归15g，川芎15g，泽泻15g，茯苓15g，山药30g，覆盆子30g，菟丝子30g。

用法与主治　水煎服，每日1剂。此方为成都中医药大学附属医院主任医师吴军教授的经验方。经验方①：具有凉血消风、润燥止痒的作用。适用于血热风燥型脂溢性脱发，即干性型脂溢性脱发。症见患者脱发时间比较长，头发稀疏干燥，枯黄易落，头皮屑多，自觉瘙痒，多见口干咽燥，溲黄，舌质红，苔薄黄或微干，脉数。经验方②：具有健脾清热、利湿祛脂的作用。适用于脾胃湿热型脂溢性脱发，相当于油性型脂溢性脱发。症见头皮油腻黏着，头发稀疏脱落，头屑明显，瘙痒而发落呈簇，伴见口干口苦，烦躁易怒，纳差，舌红，苔黄而腻，脉弦滑。经验方③：具有补肝益肾、养血生发的作用。适用于肝肾不足型脂溢性脱发，其多见于遗传性或病久不愈又或用脑过度，日夜操劳的中年人。症见头发稀疏脱落日久，焦黄枯燥，或间有白发，脱发处头皮光滑或遗留少数稀疏细软短发，伴头昏目眩，记忆力差，腰膝酸软，舌绛少苔，脉细数。

加减　经验方①：头皮瘙痒较甚者，加地肤子；血分热盛、心烦、舌红或绛红者，加赤芍、紫草。经验方②：皮脂腺分泌旺盛，头发潮湿或油腻者，加土茯苓。经验方③：腰膝酸软，夜尿频多者可加桑寄生、黄精、怀牛膝；若偏阴虚者加知母、黄柏、女贞子、墨旱莲、枸杞子、桑椹。

出处 张敏，吴军．吴军治疗脂溢性脱发经验［J］．湖南中医杂志，2016，32（3）：40-41.

【方剂 5】刘燕池经验方

经验方①：生地黄、熟地黄、制何首乌、丹参、白蒺藜、牡丹皮、赤芍、当归、黑芝麻、亚麻子、炙甘草等。

经验方②：熟地黄、制何首乌、当归、丹参、菟丝子、沙苑子、黄芪等。

经验方③：生地黄、当归、龙胆、黄柏、茯苓、泽泻、车前子等。

经验方④：生地黄、熟地黄、茯苓、泽泻、制何首乌、山茱萸、女贞子、黑芝麻、墨旱莲、淫羊藿、仙茅等。

经验方⑤：侧柏叶 10～25g，制何首乌、生地黄、鸡血藤各 15～20g，当归、赤芍、红花各 10～15g，桑叶 6～15g。

用法与主治 水煎服，每日 1 剂。以上为全国著名的中医基础理论与临床专家刘燕池教授的经验方。经验方①：具有凉血消风、止痒润燥的作用。适用于血热风燥型脂溢性脱发。症见头皮屑多而痒，头发枯黄易落，用手一抓，可见数十根齐落，头顶日见发稀。经验方②：具有养血补阴润燥的作用。适用于血虚风燥型脂溢性脱发。症见头皮多屑呈糠秕状，头发干燥而无光泽，痒若虫行，前额两侧及头顶部头发稀疏而细，面色少华，头晕心悸，舌淡无苔，脉细弱。经验方③：具有健脾泄肝、清热燥湿的作用。适用于湿热型脂溢性脱发。症见头皮油腻黏着，如涂膏脂，发根被蚀，皮肤潮红，渗出较多，糜烂，结痂，或头皮多屑，有明显瘙痒，日久则前额及头顶部头发稀疏变细，脱落以致秃顶。舌红苔黄而腻，脉滑而数。经验方④：具有滋补肝肾的作用。适用于肝肾不足型脂溢性脱发。症见头发焦黄枯燥，或间有白发，头目眩晕，腰膝酸重，舌绛苔光，脉细数。多见于用脑过度，日夜操劳的中年人。经验方⑤：具有清热凉血活血、滋补肝肾、养血生发的作用，可以防脱生发、去屑止痒。适用于各种类型脂溢性脱发，作为脂溢性脱发基本方。

加减　血热为主，加天花粉15g，（生）地榆、（炒）槐花、玄参、（炒）栀子、黄芩各10g等；湿热为主，败酱草20g、土茯苓15g、大黄3g等；痒甚，加白鲜皮20g，地肤子15g；血虚加阿胶、（炒）白芍各10g；肝肾不足加补骨脂、女贞子、桑寄生各15g，山茱萸、续断、菟丝子各10g等；脾虚湿盛加炒山药、（炒）白术各15g，党参、炒苍术、柴胡各10g，炒荆芥穗6g等。

出处　马淑然，张宝春，刘晓燕．刘燕池教授治疗脂溢性脱发经验[J]．安徽中医学院学报，2006，25（6）：18-20.

【方剂6】吉海旺经验方

经验方①：党参10～30g、白术10～15g、薏苡仁15～30g、茯苓10～15g、车前子10～15g、泽泻6～10g、陈皮6～10g、山药15～30g、当归10～15g、砂仁3～6g、茵陈10～15g等。

经验方②：龙胆3～6g、生大黄6～12g、炒黄芩6～10g、栀子6～10g、茵陈10～15g、黄柏6～12g、苍术6～10g、白鲜皮6～10g、地肤子10～15g、丹参10～15g、牡丹皮10～15g、赤芍6～12g、当归10～15g、泽泻6～10g、猪苓6～12g、茯苓10～15g、白术10～15g等。

用法与主治　水煎服，每日1剂。以上为陕西省人民医院中医科主任吉海旺教授的经验方。经验方①：具有健脾祛湿的作用。适用于脾虚湿盛型脂溢性脱发。症见脱发主要发生在头顶部，最终头顶部头发全部脱落，枕后及头部两侧毛发则基本保持正常。头部多油黏腻，伴有纳呆，脘腹痞闷，大便溏泄不爽，舌淡红，苔厚腻，脉弦滑。经验方②：具有健脾清热利湿的作用。适用于湿热内蕴证脂溢性脱发。症见从头顶部开始脱发，成片或稀疏脱落，头皮光亮潮红，头发油腻，头屑较明显或头皮瘙痒，伴口干口苦，烦躁易怒，纳差，便秘，舌质红，苔黄腻，脉弦滑。经验方②可同时配以马尾松熬水外涂或用采乐洗发剂洗发。

出处　衣蕾，雷媛琳．吉海旺教授治疗脱发经验[J]．世界中西医结合杂志，2010，5（6）：478-480.

【方剂7】喻文球经验方

经验方①：紫河车15g（研末吞服），仙茅10g，淫羊藿10g，女贞子15g，墨旱莲15g，桑椹30g，首乌藤（夜交藤）20g，鸡血藤20g，红花15g，木瓜20g，石菖蒲15g，生黄芪30g，炒白术10g，侧柏叶10g。

经验方②：紫河车（研末吞服）15g，仙茅10g，淫羊藿10g，女贞子15g，墨旱莲15g，丹参20g，赤芍15g，藿香10g，佩兰10g，白花蛇舌草30g，木瓜20g，秦艽12g，生黄芪30g，炒白术10g，防风10g。

用法与主治 水煎服，每日1剂。以上为全国第三批老中医药专家学术经验继承工作者指导老师喻文球的经验方。经验方总的治疗原则为填补阴精为主，佐以祛风通络，活血化瘀。经验方①：适于干性脂溢性脱发。经验方②：适于湿性脂溢性脱发。喻老师反对外搽酊剂、生姜、辣椒、斑蝥、激素等药物，因为头皮局部血管收缩并非本病主要病因，且上述诸药刺激性大，易闭塞、毁坏毛囊，临床疗效甚微。

出处 丁雄飞．喻文球治疗脂溢性脱发经验［J］．江西中医药，2005，36（07）：497-498.

【方剂8】魏子孝经验方

女贞子15g，墨旱莲12g，桑叶30g，当归12g，白芍15g，制何首乌12g，黑豆12g，黑芝麻15g，侧柏叶15g，生地黄15g，牡丹皮12g，赤芍15g，川芎12g。

用法与主治 水煎服，每日1剂。以上为中国中医科学院西苑医院主任医师魏子孝的经验方。具有滋补肾阴、养血疏肝生发的作用。适用于脱发患者。

加减 若腰膝酸软、肾虚明显者，增“大补阴丸”（知母、黄柏、龟甲、熟地黄）加减；月经不调者加柴胡、香附、丹参等活血调经；情绪差、失眠者加炒酸枣仁、煅龙骨、煅牡蛎、郁金、石菖蒲、远志等。另参以西医脱发病因，脱发者多有血液流变性异常及微循环淤滞等情况，除内服中药汤剂外，配合服用胰激肽原酶肠溶片等改善微循环之西药，以促进头发生长。

出处　李宏红，张广德，魏子孝．魏子孝教授治疗脱发经验［J］．世界中西医结合杂志，2011，6（1）：78-79.

硬皮病

硬皮病是以局限性或弥漫性皮肤及内脏器官结缔组织的纤维化或硬化，最后发生萎缩为特点的疾病。由于病因及防病机制尚不明确，根据其累及范围可分为局限性硬皮病和系统性硬皮病。可归属中医学"皮痹""肌痹""血痹"等范畴。

【方剂1】禤国维经验方

经验方①：黄芪15g，当归10g，熟地黄15g，白芍15g，川芎15g，鹿角胶（烊服）10g，蜜麻黄5g，鸡血藤20g，丹参20g，徐长卿15g，积雪草20g。

经验方②：蕤仁15g，熟地黄15g，牡丹皮15g，山药15g，茯苓15g，益母草15g，生地黄15g，青蒿（后下）10g，鸡血藤15g，积雪草15g，薄盖灵芝15g，甘草5g。

用法与主治　水煎服，每日1剂。以上方剂为全国著名中医皮肤科专家，第二届国医大师，广东省中医院禤国维教授的经验方。经验方①：具有补益气血、温阳散寒、活血通络的作用。适用于进展期硬皮病。症见皮肤肿胀绷紧，麻木，颜色苍白，面部水肿发紧，肤温低，皮肤变硬，皮纹消失，不易提起，手指形如腊肠，面具脸，鹰嘴鼻/口唇变薄，张口困难，关节疼痛，形寒怕冷，舌淡苔白，脉沉细紧。经验方②：具有补益肝肾、祛瘀通络的作用。适用于稳定期硬皮病，症见皮肤及皮下肌肉明显萎缩，紧贴于骨，皮纹消失，毛发脱落，色素弥漫加深，毛细血管扩张等，伴腰膝酸软、失眠多梦、舌暗红苔少、脉沉细数等。禤老认为中西医结合相辅相成，西药可以尽快控制症状，中药可以减轻西药的用量及不良反应，使用一些具有免疫调节的药来减少激素及免疫抑制制剂的量，使用护肝作用的中药减轻免疫抑制剂所致的肝损害，如使用具有类激素样作用的黄芪既可以减少激素用量及其副作用，又可护肝调节免疫。

加减 失眠者加百合、郁金、珍珠母；风湿盛者加威灵仙、防风、乌梢蛇；脾虚湿困盛者加芡实、薏苡仁、粉萆薢；食积不化者加布渣叶、神曲、鸡内金；气郁者加佛手、素馨花、陈皮、延胡索；大便秘结者加生地黄、玄参、北沙参。阴虚火旺盛者，加地骨皮、银柴胡、牛膝；湿热盛者加救必应、木棉花。伴有头皮损害、脱发的患者可外用金粟兰酊，同时配合梅花针叩刺、TDP神灯可促进头发生长。

出处 丁木云，黄咏菁，李红毅，等．国医大师禤国维教授分期论治硬皮病经验［J］．中医药导报，2019，25（1）：30-34.

【方剂2】钟以泽经验方

经验方①：玄参20g，牡蛎20g，桃仁10g，生地黄15g，白芍15g，川芎15g，丹参20g，郁金12g，鸡血藤30g，女贞子20g，枸杞子15g，橘络10g。

经验方②：黄芪30g，黄精15g，熟地黄15g，当归20g，制何首乌20g，鸡血藤20g，川芎15g，桑椹15g，枣皮12g，菟丝子30g，橘络10g。

用法与主治 水煎服，每日1剂。以上为全国名老中医钟以泽教授的经验方。经验方①：具有养血活血、通络散结作用。适用于血瘀型硬皮病。症见皮肤红肿，皱纹消失，或全身或局部皮肤呈暗褐色，皮肤变硬，肌肉萎缩有蜡样光泽，或皮肤瘙痒如虫行，或有走窜性疼痛，或感周身重着疼痛，舌质紫暗，苔薄白，脉弦滑或涩。经验方②：具有益气养血、补益肝肾、通络散结作用。适用于血虚型硬皮病。症见皮肤肌肉萎缩，毛孔消失，皮肤深褐色，有蜡样光泽，时有针刺感，畏寒甚，手足触之冰冷，指、趾尖受凉后发白或青紫（即雷诺现象），时有便溏，泄泻或心悸，乏力，腰膝酸软，舌淡或红、苔白，脉沉细。

加减 经验方①：挟湿者去女贞子、枸杞子，加芥子10g，法半夏10g，茯苓15g，薏苡仁15g，浙贝母15g；皮损板硬加蜈蚣1条，乌梢蛇10g，三棱10g，红花10g，全蝎10g，地龙10g；关节疼痛加桑枝30g，木瓜10g；阴虚者加北沙参30g，麦冬10g；阳虚者加肉桂10g，细辛6g；病位在上加桔梗10g；病位在下加川牛膝10g。经验方②：气虚明显者加大黄芪用量，同时可加党参20g，白术12g，怀山药 15g；阴虚者加北沙参 30g，麦冬 10g；阳虚者加肉桂 10g，细辛 6g，桂枝 12g，淫羊藿 15g。

出处 王用峰，刘霞．钟以泽教授治疗硬皮病临床经验［J］．四川中医，2006，24（10）：1-2.

【方剂 3】周翠英经验方

经验方①：鹿角胶 3～9g、肉桂 3～6g、熟地黄 20～30g、生麻黄 3～9g、芥子 3～9g 等。

经验方②：桃仁 6～12g、红花 6～12g、柴胡 6～12g、香附 12～15g、郁金 12～15g、麸炒白术 9～20g、薄荷 6～15g、川芎 6～18g、当归 9～15g 等。

经验方③：麻黄 3～9g、桂枝 6～15g、当归 9～15g、熟地黄 20～30g、细辛 3～6g 等。

经验方④：金银花 12～30g、连翘 12～30g、穿山龙 6～12g、当归 9～15g 等。

经验方⑤：全蝎 3～6g、僵蚕 6～9g、制白附子 3～6g、贝母 6～15g、海藻 6～15g、昆布 6～15g、牡蛎 12～30g、制胆南星 3～6g 等。

用法与主治 水煎服，每日 1 剂，早、晚分 2 次温服。期间常规西药治疗。以上为全国老中医药专家学术经验继承带教指导老师周翠英教授的经验方。经验方①：具有温阳散寒、扶助肾气的作用。适用于肾阳不足证之硬皮病。症见初起皮肤肿胀，继而皮肤变硬，渐渐塌陷，腰膝酸软，畏寒肢冷，四肢尤甚，毛发稀疏，小便清长，大便稀溏，舌质淡嫩，脉沉细。方中可酌加温补肾阳之肉苁蓉、淫羊藿、锁阳、巴戟天等；活血通络之红花、桃仁、全蝎等。经验方②：具有疏肝解郁、养血通络的作用。适用于肝郁血瘀之硬皮病。症见情志不舒，常闷闷不乐，或絮絮叨叨，自言自语，或脾气暴躁，牙龈出血，女子月经不调，月经量少，或者月经先期，月经时间短，纳呆恶心、大便溏结不调，皮肤局限性或弥漫性变硬，甚至萎缩，情绪波动或者遇冷手足末端变白、变紫、变红、刺痛，舌质暗红，舌色暗淡无华，或者舌色淡白，舌边有芒刺，舌苔薄黄，脉弦或细或涩。经验方③：具有宣肺开闭、散寒通脉的作用。适用于肺气郁闭之硬皮病。症见皮肤局限性或者弥漫性发硬、萎缩，皮色暗褐，汗毛脱落，无汗，咳嗽咳痰，色白，呼吸不畅，舌质淡，舌苔薄白，脉浮涩。1个疗程一般7～14天，以防止发散太过耗伤正气。经验方④：具有清热解毒，利湿除痹的作用。适用于湿热阻络之硬皮病。症见皮肤肥厚、紧张，呈实质性水肿，皮纹消失，皮肤变硬，呈淡黄色或黄褐色，或伴有发热，关节痛甚至红肿，甚或指端发生湿性或者干性坏死，舌质红，苔黄腻，脉滑数。经验方⑤：具有温阳化痰、散寒软坚的作用。适用于寒痰凝滞之硬皮病。症见初起皮肤肿胀，成片状，继而肿胀变厚变硬，皮色光滑有泽，畏寒肢冷，舌质胖大，舌苔白厚，脉沉弦。1个疗程一般5～9天，防止药物毒性在人体内蓄积。

加减 皮肤颜色变深，肌肤甲错，宜选用丹参、赤芍等平和化瘀之品。肤色变淡，宜加重益气养血用药。皮肤顽厚者，除重用活血化瘀药外，加鳖甲、夏枯草等以软坚。有皮肤肿胀灼热及毒热内蕴者，加红藤、白花蛇舌草等透达清热解毒之品。水肿者，加猪苓、茯苓。溃疡疼痛明显者，加乳香、没药、三七。肝郁化火者，加降香等。脾虚血涩者，加鸡血藤等。发热恶寒、身痛肌痛者，加荆芥、防风、羌活、葛根等。如有关节疼痛，肢体木麻不适者，加鸡血藤、络石藤、青风藤等藤类药物。有口干舌燥、食欲减退者，加沙参、玉竹、麦冬、石斛等养阴之品。皮肤变硬或变薄者，酌加乌梢蛇、地龙等动物类入络之品。病久瘀象明显者，可加用虫类活血药，加大活血化瘀力度用水蛭、土鳖虫、虻虫等；但是过敏体质患者应慎用，因为其多是动物异体蛋白，发生变态反应会增加患者痛苦。

出处 张超，李大可．周翠英教授治疗硬皮病经验［J］．风湿病与关节炎，2018，7（6）：46-48＋56.

【方剂4】康文娣经验方

生黄芪15g，太子参15g，芥子10g，桂枝10g，葛根10g，桃仁10g，红花10g，伸筋草15g，路路通15g，制附子（先煎）10g，肉桂10g，干姜10g。

用法与主治 每日1剂，水煎2次，分早、晚2次饭后温服。此方为河南中医学院第一附属医院康文娣教授的经验方。具有温补脾肾、散寒化湿、活血祛瘀作用。适用于局限性硬皮病。

加减 脾虚湿不运化者，加茯苓15g，白术15g；伴有湿热者，加薏苡仁30g，金银花15g；寒湿重者，加独活10g，桑寄生10g，川续断10g；皮肤顽厚者，加皂角刺10g。尽管阳虚为本病病机，但久服温补药品仍会生热化火，因此需要常观察病情，出现上火现象如口角炎、面部粉刺、咽干咽痛、口中臭味等时，应及时给予清火药。康文娣教授善于使用肥儿丸荡涤肠腑，清热祛火。肥儿丸服用方法：出现上火症状时，停服温补中药，当天给予肥儿丸内服，成人每次服用1包，小儿每岁1丸，服药时间选择在早饭后3小时，当天午饭尽量少吃，以清淡为主，不进油腻，下午必然腹泻数次，然后服米粥养胃。

出处 隋克毅．康文娣教授治疗局限性硬皮病经验［J］．风湿病与关节炎，2014，3（6）：44-45.

【方剂5】高祥福经验方

炙麻黄5g，桂枝、炒白芍、积雪草、黄芪各30g，苦杏仁、炙甘草、当归、地龙各10g，丹参、茯苓各15g，赤芍9g。

用法与主治 每天1剂，每剂药煎2次，早晚餐后温服。此方为浙江省中医院肾内科主任中医师高祥福教授的经验方，具有解表除湿、益气活血的作用。适用于风湿浸淫、气虚血瘀为主，主要症状在皮肤，肺、肾症状不显。症见皮肤红肿，或以手部皮肤为主呈暗褐色，皮肤变硬，或皮肤瘙痒不堪伴有不时触摸痛，或关节疼痛，感周身困重沉着，舌质红，苔白，脉滑或涩等。

加减 本病病机在于虚实夹杂，故有虚实偏颇。若湿邪重，症见皮肤溃烂，舌苔厚腻者加苍术9g，薏苡仁30g；若正气不足，体质偏虚者，症见气少懒言，皮肤肌肉萎缩、色深，加党参30g，路路通12g；久病入里，虚热内生，舌红脉数，辨证为肝肾阴亏者，加生地黄、鳖甲各15g以滋阴润燥；若合并消化道病变，患者食欲不振，吞咽疼痛，舌红少津，辨证为胃阴不足者，加麦冬12g，香附6g，滋养胃阴，行气止痛；若腰酸肢软，畏寒肢冷，辨证为肾阳虚者，加肉苁蓉10g，制附子（先煎）9g，肉桂2g，血肉有情之品填补肾精，少火生气。

出处 汪天宇，骆阳阳，鲁科达．高祥福运用麻黄补阳还五汤治疗硬皮病经验介绍［J］．新中医，2017，49（7）：161-163.

【方剂6】白郡符经验方

经验方①：制川乌（先煎）15g，红花15g，丹参20g，羌活15g，王不留行15g，赤芍15g，山药25g，麸炒白术20g，补骨脂20g。

经验方②：黄芪50g，桂枝15g，白芍20g，当归20g，党参20g，川芎15g，白术20g，羌活20g，防风20g，生姜4片，大枣7枚。

经验方③：熟地黄20g，牡丹皮15g，茯苓15g，知母20g，牛膝15g，山茱萸20g，麦冬15g，丹参25g，地龙20g，秦艽20g。

用法与主治 水煎服，每日1剂。此方为已故著名中医皮肤外科病专家、黑龙江中医药大学附属医院主任医师白郡符的经验方。经验方①：具有温阳通络，补肾健脾的作用。适用于脾肾阳虚型硬皮病。症见皮色淡红，表面光滑，皮肤萎缩变硬，周围有淡红色晕环，伴有形寒肢冷、面色㿠白、腰膝酸软、乏力、腹中冷痛、泻痢等症状。舌淡胖或边有齿痕，舌苔薄，脉沉细。经验方②：具有补气养血、通经活络、散寒除湿的作用。适用于气血不足型硬皮病。症见皮肤色暗，欠光泽，变硬，萎缩，毛孔消失，时见四肢厥冷，手足麻木，伴心悸气短、面色苍白、自汗、头晕耳鸣、精神萎靡、疲倦无力等症状，舌质淡，苔薄白，脉沉细。经验方③：具有养阴清热、活血通络的作用。适用于肝肾阴虚型硬皮病。症见皮肤萎缩变薄，累及皮下组织及深部肌肉，出汗减少，毛发脱落，肌肉酸痛、无力，关节疼痛，伴五心烦热、头晕目眩、目干、肢体麻木、口燥咽干、腰膝酸痛、耳鸣、女子月经量少等症状，舌红，少苔。

加减 经验方①：夹湿者加芥子10g，法半夏15g；伴游走疼痛者，加防风10g，鸡血藤20g，桑枝20g；偏寒者，可加制附子（先煎）10g，细辛5g。经验方②：气虚明显者，可加大黄芪量，人参15g；皮肤较硬者，加蜈蚣2条，乌梢蛇20g；血虚偏重者，加制何首乌20g，鸡血藤30g。经验方③：阴伤重者，可适当加沙参15g，石斛20g，龟甲20g；关节症状明显者，加桑枝15g，威灵仙20g；皮损顽固者，加桃仁15g，王不留行15g。

出处 王俊志，王喜，吴迪．白郡符老中医治疗硬皮病经验［J］．光明中医，2016，31（7）：929-930.

【方剂7】段行武经验方

经验方①：生地黄20g、紫草15g、黄芩12g、金银花12g、拳参12g、苦参10g、龙胆6g、土茯苓10～15g、秦艽12g、豨莶草10g等。

经验方②：巴戟天10g、淫羊藿10g、麻黄6g、桂枝10g、川芎10g、丹参15～20g、红花10g、独活10g、桑寄生15g、秦艽12g、鸡血藤30g、伸筋草15～20g、防己10g、三棱10g、莪术10g等。

经验方③：人参10～15g、白术20～30g、生黄芪15～20g、鹿角片6～10g、巴戟天10g、肉苁蓉10g、熟地黄15g、当归20g、桂枝10g、桑枝10g、羌活10g、独活10g、姜黄10g、地龙10～15g、丝瓜络20g、路路通20～30g、鸡血藤20～30g等。

用法与主治 水煎服，每日1剂。此方为北京中医药大学东直门医院皮肤科主任、博士研究生导师、主任医师段行武的经验方。经验方①：具有凉血解毒、清热除湿，佐以祛风通络的作用。适用于急性进展期以风湿、血热内结的“标实”之证为主的硬皮病。症见病程通常较短、发展迅速，常数周至数月即进入硬化、萎缩期，患者一般无明显全身症状，皮损部位可见淡红或紫红色水肿性斑片，自身抗体无明显异常。此期患者感受外邪后，风湿之邪结聚肌腠，郁而化热，热毒燔灼血络，临床多发斑疹，表现为局部色红肿胀，皮肤灼热。经验方②：具有温阳通络、祛风除湿、宣通腠理、温壮元阳的作用。适用于硬化期以邪毒稽留腠理，络脉瘀阻不通为主的硬皮病。症见病程可能持续数年，皮损呈现淡黄色或象牙白色，表面干燥，有蜡样光泽，手捏不起，触之不温，坚硬如革，周围有轻度紫红色晕，有时可伴毛细血管扩张。经验方③：具有健脾助阳、益气养血、温经通络的作用。适用于久病后气血失和，外不能荣养肌肤，则见皮聚毛落、肌肉消瘦；内不能养脏腑，反致元阳不振、运化失司；久病损及正气，又现“本虚”之象的萎缩期硬皮病。症见皮损硬度逐渐减轻，渐渐萎缩，皮肤菲薄，毛发脱落，呈现羊皮纸样改变。而线状硬皮病患者，局部皮损显著凹陷，在疾病初始即呈现萎缩表现，故辨证论治当同此期。

加减 经验方①：皮疹色紫红者多属热迫血行，形成脉外瘀血，故可加用川芎、丹参以达凉血活血之效。经验方②：病情重者短期可加用制附子（先煎）6～10g、细辛 3～6g，以增温肾通阳之力，亦可加用水蛭 6～10g 以全透散之功。

出处 陈曦，张润田，夏梦，等．段行武治疗局限性硬皮病经验介绍[J]．中国中西医结合皮肤性病学杂志，2015，14（3）：164-166.

【方剂 8】周平安经验方

生黄芪 20～30g，桂枝 10～15g，细辛 3～6g，当归、赤芍、白芍、羌活、独活、威灵仙、皂角刺各 10g，苍术、白术各 15～30g，鸡血藤 20g，红藤、积雪草、毛冬青各 15g，芥子 6g，炙甘草 6～10g。

用法与主治 水煎服，每日 1 剂。此方为北京中医药大学教授、博士研究生导师，北京中医药大学东方医院主任医师周平安的经验方，具有益气养血温阳、活血化瘀通脉、化痰软坚散结、祛风散寒除湿的作用。适用于以气血不足、寒凝经脉为主要病机的硬皮病。

加减 夏暑炎热之时及郁久化热者去辛温之细辛、桂枝；久病阴虚口干者加百合、石斛各 15g，南沙参 10g；热象明显者加生地黄 15g，知母 10g；气虚甚者加人参粉（冲服）3g，或生晒参 10g；阳虚明显者加淫羊藿、巴戟天各 10g；皮肤瘙痒者加白鲜皮 15g，蛇床子、地肤子各 10g；肿胀明显者加防己、秦艽各 10g，茯苓 15g；血瘀明显者加川芎 15g，红花 10g；皮肤筋骨挛急，屈伸不利者加葛根 15～20g，伸筋草 15g；大便稀溏者加焦白术、焦山楂各 15g；合并肺纤维化者随症选用穿山龙、石韦各 15g，炙枇杷叶、炙百部、紫菀各 10g，桔梗 6g。

周教授治疗时还善用引经药和对药。如引经药：病位在上者常加羌活 10g，桑枝 15g；在下者加独活 10g，川牛膝 15g；在腰背者加狗脊、杜仲各 10g，桑寄生、续断各 15g。对药：如赤芍、白芍，鸡血藤、红藤（养血活血）；苍术、白术（发汗止汗）；羌活、独活（上下同治）；川牛膝、怀牛膝，桑枝、桑寄生（通补兼施）；穿山龙、石韦（清肺化痰）；积雪草、毛冬青（通络软坚）；芥子、皂角刺（化痰软坚）等。常配参芍片、丹七片同服，增强益气养血、活血化瘀之效。周教授在治疗时还十分注重维护人体正气，药性平和，不用具有肝毒、肾毒药物，少用贵重药材。

出处 李颖，周平安．周平安教授治疗硬皮病经验浅析［J］．新中医，2012，44（3）：154-156.

皮肌炎

皮肌炎是一种累及皮肤及肌肉的弥漫性炎症性疾病。临床上皮肤损害以面部尤其眼睑为中心的紫红色水肿性斑为特征，肌肉损害以对称性四肢近端肌无力、酸痛、触痛、肿胀、萎缩为特征，可伴有关节、心肌等多器官损害。本病多属中医学“肌痹”“痿证”范畴。

【方剂 1】程绍恩经验方

经验方①：柴胡 10g、葛根 10g、白芷 5g、桔梗 10g、玄参 10g、生石膏 30g、赤芍 10g、甘草 10g、金银花 10g、连翘 10g 等。

经验方②：荆芥 10g、防风 15g、当归 20g、川芎 15g、赤芍 15g、生地黄 30g、党参 20g、黄芪 20g、制何首乌 10g、蒺藜 20g、薏苡仁 25g、紫草 10g。

用法与主治 每剂药煎 3 次，混合，分为 3 份，每日服 3 份。以上为长春中医药大学程绍恩教授的经验方。经验方①：具有清热解毒、宣肺祛湿的作用。适用于毒邪内蕴型皮肌炎。经验方②：具有养血解肌、活血润肤、解毒止痒的作用。适用于皮肌炎病情缓解后，机体虚衰症状较为突出者。

经验方交替服用，由于该病治疗时间长，病情变化多端，治疗中症状反复或加重并不少见。此外，所治疗的皮肌炎病例，同时口服激素，只是随着中药治疗进展，症状好转，逐次小剂量地递减口服激素剂量，直至最后全部撤减。临床实践证明，激素剂量减得过早，减得过快，病症立刻反复。加之体虚，治疗中亦易受外邪之侵，而出现一些新的症状，因此应适时调整方剂。一是以上两个方剂随症加减，交替服用；二是针对症状变化，另选其他对症方剂，穿插综合治疗。

加减 经验方①：若皮疹痒甚者加白蒺藜、白鲜皮、荆芥、防风，以增强清热解毒、发散止痒之效。经验方②：若食少纳呆加焦三仙各45g；便秘加大黄10g，芒硝10g；腹胀加香橼30g，生麦芽50g；若尿黄有异味加黄芩、黄柏、蒲公英、紫花地丁、白花蛇舌草；若热毒甚，身热加知母、生石膏；若血瘀、肌肉刺痛，加桃仁、红花、乳香和没药逐瘀行血止痛。

出处 程显山，程晔，张傈荣．程绍恩治疗皮肌炎经验［J］．中医杂志，2010，51（4）：314-315.

【方剂2】张皖东经验方

经验方①：桑白皮、鱼腥草、黄芩、知母、贝母、射干、瓜蒌皮、前胡、玄参、牡丹皮、炙甘草等。

经验方②：人参（党参）、茯苓、白术、黄柏、牛膝、薏苡仁、萆薢、泽泻、炙甘草等。

经验方③：人参（党参）、白术、茯苓、陈皮、法半夏、薏苡仁、白扁豆、甘草等。

经验方④：熟地黄、山药、山茱萸、龟甲、鹿角胶、菟丝子、牛膝等。

经验方⑤：熟地黄、山茱萸、菟丝子、山药、茯苓、泽泻、牡丹皮、制附子、桂枝等。

用法与主治 水煎服，每日1剂，早晚分服。此方为安徽中医药大学第一附属医院医学博士张皖东教授的经验方。经验方①：具有清肺泄热、化痰平喘（兼以解表）的作用。适用于湿热浸肺，蕴结肌肤型皮肌炎。症见面部及眼睑特征性紫红色斑疹，颈项部、前胸暴露部位皮疹，皮疹颜色较亮，四肢近端肌肉酸痛无力，胸闷气喘，咳嗽咳痰，咽干，大便干结，舌质红，苔黄腻，脉滑数或浮数。经验方②：具有健脾益气、清热祛湿的作用。适用于脾气亏虚，湿热内蕴型皮肌炎。症见肌肉疼痛，四肢肌肉痿软无力，肢体困重，身热不显，扪及微热，眼睑有不同程度的水肿性紫红色皮损，身有红斑，腹胀便溏，舌红，苔黄，脉濡弱。经验方③：具有健脾益气、祛痰通络的作用。适用于脾虚痰阻型皮肌炎。症见肌肉酸胀，松软无力，肌肤肿胀暗淡，纳食不香，痰多胸闷，甚则呕吐痰涎，舌质淡，苔白腻，边有齿痕，脉濡或滑。经验方④：具有滋肾养阴、舒筋通络的作用。适用于肾阴亏虚型皮肌炎，多病久不愈，邪恋不去。肌肉疼痛症状较轻，四肢无力较重，肌肉萎缩，有暗红色皮损，皮肤不容，头晕腰酸，午后发热、盗汗明显，小便短少，大便秘结，舌红少苔，脉细数或虚数。经验方⑤：具有温肾健脾、益气填精的作用。适用于脾肾阳虚型皮肌炎。症见皮损部位暗红，雷诺现象，肌肉酸痛萎缩，腰酸腿软，站立困难，畏寒肢冷，食少寡言，尿频或带下清稀，大便溏薄，舌质淡或胖，苔薄，脉沉细。

加减 经验方①：若患者大便秘结明显可加大黄、芒硝通腑泄热，助泄肺热；若患者身热明显加石膏辛凉以泄肺热；若咳痰量多，痰黏色黄则加葶苈子、海蛤壳清泄肺热，化痰。经验方②：若正值夏季，患者困着感明显，胸脘痞闷，加藿香，佩兰芳香化湿，健脾驱浊；若关节、肌肉痛明显者，加丹参、鸡血藤、赤芍、当归活血化瘀通络；若湿毒化热，则加金银花、连翘清热解毒。经验方④：若患者热邪未清，则可加鳖甲、青蒿、知母滋阴清热；若肌肉萎缩明显则加蜈蚣、僵蚕、黄芪搜风通络，补气；若阴虚内动，手足拘挛则加钩藤、羚羊角、珍珠母息风止痉。经验方⑤：若患者腰膝酸软明显，可加杜仲、牛膝补肾健骨；若脾虚，大便溏薄较著，则加白术、茯苓健脾利湿。

出处 郭明蔚，张皖东．张皖东治疗皮肌炎经验特色［J］．中医药临床杂志，2018，30（1）：71-73．

【方剂3】周翠英经验方

金银花24g，白花蛇舌草21g，茜草24g，丹参12g，当归12g，川芎12g，太子参18g，茯苓15g，白术12g，柴胡9g，升麻6g，甘草6g。

用法与主治 水煎服，每日1剂。此方为全国老中医药专家学术经验继承工作指导老师，山东省老中医药专家周翠英教授的经验方，具有清热解毒、益气养阴的作用。适用于不同时期的皮肌炎。

加减 ①急性期——热毒炽盛证。患者颜面、躯干、四肢可见广泛红斑皮疹，颜色鲜红，可伴有烧灼感或瘙痒，四肢近端肌无力，肌痛，口渴，尿黄赤，或有发热，舌质红，苔少或黄厚，脉弦数。此期患者以热毒症状为主，热毒炽盛则血热疾行，治疗以清热解毒，凉血消斑为主。方药在基础方上加用清热解毒药。清热解毒药中苦寒类伤阴，而气阴两虚是本病的主要病理特征，故要慎用苦寒药。常用甘寒解毒药有：金银花、连翘、蒲公英、土茯苓、白花蛇舌草、半枝莲、贯众、紫草、生甘草等。若高热者可加石膏、知母、青蒿；红斑范围较大可加地榆、牡丹皮；伴关节痛者可加忍冬藤、青风藤；胸闷、咳嗽者，加桔梗、枳壳；在此阶段西医治疗常配合大量糖皮质激素，周老师认为激素属阳药，伤肝肾之阴，患者可出现颧红、痤疮、舌红少苔等阴虚火旺之症状，可加生地黄、熟地黄、知母、牡丹皮、山茱萸、菟丝子等对抗其副作用。

② 缓解期——余热留恋证。患者红斑部分消退或颜色变浅，仍肌肉酸痛，肌力增加但尚未完全恢复，口干咽痒，皮肤干燥，舌红，苔白少津，脉细数。此为热势已退，余热留恋，气阴两虚。治疗以益气养阴、清透余热为主。一般用基础方稍作加减即可。乏力较重者，加西洋参、黄芪；阴虚火旺者，加青蒿、鳖甲、知母；余加减法同上。

③ 缓解期——气阴两虚证。患者红斑已经消退，肌力增加，仍感觉乏力，纳呆腹胀，可有腰膝酸软，两颧潮红，头晕目眩，口燥咽干，耳鸣，舌红，少苔，脉弦细。此为脾气亏虚，肝肾不足之症，治疗以健脾益气、补益肝肾为主。常选用补中益气汤合六味地黄汤。若舌苔厚腻湿邪偏重，加苍术、茯苓；舌质暗红者，加红花、川芎；若畏寒肢冷，加制附子、淫羊藿、巴戟天。

出处 孙亦鹏，孙素平．周翠英教授治疗皮肌炎经验举隅［J］．中国民族民间医药，2015，24（12）：39+41.

【方剂 4】陈湘君经验方

经验方①：桑叶，菊花，金银花，连翘，淡竹叶，荆芥，牛蒡子，黄芪，白术，防风，杏仁。

经验方②：厚朴，黄连，法半夏，栀子，苍术，黄柏，薏苡仁，牛膝，白术。

经验方③：水牛角，生地黄，黄芩，黄连，黄柏，牡丹皮，赤芍，金银花，玄参，当归，豆蔻，茵陈。

经验方④：黄芪，太子参，白术，茯苓，薏苡仁，陈皮，川芎，升麻，炙甘草。

经验方⑤：黄芪，当归，赤芍，白芍，红花，川芎，虎杖，莪术。

经验方⑥：生地黄，熟地黄，牡丹皮，知母，黄柏，山药，山茱萸，菟丝子，玄参，龟甲。

经验方⑦：熟附子，黄芪，仙茅，淫羊藿，巴戟天，熟地黄，山茱萸，山药，茯苓，牡丹皮。

用法与主治 水煎服，每日1剂。以上为主任医师、教授、博士研究生导师、第三批全国老中医药专家学术经验继承工作指导老师陈湘君的经验方。经验方①：具有疏风清热、润燥清肺的作用。适用于急性发作期的风热犯肺型皮肌炎。症见起病较急，发热重，恶寒轻，全身肌肤、肌肉疼痛，面红，眼睑紫红，全身肢软乏力，胸闷，咳嗽，咽干咽痛，舌质红，苔薄黄，脉浮数。经验方②：具有清热燥湿，佐以健脾的作用。适用于急性发作期湿热困脾型皮肌炎。症见肌肉酸痛，四肢痿软乏力，身热不扬，头痛如裹，口渴不欲饮，斑疹隐隐，食少，吞咽无力，腹胀满不适，大便溏泄，小便短赤，舌质红，苔黄腻或白腻而干，脉滑数或濡数。经验方③：具有清热解毒、利湿的作用。适用于急性发作期热毒夹湿型皮肌炎。症见发热，热势较高，肌肤灼热，触之灼手，颜面红赤，全身皮肤斑疹显露，肌肉疼痛，乏力，咽痛，胸闷腹胀，大便干结，小便短赤，舌质红，苔黄腻，脉滑数。经验方④：适用于缓解期脾气亏虚型皮肌炎。症见全身皮疹消退，或仅余淡淡红斑，四肢肌肉近端乏力，肌肉酸痛不显，胃纳减少，腹胀面色不华，神疲乏力，少气懒言，大便偏溏，舌质淡，边有齿印，脉细。经验方⑤：具有益气活血的作用。适用于缓解期气虚血瘀型皮肌炎。症见局部红斑色淡不显或呈暗红色，四肢肌肉以刺痛、麻木为主，按之加剧，固定不移，或伴下肢痿废，行走不便，双手遇冷或激动时可见发冷、发白、发紫，不久缓解，面色不华，胁下可触及痞块，时有短气乏力，食少便溏，妇女可见痛经、血块、经色紫暗，舌质淡，有瘀斑或舌色紫暗，边有齿印，脉弦涩。经验方⑥：具有滋补肝肾之阴的作用，适用于缓解期肝肾阴虚型皮肌炎。症见久病不愈，肢体无力，肌肉萎缩，头晕健忘，腰膝酸软，肌肤失荣，潮热，热势不高，盗汗，舌质红干，苔少，脉虚细数。经验方⑦：具有温补脾肾的作用。适用于缓解期脾肾阳虚型皮肌炎。症见病久缠绵，肌肉萎缩无力，畏寒肢冷，纳谷不馨，口淡无味，面色㿠白，舌质淡胖有齿痕，脉虚软无力。

加减 陈湘君在临证时特别指出，针对此病的治疗除辨证分型论治外，还常需辨症选药以提高疗效。①对于肌肉失养所致肌肉疼痛，常选用金雀根、川芎、当归、怀牛膝、三七等益气养血之品；对于由热毒、血瘀所致肌肉疼痛，常选用落得打、开金锁、藤梨根、延胡索、桂枝、徐长卿、王不留行、独活、威灵仙、郁金、土鳖虫等活血通络之品。②皮肌炎之斑疹或红斑常由脾气亏虚，运化不济，气虚不摄，或血热迫血妄行所致。故治以补脾益气摄血，或凉血消斑为法。补脾益气摄血常选用黄芪、党参、当归、仙鹤草、茜草等益气摄血之品；凉血消斑常选用芙蓉叶、白茅根、牡丹皮、栀子、丹参、白芍、紫草等凉血消斑之品。③腹胀满不适、食少常由于脾胃亏虚、运化无力所致。故治以补益脾胃，助化理气为主，常选用大腹皮、厚朴花、莱菔子、砂仁、焦神曲、香橼、鸡内金、木香、陈皮、枳壳、香附、山楂等助化理气消胀之品。④大便溏泄可由脾胃虚寒、湿热困脾和食滞肠胃所致。故对于脾胃虚寒型泄泻，常选用苍术、干姜、吴茱萸、藿香、佩兰等温脾止泻之品；对于湿热困脾型泄泻，常选用葛根、黄芩、黄连、蒲公英、连翘、金银花、苦参等清热利湿、升清降浊之品；对于食滞肠胃型泄泻，常选用桔梗、炒麦芽、炒山楂、焦神曲、鸡内金、炒莱菔子等消食导滞之品。⑤大便干结病机可归为热秘、气虚秘、血虚秘、阳虚秘、气滞秘等类型。针对热秘常选用大黄、番泻叶泄热通便；对于气虚秘常选用黄芪、杏仁益气通便；针对血虚秘常选用制何首乌、黑芝麻、当归养血通便；对于阳虚秘常选用肉苁蓉温阳通便；对于气滞秘常选用枳实、厚朴等理气通便。⑥咽干咽痛常由热毒或阴津亏耗所致。针对热毒所致咽干咽痛，常选用菊花、胖大海、桔梗、甘草以清热解毒、利咽；针对阴津亏耗所致咽干咽痛，常选用麦冬、天冬、枫斗以润燥生津、利咽。⑦咳嗽主要由于素体虚弱，易于外感六淫之邪，导致肺气失于宣肃，迫气上逆而作咳。常喜用桔梗、川贝母、法半夏、炙百部、前胡、炙紫菀等宣肺止咳之品。

出处 胡建国，陈湘君．陈湘君治疗皮肌炎经验［J］．中医杂志，2010，51（8）：684-686.

【方剂 5】齐连仲经验方

经验方①：黄芪、当归、紫草、马勃、苍术、黄柏、苦参、金银花、蒲公英、地丁、柴胡、甘草等。

经验方②：人参、黄芪、当归、黄柏、紫草、苦参、金银花、蒲公英、紫花地丁、柴胡、马勃、甘草等。

用法与主治 药煎 3 次，每次取汁约 200ml，每日 3 次口服；同时服用西药治疗，待病情稳定后再酌情减量。以上为主任中医师、原沈阳市沈河区中医院院长齐连仲的经验方。经验方①：具有清热除湿、益气活血的作用。适用于急性期以热毒炽盛为主要表现兼有湿热内蕴之象的皮肌炎。症见以眼睑为中心的水肿性紫红斑，可延及面部、颈部及胸背部。肌肉疼痛、触痛、肌无力，四肢重着。可伴有发热、恶寒或身热不扬、关节疼痛、口渴心烦、吞咽无力、食少纳呆、腹胀、大便干燥或稀溏、小便黄赤、舌质红或绛、苔黄或黄腻、脉滑数或濡数等。经验方②：具有益气活血，兼清热除湿的作用。适用于在慢性期以气血虚弱为主要表现兼有血瘀络阻、虚瘀化热之象的皮肌炎。症见皮肤出现散在暗红斑疹，上附细小鳞屑，肌肉疼痛、触痛、运动痛，四肢痿软，沉重无力，甲皱变薄，毛细血管扩张，吞咽无力，蹲起困难，步态蹒跚，甚至不能行走，不能翻身，后期可见皮肤萎缩、关节挛缩、运动受阻、肌肉硬结、皮下结节以及皮下钙化等、并可伴有不规则发热、心悸气短、失眠健忘、纳呆食少、腹胀便溏、舌质暗红、苔薄黄或白腻、脉细数或细涩等症状。

加减 经验方①：如红斑显著可加大青叶、牡丹皮等；关节痛重加鸡血藤、乌梢蛇；肌肉疼痛明显加地龙、土鳖虫；兼有咽痛加山豆根；大便稀溏加黄芩、黄连；大便干燥加干姜、大黄；小便黄赤涩痛加石韦、海金沙等。经验方②：如兼肢端动脉痉挛加红花、地龙；肌肉痉挛明显加蜈蚣、僵蚕；低热不退加青蒿、地骨皮；肿胀明显加泽泻、车前子；兼脾虚便溏加茯苓、白术；兼皮下结节、钙化加三棱、莪术；兼有脱发加制何首乌、牡丹皮；伴有恶性肿瘤加白花蛇舌草、半枝莲；兼有食欲不振加焦神曲、炒麦芽、焦山楂等。

出处 陈宝刚，齐士，梁守义．齐连仲辨治皮肌炎的经验［J］．辽宁中医杂志，2005，(10)：16-17.

【方剂6】王庆国经验方

经验方①：黄芪20g，桂枝10g，白芍30g，防风10g，柴胡10g，黄芩15g，黄柏15g，穿山龙50g，青风藤20g，海风藤20g，生石膏40g，知母10g，秦艽15g，木防己10g。

经验方②：穿山龙30g，青风藤20g，海风藤20g，生石膏50g，木防己15g，知母15g，桂枝15g，制附片10g，生黄芪30g，党参10g，太子参10g，北沙参10g，玄参15g，麦冬30g，当归15g，赤芍10g。

经验方③：生石膏60g，知母30g，生甘草20g，生地黄60g，玄参30g，水牛角60g，穿山龙30g，忍冬藤30g，木防己15g，薏苡仁30g，革薢30g。在急性期生石膏、生地黄常用至100g，玄参用至60g。

用法与主治 水煎服，每日1剂。以上为国家级名老中医，北京中医药大学终身教授王庆国教授的经验方。经验方①：具有祛风祛湿清热、调和营卫的作用。适用于皮肌炎之肌痹，以周身肌肉疼痛、麻木不仁为主要表现。多见于疾病初期，素体气虚，风湿之邪侵袭肌表；或日久风湿化热，虚实寒热夹杂者。经验方②：具有祛风通络、清热化湿，功兼补益的作用。适用于皮肌炎之痿证，以肌肉无力、萎缩为主要表现，伴或不伴有肌肉疼痛。症见肢体萎缩无力，不能正常运动，为正气内虚，风湿之邪浸淫经脉，营卫运行受阻，筋脉失养，不能束骨利关节，肌肉软弱无力。经验方③：具有清热解毒、凉血祛风的作用。适用于皮肌炎温病发斑，以红色斑样皮损为主，病至后期以眼睑及眶周紫红色斑疹为特点。

加减 经验方①：根据病位循经用药，使药达病所，病在上肢者，加用片姜黄、桑枝、羌活；病在下肢者，用独活、木瓜、牛膝；腰痛甚者予补肾之品如杜仲、桑寄生、续断。

出处 林依璇，王雪茜，程发峰，等．王庆国治疗皮肌炎经验［J］．天津中医药大学学报，2017，36（6）：406-408.

【方剂7】范永升经验方

经验方①：当归拈痛汤加减。

经验方②：四君子汤合青蒿鳖甲汤加减。将人参改为黄芪，重用黄芪以补中益气。

用法与主治 水煎服，每日1剂。此方为原浙江中医药大学校长、博士生导师范永升的经验方。经验方①：具有清热利湿、凉血活血的作用。适用于皮肌炎活动期。症见以眼睑为中心的水肿性紫红斑，可延及面、颈及胸背部，以肩胛带、骨盆带肌肉酸痛重着无力最为典型，可伴有发热或身热不扬、心烦口渴、吞咽无力、食少纳呆、小便短赤、甚至少尿、无尿、舌质红绛、苔黄或黄腻、脉滑数或濡数等症。经验方②：具有健脾滋肾、解毒祛瘀的作用。适用于皮肌炎缓解期。症见皮肤出现散在暗红斑疹，色素沉着，肌肉疼痛，步态蹒跚，甲皱变薄，指垫皮肤增厚、皲裂，后期可见皮肤萎缩，关节挛缩，运动受阻，肌肉硬结，皮下结节以及皮下钙化等，并可伴有潮热盗汗、心悸气短、纳呆食少、腹胀便溏、舌质暗红、苔薄黄或白腻、脉细数或细涩等症状。

加减 经验方①：加白花蛇舌草、连翘、红花以清热解毒、活血止痛；肌肤红斑明显加凌霄花、紫草、白鲜皮；关节痛重加雷公藤、制川乌、乌梢蛇、蕲蛇。在活动期予激素足量或大量冲击治疗后，患者多表现为阴虚内热，使用解毒祛瘀滋阴中药以调节免疫、抗炎、调节内分泌等，有助于激素及免疫抑制剂的临床减量，从而减少其毒副作用，可选药用青蒿、白芍、赤芍、牡丹皮、生地黄等。经验方②：如疼痛者可加威灵仙、独活、羌活、蕲蛇等散寒止痛；伴有食欲不振加焦三仙。缓解期激素减量阶段，患者常表现为气阴两虚甚或阴阳两虚，采用滋阴益气温阳之法，药用女贞子、山茱萸、黄芪、菟丝子、淫羊藿等，以利于激素撤减；在激素维持量阶段，若表现为脾肾阳虚，应着重温肾补脾，药用黄芪、菟丝子、淫羊藿等配合金匮肾气丸，以巩固疗效，防止病情反跳和复发。

出处 何兆春．范永升治疗皮肌炎经验撷要［J］．浙江中西医结合杂志，2009，19（9）：530-531.

【方剂8】丁樱经验方

经验方①：银翘散合清燥救肺汤加减。

经验方②：升阳益胃汤加减。

经验方③：清瘟败毒饮合清营汤加减。

经验方④：六味地黄汤加减。

经验方⑤：身痛逐瘀汤加减。

经验方⑥：补中益气汤、参苓白术散为基础方加减。

用法与主治 每日1剂，水煎分3次，每次取汁约200ml，混合后分3次口服。以上为河南中医学院第一附属医院儿科医院院长，主任医师、教授、硕士及博士研究生导师丁樱的经验方。经验方①：具有疏散风热、养阴清肺的作用。适用于风热犯肺型皮肌炎。经验方②：具有益气健脾、清热除湿的作用。适用于气虚湿热型皮肌炎。经验方③：具有清热凉血的作用。适用于邪热内盛型皮肌炎。经验方④：具有滋补肝肾的作用。适用于肝肾阴虚型皮肌炎。经验方⑤：具有活血化瘀的作用。适用于气虚瘀血型皮肌炎。经验方⑥：具有健脾益气养阴的作用。适用于气阴亏虚型皮肌炎。

出处 李高峰．丁樱教授治疗儿童皮肌炎临床经验［J］．中医研究，2012，25（1）：46-48.

【方剂9】李学增经验方

经验方①：生石膏60g，知母30g，生甘草15g，玄参15g，金银花30g，大青叶15g，生地黄30g，牡丹皮15g，赤芍15g，白花蛇舌草60g，玳瑁10g。同时服用五痹解毒胶囊（药物组成：水牛角、珍珠、地黄、牡丹皮等。河北省石家庄平安医院自制，批准文号：冀药制字Z20050752）

经验方②：黄芪30g，丹参30g，鸡血藤30g，鬼箭羽30g，白花蛇舌草30g，桂枝10g，山茱萸15g，杜仲15g，秦艽15g，七叶一枝花30g。同时加服五痹胶囊（药物组成：土茯苓、威

灵仙、薏苡仁、黄芪等。河北省石家庄平安医院自制，批准文号：冀药制字 Z20050763）

经验方③：首乌藤 15g，鸡血藤 15g，钩藤 15g，当归 20g，丹参 20g，生黄芪 20g，太子参 15g，沙参 15g，赤芍 15g，白芍 15g，白花蛇舌草 30g。同时加服五痹扶正胶囊（药物组成：黄芪、山茱萸、鸡血藤、地黄等。河北省石家庄平安医院自制，批准文号：冀药制字 Z20050759）

用法与主治 水煎服，每日 1 剂。以上为河北省石家庄平安医院风湿免疫科主任医师，河北省第 2 批老中医药专家学术经验继承工作指导老师李学增的经验方。经验方①：具有清热解毒、散瘀通络、凉血消斑的作用。适用于急性进展期（第一期）皮肌炎。李老师认为，此乃热毒内盛，痹结血络，气血瘀滞所致。此期为病急骤，症见高热烦躁，肌肉、关节疼痛无力，胸闷心悸，严重者可见神昏谵语、抽搐，皮肌炎有紫红色水肿性斑，面、颈和胸部红斑，舌红绛，苔黄厚，脉数等。常有感染、出血等并发症。此阶段，人体内自身免疫反应活跃，免疫性损伤严重，实验室检查示血肌酶明显升高，自身抗体阳性。经验方②：具有活血解毒的作用。适用于稳定缓进期（第二期）皮肌炎，此期指急性期患者经治疗病情缓解后或隐袭的亚急性期慢性患者，病程日久，体质亏虚。症见患者横纹肌广泛变性，不断释放出肌肉中的酶，使血肌酶含量升高，尿肌酸排出增加，出现明显的肌肉酸痛和肌无力症状。李老师强调，此期是病情顺与逆的转折点，是病情逆转的轴心时刻。经验方③：具有益气养阴、调和阴阳、清解余毒的作用。适用于慢性迁延期（第三期）皮肌炎。此期是指经前两期的治疗，病情进一步缓解或合并其他结缔组织病，病情迁延者。由于病程较长，气血两伤，阴阳失调，呈现一派气阴未复、邪毒留恋之象，出现以肌肉萎缩、肌无力为主要表现的综合征。急性进展期（第一步）重在清血解毒，活血通络之法不可废；稳定缓进期（第二步）重在活血解毒，培元固本之法不可缺；慢性迁延期（第三步）重在益气养阴补血，活血解毒之法不可弃。每一步治疗分主次，用药有侧重，主者占七分，次者仅三分，可谓要言不繁。

加减 经验方①：高热不退加羚羊角、人工牛黄；红斑明显加鸡冠花、凌霄花、藏红花；湿热偏盛加二妙散或四妙汤。除上述内服中药外，应同时积极应用中等剂量激素（泼尼松 30～45mg/d）配合抗生素进行综合治疗，方可迅速控制病情，为下一步治疗争取时机。李老师强调，临床应注意及时应用土茯苓、连翘、白薇、生甘草、白茅根等药物，加强凉血解毒之功，可拮抗激素的毒副作用，避免库欣综合征的快速发生，增加患者对激素的耐受性，突显了免疫清血解毒法的实际价值。经验方②：培本不可太过，太过则进一步激活补体系统，使机体免疫反应加剧，病情向第一期转化，出现危象。培本必须寓于活血解毒之大法中，不可用人参、鹿茸、紫河车、阿胶等至阴至阳之峻补之品，而当应用黄芪、党参、白术、山茱萸、杜仲等平补气血阴阳之品。切记“缓中补虚”乃稳妥之法。经验方③：气血亏虚加八珍汤益气养血；肝肾阴虚加二至丸补益肝肾；脾肾阳虚加用淫羊藿、杜仲健脾益肾。李老师强调，此期虽以扶正为主，但活血解毒不可废，以防病情反复，转向第二期或第一期。以上三法不是孤立使用的，而是相互演绎的，当在第三期由于感染或激素撤减不当致病情反复出现第一期或第二期又当用前两法。当病情稳定，肌酶、各种生化指标接近正常范围时，可用第三法。

出处 李桂，钮含春，李晓云，等．李学增治疗皮肌炎/多发性肌炎经验［J］．河北中医，2009，31（4）：485-486.

扁平疣

扁平疣是一种主要由人类乳头瘤病毒（HPV）尤其是 HPV-3 型感染皮肤黏膜所引起的一种良性赘生物病毒性皮肤病。临床表现为米粒至绿豆大小的扁平丘疹，表面光滑，质硬，正常肤色或淡褐色，主要发于患者的面部、前臂以及手背等地方，严重影响患者的外观，一般无自觉症状，或偶有瘙痒。属于中医的“扁瘊”“千日疮”“枯筋箭”“晦气疮”。

【方剂1】紫蓝方

马齿苋 60g，板蓝根 30g，紫草根 15g，生薏苡仁 15g，大青叶 30g，赤芍 15g，红花 15g。

用法与主治 水煎服，每日 1 剂，早晚分服。此方为我国著名中医皮外科专家赵炳南、张志礼先生组方，首都医科大学附属北京中医院李萍教授加减运用于临床。此方具有清热解毒、疏散外邪、祛湿透疹、凉血消癥、活血通经、清利湿热的作用。

加减 风热毒蕴证时上方合桑菊饮；热蕴络瘀证时上方合活血散瘀汤；肝旺血燥证时方用柴胡疏肝散或逍遥散合上方，加用重镇潜降之品，如珍珠母、生牡蛎；脾虚痰凝证时药用黄芪加四君子汤合上方加减；气虚毒蕴证时选用当归补血汤、五味消毒饮合上方；情志不舒，目生云翳，加香附 15g，木贼草 15g；觉畏寒怕风，加黄芪 15g，防风 10g；面部及四肢末端凉甚，加当归 10g，桂枝 10g；皮肤瘙痒较甚者可加白鲜皮 10g；皮损部位发红，毛细血管扩张明显时加赤芍 10g，牡丹皮 10g；热毒蕴结者加金银花 15g，连翘 15g；大便干结者加枳实 15g，酒大黄 10g；苔白腻者加泽泻 15g；心烦易怒者加柴胡 15g，黄芩 15g；下肢为著者加鸡血藤 30g，首乌藤 30g；皮疹日久不消者加三棱 10g，莪术 10g。

出处 陈朝霞，刘正荣，李萍．李萍运用紫蓝方治疗扁平疣经验拾萃[J]．辽宁中医杂志，2019，46（3）：486-489.

【方剂 2】龚丽萍经验方

经验方①：金银花 20g，连翘 10g，荆芥 10g，防风 10g，牛蒡子 10g，竹叶 10g，薄荷 10g，甘草 6g，桔梗 10g，芦苇根 10g，生地黄 10g，枳壳 10g，葛根 20g，细辛 3g，蔓荆子 10g，黄柏 10g。

经验方②：荆芥 10g，防风 10g，黄芩 10g，黄连 6g，金银花 20g，连翘 10g，木贼 10g，醋炙香附 10g，菊花 10g，枸杞子 10g，炙远志 10g，甘草 6g。

用法与主治 水煎服，每日 1 剂，早晚分服。上述方剂为江西中医药大学第一附属医院龚丽萍教授经验方。经验方①具有疏散风热、平肝透托的作用，适用于扁平疣活动期。症见扁平疣基底暗红，短期内数目增多明显，伴有轻微瘙痒。经验方②具有养血和血，平肝透托的作用，适用于扁平疣稳定期。症见扁平疣时间较长，无明显增多，无自觉症状，皮疹颜色浅褐色或正常皮色。

出处 刘云，黄港，胡初向，等．龚丽萍治疗多发性扁平疣经验探析［J］．江西中医药，2018，49（9）：24-25.

【方剂3】吴祖兰经验方

木贼10g，虎杖15g，板蓝根30g，黄芪15g，生晒参5g，薏苡仁30g，白芷20g，香附15g，皂角刺20g，牡蛎20g，浙贝母10g，桔梗10g，甘草6g。

用法与主治 水煎服，每日1剂，早晚分服。此方为四川省中西医结合医院吴祖兰主任经验方。具有扶正解毒、温阳行气、软坚散结的作用，适用于扁平疣。

加减 若皮损忽然发出，高出皮肤，抚之碍手，短时间内迅速增多者，表明正虚邪盛，此时重攻邪，加用紫花地丁、马齿苋、连翘，重用牡蛎、浙贝母；病程较长，反复发作，或此消彼长者，加用黄精、白术；舌苔厚腻者加龙胆、草薢；皮损微红、舌质红者加生地黄、牡丹皮、栀子；若心情烦躁、睡眠差者，重用香附疏肝理气、行气开郁，加用郁金、合欢皮、首乌藤；皮损瘙痒者，加用刺蒺藜、徐长卿；若感冒频繁，或自感疲乏、劳累者，可用贞芪扶正胶囊以益气固表扶正，或用甘露聚糖肽胶囊以调节免疫力；若舌质红，皮损瘙痒者，用祛风止痒口服液以疏风清热止痒；若舌苔较厚腻，皮损色暗者，用清热散结胶囊或湿毒清胶囊以清热解毒散结；若舌质暗红，皮损暗褐色，加用龙血竭散以活血化瘀。

出处 饶飞燕，张艳，刘欢，等．吴祖兰治疗扁平疣经验浅析［J］．四川中医，2018，36（2）：22-25.

【方剂4】张虹亚经验方

丹参10g，红花10g，大青叶15g，白花蛇舌草15g，紫草10g，赤芍10g，虎杖10g，薏苡仁30g，海浮石10g，海藻10g，昆布10g。

用法与主治 水煎服，每日1剂，早晚分服。此方为安徽省中医院张虹亚主任经验方。具有清热解毒燥湿、行气软坚祛瘀的作用，适用于湿热蕴结，气血凝滞证者。症见皮损褐色或紫暗，或伴有瘙痒，抓之可见同形反应，伴有纳食欠佳，舌淡红，苔黄腻，脉滑数或脉弦细涩。

出处　朱雯莹，张虹亚．张虹亚治疗扁平疣经验［J］．河南中医，2013，33（11）：1864-1866.

【方剂5】吴军经验方

黄芪40g，防风15g，白术15g，板蓝根20g，蒲公英30g，马齿苋20g，白花蛇舌草20g，熟地黄20g，当归15g，川芎15g，白芍15g，柴胡15g，枳壳15g，茵陈30g，薏苡仁30g，冬瓜子40g，丹参30g。

用法与主治　水煎服，每日1剂，早晚分服。此方为成都中医药大学附属医院皮肤科主任医师吴军经验方，具有益气固表、清热解毒、养血化瘀，除湿散结的作用。适用于扁平疣内有正虚，外有湿热邪毒蕴结，证属正虚邪恋者。

加减　病程较长，反复发作者，加重黄芪用量；若病程较短，短时间内皮损迅速增多者，加用贯众、重楼等清热解毒散结力量较强的药物；口苦、舌红者加牡丹皮、栀子清热凉血、解毒散结；病程较长，皮损呈深褐色，舌紫暗者加三七粉、丹参活血化瘀散结；病程较长，皮损呈深褐色，舌紫暗者加三七粉、丹参活血化瘀散结；舌苔较厚者加苍术、萆薢、苦参、天葵子除湿散结；睡眠差者加用首乌藤、合欢皮养血解郁，安神助眠；月经延后者加用疏肝理气、养血的药物，如香附、阿胶珠等。

出处　熊丽花，余曼，吴军．吴军治疗扁平疣经验［J］．湖南中医杂志，2015，31（12）：48-49＋58.

【方剂6】史月君经验方

经验方①：薏苡仁30g，牡蛎20g，马齿苋10g，板蓝根10g，木贼10g，柴胡10g，红花5g，甘草5g。

经验方②：生地黄15g，生牡蛎15g，赭石15g，珍珠母15g，牡丹皮10g，赤芍10g，紫草10g，玄参10g，麦冬10g，马齿苋10g，板蓝根10g，大青叶10g，丹参10g，泽兰10g，甘草5g。

经验方③：赭石10g，珍珠母15g，生龙骨15g，生牡蛎15g，柴胡10g，香附10g，枳壳10g，白芍10g，当归10g，桃仁 10g，红花 5g，威灵仙 5g，甘草 5g。

用法与主治　水煎服，每日 1 剂，早晚分服。此方为国家中医药管理局重点专科学术带头人、大连市首批省名中医师带徒指导老师史月君教授经验方。经验方①具有疏风清热、解毒除湿的作用，适用于扁平疣风湿热毒，搏于肌腠者。症见突然肌肤出现多发扁平丘疹，皮疹数量较多，以面部、颈部、上肢及上半身为主，颜色淡红或红棕色，大小如绿豆至黄豆大，舌尖红，苔薄白或薄黄，脉数。经验方②具有清热凉血、清心平肝的作用，适用于青少年或青年患者，时值血气方刚，血热壅盛，上扰心神，久之，血虚肝旺。症见皮损发展较迅速，不断有新的皮疹出现，皮疹红色明显，皮疹或扁平，或呈丘疹状，甚似过敏性皮炎之丘疹，伴有瘙痒，常伴有抑郁、焦虑、失眠、烦躁，口干，大便干，小便黄，舌苔黄而干，脉弦滑或数。经验方③具有重镇安神、行气活血的作用，适用于扁平疣病程较长患者。症见皮疹颜色暗红或深棕色或棕黑色，皮疹趋于静止，既不增多，也不减少，皮疹坚实，皮肤干燥粗糙，无光泽，情绪焦虑、烦躁、抑郁等，舌质淡，舌苔薄白或少苔，脉沉细或弦细。

加减　伴有焦虑、烦躁等症，上方加重镇潜阳安神类药物，如矿石、贝壳之类多归于肝经药物。

出处　周克伟，王舒靖，史月君．史月君教授治疗扁平疣经验总结［J］．内蒙古中医药，2017，36（11）：28.

【方剂 7】平疣解毒汤

马齿苋 30g，大青叶 30g，板蓝根 30g，薏苡仁 60g，白芷 15g，僵蚕 30g，夏枯草 30g，木贼草 15g，制香附 15g，赤芍 15g，牡丹皮 15g，生龙骨（先煎）、生牡蛎（先煎）各 30g，浙贝母 30g。

用法与主治　水煎服，每日 1 剂，早晚分服。此方为河南中医药大学第三附属医院中医内科崔应珉教授经验方。此方具有清热解毒、凉血消瘸、行气化瘀的作用。适用于扁平疣。

加减　若肺气不宣加桔梗 10g，蝉蜕 10g；若湿热内盛加藿香 30g，紫苏梗 30g；若发病时间久，疣色深量多，加皂角刺 15g，王不留行 50g。

出处 王富莉，崔应珉．崔应珉教授治疗扁平疣经验探析［J］．光明中医，2016，31（15）：2180-2181.

【方剂8】祛疣汤

马齿苋60g，板蓝根30g，大青叶15g，紫草15g，白芷10g，露蜂房15g，红花10g，薏苡仁60g，磁石30g，生牡蛎30g，木贼15g。

用法与主治 上述药物去滓取汁，将药汁分为3份，其中2份早晚分服，1份留作外擦。嘱患者取1双筷子（或铅笔），将其粗端用纱布缠绕数周，蘸药汁擦患部，将患处表皮擦破出血痂为度（一定要擦破表皮，否则疗效不佳。擦破表皮即可，亦不可擦之过深）。此方为黑龙江中医药大学中医外科主任医师王玉玺教授经验方。具有祛风清热解毒、活血软坚散结的作用。适用于扁平疣。

加减 气血虚弱者可加黄芪、当归；久病瘀滞较重者可加皂角刺；肾虚者可加补骨脂；漫热毒盛者可加土茯苓、苦参；妇女经期红花、皂角刺均慎用。

出处 赵书锋，寇吉友，卫彦，等．王玉玺教授治疗扁平疣经验［J］．中国民间疗法，2008，16（3）：9.

【方剂9】吴淞经验方

制香附10g，马齿苋20g，木贼草20g，败酱草20g，薏苡仁20g，生牡蛎30g，板蓝根30g，柴胡10g，紫草10g，贯众10g，黄芩10g，红花10g，丹参10g，虎杖10g，生甘草5g。

用法与主治 将方药煎煮后（常法煎药），去滓取汁，将药汁分为3份，其中2份早晚分服，1份外擦，嘱患者用纱布蘸药汁擦患部，擦破表皮即可，不可擦之过深。此方为南京中医药大学附属江苏省中医院皮肤科主任医师，江苏省名中西医结合专家吴淞教授经验方，适用于扁平疣。

加减 卫表不固者可加防风；实热便秘者可稍加制大黄；偏气虚者加黄芪、党参、白术；偏血虚者加熟地黄、阿胶、鸡血藤；偏阴虚者加制何首乌、麦冬、枸杞子；偏阳虚者加制附子、肉桂、干姜；兼湿热者加茯苓、薏苡仁、黄芩；兼气滞者加香附、木香、枳壳；扁平疣初发期，吴教授常常选用抗病毒药物，如马齿苋、板蓝根、木贼、生薏苡仁等，以增强机体抗病毒能力；选用黄芪以提高机体免疫力。扁平疣消退期常常选用具有增白作用的中药，如僵蚕、白薇、白及、白芍等，如此可减少色素沉着；春夏季治疗此病时，则避免选用菊花、白芷、补骨脂、白鲜皮等具有光敏作用的中药，以防止加重面部皮损；根据患者就诊时的情况和服用药物后的变化，进而预计疗程的长短；若患者服药期间有新发丘疹，色红，瘙痒则说明疗效较佳，治疗疗程需1个月左右；若病程较长，皮损近3个月无明显变化者，无瘙痒，皮损不红，临床疗效较差。

出处 陈冬笋．吴淞教授治疗扁平疣经验［J］．内蒙古中医药，2008，(15)：28.

痤疮

痤疮，俗称“青春痘”，是临床常见病、多发病，是一种发生于毛囊及皮脂腺的炎症性疾病。该病好发于青少年，女性尤为多见。好发部位为颜面、胸背等皮脂腺分布较丰富的区域，临床表现为红斑、丘疹、粉刺、脓疱、结节、囊肿等。本病属中医“肺风粉刺”“风刺”范畴。

【方剂1】祛痘汤

金银花15g，连翘15g，白花蛇舌草15g，贝母15g，生甘草10g。

用法与主治 水煎服，每日1剂。此方为辽宁中医药大学附属医院李小娟教授治疗痤疮的基本方，具有清热解毒的作用。适用于各种类型痤疮。

加减 痤疮以左颊为主，色暗红，边界不清，常伴情志抑郁，急躁易怒，心烦失眠，口干苦，胁肋胀痛，月经不调，小便黄，便秘，舌红，苔黄或黄腻，脉弦数或滑数。治以龙胆泻肝汤加减。胁痛加川楝子、延胡索、郁金；胃酸嘈杂加黄连、吴茱萸、煅牡蛎、瓦楞子、海螵蛸。痤疮以鼻及鼻翼两旁为主，红肿痛痒，质地坚实，有结节、囊肿，此起彼伏，伴口干口臭，纳呆，腹胀便溏，头身困重，舌淡胖，边有齿痕，苔薄或腻，脉濡数或滑数。治以除湿胃苓汤加减。口唇、牙龈起疱以泻黄散加减。食欲减退加生麦芽、莱菔子、鸡内金、砂仁；腹胀加枳实、厚朴、香橼、佛手；便溏加葛根、山药、莲子。痤疮以下颌、口周为主，伴小便黄，遗精，舌红，苔黄腻，脉滑。治以四妙丸合易黄汤加减。小便黄加车前子、通草；遗精加莲子、芡实、金樱子。痤疮以右颊及鼻周为主，形小，微红，痒痛脱屑，皮肤易过敏，伴颜面潮红，口鼻干燥，小便黄，大便干，多有外感病史，舌边尖红，苔薄黄，脉浮或弦。治以泻白散合枇杷清肺饮加减。口干加天花粉、百合、生地黄；胸闷痛加桑白皮、紫苏子、旋覆花、茜草。痤疮以额部为主，有脓头，密集，红肿热痛明显，伴心烦失眠，心悸，口舌生疮，小便黄，大便干，舌尖红，苔薄黄，脉数。治以导赤散或三黄泻心汤加减。心烦加牡丹皮、栀子、淡豆豉；心悸加太子参、麦冬、五味子；失眠加酸枣仁、柏子仁、紫石英、珍珠母、生龙骨、煅牡蛎。脓头多加蒲公英、生薏苡仁、天花粉、白芷；皮肤易过敏加防风、蝉蜕、乌梅、蚕沙；皮疹色暗红，以结节、囊肿、瘢痕为主，质地较硬，病程较长，面部色素沉着，甚至皮肤呈橘皮样改变。治以血府逐瘀汤合七白汤加减。痤疮以两颊及下颏为主，囊肿样，色暗，漫肿无头，久结不散，久不成脓，不痛不痒，伴有手足不温，腰膝酸冷，喜热饮，舌淡胖，脉沉细。治以阳和汤加减。手足不温加柴胡、芍药、枳实、炙甘草；腰膝酸冷加仙茅、淫羊藿、巴戟天；冷痛明显者加生薏苡仁、制附子。经期诱发或加重，治以丹栀逍遥散加减。满面痤疮，红肿热痛明显，伴口干，小便黄，大便干，舌红，苔黄，脉数。治以五味消毒饮合仙方活命饮加减。

出处 柯爽．李小娟教授治疗痤疮经验［J］．内蒙古中医药，2019，3（1）：28-30.

【方剂 2】温阳解郁消痤汤

熟附子（先煎）6g，肉桂 6g，熟地黄 10g，山药 15g，炙山茱萸 10g，泽泻 10g，茯苓 10g，柴胡 9g，黄芩 10g，党参 15g，炒白术 10g，丹参 10g，白花蛇舌草 15g，皂角刺 6g，炙甘草 5g。

用法与主治 水煎服，每日 1 剂。此方为南京中医药大学附属医院主任医师魏跃钢的经验方，具有温阳解郁的作用。适用于阳郁寒凝型痤疮病。症见痤疮患者上热下寒、寒热错杂，主症和全身症状存在多重矛盾，虚虚实实，病机复杂。

加减 四肢不温甚者，此为寒凝血脉，可合当归四逆汤养血通脉；痰湿明显者，可加法半夏、茯苓、陈皮、苍术；皮肤油腻者可加山楂、茵陈、薏苡仁；热毒严重者，可加金银花、蒲公英、野菊花；有囊肿者，加海藻、昆布、莪术、三棱软坚散结、破血行气；皮疹肿痛明显者，可加连翘、漏芦、紫花地丁；炎症后色素沉着、瘢痕明显者加桃仁、红花活血化瘀。

出处 赵菁，魏跃钢．魏跃钢教授运用温阳解郁消痤汤治疗阳郁寒凝型痤疮经验［J］．浙江中医药大学学报，2018，42（9）：731-734.

【方剂3】闵仲生经验方

覆盆子，墨旱莲，山药，白花蛇舌草，蒲公英，丹参，生山楂，橘叶，大黄，茵陈，泽泻，荷叶，甘草等。

用法与主治 水煎服，每日1剂，早晚分服。此方为南京中医药大学附属医院皮肤科主任医师闵仲生教授的经验方，具有滋补肝肾、清热解毒、化瘀散结作用。适用于迟发性青春期后痤疮。

出处 陈雪，闵仲生．闵仲生教授治疗迟发性青春期后痤疮经验浅谈［J］．浙江中医药大学学报，2018，42（9）：735－737＋740.

【方剂4】十味除痤汤

金银花，连翘，黄芩，黄连，白芷，生薏苡仁，皂角刺，升麻，丹参，生甘草。

用法与主治 水煎服，每日1剂，分早晚饭后温服。此方为中日友好医院皮肤科主任医师、教授、博士研究生导师白彦萍的经验方，具有清热除湿、解毒消痤的作用。适用于多种类型的痤疮。

加减 对于囊肿、结节型痤疮患者，加乳香、没药破血散结；月经不调者，加香附、益母草、月季花调理冲任；脓疱较多者，加败酱草、冬瓜子、天花粉消肿排脓；痤疮皮损基底色红者，加紫草、牡丹皮、生地黄清热凉血。

出处 白冬洁，白彦萍．白彦萍治疗痤疮经验［J］．湖南中医杂志，2018，34（6）：42-43.

【方剂 5】叶品良经验方

麻黄 10g，杏仁 10g，薏苡仁 30g，连翘 30g，赤小豆 30g，桑白皮 10g，生甘草 5g。

用法与主治　水煎服，每日 1 剂。叮嘱患者在治疗期间尽量避免可能诱发皮损的过敏因素，饮食宜清淡，忌生冷、辛辣刺激、海鲜、菌类等。此方为成都中医药大学硕士研究生导师叶品良教授的经验方，具有外散表邪、内泻湿热、凉血解毒的作用，可达到心肺脾胃并清，邪出湿去，火退郁通的目的。适用于痤疮。

加减　如疮面发红，表现为脓疱或囊肿，表明热毒较甚，加金银花、皂角刺、玄参、浙贝母以清热解毒、散结消痈；如疮面鲜红或紫暗者，加紫草、牡丹皮、赤芍、酒浸生地黄、当归、制何首乌清热凉血、活血化瘀；如痘痕明显难消，黑暗色，加用白芷、苦杏仁以化瘢美白。如瘙痒明显者，加防风、蝉蜕、白蒺藜、松节、白鲜皮祛风燥湿止痒。兼消化不良者，加焦三仙、炒莱菔子以消食和胃；兼大便干结者加酒大黄、火麻仁通腑泄热；湿浊重者，可加泽泻、苍术、土茯苓清热利湿去浊；小便不利者，加车前子、芦根利水渗湿；女子月经不调者，加泽兰、益母草活血调经。

出处　吴伯达，刘小可，石达攀，等．经方合用治疗痤疮临证经验[J]．中国民族民间医药，2018，27（7）：61-63.

【方剂 6】王灿晖经验方

生地黄 15g，知母 10g，牡丹皮 6g，赤芍 12g，丹参 20g，怀牛膝 15g，紫草 10g，羊蹄根 15g，金银花 20g，黄芩 10g，夏枯草 20g。

用法与主治　水煎服，分早晚两次温服。此方为第二批全国老中医药专家学术经验继承工作指导老师、江苏省首届国医名师王灿晖教授的经验方，具有滋阴清热、凉血活血的作用。适用于阴虚内热型痤疮病。

加减　有脓疱者可加连翘、蒲公英、野菊花、紫花地丁等清热解毒；有囊肿、结节者加皂角刺、浙贝母、海藻、瓜蒌等化痰散结；皮损瘙痒者加防风、荆芥、蝉蜕、地肤子、苦参等止痒；面部油脂多者加生山楂、决明子以去脂；纳差者加鸡内金、焦麦芽、焦山楂等健胃消食；口苦且舌苔黄腻者加藿香、砂仁、草果、薏苡仁等以化湿；口干且舌红苔少者加石斛、麦冬、沙参等滋阴；大便溏兼舌胖大有齿痕者加太子参、焦白术、茯苓等健脾益气；大便秘结者加火麻仁、瓜蒌子润肠通便；失眠者加酸枣仁、石菖蒲、炙远志以安神；月经先期者加白芍、当归、栀子等清热凉血；月经后期且量少者，加制鳖甲、枸杞子、女贞子、鸡血藤等滋阴养血；痛经者加小茴香、延胡索、川芎、当归等理气止痛。

出处 陈楠，刘涛．王灿晖治疗痤疮经验撷菁［J］．山东中医杂志，2018，37（4）：313-315.

【方剂7】温阳托毒方

生黄芪，鹿角胶，淫羊藿，白芷，皂角刺，连翘，败酱草，白花蛇舌草，桑白皮，生甘草，当归。

用法与主治 水煎服。此方为第四批北京市级名老中医王国华的经验方。具有温阳托毒的作用。适用于脾肾阳虚为主，虚火浮越为标所致的气滞血瘀型痤疮病。

加减 脾虚湿盛加苍术、茯苓、薏苡仁；肺脾气虚加四君子汤；痰湿凝滞加二陈汤；脾肾阳虚重者加四逆汤；局部血瘀明显加桃仁、红花、牛膝。

出处 郑宏立．王国华老中医温阳托毒结合挑刺放血治疗痤疮经验［J］．世界最新医学信息文摘，2017，17（99）：209+213.

【方剂8】丹参散结方

丹参15g，益母草15g，玄参10g，浙贝母10g，夏枯草15g，连翘10g，赤芍、白芍各10g，苍术10g，茯苓10g，甘草6g。

用法与主治 水煎服，每日1剂。此方为全国第5批名老中医药专家学术经验继承工作指导老师，中国中医科学院研究员，主任医师，博士研究生导师许铣教授的经验方，具有凉血活血、化瘀散结的作用。适用于囊肿型痤疮。症见囊肿、结节为主要表现，颜面丘疹、小结节、囊肿，皮损部位深，部分合并头颈部，腋下毛囊炎临床分期为3～4期。

加减 瘙痒为甚，加生龙骨、生牡蛎、磁石、徐长卿等；痰湿内阻，加清半夏、陈皮、生薏苡仁等；囊肿较深，加生薏苡仁、制附子、败酱草等；心情烦躁、易怒，加柴胡、香附、夏枯草、龙胆等；眠差，加珍珠母、磁石、酸枣仁、远志、茯神等。

出处 杨佼，吴小红，丁旭，等．许铣教授治疗囊肿型痤疮经验[J]．中国中西医结合皮肤性病学杂志，2017，16（2）：184-185.

斑秃

斑秃是一种突然发生的良性、复发性、非瘢痕性的脱发，起病急骤，病程缠绵，是临床较为常见的损容性皮肤病。本病属中医学的“油风”范畴，俗称“鬼剃头”。

【方剂1】禤国维经验方

经验方①：制何首乌10g，枸杞子、菟丝子、当归、牛膝、桑寄生、茯苓、墨旱莲、女贞子各15g。

经验方②：黄芪、茯苓各20g，制何首乌、甘草各10g，党参、白术、当归、熟地黄、白芍、松针各15g。

经验方③：当归、生地黄、女贞子、墨旱莲、牡丹皮、赤芍、桑寄生各15g，川芎5g，桑椹20g，制何首乌、甘草各10g。

经验方④：柴胡、白芍、茯苓、丹参、赤芍、当归、桑寄生各15g，熟地黄20g，桃仁、薄盖灵芝各10g，川芎、红花、甘草各5g。

用法与主治 水煎服，每日1剂。此方为全国著名中医皮肤科专家，第二届国医大师，广东省中医院禤国维教授的经验方。经验方①：具有滋补肝肾的作用。适用于肝肾不足型斑秃。症见患者头发枯黄，甚则毛发尽脱，伴有腰膝酸软、头晕耳鸣、遗精、失眠多梦、畏寒肢冷、舌淡苔薄、脉细或沉细等肝肾不足的常见表现。经验方②：具有健脾益气的作用。适用于气血亏虚型斑秃，症见在病后、产后或是久病脱发，并呈渐进性加重，范围由小而大，脱发量由少到多，头皮光亮松软，脱发区还能见到散在的参差不齐的残存头发，伴唇白，心悸，神疲乏力，气短懒言，头晕眼花，舌淡红，苔薄白，脉细弱。经验方③：具有养血调血、滋补肝肾的作用。适用于血虚风燥型斑秃。症见突然成片脱发，偶有头皮瘙痒，伴头部烘热，心烦易怒，烦躁不安，甚则眉毛、胡须脱落，舌红，苔少，脉细数。经验方④：具有疏肝解郁，活血化瘀的作用。适用于肝郁血瘀型斑秃。症见脱发前伴有头胸胁疼痛，斑片状脱发，久之出现头发全秃，伴噩梦，烦躁易怒，胸闷不畅，善叹息，失眠，舌紫暗，苔少，脉弦或沉涩。

加减 经验方①：偏肾阳虚者可加鹿角胶、巴戟天、淫羊藿等补肾壮阳之品；偏阴虚者加桑椹、龟甲、熟地黄以滋补肾阴；若有失眠多梦者可加五味子、合欢皮、酸枣仁宁心安神。经验方②：若患者出现心悸难眠可加五味子 10g，百合、柏子仁各 15g 养心安神，血虚有热者加蒲公英、赤芍、生地黄各 15g 以清热凉血。经验方③：若患者伴有失眠可加首乌藤（夜交藤）、酸枣仁各 15g 以安神。风性善行而数变，故可出现瘙痒，方加白蒺藜、防风、蔓荆子各 15g 以祛风止痒。

出处 裴悦，平瑞月，梁家芬，等．禤国维运用中医药治疗斑秃经验介绍［J］．新中医，2018，50（3）：229-231.

【方剂 2】养血健脾饮

太子参 10g，黄芪、酸枣仁、白术、山药、鸡内金各 6g，茯苓、当归各 10g，丹参 9g，龙眼肉 10g，木香、甘草各 3g。

用法与主治 水煎服，每日 1 剂。此为浙江中医药大学附属第一医院皮肤科主任医师何慧英的经验方。具有扶正祛邪、健脾补虚、益气养血、助新发生长的作用。适用于小儿斑秃病。

出处 史华洁，何慧英，陶茂灿，等．何慧英治疗小儿斑秃经验探析［J］．浙江中西医结合杂志，2018，28（1）：1-3.

【方剂 3】补肾生发饮

补骨脂 20g，骨碎补 15g，柴胡 15g，升麻 15，知母 15g，当归 10g，川芎 10g，桃仁 10g，红花 10g，白芷 15g，胡麻仁 15g，女贞子 20g，墨旱莲 15g，制何首乌 10g。

用法与主治 加水 1000ml，将药物浸泡 30 分钟后，用武火煮沸，然后用文火煮 20 分钟，如此煎煮 2 遍，取药液 500ml，分 3 次服用，1 剂/天，1 月为 1 个疗程。此方为贵阳中医学院第一附属医院主任医师贾敏的经验方，具有补肾益精，养血疏肝的作用。适用于肝肾不足型斑秃病。

出处 吴然，贾敏，唐挺，等．贾敏教授补肾治疗斑秃的临床经验［J］．现代中医药，2016，36（6）：6-7.

【方剂4】生发饮

生地黄，熟地黄，怀山药，山茱萸，泽兰，泽泻，茯苓，生侧柏叶，木瓜，丹参，生薏苡仁。

用法与主治 水煎服，每日1剂。此方为南京中医药大学教授，硕士、博士研究生导师，魏跃钢教授的经验方，具有滋养肝肾、养阴生发作用。适用于斑秃起始阶段主要表现为肝肾不足者。

加减 在女性行经期加用五灵脂、艾叶、益母草、续断、肉桂等补肾助阳，助血下行；经后期予女贞子、墨旱莲等滋阴养血，补肾护阴。对于经前有乳房胀痛者可予绿萼梅、香附等行气止痛。

出处 陆玲玲，魏跃钢．魏跃钢教授论治斑秃经验［J］．长春中医药大学学报，2016，32（4）：730-732.

【方剂5】柴芍龙牡汤

经验方①：柴胡，白芍，龙骨，牡蛎，甘草。

经验方②：桃仁，红花，生地黄，当归，白芍，川芎。

经验方③：制何首乌，当归，白芍，川芎，泡参，生黄芪。

用法与主治 水煎服，每日1剂。此方为海南省名老中医刘巧教授的经验方。经验方①：具有疏肝凉血、养阴护发的作用。适用于肝郁血热生风所致的斑秃。经验方②：具有理气活血、开窍生发的作用。适用于久病或外伤后气滞血瘀，阻滞经络，血不畅达，清窍失养所致的斑秃。经验方③：具有益气养血、补肝益肾，填精补髓的作用。适用于素体虚弱，劳累疲惫，精亏血虚所致的斑秃。

加减 在辨证的基础上选用二至丸、金樱子、淫羊藿、制何首乌等滋阴益精的药物，有助于毛发的生长。可选用藤类药物治疗斑秃，取其藤类伸展之性，条达气血之功，藤主通，能通脉络，临床多选用路路通、石菖蒲、鸡血藤、首乌藤（夜交藤）等开毛窍、畅腠理，促使毛发新生。在辨证的基础上可酌情选用酸枣仁、柏子仁、龙齿、远志安神定志，舒缓情志。

出处 赵晓广，张明，刘巧．刘巧教授治疗斑秃经验［J］．内蒙古中医药，2015，34（11）：69.

【方剂6】吴军经验方

柴胡15g、陈皮15g、白芍15g、党参20g、茯苓15g、熟地黄20g、当归15g、川芎10g、黄芪40g、防风15g、桑白皮15g、地骨皮15g、牡丹皮15g、紫荆皮15g等。

用法与主治 每天1剂，水煎，分3次服。此方为成都中医药大学吴军教授的经验方，具有疏肝健脾、益气养血作用。适用于肝郁脾虚肾亏型斑秃病。

加减 兼失眠者加首乌藤30g，远志15g；肝气郁结甚者去陈皮，加枳壳15g，香附15g，郁金15g；肺脾气虚甚者用黄芪60g，加白术15g，山药30g；血虚风盛者加刺蒺藜30g，蝉蜕10g；血热者加生地黄15g，丹参20～30g，侧柏叶15g，甚者加栀子15g，盐黄柏15g；肾阴虚者加枸杞子15g，桑椹30g；阴虚口渴甚者加女贞子15g，墨旱莲30g，五味子15g；肾阳虚者加沙苑子30g，巴戟天15g，菟丝子30g；月经不调者加香附15g，益母草20～30g；久病夹瘀阻络者加莪术10g，鸡血藤20g；瘙痒者加蝉蜕10g，僵蚕10g；皮损肥厚瘙痒顽固者加蜈蚣1条、全蝎3g。

出处 张圆圆，罗霞，雷文雯，等．吴军治疗斑秃经验［J］．湖南中医杂志，2015，31（9）：33-34.

【方剂7】补肾益肝汤

生地黄15g，熟地黄15g，女贞子10g，墨旱莲10g，制何首乌20g，菟丝子10g，蒲公英15g，枸杞子15g，松针10g，炙甘草10g。

用法与主治 水煎服，每日1剂。此方为广东省中医院迟凤好教授的经验方。具有益肾填精、养血调血的作用。适用于肝肾不足型为主的斑秃病。

加减 偏阳虚者加补骨脂、淫羊藿、巴戟天各15g以补肾壮阳；兼有风邪者加白蒺藜、防风各15g以祛风邪；肝郁气滞者加柴胡、香附、郁金各15g以疏肝解郁；脾虚者加党参、茯苓、白术各15g以健脾；兼有血瘀者加丹参、侧柏叶各15g，田七10g以凉血活血祛瘀；失眠多梦者加酸枣仁、合欢皮各15g以养血安眠；瘙痒剧烈者加白鲜皮、酸枣仁各15g，僵蚕10g以祛风安神止痒。

出处 孟威威，池凤好．池凤好教授多元疗法治疗斑秃经验［J］．中国中医药现代远程教育，2015，13（14）：39-40.

【方剂8】庄国康经验方

仙茅6g，淫羊藿10g，胡芦巴10g，巴戟天10g，小茴香10g，芥子6g，山药10g，山茱萸10g，女贞子10g，枸杞子10g，菟丝子10g，覆盆子10g，楮实子10g。

用法与主治 水煎服，每日1剂。此方为中国中医科学院广安门医院主任庄国康的经验方，具有滋补肝肾、温阳生发的作用。适用于肝肾不足为主，血瘀脉阻为标型斑秃病。

加减 应根据病情进展不同而调整用药。具体分为如下三阶段。

① 固脱。此阶段属病情活动期，患者仍在脱发，治以固脱为先，使脱发范围不再扩大以稳定病情。治疗宜在滋补肝肾基础上进行辨证加减，阳虚甚者可酌加阳起石10g、补骨脂10g，增强滋补肝肾之力，以防脱固发。

② 生发。此阶段属病情稳定期，患者病情相对平稳，已基本不再脱发，并开始逐渐新长出白色毛发。治当在滋补肝肾基础上佐以温经活血祛瘀，处方可酌加丹参15g、益母草10g、当归15g活血祛瘀以助生新发；肉桂6g、炮姜6g温经散寒以助生发之源畅通。

③ 转黑。此阶段属病情恢复期，患者新生之白色毛发开始逐渐变黑，治当在滋补肝肾基础上兼以补益精血，一者荣养毛发助白发变黑，二者防久病伤阴耗血之意。处方可酌加制何首乌10g、鹿角胶6g、当归15g、黄芪10g以扶正培补。

出处 时亮，宋坪，张丽梅．庄国康运用滋补肝肾法治疗斑秃经验总结［J］．中国中医药信息杂志，2014，21（10）：110-111.

白 癜 风

白癜风是一种后天性局限性色素脱失性皮肤黏膜疾病。临床上以皮肤颜色减退，变白，境界鲜明，无自觉症状为特征。本病属中医学

“白癜”“白驳风”的范畴。

【方剂1】蔡瑞康经验方

沙苑子9g，菟丝子9g，补骨脂9g，枸杞子9g，制何首乌9g，女贞子9g，墨旱莲9g，北沙参9g，黑芝麻12g，生黄芪30g，党参15g，炒白术9g，白芍9g，当归9g，刺蒺藜15g，白芷9g，生甘草6g。

用法与主治 水煎服，每日1剂。此方为北京空军总医院蔡瑞康教授的经验方。具有滋补肝肾的作用。适用于因肝肾不足、气血失和所致的白癜风。

加减 舌质淡白或淡红、舌边齿痕者加茯苓9g、山药12g、大枣7g健脾；苔薄黄或黄腻者加厚朴6g、陈皮6g理气宽中；舌红无苔者加麦冬9g、石斛9g、玄参9g、玉竹9g益胃生津。阴虚阳亢者加钩藤、煅磁石、煅龙骨、煅牡蛎；阴虚者加石斛、玄参、玉竹、麦冬；脾虚者加茯苓、山药、大枣。蔡老认为“久病必有瘀”，病程长者大多兼有瘀证，治风先治血、血行风自灭。因此组方中适当加用活血化瘀药，如红花、丹参、鸡血藤，急则治其标、缓则治其本，气滞血瘀者，经活血化瘀，气血通畅白斑自消。

出处 李瑞英，蔡瑞康．蔡瑞康教授中西医结合治疗白癜风经验[J]．世界中西医结合杂志，2010，5（8）：657-658.

【方剂2】赵炳南白驳丸

鸡血藤30g，首乌藤30g，当归30g，赤芍30g，红花30g，黑豆皮30g，防风30g，白蒺藜60g，陈皮15g，补骨脂15g。

用法与主治 共为细末，炼蜜为丸，每丸重9g。每服1丸，每日2次，温开水送服。此方为中医皮肤外科专家赵炳南经验方。具有养血活血、通经络、祛白斑的作用。适用于风邪袭腠，气血失和型白癜风病。症见颜面及躯干白色斑片，形状不规则，无炎症及皮屑，精神忧郁或心烦急躁，舌质淡或瘀斑，苔薄白，脉缓。

出处 叶姝，陈可平．赵炳南治疗白癜风临床经验[J]．中医杂志，2009，50（S1）：96.

【方剂3】补肾活血愈白汤

补骨脂15g，女贞子15g，墨旱莲30g，菟丝子30g，沙苑子15g，川芎10g，红花10g，赤芍10g，丹参20g，鸡血藤20g，刺蒺藜30g，白芷15g。

用法与主治 水煎服，每日1剂。此方为复旦大学附属中山医院终身教授秦万章教授的经验方。具有补肾活血祛风，促进白斑稳定复色的作用。适用于白癜风各个时期的治疗。

加减 若白癜风病情进展迅速，白斑色淡，边缘模糊，舌淡红，苔薄白，脉弦，可加强疏风散寒、调和气血，常合桂枝汤及四逆汤加减，常用药物有桂枝、白芍、制附子、干姜、生姜、大枣、甘草。儿童白癜风，常见脾胃虚弱，气血生化不足，肌肤失养，出现白斑的同时兼见面黄，纳呆，口淡无味，腹胀，腹泻或便溏，舌淡、少苔，脉细。治宜健脾益气、和胃消斑，常合人参健脾丸加减。常用药物有人参、茯苓、山药、陈皮、木香、砂仁、当归、远志、丹参、浮萍等。青壮年白癜风常兼见肝郁气滞之证，表现为思虑劳神过度或精神创伤，病后忧心忡忡，寝食不安，或有情志抑郁、喜叹息或心烦易怒，胸胁或少腹胀闷窜痛，妇女或有乳房胀痛，痛经，月经不调，舌淡红，苔薄白，脉弦，治宜疏肝解郁、行气活血，联合柴胡疏肝散加减。常用药物有柴胡、郁金、当归、川芎、熟地黄、白芍、白蒺藜等。老年患者，肝肾不足之证往往更加明显，表现为皮肤白斑日久，白斑内毛发多有变白，或伴有失眠多梦，头晕目眩，腰膝酸软，舌质红，少苔，脉细或沉细数，治宜加强滋补肝肾、益气养血，以基础方合六味地黄丸加减。常用药物有熟地黄、山茱萸、山药、茯苓、黄芪等。秦教授常将煅自然铜作为治疗白癜风的特色药物。自然铜属活血疗伤药，功效为散瘀止痛、接骨疗伤，用于治疗白癜风有效。常鼓励白癜风患者多吃含铜丰富的食物、富含酪氨酸及矿物质的食物，为黑素合成提供原料，以促进白斑中黑色素复生。

出处 杨莉莉，张慧敏，秦万章．秦万章运用补肾活血祛风法治疗白癜风经验［J］．上海中医药杂志，2017，51（S1）：42-44.

【方剂4】滋补肝肾方

生黄芪、女贞子、鸡血藤、白蒺藜、补骨脂、黑芝麻、制何首乌、熟地黄、生地黄、茯苓、炒白术、赤芍、白芍、川芎、当归、白芷、防风、甘草等。

用法与主治 水煎服，每日1剂。内服中药前两遍煎后口服，第三遍煎后取汁涂擦或外洗患处。此方为首都医科大学附属北京中医医院皮肤科王莒生教授的经验方，具有滋补肝肾、调和气血、祛风通络作用。适用于肝肾亏虚为根本的多种类型的白癜风病。

加减 ①若伴有心烦易怒，胸胁胀满，纳呆，舌淡红，苔薄黄，脉弦，可加龙胆、柴胡、郁金、香附、夏枯草等药疏肝解郁。②若伴有性情烦躁，焦虑失眠，可加用酸枣仁、合欢皮、首乌藤、远志、生龙骨、生牡蛎、煅磁石等养血除烦，滋阴重镇安神之药。③发病季节不同，可酌情选用不同药物：如冬季加重者，可加入麻黄、细辛、桂枝等温经通络药物；夏季加重者，可加入马齿苋、仙鹤草、紫草、茜草、金银花、连翘等凉血解毒药物。④若病程较长者，加用全蝎、蜈蚣、僵蚕、通草等搜风通经活络药。⑤若伴明显瘙痒者，加用白鲜皮、地肤子、浮萍等祛风除湿止痒药。⑥热象明显，舌红，苔黄，大便干者，可加入金银花、连翘、野菊花、生槐花等清热解毒凉血药物。

如临床上白斑发于面部、四肢等暴露部位，这些部位以阳经分布为主，故针对阳经使用相应药物可增强疗效。对皮损在阳明经者多以白芷引经，外其辛之发散可使药直达病所，对内其归阳明经可行调理脾胃之功；如皮损多发于手臂者用片姜黄，借助其善行上肢之性，引药直达病灶；如皮损多发于下肢者用牛膝，旨在借其引血下行之性使药下行；白斑以肝经循行部位蔓延，如头发、双目、耳周、颈项、胸胁、乳房、小腹两侧、双胯、腹股沟、外阴等部位者多用柴胡、郁金、香附作为引经药，取其入肝经之性。

出处 毛常亮，王莒生，杨蓉娅．王莒生教授中医治疗白癜风的经验总结［J］．实用皮肤病学杂志，2017，10（6）：364-365.

【方剂5】许铣教验方

生地黄，熟地黄，山药，山茱萸，枸杞子，菟丝子，桑椹，制何首乌，补骨脂，白蒺藜，桃仁，红花，茯苓，甘草。

用法与主治 水煎服，每日1剂。此方为中国中医科学院广安门医院原皮肤科主任许铣治疗白癜风的基本方。具有活血化瘀、补肾益气的作用。适用于白癜风。

加减 肾阴虚偏重者加女贞子、墨旱莲；血瘀气滞重者加用白芷、姜黄、三棱、莪术、益母草；阳气不足易疲乏者加黄芪、黄精、柴胡、升麻等；在青年患者中，表现为肝郁、肝火者居多。发病初期多可见精神紧张，或情绪抑郁、烦躁等，严重者伴有睡眠障碍，大便秘结或不规律，舌边尖红，苔白或黄，脉弦。此类白癜风当从肝治，或疏肝清热，采用逍遥汤、丹栀逍遥汤等；或养血柔肝，予一贯煎化裁；若患者伴有明显的失眠、烦躁等表现，常于方中加用镇肝潜阳之品，如龙骨、牡蛎、磁石等。同时特别强调重用白蒺藜，因其味苦降泄，主入肝经，有平肝潜阳之效，而且实验研究显示其对黑色素细胞和酪氨酸酶有高浓度激活、低浓度抑制的双向调节作用。在儿童白癜风患者中，多表现出脾胃虚弱的特点。白斑多分布于四肢、面部和口唇，颜色淡白无光或呈黄白色，境界清晰。常伴有面色萎黄，纳食减少，胸脘满胀，体倦肢乏，甚至畏寒肢冷，便溏，溲清，舌质淡而胖嫩，苔白厚而滑，脉沉细无力。多数病程较长，病情进展缓慢，有时病势在秋冬季节加重。此时应从调理脾胃、补中益气入手，常用黄芪、黄精、山药、党参、白术、茯苓、炙甘草、大枣等。以上或疏肝、或健脾，都应在白癜风基本方的基础上进行随症加减，治疗核心始终是补肾活血。

出处 丁旭，吴小红．许铣教授治疗白癜风经验总结［J］．中国中西医结合杂志，2017，37（5）：624-625.

【方剂6】补骨脂汤

补骨脂15g，熟地黄15g，制何首乌15g，墨旱莲15g，女贞子15g，鸡血藤15g，当归14g，红花10g，川芎10g，丹参15g，白蒺藜15g，防风15g，浮萍30g，生甘草9g。

用法与主治 水煎服，每日1剂。此方为陕西中医学院第一附属医院皮肤科马拴全主任医师的经验方，具有益肾养阴、活血祛风作用。适用于各种类型的白癜风病。其中，肝肾不足证多有体虚或者家族史，病史长，常伴有头晕耳鸣，腰膝酸软，或者倦怠恶寒，舌红少苔，脉细弱或数；肝气郁结证素有情志不畅，性情急躁易怒或郁而不悦伴有胸胁胀闷，夜卧不安，女性患者则出现月经不调，舌质淡红苔薄，脉多弦；气滞血瘀证，患者病史缠绵，反复不愈，舌质紫暗或有瘀斑，苔薄白，脉涩。

加减 肝气郁结为主时，酌加醋柴胡、白芍、青皮、香附等；若气郁化火，可选用牡丹皮、栀子、川楝子；肝肾阴虚为主时，酌加黄精、山茱萸、枸杞子等；血瘀时，酌加牛膝、益母草、泽兰等；若寒凝血瘀，可酌加炮姜、乌药、桂枝、骨碎补；血瘀化热，酌加郁金、茜草、牡丹皮、赤芍等。

若白斑多发生在头面部，应选取上达头面引经的中药，例如羌活，白芷，荆芥；若病变多在上肢，则选取引经药如桑枝，桂枝；病变在下肢选取牛膝，虎杖，土茯苓；若病在躯干，则选取柴胡，栀子，青皮，枳壳，白术。

出处 张敏，罗艳玲，马拴全．马拴全主任医师运用自拟补骨脂汤治疗白癜风经验［J］．实用中西医结合临床，2015，15（8）：78+83.

【方剂7】李红毅经验方

经验方①：党参，黄芪，白术，炙甘草，升麻，柴胡，当归，陈皮，制何首乌，白芷，丝瓜络，乌豆衣，自然铜。

经验方②：女贞子，墨旱莲，枸杞子，制何首乌，淫羊藿，黄芪，补骨脂，山药，炙甘草，乌豆衣，丝瓜络，自然铜，白芷。

用法与主治 水煎服，每日1剂。此方为全国名老中医“皮肤圣手”禤国维的学术继承人，广东省中医院李红毅主任医师的经验方。经验方①：具有健脾益肾的作用，适用于儿童型白癜风。经验方②：具有补益肝肾的作用，适用于成人型白癜风。李红毅主任医师认为白癜风的病性属“本虚标实，虚实夹杂”，治病必求于本，标本兼治，提出了“补脾益肾，疏风散寒祛湿”的治疗大法。在白癜风进展期则侧重祛邪，在稳定期则侧重补虚。

加减 根据发病部位不同加减。头颈部：白芷、羌活、升麻、藁本、葛根等。胸部：瓜蒌皮、薤白等。腹部：乌药、香附等。上肢：桂枝、桑枝、忍冬藤等。下肢：牛膝、木瓜、蚕沙、萆薢等。泛发：桔梗、路路通、威灵仙等。肢端：首乌藤、鸡血藤等。

出处 潘锡伟，李红毅，梁家芬，等．李红毅主任治疗白癜风经验［J］．时珍国医国药，2015，26（4）：988-989.

【方剂 8】王玉玺经验方

墨旱莲 90g，白芷 60g，制何首乌 60g，沙蒺藜 60g，刺蒺藜 60g，紫草 45g，重楼 30g，紫丹参 30g，苦参 30g，苍术 24g。

用法与主治 诸药研为细末，收储勿泄气，每日 3 次口服，每次 6g，温开水送下。亦可随证灵活应用，或为散剂，或适当减量改为汤剂。此方为全国名老中医王玉玺教授的经验方，具有祛风活血、除湿清热、补益肝肾之功。适用因肝肾不足，精血亏虚，复感风邪而致的多种类型白癜风。

加减 若伴易感冒、常汗出、舌淡红苔薄白、脉细等，为表虚腠理不固，易为风邪所袭，卫虚不固，营阴不能内守，而致津液外泄，酌加生黄芪、防风、白术以益气固表止汗，取“玉屏风散”之意；若伴汗出恶风、发热等，为外感风邪，营弱卫强，故使汗出，酌加桂枝、白芍以调和营卫，取“桂枝汤”之意；若伴头晕耳鸣、腰膝酸软明显、舌红少苔、脉细弱等，为肝肾不足，精血亏虚，髓海失养，重用墨旱莲以加大补益肝肾之功；现代医学认为本病与自身免疫有关，若伴有自身免疫性疾病，可加大重楼、紫草的用量，二者现代药理研究均有抗肿瘤免疫抑制的作用。

出处 杨素清，杨枫．王玉玺教授运用如意黑白散治疗白癜风的临床经验［J］．中医药学报，2012，40（1）：99-100.

【方剂 9】唐定书经验方

补骨脂，制何首乌，僵蚕，白芷，刺蒺藜，自然铜。

用法与主治 水煎服，每日 1 剂。此方为成都中医药大学附属医院皮肤科主任唐定书的经验方。具有疏肝解郁、活血祛风、补益肝肾的作用。适用于各种类型白癜风。

加减 对于肝郁气滞，情志抑郁，肝经所过部位胀痛的患者，加枳壳、枳实；月经不调者，加香附、川芎、郁金、丹参、红花；脾气虚弱，纳呆腹胀便溏，湿浊中阻的患者，加藿香、佩兰、砂仁；如有风湿痹痛，一身麻木不仁者，加威灵仙；有外感风邪表证者，无论风寒、风热，皆可加防风；对于肝肾阴虚，腰膝酸软，耳鸣遗精者，加黄精、枸杞子、墨旱莲、山茱萸；对于阴虚内热，五心烦热，颧红盗汗者，加黄柏、知母；对于气郁发热，热甚入于营血，加生地黄既可清热凉血，又可滋养阴液，标本皆顾；对于肝阳上亢者，可选刺蒺藜、磁石、钩藤，后者还可以加强祛内风的力量；对于气阴两虚者，酌情可加参苓白术散或玉屏风散，以达到益气消斑的目的。

出处 胡祥宇．唐定书治疗白癜风经验［J］．四川中医，2005，23（8）：1-2.

黄褐斑

黄褐斑是临床上常见的色素沉着于面部而发的皮肤病，多分布于额、眉、鼻颊及唇上部，色斑呈淡褐色或深褐色，有对称性，大小不等，形状不规则，多数色斑界限清楚，如蝴蝶状，俗称“蝴蝶斑”。本病多发于中青年女性，起病缓慢，病程长，容易反复，难以治愈。属中医学“面尘”“肝斑”“黧黑斑”等范畴。

【方剂1】祛斑方

凌霄花20g，柴胡15g，益母草20g，当归10g，鸡血藤20g，川芎10g，丹参20g，香附10g，白芍10g，黄芪30g，白芷10g，枇杷叶15g，桑白皮15g。

用法与主治 每日1剂，每日2次，21天为一个疗程。本方为安徽医科大学第一附属医院主任医师程德华的经验方，具有养血活血、疏肝解郁的功效。适用于因肝郁气滞、肝肾亏虚、瘀留不去，多种因素导致肝、肾、肺、脾脏器功能的失调，以致郁、虚、瘀。郁则气血壅滞，虚则不能濡养肌肤，瘀则血脉不通，最终面部失荣，而发的黄褐斑。症见多数患者伴有胸胁胀满、情志抑郁、急躁易怒、口苦口干、乳房胀痛、月经色暗等症状。

加减 体湿者加茵陈15g，薏苡仁30g；形体肥胖者加山楂30g；肝肾亏虚者加山茱萸10g，黄精15g，枸杞子20g；肺气虚加百合15g；肝郁甚者加夏枯草15g，郁金10g；气滞血瘀者加三七6g，桃仁12g，红花9g；热重者加牡丹皮10g，黄芩15g；口苦者加栀子6g；腹胀者加山药20g，陈皮10g；脾虚者加白术12g，党参15g。

出处 余晓琪，吴泽华，程德华．程德华临证经验治疗黄褐斑诌议

[J]．中医临床研究，2018，10（31）：111-113.

【方剂2】玉容皂

浙贝母15g，制白附子15g，僵蚕9g，白芷15g，白及15g，茯苓15g，菊花9g，防风9g，滑石30g。

用法与主治　混合后研磨成极细状，用80～100目筛筛选，取20g的药物极细粉和2.0ml的蜂蜜，用20ml的温水调成糊状，治疗时患者清洁面部，自行局部按摩后将调好的药物均匀敷于面部，20～30分钟后清除干净，每周3～5次，10周为1个疗程。嘱患者调适生活，坚持运用玉容皂外治，防止病情复发，保持容颜姣好，利于提高患者生活质量，远期疗效较好。此为山东省名中医，济宁市第二人民医院主任医师常振森的经验方。具有辛散通络、解毒散结、养颜祛斑的作用。适用于各种类型黄褐斑。

出处　茹立良，于福华，常振森．常振森主任医师外用自拟“玉容皂”治疗面部黄褐斑经验[J]．现代中医药，2018，38（3）：1-3.

【方剂3】消斑美白方

当归20g，白芍30g，夏枯草30g，丹参20g，枸杞子20g，炒杏仁10g，冬瓜子30g，白芷10g，生牡蛎20g，白茯苓20g，僵蚕10g，蝉蜕10g，玉竹10g，郁金10g，杭菊花10g，细辛8g，生石膏20g，甘草10g，珍珠粉1g。

用法与主治　每日1剂，水煎服，分两次温服。此方为第四批全国名老中医，硕士研究生导师冯宪章的经验方。具有滋补肝肾、健脾益气养血、消斑增白的作用。适用于因肾阴不足，水衰火旺，肾水不能上承；或肝郁气结，郁久化热，灼伤阴血而导致的黄褐斑。

加减　若皮损在上额，加黄连、麦冬、石菖蒲，养心舒心气；皮损在下颌，加知母、泽泻，清泻肾火；皮损在左颊，加蒺藜、牡丹皮，疏肝清热祛风；皮损在右颊，加桑白皮，清金肃肺；皮损在鼻，加苍术、陈皮，运脾畅中；皮损在眼眶周围区域，加山茱萸、枸杞子，补益肝肾；皮损在鼻唇区，加生石膏、玉竹、麦冬，清胃滋阴。

出处　宋群先．冯宪章教授治疗黄褐斑经验[J]．中医研究，2015，28（5）：48-49.

【方剂4】朱名宸经验方

丹参30g，熟地黄30g，枸杞子30g，女贞子30g，蝉蜕15g，浮萍12g，牡丹皮30g，香附15g，甘草6g。

用法与主治 水煎服，每日1剂。此方为湖北省十堰市中医医院主任医师，教授，硕士研究生导师朱名宸的经验方。具有活血补养肝肾、祛瘀消斑的作用。适用于前期黄褐斑。症见大多斑块较明显、病位较深。

加减 若斑块较重、瘀滞明显，加柿子叶、补骨脂、土鳖虫、生蒲黄等活血化瘀；若肝气郁滞较明显，则加入柴胡、合欢皮等疏肝解郁；若偏于肾虚，则加菟丝子、巴戟天、淫羊藿等补肾益精；若湿热较重，带下过多，则加败酱草、白花蛇舌草等清热解毒利湿之品。可配合美白祛斑面膜（白芷、白术、白芍、白及、白蔹、茯苓、珍珠粉、玫瑰花、柿子叶、刺蒺藜等，具有美白护肤、养颜祛斑、调和气血的作用，适用于后期黄褐斑，症见斑已透发至肌表）外敷。

出处 曾雪利，朱名宸．朱名宸治疗黄褐斑的临床经验［J］．湖北中医杂志，2015，37（9）：30-31.

【方剂5】妇科得生方

益母草25g，白芍15g，当归15g，羌活10g，木香10g，柴胡10g

用法与主治 水煎温服，每日1剂，日服3次。此方为黄毓息的经验方，京城名中医刘奉五对此方十分推崇，具有调经化瘀、解郁和肝作用。适用于多种类型的黄褐斑病。

加减 辨证加减：①气血不足型，宜用妇科得生方合八珍汤等加减；②肝郁气滞型，宜用妇科得生方合桂枝茯苓汤等加减；③脾虚夹湿型，宜用妇科得生方合四君、木通、瞿麦、泽泻等加减；④肝肾阴虚型，宜用妇科得生方合二至、六味地黄汤等加减；⑤瘀血内阻型，宜用妇科得生方合桃红四物汤等加减。

根据症状表现加减：若月经量多、色暗红者，选炒栀子、牡丹皮等；若经行腹痛者，选川芎、延胡索等；若失眠多梦、心神不宁者，选酸枣仁、茯神、龙骨、牡蛎等；若潮热盗汗者，选黄柏、知母、枣皮、浮小麦等；若手足肢冷、腰膝酸软者，选鹿角霜、肉苁蓉、续断、怀牛膝等；若五心烦热、口目干涩者，选二至、鹿衔草、枸杞子、桑椹等；若带黄量多、异味者，选鸡冠花、茜草、海螵蛸、椿根皮等；若乳房胀痛者，选佛手、郁金、橘核、香附等。

根据皮损部位加减：蝶形者，选牛角腮、桑白皮、生黄芩、枇杷叶等；面上部型前额甚者选黄连、淡竹叶、丹参、茯神等，鼻部甚者，选苍术、白术、薏苡仁、陈皮等，颞部甚者，选茵陈、栀子、泽泻、车前子等；面下部型颊部甚者，选青皮、化橘红、枳壳、槐花等，唇周甚者，选覆盆子、白芷、白扁豆、白术等；泛发型者，选紫石英、川红花、鸡血藤等。

出处　刘佳衡．妇科得生方治疗黄褐斑［J］．湖北中医杂志，2016，38（7）：50-51.

【方剂6】禤氏祛斑方

柴胡15g，防风15g，沙参20g，冬瓜子15g，当归10g，丝瓜络15g。

用法与主治　水煎服，每日1剂，早晚饭后分温服。疗程6～8周。此方为全国著名中医皮肤科专家禤国维教授的经验方，具有疏肝祛风、滋肾养阴、活血通络、润肤美白作用。适用于肾虚火旺，灼络成瘀，显于肌肤而成的黄褐斑。

加减　面部斑色黄褐，性情急躁，胸胁胀痛，月经不调，舌红苔白，脉弦，肝郁气滞者，加川芎10g，白芍20g，香附10g；兼见脾虚加白术15g，白茯苓15g，怀山药15g；面部深褐色斑，心烦易怒，面红目赤，失眠多梦，舌深红苔黄，脉弦或弦数，肝郁火旺者，加牡丹皮15g，栀子15g，桑叶15g，夏枯草15g，生珍珠母30g（先煎）；面部斑色灰黑，褐斑常波及额部，腰膝酸软，头晕耳鸣，口干渴饮，舌红少苔，脉细或弱，肾水不足者，加生地黄15～30g，玉竹15g，女贞子20g，墨旱莲15g；面部斑色黧黑，女子痛经或闭经，经血多血块，舌色紫暗，有瘀点瘀斑，脉弦涩或细涩，血瘀较甚者，加赤芍15g，桃仁15g，鸡血藤30g；面部淡黑褐色斑，畏寒喜温，行经小腹、腰部冷痛，舌淡暗，苔白，阳虚宫寒者，加小茴香15g，乌药15g，巴戟天10g，淫羊藿10g。

出处　曲永彬．禤国维教授运用中药治疗黄褐斑的经验［J］．中医药导报，2013，19（4）：26-27.

【方剂7】益肾消斑汤

桂枝，仙茅，淫羊藿，石韦，白茅根，皂角刺，桃仁。

用法与主治 水煎服，每日1剂，分3次服。此方为主任医师、研究员、四川省首届十大名中医王成荣的经验方，具有温肾利水、化瘀消斑的作用。适用于肾之气化不足型黄褐斑病。

出处 李苹，王辉皪，严春玲，等．王成荣诊治黄褐斑经验［J］．辽宁中医药大学学报，2013，15（11）：108-109.

【方剂8】柴胡消斑汤

柴胡12g，刺蒺藜15g，当归20g，白芍15g，女贞子15g，山药12g，熟地黄12g，川芎10g，白芷10g，桃仁10g，红花6g，甘草6g。

用法与主治 每日1剂，水煎，早晚分服。此方为北京中医学院王玉英教授的经验方，具有疏肝解郁、补益肝肾、行气养血、活血祛瘀之功，起到调节内分泌，调畅气血，改善面部微循环，消退色斑的作用。适用于气滞血瘀，肝肾阴虚型黄褐斑。气滞血瘀型黄褐斑症见颜面出现黄褐色斑片，腰膝酸软，或急躁易怒，胸胁胀痛，舌质暗，苔薄白，脉沉细。肝肾阴虚黄斑症见黄褐斑褐黑，伴腰膝酸软，倦怠无力，身体羸瘦，舌红，苔少，脉沉细。

加减 辨证加减：肝气郁结明显，伴有胸闷胁胀，月经不调，痛经，乳房胀痛者，加郁金10g，川楝子10g；夜不能安寐者，加首乌藤（夜交藤）30g，合欢皮15g；偏于肾阴虚者，心烦寐差，口苦咽干，腰膝酸软，舌质红，苔少或薄黄，脉弦细数，基本方中加入山茱萸10g、墨旱莲12g等；血虚夹瘀者，如病程较长，斑色深，面垢不华，或兼有月经量少、经血夹块、舌质暗有瘀斑或瘀点，脉涩等，基本方中酌情加入丹参、益母草、凌霄花、玫瑰花等补血、活血化瘀调经。

出处 蔡美红．柴胡消斑汤治疗黄褐斑47例疗效观察［D］．湖北中医学院，2008.

【方剂9】方朝晖经验方

经验方①：桃仁，红花，川芎，白芍，赤芍，皂角刺，野百合，僵蚕，广地龙，薏苡仁，炙黄芪，炙甘草。

经验方②：柴胡，赤芍，白芍，人参，白术，当归，郁金，茯苓，牡丹皮，川芎，甘草。

经验方③：焦白术，山药，茯苓，炙黄芪，太子参，白扁豆，薏苡仁，藿香，佩兰，泽泻，川芎，桃红，炙甘草。

经验方④：生地黄，熟地黄，粉牡丹皮，蒲公英，玄参，地骨皮，女贞子，天冬，麦冬，银柴胡，白薇，当归，蒲公英，泽泻，生甘草。

用法与主治　水煎服，每日1剂，早晚分服。此方为安徽中医药大学第一附属医院方朝辉教授的经验方。经验方①：具有活血化瘀、行气通络的作用。适用于气滞血瘀型黄褐斑。症见面色黧黑，斑色灰褐，伴有慢性肝病，胁肋疼痛，口干口苦，舌紫暗或有瘀斑，苔薄白，脉弦细。经验方②：具有益气活血，养阴柔肝的作用。适用于气虚血瘀型黄褐斑。症见肤色暗沉，喜太息，情绪急躁易怒，焦虑不安，常自觉胸中胀闷不舒，多伴月经不调，先后不定期，失眠多梦，舌红苔薄，脉弦细。经验方③：具有清热除湿、化瘀利水的作用。适用于湿热瘀血型黄褐斑。症见面部斑色黄黑，肤色暗沉，伴纳呆便秘，溲赤，舌质红，苔黄腻，脉滑数。治以清热祛湿、化瘀解毒。经验方④：具有滋阴清热、养血活血的作用。适用于阴虚血瘀型黄褐斑。症见面部斑色暗黑，皮损多分布于面颊两侧，边界清晰，伴口干多饮，五心烦热，失眠多梦，大便干燥，舌红少苔，脉细数。

出处　赵媛媛，方朝晖．方朝晖教授论治黄褐斑经验撷菁［J］．陕西中医药大学学报，2018，41（6）：27-28＋34．

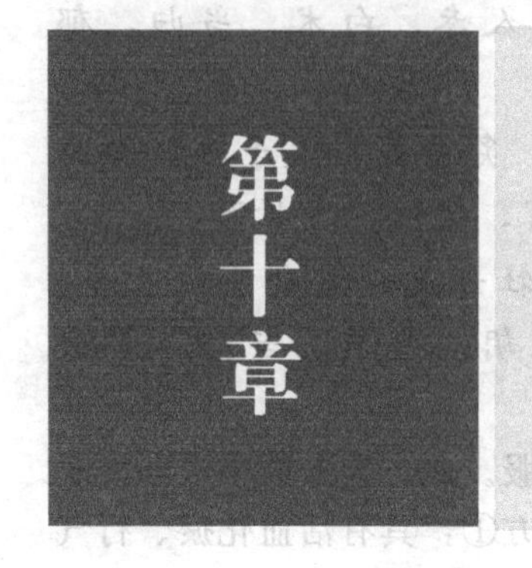

第十章 男科疾病

勃起功能障碍

勃起功能障碍，指男性不能持续获得或维持足够的阴茎勃起以完成满意的性生活。是常见的男性性功能障碍疾病之一。本病多属于中医学“阳痿”范畴。

【方剂1】戴宁经验方

经验方①：鹿茸 5g，菟丝子 15g，黄芪 10g，淫羊藿 10g，枸杞子 10g，车前子 10g，仙茅 6g，桂枝 6g，五味子 6g，覆盆子 9g，当归 9g，蜈蚣 2 条。

经验方②：生地黄 10g，熟地黄 10g，女贞子 10g，墨旱莲 10g，楮实子 10g，覆盆子 10g，芡实 10g，合欢花 10g，山茱萸 10g，淫羊藿 10g，金樱子 15g，菟丝子 15g，泽泻 9g。

用法与主治　水煎服，每日 1 剂，早晚各一次温服。此方为安徽省中医院男科医师戴宁主任的经验方。经验方①具有温补肾阳、通络运精的作用，适用于肾阳亏虚、精运失常型，症见阳事不兴、阴茎举而不坚、性欲淡漠、行房不射精、排精或排尿无力、面色较白，腰膝酸软、形寒肢冷或阴冷、精液清稀、舌色淡、苔白、脉细弱等。经验方②具有滋养肾阴、固摄精关的作用，适用于肾阴亏虚、精关失固型，症见阴茎举而不坚、举而时短、同房早泄、滑精遗精、夜眠不安、低热盗汗、小便黄赤、咽干口渴、舌红少苔、脉细数等。

加减　经验方①：兼肝气郁结者加柴胡 6g，白蒺藜 10g；久不射精者加麻黄 6g，川牛膝 10g。经验方②：火旺者加知母、黄柏各 10g；夹湿者加薏苡仁 10g；头晕者加天麻、葛根各 10g；失眠加酸枣仁 15g；早泄与滑精重加生龙骨、生牡蛎各 20g。

出处　吴强．戴宁治疗阳痿经验探微［J］．中医药临床杂志，2012，24（08）：705-708.

【方剂 2】崔学教经验方

经验方①：巴戟天 20g，淫羊藿 20g，黄芪 30g，广升麻 5g，北柴胡 5g，水蛭 10g，地龙 10g，丹参 15g，三七 10g，槐花 20g，毛冬青 20g。

经验方②：淡附片 6g，淫羊藿 20g，巴戟天 20g，锁阳 20g，甘草泡地龙 10g，蜈蚣 3 条，酒苁蓉 30g，烫水蛭 10g，毛冬青 30g，益智 5g，丹参 15g，三七 10g，金樱子 15g，黄芪 15g。

经验方③：淫羊藿 20g，巴戟天 20g，酒苁蓉 30g，熟地黄 15g，枸杞子 15g，酒山茱萸 15g，金樱子 15g，桑螵蛸 10g，龙骨 30g（先煎），牡蛎 15g（先煎），丹参 15g，三七 10g。

经验方④：淫羊藿 20g，巴戟天 20g，柴胡 15g，蒺藜 15g，郁金 15g，白芍 20g，甘草泡地龙 10g，蜈蚣 3 条，烫水蛭 10g，毛冬青 30g，槐花 15g，生地黄 15g。

用法与主治　水煎服，每日 1 剂，早晚各一次温服。此方为全国名老中医崔学教的经验方。经验方①具有益肾补气、活血通络的作用。适用于肾气不足型，症见勃起硬度不能满意，或未射精即痿软，无其他伴随症状者，舌质淡，脉细。经验方②具有温补肾阳、益气活血的作用，适用于肾阳亏虚型，症见阳痿，伴有弱精子症，形寒肢冷，小腹坠痛，腰酸，舌质淡，脉细弱。经验方③具有滋肾清心、化瘀活血的作用，适用于肾阴亏虚型，症见阳痿，伴有腰膝酸软，多梦失眠，耳鸣，口干，舌质淡红，少苔，脉细数。经验方④具有疏肝解郁，补肾活血，适用于肝气郁结型，症见阳痿，伴会阴，小腹，大腿内侧疼痛，情绪焦虑，舌质暗红，苔少，脉弦。

出处 蒙浩，陈铭．崔学教温肾化瘀通经治疗阳痿经验［J］．广州中医药大学学报，2018，36（6）：1104-1106.

【方剂3】鲍严钟经验方

经验方①：雄蚕蛾、茺蔚子、车前子各12g，淫羊藿、山茱萸、枸杞子、菟丝子、覆盆子、女贞子各15g，五味子、露蜂房、蛇床子各10g，红景天、熟地黄各20g，韭菜子8g，公丁香6g。

经验方②：生黄芪30g，熟地黄25g，女贞子、枸杞子、车前子、山茱萸、金樱子各15g，五味子、龟甲胶、菟丝子、淫羊藿各12g，巴戟天、仙茅各9g，大枣6枚。

经验方③：生黄芪30g，熟地黄20g，党参、怀山药各25g，炒白术、淫羊藿、巴戟天、仙茅、枸杞子、焦山楂、炒麦芽各15g，菟丝子、当归各12g，陈皮、炙升麻各9g，炙甘草6g。

用法与主治 水煎服，每日1剂，早晚各一次温服。此方为全国老中医鲍严钟主任的经验方。经验方①具有温肾益精、壮阳助育的作用，适用于肾阳不足，命门火衰型，症见阳事不举，伴有早泄，腰酸尿频，精神欠佳，烦闷焦躁，舌淡红而润，苔薄白，脉沉弦而尺弱。经验方②具有滋补肝肾、养阴生精的作用，适用于肝肾阴虚型，症见阳事不举，目赤颧红，自述常感口干，乏力易倦，五心烦热，失眠多梦，偶盗汗，午后有潮热，食纳不佳，大便干，小便黄，舌红，苔少，脉细数。经验方③具有健脾益气、兴阳启痿的作用，适用于脾虚气弱型，症见阳事不举，性欲明显减退，纳差便溏，消瘦乏力，舌淡，苔少，脉细弱。

出处 陈伟民，曹德根．鲍严钟阳痿辨治六法［J］．浙江中医杂志，2017，52（8）：549-551.

【方剂4】宾彬经验方

苦杏仁10g，薏苡仁15g，白豆蔻6g，厚朴6g，法半夏6g，通草6g，滑石15g，淡竹叶10g，藿香10g，茯苓12g，地龙10g，蜈蚣6g。

用法与主治　水煎服，每日1剂，早晚各一次温服。此方为宾彬教授的经验方。具有清化湿热、行气通阳的作用，适用于湿热内蕴、阻滞宗筋型，症见阴茎勃起困难，偶有晨间勃起亦不坚，伴体倦纳呆，口苦口黏，阴囊潮湿，大便不爽，尿黄臊臭，舌苔厚腻略黄，脉滑。

出处　王德胜，陆海旺，阮登统．宾彬教授辨治阳痿经验［J］．辽宁中医药大学学报，2012，8（14）：172-173.

【方剂5】门成福经验方

熟地黄24g，菟丝子24g，仙茅15g，淫羊藿15g，黄芪35g，桂枝12g，白芍9g，续断18g，桑寄生18g，醋北柴胡12g，炒枳实10g，丹参18g，制蜈蚣2条（打粉冲服），乌药6g，益智15g。

用法与主治　水煎服，每日1剂，早晚各一次温服。此方为全国名中医门成福教授的经验方。具有益肾温阳、疏肝解郁、活血通络的作用，适用于肾阳虚损、肝郁血瘀证型，症见性欲尚可，阴茎勃起不坚，勉强房事，偶有晨勃，腰膝酸软，疲惫乏力，易汗出，动则加剧，四肢畏寒，情绪低落，胸闷不舒，善太息，饮食尚可，大便可，夜尿频多，舌质淡，苔薄白，脉沉弱。

出处　李鹏超，孙自学，门波，等．门成福辨治阳痿经验［J］．中医杂志，2017，7（58）：1183-1185.

【方剂6】周少虎经验方

丹参15g，蜈蚣2条，紫梢花5g，柴胡10g，当归10g，鹿衔草15g，地龙10g，巴戟天30g，淫羊藿15g，赤芍15g，仙茅10g。

用法与主治　水煎服，每日1剂，早晚各一次温服。此方为周少虎教授的经验方。具有活血化瘀，益肾兴阳的作用，适用于精血瘀阻，肾气亏虚型。症见阳事不举，或举而不久，难以完成，晨勃减少，阴囊坠胀疼痛，腰膝酸软，容易疲惫，纳眠可，舌质暗红边有瘀斑，苔薄白，脉弦细。

出处　谢卓庭，周少虎，翁治委．周少虎教授从瘀论治阳痿经验［J］．中国性科学，2017，9（26）：100-102.

【方剂7】徐福松经验方

生地黄10g，熟地黄10g，菟丝子10g，茯苓10g，五味子10g，枸杞子10g，金樱子10g，牡丹皮10g，丹参10g，天花粉10g，川续断10g，桑寄生10g，鳖甲（先煎）20g，牡蛎（先煎）20g。

用法与主治 水煎服，每日1剂，早晚各一次温服。此方为全国著名中医男科学家徐福松的经验方。具有滋阴降火的作用，适用于阴虚火旺，兼有血脉瘀滞型，症见阳事不举，举而不坚，旋即痿软，不能行房，午后潮热，口干喜饮，两下肢酸软乏力，脉平，舌质偏红略紫。

出处 金保方，李相如，周翔．徐福松教授辨治阳痿经验[J]．南京中医药大学学报，2008，5（24）：292-295.

【方剂8】刘永年经验方

柴胡5g，白芍、香附、郁金、淫羊藿、茯神各10g，橘皮、橘叶各6g，九香虫5g，景天三七12g。

用法与主治 水煎服，每日1剂，早晚各一次温服。此方为全国名中医刘永年的经验方。具有疏肝达郁、温肾阳的作用，适用于肝郁不达，气血失于流畅，宗筋弛纵型。症见情志不遂，行房早泄，夜寐梦多，意志消沉，舌淡红、苔薄白，脉细弦。

出处 吴同启．刘永年达郁兴阳治疗阳痿的经验[J]．浙江中医杂志，2011，8（24）：554-555.

早　泄

早泄，指男性在即将开始或刚刚开始性交时出现射精（开始性交后15秒或之前即发生射精）或在阴茎尚未达到能够性交的硬度之前出现射精。本病多属于中医学“早泄”范畴。

【方剂1】门成福经验方

经验方①：菟丝子24g，枸杞子18g，炒山药15g，炒芡实15g，茯苓15g，炒白术15g，金樱子12g，沙苑子12g，莲子15g。

经验方②：熟地黄18g，枸杞子15g，淫羊藿18g，巴戟天18g，锁阳18g，鹿角胶10g（烊化），怀牛膝15g，盐杜仲15g，肉桂12g，山茱萸15g，莲须15g。

经验方③：生地黄15g，熟地黄15g，菟丝子12g，枸杞子12g，龟甲胶9g（烊化），怀牛膝12g，五味子12g，桑螵蛸12g，海螵蛸15g。

经验方④：茵陈20g，生栀子12g，黄芩12g，茯苓15g，生白术15g，泽泻12g，柴胡12g，白芍12g，车前子12g（包煎），瞿麦12g。

经验方⑤：茵陈20g，生栀子12g，生薏苡仁18g，败酱草18g，炒桃仁12g，赤芍15g，牡丹皮15g，芒硝（冲服）5g，通草6g。

用法与主治 水煎，每日1剂，早晚各一次温服。此方为国家级名中医门成福教授的经验方。经验方①具有益肾涩精、培元固本的作用，适用于肾气亏虚型，症见精泄过早，腰膝无力，神疲倦怠，面色暗，夜尿频数，小便清长，舌淡红，苔薄白，脉沉弱。经验方②具有温补肾阳、固涩填精的作用，适用于肾阳虚衰型，症见精泄过早，性欲下降，常伴有阳物举而不坚，腰膝酸软，手足不温，倦怠懒言，大便溏，舌淡红，苔白，脉沉而迟。经验方③具有滋补肝肾、涩精止遗的作用，适用于肾阴不足型，症见精泄过早，常伴有遗精，头晕乏力，耳鸣如蝉，腰膝酸软，或有潮热盗汗，五心烦热，舌红苔少，脉沉细。经验方④具有清利肝经湿热的作用，适用于肝经湿热型。症见精泄过早，阳事易举，阴囊潮湿，瘙痒坠胀，口苦口干，胸胁胀痛，小便赤痛，淋漓不畅，舌红，苔黄腻，脉弦滑。经验方⑤具有清利肝经湿热的作用，适用于湿热兼瘀型，症见精泄过早，阴囊潮湿，小腹坠胀疼痛，会阴部刺痛，小便涩滞，大便不畅，舌暗红，苔黄腻有瘀点，舌下络脉迂曲，脉沉涩。

加减 经验方①：腰膝酸软甚者，加盐杜仲、桑寄生以补肝肾、强筋骨；夜尿频数者，加乌药、益智固摄肾气；神疲乏力甚者，加黄芪、党参增强补气之力。经验方②：手足不温甚者，加炮附子、干姜以温阳散寒；大便不成形者，加炒白术、肉豆蔻以补益脾阳。经验方③：

偏于阴虚火旺者，加知母、黄柏以滋阴清热；口干口渴甚者，加麦冬、石斛以生津止渴；潮热盗汗甚者，加地骨皮、玄参以养阴敛汗。经验方④：肝经实火盛者，加龙胆、黄连以助泻火之力；湿邪盛者，加滑石、生薏苡仁以增强利湿之功；偏于胸闷胁胀者，加制香附、炒枳实以增强疏肝行气之效。经验方⑤：湿热重者，加龙胆、车前子以清利湿热；会阴刺痛甚者，加荔枝核、制乳香、制没药以散瘀止痛；久病入络者，加干地龙、制蜈蚣以通络止痛。

出处 孙自学，张文博，李鹏超．门成福教授从肝肾论治早泄经验［J］．中医研究，2017，30（4）：43-45.

【方剂2】陈德宁经验方

熟地黄、山茱萸、茯苓、山药、莲须、莲子、酸枣仁各20g，牡丹皮、泽泻、知母各10g，黄柏、煅龙骨、煅牡蛎、金樱子、芡实、桑寄生各30g。

用法与主治 水煎，早、晚温服。此方为名中医陈德宁教授的经验方，具有滋阴降火、交通心肾、涩精止遗的作用，适用于心肾不交型。症见射精过快，不寐多梦，心中烦热，腰酸，口干，舌红少苔，脉细数。

出处 邓灵，尹霖．陈德宁教授治疗早泄经验简介［J］．中医药信息，2014，31（1）：62-64.

【方剂3】高瞻经验方

芡实20g，莲须15g，煅牡蛎30g，沙苑子15g，五味子15g，覆盆子10g，山茱萸30g，黄柏6g，知母10g，生地黄30g，淡竹叶6g，生甘草10g，牡丹皮15g，川牛膝15g，车前草15g，白芍15g。

用法与主治 水煎，早、晚温服。此方为高瞻主任医师的经验方，具有清热利湿、涩精止遗的作用，适用于湿热下注型，症见尿频、尿急，会阴部时有刺痛，舌尖红，苔黄腻，脉细数

加减 睡眠欠佳，腰酸，去牡丹皮、车前草，加茯神15g，改川牛膝为30g。

出处 吕双喜，沈建武，邵魁卿等．高瞻主任医师病证结合论治早泄

经验［J］．环球中医药，2016，9（10）：1262-1264.

【方剂4】王久源经验方

桂枝10g，白芍30g，生龙骨30g，生牡蛎30g，山药20g，山茱萸15g，生地黄15g，酸枣仁15g，五味子10g，石菖蒲10g，芡实10g，陈皮10g，黄柏15g。

用法与主治 水煎，早、晚温服。并以细辛5g、五倍子30g、蛇床子20g、丁香15g，水煎浓缩至200ml，每次取100ml浸泡龟头及阴茎，每天浸泡1～3次。此方为成都中医药大学王久源教授的经验方，具有调和阴阳、涩精止遗的作用，适用于心肾两虚型，症见早泄，多梦易醒，时有心悸，腰膝酸软，耳鸣，每逢性事之后疲倦乏力，夜间阴囊潮湿，舌淡苔白，脉沉弱。

加减 肾阴虚者多加熟地黄、墨旱莲、女贞子、枸杞子等，或者六味地黄丸口服；肾阳虚者加淫羊藿、巴戟天、肉苁蓉、肉桂、鹿角胶、蛇床子等，或者加右归丸。心不守神者，以柏子仁养心安神，远志交通心肾，磁石、琥珀、朱砂重镇安神，川木通、黄连清心安神。肝失疏泄，多与逍遥散或柴胡疏肝散合用。

出处 陈继明，张传涛．王久源治疗早泄经验［J］．中医杂志，2007，48（2）：123-131.

【方剂5】徐福松经验方

经验方①：五味子10g，石莲子10g，乌梅10g，白芍10g，五倍子10g，诃子10g，白蔹10g，煅龙骨（先煎）20g，煅牡蛎（先煎）20g，野菊花10g，蒲公英20g，虎杖20g，荔枝核10g，生甘草5g。

经验方②：柴胡5g，黄芩6g，当归10g，生地黄12g，泽泻10g，木通5g，车前子10g，甘草3g，黄柏6g，栀子10g。

经验方③：生地黄12g，天冬10g，党参10g，砂仁（后下）2g，黄柏6g，远志6g，茯苓10g，茯神10g，五味子6g，龙骨（先煎）15g，牡蛎（先煎）15g，磁石（先煎）10g。

用法与主治 水煎服，每日1剂，早晚各一次温服。此方为名中医徐福松经验方。经验方①具有扶正化毒的作用，适用于正虚邪恋型，症见会阴胀痛，尿末滴白，小便灼热，余沥不尽，射精过早，入门即泄，泄后汗出，五心烦热，舌质紫暗，苔少无津，脉来细数。直肠指检前列腺大小如常，质稍硬，轻压痛。经验方②具有清利湿热的作用，适用于湿热下注型，症见性欲亢进，行房即泄，咽干口苦，小便黄赤淋浊，阴囊潮湿，瘙痒，舌红苔黄腻，脉弦滑数。经验方③具有滋阴降火、安神潜镇的作用，适用于君相火旺、神不守舍型，症见性交时精神紧张，未交先泄，神志不安，心烦面赤，舌红苔少，脉细弦数。

出处 陈剑飞，金保方，李相如等．徐福松教授辨治早泄经验［J］．南京中医药大学学报，2008，24（6）：366-369.

【方剂6】谭新华经验方

经验方①：车前子，瞿麦，萹蓄，滑石，栀子，甘草，木通，大黄，黄柏，苍术。

经验方②：熟地黄，山药，山茱萸，枸杞子，甘草，杜仲，肉桂，制附子。

经验方③：山药，牡丹皮，白茯苓，山茱萸，泽泻，黄柏，熟地黄，知母。

经验方④：地黄，山药，山茱萸，茯苓，牡丹皮，泽泻，桂枝，制附子，牛膝，车前子，沙苑子，芡实，莲子，莲须，龙骨（煅，先煎），牡蛎（煅，先煎）。

经验方⑤：远志，山药，芡实，酸枣仁，金樱子，白术，茯苓，炙甘草，人参，五味子，鹿角，龟甲，人参，枸杞子。

用法与主治 水煎服，每日1剂，早晚各一次温服。此方为全国名中医谭新华教授的经验方。经验方①具有清利湿热的作用，适用于下焦湿热型，症见早泄，阴囊潮湿，小便色黄，大便溏黏，舌红苔黄腻，脉弦滑或滑数。经验方②具有温阳补肾的作用，适用于肾阳虚型，症见早泄，性欲减退，小便清长，四肢冰冷，面色不华，舌淡苔薄白，脉沉缓或沉弱。经验方③具有滋肾潜阳作用，适用于肾阴虚型，症见早泄，阳事易举，举而易泄，遗精，五心烦热，盗汗，舌红少苔，脉细数。经验方④具有补肾气的作用，适用于肾气虚型，症见早泄，精神不振，易疲乏，稍动则汗出，舌淡红，苔薄白，脉沉或缓。经验方

⑤具有补肾填精的作用，适用于肾精虚型，症见早泄，性欲低下，腰膝酸软或疼痛，齿松耳鸣，脱发遗精，面色黧黑，舌淡或紫，苔白或少苔，脉沉弱或细弱。

出处 王孙亚，周兴，李望辉．谭新华教授从五脏论治早泄经验［J］．湖南中医药大学学报，2017，12（37）：1341-1344.

【方剂 7】司国民经验方

经验方①：龙胆，黄芩，栀子，泽泻，木通，车前子，当归，生地黄，柴胡，生甘草。

经验方②：山药，牡丹皮，白茯苓，山茱萸，泽泻，黄柏，熟地黄，知母。

经验方③：地黄，山药，山茱萸，茯苓，牡丹皮，泽泻，桂枝，制附子，牛膝，车前子。

经验方④：人参，白术，茯苓，炙甘草，炙黄芪，当归，木香，远志，龙眼肉，酸枣仁。

用法与主治 水煎服，每日 1 剂，早晚各一次温服。此方为司国民教授的经验方。经验方①具有清泻肝经湿热的作用，适用肝经湿热证型，症见早泄，小便短赤，口苦咽干，性欲亢进。经验方②具有滋阴降火的作用，适用于阴虚火旺型，症见早泄滑精，五心烦热，腰膝酸软。经验方③具有补肾固精作用，适用于肾气不固型，症见早泄遗精，腰膝酸软，夜尿多，小便清长，性欲减退。经验方④具有补益心脾的作用，适用于心脾两虚型，症见早泄，伴有心脾气血不足。

出处 王天蓝，司国民．司国民教授用知柏地黄汤加减治疗早泄验案两则［J］．世界最新医学信息文摘，2016，90（16）：268-269.

【方剂 8】蒋士生经验方

枣皮 15g，当归 12g，白芍 12g，人参 9g，茯苓 12g，白术 12g，熟地黄 20g，山药 10g，枸杞子 10g，菟丝子 8g，制附子（先煎）3g，桂枝 6g，覆盆子 15g，锁阳 12g，益智 12g，桑椹 15g，淫羊藿 10g，泽泻 8g，炙甘草 10g。

用法与主治 水煎服，每日 1 剂，早晚各一次温服。此方为蒋士生教授的经验方。具有健脾固肾、益心养肝、补益肾气的作用，适用肾气不固型，症见早泄，精液稀薄，不能满足配偶性需求，全身畏寒，手足不温，腰膝酸软，夜尿频多，精神差，舌淡苔白，脉沉弱。

出处 曾钟德，曾紫微．蒋士生老师治疗早泄经验总结［J］．中国性科学，2018，1（27）：67-70.

【方剂9】李曰庆经验方

生地黄30g，山茱萸18g，生牡蛎30g，柴胡15g，白芍12g，牡丹皮9g，栀子6g，薄荷6g，金樱子12g，生龙骨18g，黄芪18g，白术12g，茯神9g，炙甘草6g，首乌藤（夜交藤）12g。

用法与主治 水煎服，每日1剂，早晚各一次温服。此方为李曰庆教授的经验方。具有补 益肝肾、滋阴清火的作用，适用于肝郁肾虚、精血不足型，症见情志抑郁，烦闷不舒，手足心热，腰酸软，舌红少津，苔薄白，脉弦细。

出处 韩亮，杨阿民．李曰庆教授治疗早泄经验［J］．现代中医临床，2018，3（25）：21-23.

血　精

血精是指精液中混杂有血液成分，根据轻重程度不同可分为肉眼血精和镜下血精，临床以精液颜色发红，射精痛为主要表现，青年、中老年皆可发病。由于本病与前列腺、精囊、排精密切相关，病因复杂，所以治疗较困难，易转化为慢性疾病，导致性功能障碍、不育等疾病，本病多属于中医学“赤浊”“血证”“虚劳”等病的范畴。

【方剂1】滋肾疏肝止血方

大生地黄，当归，枸杞子，生白芍，女贞子，墨旱莲，广郁金，茜草，淡竹茹，茯苓，虎杖，栀子，鸡血藤，生甘草，生谷芽，生麦芽，红枣。

用法与主治 水煎服，每日1剂，早晚各一次温服。此方为浙江省名中医崔云主任的经验方，具有滋肾疏肝止血、泄浊利湿化瘀的作用。

加减 出血不止，可加生地榆、仙鹤草收涩止血；会阴部胀痛不适可加威灵仙、乌药行气止痛；小便涩痛可加滑石、车前子利尿通淋；肾虚腰膝酸软可加续断、牛膝、石斛补肝肾强筋骨；阴囊胀痛可加荔枝核、橘核行气通络止痛。精液中白细胞多者，加白芷、天花粉、黄芩、黄柏等排脓祛浊、清热解毒。

出处 任国庆，陶方泽．崔云从肝肾论治血精经验探析［J］．浙江中医杂志，2018，53（2）：79-81.

【方剂2】郭军经验方

经验方①：龙胆10g，黄柏15g，泽泻15g，车前子9g，鱼腥草30g，薏苡仁30g，牡丹皮12g，白茅根30g，柴胡15g，蒲黄炭10g，大蓟炭、小蓟炭各10g，地黄10g，甘草6g。

经验方②：盐知母10g，盐黄柏10g，怀牛膝15g，仙鹤草12g，牡丹皮12g，三七粉3g，柴胡15g，大蓟、小蓟各10g，白茅根30g，蒲公英30g，川楝子10g，地榆炭10g，蒲黄炭10g，桃仁9g，甘草6g。

经验方③：桑寄生30g，白术15g，柴胡6g，枸杞子10g，菟丝子10g，黄芪20g，党参20g，水蛭3g，丹参20g，当归12g，仙鹤草30g，陈皮10g，牡丹皮12g，甘草6g。

用法与主治 水煎服，每日1剂，早晚各一次温服。此方为名中医郭军主任的经验方。经验方①具有清热利湿、凉血止血的作用，适用于病程较短，属于湿热伤络型，症见尿频、尿急、尿痛、尿黄赤、小便有灼热感、阴茎坠胀不适或疼痛、舌红、苔黄腻、脉弦滑稍数等，或伴口苦、口干，时有精神抑郁。前列腺液（EPS）镜检：白细胞多成堆或满视野，卵磷脂小体减少。经验方②具有活血凉血、疏肝止痛的作用，适用于病程长，属于气血瘀滞型，症见会阴部刺痛明显、痛引下腹、阴茎、小便滴沥涩痛、精液暗红或有血块、舌质有瘀斑、脉沉涩等，常伴忧思、烦躁、失眠等精神症状。EPS镜检：白细胞不似初期大量成堆，卵磷脂小体正常。经验方③具有补肾健脾、活血化瘀的作用，适用于病程可长达数月，属于肾虚挟瘀血型。症见血精日久不愈，颜色浅淡，或仅有镜下血精。肾阴虚者临床以小便黄少，尿淋沥，尿末滴白，会阴酸痛，膝酸软，盗汗遗精，失眠多梦，五心烦热为主要症状，舌红，少苔，脉细数。肾阳虚为主者，临床以小便频、夜尿多、尿无力、尿滴白、腰膝酸软冷痛、性功能减退、舌淡、苔薄白、脉沉细等为表现。EPS镜检按取时易时难，白细胞时多时少，反复不定，卵磷脂小体亦明显减少。

出处 朱大云，高庆和，王福等．郭军治疗血精经验探析［J］．北京中医药，2014，33（6）：419-421.

【方剂3】曾庆琪经验方

人参15g，黄芪15g，白术12g，当归10g，熟地黄12g，怀山药12g，山茱萸10g，墨旱莲15g，女贞子15g，牡丹皮（炭）10g，大蓟15g，小蓟15g。

用法与主治 水煎服，每日1剂，早晚各一次温服。嘱其平淡饮食，禁食辛辣。此方为全国著名中医男科专家曾庆琪的经验方，具有健脾益气、滋阴降火、活血化瘀的作用，适用于肾精不足、阴虚阳亢、脾运不健、气不摄血型。症见血精反复发作，日久不愈，精色淡红，伴神疲乏力，身形偏瘦，面色无华，头晕目眩，纳呆，夜寐不佳，潮热盗汗，倦怠嗜卧，腰膝酸软，小便不利，舌红少苔，脉细无力。经肛门触诊：可触及精囊，轻压痛，未触及结节。精液常规检查示：淡红色，红细胞，白细胞。经直肠超生（TRUS）检查示：精囊体积增大，腺管扩张，血流增多。

加减 夜寐不佳，去墨旱莲、女贞子，原方加酸枣仁10g、车前子10g。

出处 牛培宁，焦刚亮，杨凯等．曾庆琪教授从脾肾论治血精经验［J］．西部中医药，2015，28（7）：94-95.

【方剂4】孙自学经验方

经验方①：知母12g，黄柏10g，生地黄20g，山药15g，山茱萸10g，泽泻12g，牡丹皮15g，墨旱莲30g，女贞子15g，柴胡9g，当归15g，赤芍15g，白芍15g，酸枣仁30g，小蓟12g，仙鹤草30g，三七粉5g（冲）。

经验方②：龙胆10g，栀子15g，黄芩12g，柴胡12g，车前子20g，生地黄20g，泽泻15g，木通6g，黄柏10g，苍术10g，怀牛膝15g，墨旱莲20g，白茅根20g，赤芍15g，大蓟

15g，小蓟 15g，三七粉（冲）5g，仙鹤草 30g，生蒲黄 10g，炒蒲黄 10g。

经验方③：熟地黄 20g，山药 15g，山茱萸 15g，当归 15g，菟丝子 30g，杜仲 15g，枸杞子 30g，人参 10g，黄芪 30g，甘草 6g，侧柏叶 12g，仙鹤草 30g，三七粉（冲）5g，花蕊石 20g，生蒲黄 10g，炒蒲黄 10g。

经验方④：当归 15g，生地黄 15g，赤芍 15g，川芎 10g，桃仁 6g，红花 15g，桔梗 6g，柴胡 12g，枳壳 12g，川牛膝 15g，五灵脂 12g，生蒲黄 10g，炒蒲黄 10g，花蕊石 20g，三七粉（冲）5g，甘草 6g。

用法与主治 水煎服，每日 1 剂，早晚各一次温服。此方为河南省名医孙自学的经验方。经验方①具有滋阴降火、凉血止血的作用，适用于肝肾阴虚、虚火灼络型。症见会阴部疼痛不适，腰酸困，晨起咽干，心烦，自述脾气较暴，饮食可，睡眠差，舌质红，少苔，脉细数。精液常规检查示：血精量少，色红，红细胞，白细胞少许。经验方②具有清热利湿、凉血止血的作用，适用于湿热下注精室，迫血妄行型。症见神疲肢倦，脘腹胀闷，小腹及睾丸胀痛，小便黄，舌苔黄腻，脉滑数。精液常规检查示：色鲜红，红细胞，白细胞。经验方③具有补肾健脾、益气止血的作用，适用于脾肾两虚型。症见神疲乏力，面色少华，消瘦，小腹部坠胀不适，腰酸困，纳少便溏，舌质淡胖，苔白，脉沉细无力。检查前列腺不大，质软，无结节，精囊大，轻压痛，未触及结节。精液常规检查示：淡红色，红细胞，白细胞少许。经验方④具有活血化瘀、通络止血的作用，适用于外伤损络、瘀血阻滞型。有外伤史，症见前阴胀痛，胸胁满闷，郁郁寡欢，夜眠不安，心烦易怒，舌质紫暗，苔薄黄，脉弦数。精液常规检查：色暗红，红细胞。

出处 陈翔，陈建设．孙自学教授治疗血精经验［J］．中医研究，2011，24（1）：65-67.

【方剂 5】小柴胡汤

柴胡、生甘草、三七粉各 10g，黄芩、蒲黄、蒲公英、牡丹皮、赤芍各 15g，太子参、白茅根、金银花各 30g。

用法与主治 水煎服，每日1剂，早晚各一次温服。此方为成都中医药大学王久源教授的经验方，具有清热败毒、泄浊宁络的作用，适用于湿热毒邪入扰精室型。症见平素饮酒厚味，大便干结，小便短赤。性交排出暗红色精液，伴见神疲乏力，纳少，小腹坠胀，尿液混浊，尿道灼热，舌苔黄腻，脉濡数。

加减 湿热重，以四妙丸加减。

出处 余江红，于月书，琚杰昌，等．王久源治疗血精经验[J]．实用中医药杂志，2009，25（1）：37.

【方剂6】陈金荣经验方

桃仁15g，红花15g，生地黄30g，当归15g，赤芍15g，川芎15g，炒蒲黄30g，滑石（包煎）30g、炙黄芪30g，太子参30g，三七粉3g（冲服）。

用法与主治 水煎服，每日1剂，此方为曲靖市名中医陈金荣主任医师的经验方，具有散瘀清热的作用，适用于久病不愈，败精瘀血阻滞，湿热夹瘀，瘀热互结，下注精室，阻滞血脉，血络受损所导致的血精。

出处 董保福，马顺海，杨莉，等．陈金荣辨治血精症临床经验[J]．云南中医中药杂志，2017，38（6）：6-8.

附睾炎

附睾炎是男性生殖系统中常见的感染性疾病，主要特点是附睾的疼痛及肿胀，可伴有发热，依据病程长短又有急性和慢性之分，临床就诊患者表现为慢性附睾炎者多无急性发作史，反复急性发作者较少，慢性附睾炎在临床中较多见。本病多属于中医学“子痈”或“子痛”的范畴。

【方剂1】陈德宁经验方

经验方①：龙胆，黄芩，栀子，泽泻，木通，车前子，当归，生地黄，柴胡，蒲公英，川楝子，橘核，全蝎，白芍，甘草。

经验方②：柴胡，白芍，枳实，川楝子，延胡索，乌药，橘核，桃仁，红花，黄柏，车前子，甘草。

经验方③：延胡索，橘核，川楝子，山楂子，香附，荔枝核，小茴香，神曲，枸杞子，菟丝子，女贞子。

用法与主治 水煎，早、晚温服。此方为名中医陈德宁的经验方，具有清热利湿的作用。经验方①适用于肝经湿热型，症见急性起病，症见阴囊红肿热痛，附睾或睾丸触痛明显，甚则伴有寒热，病情发展迅速。经验方②具有疏肝理气、活血散结的作用。适用于湿热未清、气滞血瘀型，症见睾丸或附睾肿痛，结块，触痛仍较明显，口苦，口干，尿黄，苔黄腻，脉滑。经验方③具有疏肝理气、活血散结的作用。适用于肾精亏虚、痰瘀互阻型，症见阴囊隐痛，附睾硬结不消，压之稍痛，腰酸乏力，舌红，少苔，脉细数。

加减 经验方①：热毒明显者，可加金银花、连翘、白花蛇舌草；阴囊疼痛明显者，可加荔枝核、延胡索、乌药；小便黄赤者，可加淡竹叶、滑石；腰痛者，可加牛膝、杜仲、桑寄生；影响睡眠者，可加酸枣仁、柏子仁、首乌藤、灯心草等。经验方②：湿热明显，清湿加龙胆、黄芩、蒲公英、白花蛇舌草；利尿可加车前子、滑石、灯心草；消肿散结可加全蝎、浙贝母；软坚散结可加牡蛎、夏枯草、玄参；活血散结可加三棱、莪术等。经验方③：硬结仍有压痛者，可加全蝎、荔枝核散结止痛；硬结久治不散者，加全蝎、地龙、蜈蚣等虫类搜剔之品；病久烦躁者，加白芍、合欢皮以散郁；兼气虚者，加黄芪、党参以补气；血虚者，加熟地黄、桑椹、当归以养血；阴精亏者，加山茱萸、黄精以滋阴精；腰酸冷痛者，可用杜仲、续断、淫羊藿、巴戟天等以温肾。

出处 王全，张喜玲，等．陈德宁辨治附睾炎经验［J］．中国中医药信息杂志，2013，20（5）：82-83.

【方剂 2】崔云经验方

生黄芪 30g，当归 10g，白芷 10g，天花粉 15g，黄芩 15g，乌药 10g，虎杖 15g，浙贝母 10g，广郁金 10g，生地榆 15g，威灵仙 12g，大枣 10 枚。

用法与主治 水煎，早、晚温服。此方为名中医崔云的经验方，具有疏肝行气止痛、清热泄浊通精、补虚解毒消痈的作用。适用于湿热下注于肝肾，败精浊毒壅阻肾子型。症见阴囊疼痛难忍，伴左腰腹部牵扯痛，精神稍倦怠，郁郁微烦，大便三四天一行但不干，小便黄，舌淡红，苔黄腻，脉弦数。

出处 陶方泽，崔云，周小敏，等．崔云教授治疗附睾炎临证经验[J]．中华全科医学，2017，15（10）：1173-1790.

【方剂3】郭军的经验方

熟地黄12g，山茱萸10g，茯苓10g，橘核9g，荔枝核9g，川楝子6g，延胡索9g，虎杖10g，丹参20g，海藻10g，昆布10g，浙贝母10g，牛膝10g，炙甘草10g。

用法与主治 水煎，早、晚温服。此方为名中医郭军的经验方，具有补肾健脾以固本、疏肝的作用。适用于脾肾两虚型，症见神疲，附睾硬结，坠胀疼痛，活动后加重，伴腰酸，乏力，下肢尤甚，足冷，易疲劳，大便不成形，舌淡有齿痕，苔白，脉沉。

加减 硬结压痛明显者，加木香、柴胡以增强行气止痛之力；硬结久不散者，加全蝎、地龙、蜈蚣等虫类搜剔之品，以增强解毒散结、通络止痛之功；硬结较大者，加鸡血藤以增强消瘀散结之力；病久烦躁者，加香附、白芍、合欢皮以增强疏肝解郁之功，突出身心同治；气虚明显者，加黄芪、党参以增补气之力；血虚明显者，加当归以增强滋阴养血之功。

出处 陶方泽，崔云，周小敏，等．郭军教授治疗慢性附睾炎经验[J]．河北中医，2018，40（8）：1125-1128.

【方剂4】李曰庆经验方

经验方①：橘核，海藻，海带，昆布，枳实，厚朴，桂心，桃仁，延胡索，川楝子，木香。

经验方②：龙胆，黄芩，车前子，柴胡，牡丹皮，赤芍，桃仁，白芷。

经验方③：柴胡，薄荷，当归，白芍，茯苓，炒白术，青皮。

经验方④：黄芪，白术，陈皮，升麻，柴胡，人参，甘草，当归。

经验方⑤：生黄芪30g，三七粉（冲）3g，松花粉（冲）3g，丹参15g，分心木10g，莪术15g，猪苓15g，灵芝10g，白花蛇舌草15g，姜半夏10g，浙贝母15g，生薏苡仁30g，川牛膝12g，茯苓15g，生甘草4g。

用法与主治 水煎，早、晚温服。此方为名中医李曰庆的经验方，具有温阳散结的作用。经验方①：适用于慢性附睾炎稳定期，证属阳虚寒凝型。症见恶寒怕冷，贪凉饮冷或遇寒后症状加重。经验方②具有清热利湿、活血散结的作用。适用于慢性附睾炎急性加重期，证属湿热瘀结型。经验方③具有疏肝健脾的作用。适用于慢性附睾炎迁延不愈者，证属肝郁气滞型。经验方④具有健脾益肾的作用。适用于慢性附睾炎病程日久者，证属脾肾亏虚型。经验方⑤具有益气活血化瘀、化湿散结的作用。适用于湿热瘀结、脾肾亏虚型。症见阴囊坠胀不适，久坐及劳累后加重，精神倦怠，腰膝酸软，手足不温，纳可，眠差，大便溏，小便频数，淋沥不尽，舌质暗，体胖大，边有齿痕，苔黄腻，脉沉细。阴囊睾丸触诊可触及硬性结节。

加减 经验方④腰膝酸软、手足不温，则加桂枝、高良姜；五心烦热、盗汗，则加知母、黄柏；神疲乏力、失眠健忘，加熟地黄、炒酸枣仁。

出处 代恒恒，李海松，王继升，等．李曰庆教授辨证治疗慢性附睾炎经验［J］．现代中医临床，2018，25（3）：15-17.

【方剂5】孙自学经验方

金银花30g，白芷10g，防风6g，当归15g，皂角刺10g，赤芍15g，连翘15g，玄参15g，浙贝母10g，生大黄10g，生甘草10g，乳香、没药各3g。

用法与主治 水煎，早、晚温服。此方为名中医孙自学的经验方，具有清热解毒的作用。适用于热毒蕴结型，症见附睾肿胀疼痛拒按，腹股沟痛引少腹，阴囊灼热，皮色发红，兼见发热，口干，小便短赤，大便秘结，舌质红，苔黄，脉滑数。

出处 王希兰．孙自学治疗急性附睾炎经验［J］．中国性科学，2013，12（22）：56-67.

【方剂6】消癥饮

桂枝，炒桃仁，牡丹皮，赤芍，茯苓，盐橘核，延胡索，川牛膝，丹参，皂角刺，炒水蛭。

用法与主治 水煎服，每日1剂。此方为河南中医药大学第二附属医院生殖科门波教授治疗慢性附睾炎的经验方，具有行气活血消瘀之功，适用于血脉瘀阻型慢性附睾炎。

加减 热重合五味消毒饮，以清热散结，解毒消痈；湿重、小便不利加薏苡仁、车前子以利湿去浊；气滞加香附、郁金行气散结；疼痛重合芍药甘草汤以缓急解痛；肾虚加桑寄生以补肝肾，养血通络。

出处 高鹏飞，门波，付晓君，等．门波教授应用消癥饮治疗慢性附睾炎临床经验总结［J］．亚太传统医药，2018，14（11）：136-137.

【方剂7】谭新华经验方

柴胡，川楝子，荔枝核，女贞子，墨旱莲，杜仲，鱼腥草，乌药，红藤，败酱草，茯苓，薏苡仁，冬瓜子，甘草。

用法与主治 水煎服，每日1剂。此方为湖南中医药大学谭新华教授治疗附睾炎的经验方，是集行气止痛、软坚散结、清热利湿，佐以补益精血等诸法组成的基本方。适用于湿热下注型附睾炎。症见：起病急骤，发热恶寒，常为单侧睾丸肿胀质硬，触痛明显，疼痛向腹股沟和下腹部放射，小便赤涩，大便干，舌质红，苔黄厚，脉弦滑数。

加减 若睾丸肿胀，疼痛甚者，加连翘15g，蒲公英15g，金银花15g以清热解毒。

出处 林奕涛．谭新华教授治疗附睾炎的临证经验初探［J］．中医药导报，2007，13（4）：20-21.

弱精子症

弱精子症是由于先天禀赋不足、性生活过频、久病体虚等导致命门火衰、肾阳亏虚、气血不足，不能温煦滋养肾中生殖之精，或是由于饮食过于肥甘厚腻，湿热蕴于肝经，影响生精功能，从而无以化精或者精失所养，导致精子动力不足，活力低下。可归属于中医学的“精清”“精寒”“精薄”“精冷”等范畴。

【方剂 1】补肾生精汤

菟丝子 15g，枸杞子 15g，覆盆子 15g，桑椹 15g，女贞子 15g，韭菜子 15g，金樱子 15g，五味子 10g，车前子 15g，蛇床子 10g，肉苁蓉 15g，熟地黄 10g，仙茅 6g，淫羊藿 15g。

用法与主治 水煎服，每日 1 剂，早晚各一次温服。此方为国家级名老中医崔玉衡教授的经验方，具有补肾壮阳的作用。适用于肾阳不足，命门火衰，精寒不育型少弱精子症。症见性欲淡漠，神疲乏力，记忆力差，畏寒怕冷，舌质淡，苔薄白，脉沉力差。

加减 早泄重者，加用锁阳、煅龙骨、煅牡蛎；有瘀血征象者，加赤芍、牡丹皮、路路通；精液不液化者，加知母、黄柏等。

出处 赵阳，杨萌．崔玉衡教授运用补肾生精汤治疗弱精症经验[J]．中医研究，2016，29（5）：50-51.

【方剂 2】祛阻行精汤

清半夏 10g，炒白术 12g，鸡血藤 15g，当归 12g，陈皮 10g，桔梗 10g，五味子 15g，菟丝子 15g，车前子 10g，枸杞子 12g，覆盆子 10g，茯苓 12g，炙甘草 3g。

用法与主治 水煎服，每日 1 剂，早晚各一次温服。此方为中国中医科学院西苑医院郭军教授的经验方，具有祛痰利湿、活血调精的作用。适用于痰湿瘀滞型少弱精子症。症见头身困重，头晕目眩，呕恶，纳呆，舌紫暗胖大有齿痕，脉沉滑。

加减 兼湿热症见精液色黄者，加黄柏、龙胆以清热燥湿；兼有寒湿症见小腹疼痛者，加炮姜、小茴香温中散寒；腰膝酸软者，加杜仲、续断。

出处 李重，王福，高庆和，等．郭军辨治弱精子症经验[J]．上海中医药杂志，2015，49（1）：14-15.

【方剂 3】益肝行精汤

熟地黄 12g，山茱萸 12g，知母 9g，黄柏 9g，牡丹皮 9g，柴胡 12g，枸杞子 12g，覆盆子 12g，乌梅 12g，当归 12g，赤芍 15g，白芍 15g，川楝子 9g，炙甘草 10g。

用法与主治 水煎服，每日 1 剂，早晚各一次温服。此方为中国中医科学院西苑医院郭军教授的经验方，具有滋补肝肾、填精益髓的作用。适用于肝肾亏虚型少弱精子症。症见头晕目眩，目干，容易疲劳，肢体麻木，口燥咽干，失眠多梦，胁隐痛，遗精，腰膝酸痛，耳鸣，舌红少苔，脉细数。

加减 兼阴血不足者，加龟甲、阿胶；腰酸痛者，加菟丝子、巴戟天、杜仲；伴前列腺肿痛者，加蒲公英、败酱草；气虚者，加黄芪；口干者，加玄参、麦冬；瘀滞重者，加三棱、莪术、夏枯草。

出处 李重，王福，高庆和，等．郭军辨治弱精子症经验［J］．上海中医药杂志，2015，49（1）：14-15.

【方剂4】丹七仙子饮

三棱10g，莪术10g，丹参15g，三七5g，红花5g，王不留行10g，桑椹20g，女贞子20g，菟丝子20g，车前子10g，覆盆子10g，黄芪35g。

用法与主治 水煎服，每日1剂，早晚各一次温服。此方为广西中医药大学名医史宏教授的经验方，具有活血化瘀、补益肝肾的作用。适用于肝肾亏虚、气滞血瘀型少弱精子症。症见腰膝酸软，阳强易举，举而不坚，遗精，耳鸣，头晕目眩，目干，口燥咽干，胁隐痛，失眠多梦，舌红少苔，脉弦细或细数。

加减 阴虚者，加麦冬、沙参；阳虚者，加巴戟天；腰痛者，加葛根、桑寄生、杜仲；湿热下注者，加萆薢、石韦；睾丸坠胀隐痛者，加橘核、荔枝核、乳香、没药。

出处 陆良喜，王文杰，陆杰，等．史宏中医辨治少弱精子症经验［J］．中国中医基础医学杂志，2016，22（10）：1412-1413.

【方剂5】疏肝补肾方

红花5g，柴胡、生甘草各6g，枳实、当归、淫羊藿、续断、川芎各10g，生白芍、茯苓各15g，虎杖根20g，生谷芽、生麦芽各60g，红枣30枚。

用法与主治 水煎服，每日1剂，早晚各一次温服。此方为浙江省名医崔云的经验方，具有疏肝补肾、化瘀生新的作用。适用于肝郁肾虚型少弱精子症。症见射精不畅或疼痛，性欲较差并阴茎勃起无力，腰骶少腹胀痛，腰酸乏力。

加减 睾丸胀痛可加荔枝核、橘核理气止痛；阴囊潮湿可加萆薢、黄柏清热利湿；肾虚腰酸可加威灵仙、菟丝子滋补肝肾；少气懒言加黄芪、党参补中益气；湿热较重则加黄芩、连翘清热利湿。

出处 江大为，崔云．崔云从“肝肾同源”论治少弱精子症经验［J］．浙江中医杂志，2016，51（8）：553-554.

【方剂6】益肾清利方

菟丝子15g，杜仲、枸杞子、熟地黄、炒黄柏各10g，车前子30g。

用法与主治 水煎服，每日1剂，早晚各一次温服。此方为上海中医叶景华的经验方，具有益肾清热利湿的作用。适用于肾虚湿热型少弱精子症。症见精液过冷，婚后不育，性欲淡漠，或阳痿、早泄，精子稀少，或死精子过多，射精无力，腰膝酸软，精神萎靡，小便清长，夜尿量多，畏寒喜温，舌淡体胖，苔薄腻，脉沉细数。

出处 孙建明，蔡新华，肖中，等．叶景华益肾清利经验方治疗肾虚湿热型少弱精子不育症临床研究［J］．新中医，2014，46（8）：55-57.

【方剂7】生精通络赞育方

熟地黄24g，菟丝子24g，黄芪35g，淫羊藿18g，丹参15g，川牛膝15g，水蛭6g，鸡血藤15g，路路通10g。

用法与主治 水煎服，每日1剂，早晚各一次温服。此方为河南省名医孙自学的经验方，具有滋肾阴、养精血、填精益髓的作用。适用于肝郁肾虚型少弱精子症。症见腰膝酸软，头晕耳鸣，少腹拘急或会阴、睾丸、腹股沟闷胀疼痛，健忘，失眠多梦，身体局部刺痛。

出处 张华，孙自学，李鹏超，等．生精通络赞育方治疗特发性弱精子症肾虚瘀阻证57例疗效观察［J］．中医杂志，2018，59（6）：490-493.

【方剂8】益气助精汤

黄芪20g，补骨脂15g，桂枝9g，茯苓12g，山茱萸15g，党参15g，炒白术20g，枸杞子12g，覆盆子12g，菟丝子12g，车前子10 g，五味子10g，红景天10 g。

用法与主治 水煎服，每日1剂，早晚各一次温服。此方为中国中医科学院西苑医院郭军教授的经验方，具有补肾益精的作用。适用于肾气亏虚型少弱精子症。症见腰酸膝软，气短声低，体倦乏力，精神疲惫，或有自汗、头晕目眩等，舌淡嫩，脉虚。

加减 性欲减退者，加巴戟天、葫芦巴，小便不畅者，加茯苓、薏苡仁等。

出处 李重，王福，高庆和，等．郭军辨治弱精子症经验［J］．上海中医药杂志，2015，49（1）：14-15.

无精子症

无精子症是随着现代科技在医学中的运用，由其临床表现而命名，传统中医并没有“无精子症”的病名，该病相当于中医所称“无子”“无嗣”“不男”“精清”“精薄”“精冷”“绝育”等的范畴。

【方剂1】阎良经验方

制附子（先煎）12g，干姜25g，炙甘草20g，淫羊藿30g，巴戟天10g，仙茅10g，煅紫石英（先煎）20g，煅牡蛎（先煎）20g，茯苓15g，丹参20g，炒白术15g，黄芪15g，姜半夏10g，陈皮15g，炒苍术20g，蜈蚣2g，炒鸡内金6g。

用法与主治 水煎服，每日1剂，早晚各一次温服。此方为安徽名医阎良的经验方，具有补肾健脾、祛痰化瘀的作用。适用于脾肾阳虚、痰瘀互结型无精子症。症见平素畏冷肢凉，喜拒寒就温，形体稍胖，易腰膝酸软，疲乏困倦，舌淡暗，有瘀点，苔白稍腻，边有齿痕凹陷，脉细数无力。

出处 谭文举，王珊珊，韩雯雯，等．阎良“分层”辨证论治男性不育症经验［J］．河南中医，2017，37（6）：979-982.

【方剂2】喜棣经验方

知母10g，黄柏10g，太子参10g，黄芪15g，桑椹10g，桑寄生15g，制狗脊15g，山茱萸15g，紫河车5g，怀牛膝10g，蒲公英15g，泽泻9g，陈皮6g，粉甘草5g，巴戟天10g，仙茅 10g。

用法与主治　水煎服，每日 1 剂，早晚各一次温服。此方为江苏名医喜棣的经验方，具有温补肾阳的作用。适用于肾阳不足型无精子症。症见性欲低下，经常腰痛膝软，精神疲惫，肢体恶寒，小便清长，大便稀溏，腰酸不适，舌质淡，苔薄白，脉细。

出处　郭秀静，韩美仙，施伟，等．喜棣从肾论治男性不育症经验谈［J］．中医文献杂志，2017，35（2）：41-42.

【方剂 3】清热利湿生精汤

牡丹皮 10g，炒栀子 10g，黄连 5g，醋柴胡 10g，土白术 12g，茯苓 12g，白芍 10g，荔枝核 5g，橘核 10g，生地黄 12g，炒黄柏 10g，泽泻 10g，菟丝子 10g，生甘草 6g。

用法与主治　水煎服，每日 1 剂，早晚各一次温服。此方为全国男科专家黄海波的经验方，具有疏肝理气、清热益肾的作用。适用于肝经郁热的无精子症。症见不育，胸闷不适，心烦不安，无故多怒，口苦便干。

出处　黄震洲，张龙梅，荣宝山．黄海波教授从肾论治精液病经验［J］．中国中医药现代远程教育，2017，15（14）：67-68.

【方剂 4】升精赞育汤

生、熟地黄各 20g，山茱萸 20g，山药 20g，桑椹 30g，枸杞子 30g，仙茅 10g，淫羊藿 15g，巴戟天 15g，香附 10g，茯苓 10g，泽泻 10g，牡丹皮 10g，金钱草 15g。

用法与主治　水煎服，每日 1 剂，早晚各一次温服。此方为国医大师王琦的经验方，具有补肾填精、兼清湿热、化瘀解毒的作用。适用于肾虚夹湿热瘀毒的无精子症。症见勃起硬度差，平素腰酸怕冷，疲乏肢软，纳可，二便尚可，舌暗淡苔薄白腻，脉弦滑。

出处　吕小洽，郭明菲，孙自学，等．王琦教授治疗男性不育症的思路［J］．中国中医药现代远程教育，2017，15（17）：74-76.

【方剂 5】益精汤

制何首乌、黄精、紫河车、仙茅、熟地黄、淫羊藿、枸杞子、巴戟天、菟丝子各 15g。

用法与主治 水煎服，每日1剂，早晚各一次温服。此方为全国名老中医吕绍光的经验方，具有阴阳双补、寒热平调的作用。适用于阴阳两虚型无精子症。症见精子量少、平素腰酸怕冷、疲乏肢软、舌暗淡苔薄白腻、脉沉细等。

出处 金一顺．吕绍光主任中西互参治疗男性不育症经验［J］．福建中医药，2017，48（4）：55-56.

【方剂6】通精煎方

丹参20g，白术15g，山药20g，川牛膝15g，当归15g，桃仁10g，鸡血藤30g，柴胡10g，生牡蛎30g，菟丝子20g，生黄芪20g。

用法与主治 水煎服，每日1剂，早晚各一次温服。此方为浙江名医崔云的经验方，具有活血化瘀、补益肝肾的作用。适用于气滞血瘀，脉络瘀阻型无精子症。症见阴囊青筋显露，坠胀疼痛，腰膝酸软，失眠多梦，左侧睾丸软小，阳痿，不育，舌暗红苔薄腻，脉弦细。

出处 郜都，崔云，吴峻，等．崔云教授中医论治精索静脉曲张致不育症经验［J］．中国全科医学，2013，16（39）：3951-3953.

【方剂7】八珍生精汤

党参10g，白术10g，茯苓10g，白芍10g，当归10g，阿胶10g，黄芪15g，熟地黄15g，菟丝子15g，枸杞子15g，黄精15g，紫河车15g，甘草3g。

用法与主治 水煎服，每日1剂，早晚各一次温服。此方为江苏省名中医胥京生的经验方，具有益气健脾、养血生精的作用。适用于气血亏虚型无精子症。症见精液稀薄，精子量少，性欲减退，或阳痿早泄，面色不华，形体衰弱，神疲乏力，心悸怔忡，眠差多梦，健忘，头晕目眩，食少纳呆，懒言气短，爪甲色淡，舌淡苔少，脉象沉细。

出处 胥波．胥京生老中医治疗男性不育症经验［J］．内蒙古中医药，2012，31（20）：116-117.

【方剂8】康广盛经验方

制附子（先煎）10g，肉桂10g，巴戟天15g，肉苁蓉15g，沙苑子20g，熟地黄30g，杜仲20g，川续断20g，锁阳15g，小茴香15g，吴茱萸10g，白术10g，山药30g，白扁豆10g。

用法与主治　水煎服，每日1剂，早晚各一次温服。此方为全国名老中医康广盛的经验方，具有实肾填精、温阳补气的作用。适用于肾精亏虚型无精子症。症见腰痛，足跟痛，滑精，早泄，阴囊潮湿、发凉，面色少华，便溏，舌质淡，脉细弱。

出处　张巍，赵冬丽．康广盛教授治疗不育症验案二则［J］．中医药学报，2008，36（2）：40-41.

精液不液化症

精液不液化是指在室温情况下（22～25℃），离体精液60分钟后不液化或含不液化凝块，称为精液不液化。精液不液化症乃阴阳失调所致，所谓“阳化气、阴成形”，阳主动而散，可促进万物的气化，阴主静而凝，可促进万物的成形，阴阳平衡使得精液能正常孕育胚胎。各种原因导致气化失常，就可出现精液不液化。本病可归属于中医学“精滞”“精瘀”范畴。

【方剂1】谭新华经验方

柴胡10g，香附10g，郁金10g，橘叶6g，桑白皮10g，菟丝子10g，枸杞子15g，山楂10g，沙苑子15g，丹参10g，蒺藜10g，僵蚕20g，淫羊藿20g，黄芪15g，当归10g，六神曲10g。

用法与主治　水煎服，每日1剂，早晚各一次温服。此方为湖南省名中医谭新华的经验方，具有疏肝解郁的作用。适用于肝气瘀滞型精液不液化症。症见情志抑郁，胸胁胀痛，喜太息，神疲乏力，不易勃起，性欲较低，舌红，苔薄白，脉沉弱。

出处　李波男，何清湖，周青，等．谭新华教授治疗精液不液化临证经验［J］．湖南中医药大学学报，2018，38（10）：1143-1145.

【方剂2】液化汤

蒲公英30g，败酱草30g，白花蛇舌草30g，土茯苓30g，大血藤30g，虎杖20g，石韦15g，桑寄生15g，菟丝子20g，赤芍 20g，杜仲 15g，炙远志 10g，石菖蒲 10g。

用法与主治 水煎服，每日 1 剂，早晚各一次温服。此方为云南省名中医张春和的经验方，具有解毒利湿的作用。适用于湿毒瘀滞型精液不液化症。症见忧郁不舒，精力较差，纳可，眠差，小便调，大便稀不成形，舌红稍胖，中后部苔腻，边有齿痕，脉弦细。

出处 林煦垚，周也，张明强，等．从湿毒论治精液不液化症的临证经验［J］．云南中医中药杂志，2018，39（1）：25-26.

【方剂 3】液精煎

丹参 30g，川芎 10g，泽兰 15g，五加皮 10g，川牛膝 10g，虎杖 30g，黄柏 10g，萆薢 10g，路路通 10g，茯苓 15g，白术 15g，白芍 25g，全瓜蒌 15g，浙贝母 15g，山楂 30g，麦芽、谷芽各 60g，马鞭草 20g。

用法与主治 水煎服，每日 1 剂，早晚各一次温服。此方为浙江省名医崔云的经验方，具有清热利湿化瘀的作用。适用于湿热瘀结型精液不液化症。症见胸脘痞闷，性功能正常，小便频数，淋漓不畅，时有浑浊黏液排出，有烧灼感和腰骶少腹刺痛，伴阴囊潮湿发黏、射精不畅或疼痛，大便尚正常，睡眠差，舌质暗红有瘀斑，苔黄腻，脉弦滑数。

出处 詹耀辉，郜都，崔云．运用液精煎治疗精液不液化致不育证经验［J］．光明中医，2014，29（6）：1306-1307.

【方剂 4】健脾化痰液化汤

茯苓 15g，桂枝 10g，白术 10g，甘草 6g，泽泻 10g，菟丝子 12g，制附子（先煎）5g。

用法与主治 水煎服，每日 1 剂，早晚各一次温服。此方为内蒙古名医黄海波的经验方，具有补肾健脾、化痰除湿的作用。适用于痰湿内盛型精液不液化症。症见婚后不育，精液稠浊不液化，体胖多痰，腰痛冷重，中脘痞满，口中黏腻，不思饮食，大便溏泄，舌苔厚腻，脉或濡或滑。

出处 黄震洲．黄海波教授治疗精液不液化症经验介绍［J］．南京中医药大学学报，2011，27（6）：577-578.

【方剂 5】吴维城经验方

龟甲 15g（先煎），白花蛇舌草 15g，云茯苓 15g，泽泻 15g，知母 10g，白芍 15g，丹参 15g，山茱萸 10g，怀山药 15g，杜仲 15g，桑寄生 15g，菟丝子 15g。

用法与主治 水煎服，每日 1 剂，早晚各一次温服。此方为广东省名医吴维城的经验方，具有清淋化浊固肾的作用。适用于湿热下注兼肾虚型精液不液化症。症见早泄，腰、会阴隐痛不适，小便黄，尿后余沥不尽，舌红苔薄白，脉细缓。

出处 邓伟明．吴维城教授治疗精液不液化症的经验［J］．四川中医，2007，25（8）：4-5.

【方剂 6】戴恩来经验方

生地黄 15g，熟地黄 15g，山药 20g，山茱萸 20g，女贞子 10g，墨旱莲 10g，枸杞子 10g，知母 10g，玄参 10g，麦冬 10g，天花粉 10g，川牛膝 15g，王不留行 10g，虎杖 10g，桃仁 10g，丹参 10g，牡丹皮 10g，赤芍 10g。

用法与主治 水煎服，每日 1 剂，早晚各一次温服。此方为甘肃省名医戴恩来的经验方，具有养阴清热、活血化瘀的作用。适用于肾阴亏虚兼血瘀型无精子症。症见口干，盗汗，手足心热，腰部酸困，形体偏瘦，舌质暗红，苔少，脉细涩。

出处 武俊斌，孙红旭，薛国忠，等．戴恩来老师治疗精液不液化之经验［J］．甘肃中医，2007，20（4）：34-35.

【方剂 7】萆薢分清饮加减

萆薢、乌药、浙贝母、白芷、地肤子各 15g，石菖蒲、厚朴、车前子、泽泻、猪苓、地龙、鸡内金各 10g，茯苓、枸杞子各 18g，甘草梢 6g。

用法与主治 水煎服，每日 1 剂，早晚各一次温服。此方为广东省名医黄春林的经验方，具有利湿祛浊、化痰清热的作用。适用于湿热内蕴型的精液不液化症。症见阴囊潮湿，尿道灼热，小便色黄，尿后余沥，时有乳白色分泌物溢于尿道口，伴口干黏腻，纳少，头昏沉重，性欲低下，舌质淡红，苔微黄腻，脉濡数。

出处 尹国良，刘旭生，李先群．黄春林教授治疗精液不液化经验[J]．广西中医药，1999，22（4）：30-31.

【方剂8】武明钦经验方

当归15g，桂枝10g，赤芍、白芍各10g，细辛3g，甘草8g，通草8g，大枣10枚，蜈蚣1条，乌药10g，淫羊藿15g，王不留行10g。

用法与主治 水煎服，每日1剂，早晚各一次温服。此方为河南省名医武明钦的经验方，具有温养肝肾、散寒通滞的作用。适用于肝肾阳虚，寒凝郁滞型精液不液化症。症见神倦肢冷，阴囊自感寒冷，脉沉细，舌淡胖苔薄白，证属肝肾阳虚，寒凝郁滞。

出处 武步涛．武明钦老中医临证验案撷拾[J]．河南中医，2010，30（12）：1164.

前列腺炎

慢性前列腺炎是以前列腺、睾丸、会阴等骨盆区域疼痛或不适为主要临床表现的一组疾病，据统计，中国成年男性的发病率在40%左右，其发病机制尚未明确，缺乏普适的治疗方案，属中医“白浊”“白淫”“劳淋”等范畴。

【方剂1】王琦经验方

天花粉15g，柴胡12g，当归、浙贝母、苦参、滑石粉（包煎）、桃仁、红花各10g，熟大黄、炙甘草各6g。

用法与主治 水煎服，每日1剂，早晚各一次温服。此方为国医大师王琦的经验方，具有清热祛湿排浊、化瘀通络止痛的作用。适用于湿热、瘀浊型前列腺炎。症见精窍不畅，排尿不利伴见会阴、小腹疼痛较剧者。

加减 湿热质当加用黄柏9g，车前子、土茯苓各15g，以清热利湿；血瘀质加丹参10g、苏木9g，以祛瘀通络；气郁质酌加郁金12g。

出处 董阳，王济，王鑫，等．王琦运用主病主方论治慢性前列腺炎经验[J]．安徽中医药大学学报，2018，37（5）：25-27.

【方剂2】曾庆琪经验方

萆薢15g，石菖蒲5g，乌药6g，益智10g，威灵仙15g，冬瓜子30g，白芷8g，马鞭草30g，茯苓12g，皂角刺10g，菟丝子10g，五味子6g，水蛭3g。

用法与主治 水煎服，每日1剂，早晚各一次温服。此方为江苏名医曾庆琪的经验方，具有益肾导浊、活血止痛的作用。适用于湿热瘀滞型前列腺炎。症见尿频、尿急、尿痛，下腹部、耻骨上区、外生殖器区、会阴部、腰骶或肛周坠胀疼痛不适，尿道口滴白，尿不尽、尿余沥、尿黄、尿道灼热感，阴囊潮湿，舌质暗或有瘀点、瘀斑，苔黄，脉弦。

出处 朱勇，葛晓东，施勇，等．前列腺炎Ⅰ号经验方治疗难治性Ⅲ型前列腺炎的疗效及安全性［J］．中华男科学杂志，2018，24（7）：640-644.

【方剂3】车树强经验方

生黄芪40g，土茯苓10g，黄芩10g，川楝子10g，赤芍10g，车前子10g，车前草10g，生龙骨10g，生牡蛎10g，半枝莲10g，苍术15g，鱼腥草15g，蒲公英20g。

用法与主治 水煎服，每日1剂，早晚各一次温服。此方为天津市名医车树强的经验方，具有清热利湿、活血化瘀的作用。适用于湿热瘀结型前列腺炎。症见少腹、会阴部轻度胀痛，腰骶部疼痛尤甚，伴有尿意不尽，小便浑浊，尿道口有白色黏液流出。

出处 樊威伟，车树强．车树强治疗前列腺炎经验［J］．湖南中医杂志，2018，34（6）：33-35.

【方剂4】戴恩来经验方

乌药30g，沉香、醋没药、醋乳香各6g，盐小茴香、茯苓、枸杞子、当归、葫芦巴、王不留行各15g，干姜、黑顺片、肉桂各10g。

用法与主治 水煎服，每日1剂，早晚各一次温服。此方为甘肃省名中医戴恩来的经验方，具有温补肝肾、助阳行气的作用。适用于寒滞肝脉，厥阴气机失疏型前列腺炎。症见尿液浑浊不清，大便时尿道口仍出现果冻样分泌物，会阴部胀痛，舌质淡白，边有齿印，苔薄白，脉沉弦。

出处 马丽，戴恩来．戴恩来教授从“阳虚”立论治疗前列腺炎经验总结［J］．亚太传统医药，2018，14（3）：126-127.

【方剂 5】孙建明经验方

冬葵子 10g，车前子 30g，瞿麦 10g，石韦 30g，蒲公英 30g，陈葫芦 10g，王不留行 30g，三棱、莪术各 10g，滑石 30g，木通 10g，川牛膝 10g，红景天 30g，当归 10g，泽兰 15g，鸡血藤 30g。

用法与主治 水煎服，每日 1 剂，早晚各一次温服。此方为上海市名中医孙建明的经验方，具有清热祛湿、活血化瘀、通络止痛的作用。适用于湿热瘀阻型前列腺炎。症见尿频，尿不尽，会阴部胀痛不适，夜寐欠安，胃纳减少，烦躁不安，大便黏滞不畅。舌质暗红，苔薄黄腻，脉弦数。

出处 韩文均，谢钰帆，刘娟，等．孙建明教授治疗慢性前列腺炎经验［J］．中国性科学，2017，26（6）：87-88.

【方剂 6】谭氏前炎清方

黄芪 20g，萆薢 20g，女贞子 15g，菟丝子 15g，山茱萸 10g，丹参 15g，延胡索 10g，乌药 10g，紫花地丁 15g，虎杖 15g，金钱草 20g，车前草 15g，蒲黄（包煎）10g，五灵脂（包煎）10g。

用法与主治 水煎服，每日 1 剂，早晚各一次温服。此方为湖南省名中医谭新华的经验方，具有清热祛湿，补肾活血疏肝的作用。适用于肾虚湿热瘀阻型前列腺炎。症见会阴部及双侧少腹胀痛，尿后余沥不净、尿等待、尿分叉，偶有腰酸，舌淡红，苔薄黄，脉弦细。

出处 黎鹏程，何清湖．谭新华从虚郁瘀毒论治慢性前列腺炎经验［J］．中华中医药杂志，2017，32（6）：2552-2554.

【方剂 7】鲍严钟经验方

炒川楝子 10g，炒延胡索、炒当归各 20g，炒川芎 9g，炒白芍 12g，炒三棱、炒莪术各 10g，桃仁 9g，红花 6g，黄芩

9g，制乳香、制没药各 3g，炒苍术 10g，茯苓 12g，车前草、川萆薢各 10g，金钱草 20g，炒枳壳、川牛膝各 10g，甘草 3g。

用法与主治 水煎服，每日 1 剂，早晚各一次温服。此方为广东省名中医袁少英的经验方，具有活血祛瘀、理气止痛的作用。适用于气滞血瘀型前列腺炎。症见盆腔部胀痛，排尿后疼痛，小便色黄，舌苔薄黄而糙，脉弦细。

出处 陈枫，李雅静，陈望强，等．鲍严钟论治慢性非细菌性前列腺炎临床经验［J］．浙江中西医结合杂志，2017，27（3）：177-179.

【方剂 8】张耀圣经验方

土茯苓 30g，赤芍 30g，菟丝子 30g，蒲公英 30g，败酱草 20g，枸杞子 30g，通草 6g，路路通 20g，太子参 30g，王不留行 20g，生黄芪 30g，五味子 10g，槐角 10g，生地榆 30g，柴胡 6g，升麻 6g。

用法与主治 水煎服，每日 1 剂，早晚各一次温服。此方为北京市名中医张耀圣的经验方，具有清利湿热、活血通淋的作用。适用于气滞血瘀型前列腺炎。症见会阴痛，排尿灼热，尿频、尿急，腹股沟痛，腰酸，阴囊潮湿，舌淡红苔薄黄，脉弦细。

出处 商建伟，盛文，李宪锐，等．张耀圣教授辨证治疗慢性非细菌性前列腺炎临床经验探析［J］．世界中西医结合杂志，2017，12（1）：33-36.

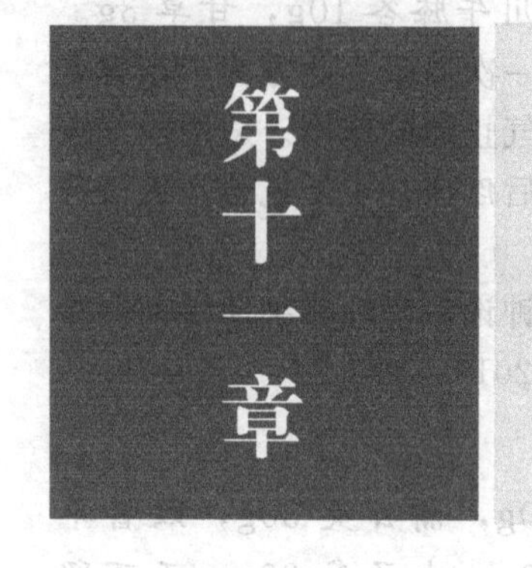

妇科疾病

月经不调

月经不调是以月经周期、经期、经间、经量异常为主症，伴随月经周期出现明显症状为特征的疾病，为生育年龄妇女最常见的疾病，妇科病之首。

【方剂1】周常昆经验方

经验方①：柴胡12g，赤芍18g，枳壳15g，香附15g，当归20g，生地黄20g，川芎15g，桃仁15g，红花10g，怀牛膝15g，益母草15g。

经验方②：柴胡12g，赤芍18g，当归20g，茯苓20g，怀山药30g，牡丹皮15g，栀子10g，生地黄20g，怀牛膝15g，益母草15g，黄芩15g，仙鹤草15g，延胡索15g，甘草6g。

经验方③：黄芪30g，白术20g，太子参30g，怀山药30g，当归20g，茯苓20g，白芍18g，柴胡12g，续断15g，枣仁25g，阿胶30g，仙鹤草20g，合欢皮15g，海螵蛸15g，甘草6g。

经验方④：当归20g，白芍18g，川芎15g，太子参30g，白术20g，茯苓20g，肉桂10g，乌药15g，香附15g，炒小茴香15g，干姜15g，延胡索15g，没药12g，甘草6g。

经验方⑤：生地黄20g，怀山药30g，茯苓20g，牡丹皮

15g，土茯苓30g，蒲公英15g，紫花地丁15g，赤芍18g，当归20g，柴胡12g，白芷15g，黄芩15g，甘草6g。

用法与主治 水煎服，每日1剂，早晚各一次温服。上方为第五批全国老中医药专家学术经验继承工作指导老师周常昆主任医师的经验方，经验方①具有疏肝解郁、活血化瘀的作用。适用于肝气郁结、气血瘀滞型月经病。症见：月经停闭、情绪低落、烦躁易怒、胸胁胀满疼痛、少腹胀痛、舌紫暗、苔薄微腻、脉弦等。经验方②具有清肝解郁、活血调经的作用。适用于肝郁不舒，恚怒伤肝，郁而化火，气血瘀滞型月经失调病。症见：月经先后不定期，心情烦躁，经前胸胁乳房胀痛，口干苦，小便黄，大便干，腰酸少腹胀痛，经量多，色深红，兼有小血块，脸上痤疮色红有脓点，舌红苔黄，脉弦微数。经验方③具有疏肝健脾、调补冲任的作用。适用于肝郁脾虚、冲任失调型月经失调病。症见月经量多，色淡红清稀，行经时间达10天半月，头昏目眩，倦怠乏力，眠差纳减，腰酸，胸闷心烦，少腹坠胀隐痛，舌淡红苔薄白，脉弦细。经验方④具有暖肝行滞、祛寒止痛的作用。适用于寒凝胞宫，气滞血瘀型月经不调病。症见月经量少且夹有血块色黑，小腹冷且胀痛不可忍，冷汗出，胸胁乳房胀痛，面白唇青，舌淡红，苔薄白，脉弦缓。经验方⑤具有滋肾水、补肝血、平泄肝火的作用。适用于肝肾阴虚，阴虚阳亢，冲任失调型月经失调病。症见月经无规律，前后无定期，经色暗红，量少，伴烦躁失眠，胸闷乳胀，口干苦，腰膝酸软，大便秘结，舌红苔黄，脉弦数。

出处 钱锐，王清，钱冬梅，等.周常昆主任医师治肝调经验案举隅[J].云南中医中药杂志，2015，36（6）：7-9.

【方剂2】高忠英经验方

经验方①：吴茱萸、麦冬各9g，当归、川芎、芍药、人参、桂枝、阿胶、生姜、牡丹皮、甘草、清半夏各6g。

经验方②：甘草，当归，茯苓，白芍，白术，柴胡。

经验方③：益母草20g，当归10g，白芍10g，川芎10g，木香10g，柴胡10g。

用法与主治 水煎服，每日1剂，分2次温服。上方为国家级名老中医高忠英教授的经验方。经验方①具有温经散寒、养血祛瘀的作用。

适用于冲任虚寒、瘀阻胞宫型月经不调病。症见经期小腹、腰腿疼痛，伴头痛，少腹冷痛，喜暖，口干唇燥不渴，纳可，大便干燥，周期不准，或提前或错后，然以错后时居多，行经量多，色深红，经前带下量多色黄有异味，舌质暗淡，苔薄白，脉沉细。经验方②具有疏肝解郁、养血健脾的作用。适用于肝郁血虚脾弱型月经不调病。症见经前胁肋、少腹或乳房胀痛，心情抑郁，纳少食欲不佳，月经不调，脉弦，沉取无力。经验方③具有活血养血、化瘀行滞的作用。适用于气血瘀滞、冲任失和证型月经不调病。症见经期量少，月经时有提前，时有错后色暗，口干，唇干欲饮，夜眠差梦多，心情烦躁，每于经前乳房作胀，舌质淡，边有齿痕，苔薄白，脉弦滑。

加减 经血色暗，行经腹痛，配桃仁、红花；月经延期不至，舌暗，脉涩者，配三棱、莪术；瘀血阻滞，冲任不通经闭者，配水蛭、酒大黄，用以活血祛瘀通经。

出处 王秀娟，赵宇昊，康学．高忠英辨证论治月经不调临床经验[J]．北京中医药，2013，32（10）：738-740.

【方剂3】百灵调肝汤

当归 20g，白芍 20g，炒枳壳 15g，制香附 15g，川楝子 15g，王不留行 20g，通草 15g，皂角刺 10g，怀牛膝 20g，制鳖甲 20g，炙甘草 5g。

用法与主治 水煎服，每日 1 剂，早晚分服。此方为韩延华教授的经验方，具有疏肝、调肝、养肝、活血调经的作用。适用于肝气郁结型月经不调病。症见经色暗有血块、经前乳房胀痛、经行腹痛伴精神抑郁、胸闷、善太息、嗳气、苔薄白、脉弦或月经先期、甚至崩漏、经色红、质稠、头痛眩晕、急躁易怒、胁痛、口苦咽干、目赤肿痛、舌质红或紫、苔黄、脉弦数等。

加减 若月经量少，加益母草、丹参、赤芍等活血调经；若月经量多，色红，心烦者，为肝郁化火，加焦栀子、地榆炭等；若见腰痛甚者，加狗脊、杜仲、续断、桑寄生等；若肝郁克脾，症见脘腹胀满，腹泻便溏者，加山药、茯苓、薏苡仁等以健脾燥湿；若小腹胸胁胀痛，加延胡索、乌药疏肝理气行滞；若肝郁化火见口苦咽干、头痛目赤、大便秘结者加龙胆、牡丹皮、菊花等。

出处　安欣，王敏，张雪芝，等．韩延华教授治疗肝郁型月经不调临床经验［J］．世界中西医结合杂志，2014，9（9）：918-920.

【方剂4】罗才贵经验方

经验方①：熟地黄20g，当归20g，赤芍15g，川芎10g，焦艾叶20g，黄芪40g，地榆炭15g，阿胶（烊化）20g。

经验方②：牡丹皮15g，焦栀子15g，柴胡15g，枳壳15g，青皮15g，香附15g，白芍15g，当归15g，川芎10g，阿胶（烊化冲服）20g，焦艾叶20g，小茴香10g，忍冬藤15g，肉桂10g。

用法与主治　水煎服，每日1剂，早晚各一次温服。此为四川省首届名老中医，全国第五批名老中医，博士生导师罗才贵教授的经验方。经验方①具有养血益气作用，适用于气血不足型月经不调病。症见月经不调，经期长，量多，色鲜红，近几天胸闷，舌淡，苔薄，脉细。经验方②具有疏肝解郁作用，适用于肝气郁滞型月经不调，症见月经失调、量少、色暗、夹有少量血块、手足发凉、腹胀、舌淡、苔黄腻、脉弦等。

出处　籍冬冬，杜慧玲，李庆兵，等．罗才贵教授治疗月经不调经验［J］．光明中医，2016，31（9）：1239-1240.

【方剂5】谢文英经验方

经验方①：熟地黄20g，枸杞子20g，山茱萸20g，菟丝子20g，牛膝10g，醋香附10g，白术20g，茯苓20g，当归15g，柴胡10g，仙茅10g，淫羊藿30g，酸枣仁20g，茯神10g，鸡血藤20g，炙甘草10g。

经验方②：川芎15g，茯苓20g，炒白术15g，陈皮10g，姜半夏15g，苍术15g，香附15g，柴胡10g，薏苡仁25g，菟丝子25g，鹿角霜20g，鸡血藤20g，神曲10g，炙甘草10g。

用法与主治　水煎服，每日1剂，分2次服。上方为谢文英教授的经验方。经验方①具有益肾固精，理气活血，疏肝健脾的作用。适用于肾虚精亏气滞血瘀型月经过少病。症见经期缩短，经量较以往明显减少，色暗，有少量血块，神疲健忘，脱发，经前及经期第一天乳胀、腹痛明显，带下量多色白，质稀无异味，平素易生气，饮食可，眠差多梦，大小便均正常，舌质暗，苔白，舌下有瘀络，脉细等。经验方②具有健脾祛湿，理气化痰，兼补肾的作用。适用于脾虚痰湿型月经过少病。症见体形肥胖、经量较前减少、经期缩短、白带量多、质稠色白、食欲不振、四肢乏力、睡眠一般、二便正常、舌淡胖苔腻、脉缓等。

出处 李进京，谢文英．谢文英教授治疗月经量过少经验［J］．光明中医，2018，33（1）：35-36.

【方剂6】徐丽梅经验方

经验方①：大枣10g，鸡内金10g，焦山楂10g，玫瑰花6g，墨旱莲15g，女贞子15g，炙黄精10g，山茱萸10g，麦冬10g，熟地黄10g，当归10g，枸杞子10g，丹参10g，川楝子10g，炙甘草6g。

经验方②：党参10g，茯苓10g，炒白术10g，炒白扁豆15g，陈皮6g，山药10g，莲子肉10g，川楝子10g，枸杞子5g，当归10g，山茱萸10g，金樱子10g，鸡内金10g。

用法与主治 水煎服，每日1付，分2次服用。上方为硕士研究生导师徐丽梅主任医师的经验方。经验方①具有养血柔肝、健脾益肾的作用。适用于肝肾阴虚，气虚血少型月经量少病。症见月经量少，月经色淡红，无血块，伴小腹坠胀、腰酸乏力、睡后易醒、五心烦热、纳食可、二便调、舌质淡红少苔、脉细弱等。经验方②具有补中益气、补脾益肾的作用。适用于气血两虚型经期延长病。月经量少，但淋漓不断，月经色淡红，时有乏力及小腹坠胀，伴面色苍白，带下量多，为白色，无经行腹痛，无血块，无腰膝酸软，纳食可，大便不成形，小便调，舌质淡红胖大，边齿痕，脉细滑等。

加减 经验方①：若郁而化火，加连翘、玄参、黄柏等；若脾胃虚寒，加干姜、砂仁等。

出处 仲恒，徐丽梅．徐丽梅教授治疗月经病经验［J］．中国中医药现代远程教育，2015，13（1）：33-35.

【方剂7】杨廉方经验方

柴胡18g，白芍18g，枳壳12g，女贞子18g，墨旱莲30g，熟地黄 18g，山茱萸 15g，怀山药 18g，怀牛膝 18g，茯苓 18g，泽泻 10g，牡丹皮 10g，甘草 6g。

用法与主治　每天 1 剂，水煎 600ml，分 3 次服。此方为重庆市名中医、全国第 5 批老中医药专家学术经验继承工作指导老师杨廉方主任医师的经验方，具有疏肝理气调经、调补肾中阴阳作用。适用于肝郁肾虚型月经不调。症见月经量少，情绪焦虑，乳房时有胀痛，夜间足心发热，腰困腿软，不欲活动，食欲尚可，二便调，舌淡，苔薄黄腻，脉沉细弦。

加减　腰酸明显者，加杜仲 18g，续断 18g；小便频数伴有腰困腿软者，加淫羊藿 18g，仙茅 15g；小便不利，舌苔厚者，加小蓟 18g，生薏苡仁 30g；手足心热者，加地骨皮 12g，青蒿 12g；气短乏力者，加太子参 30g，黄芪 30g，白术 18g；小腹胀满不舒，遇风明显者，加小茴香 6g，川楝子 10g；月经深红者，加茜草 15g，侧柏叶 15g，丹参 12g；出血多者，加海螵蛸 18g，仙鹤草 15g；室女月经来而又止者，加菟丝子 15g，续断 18g

出处　廖成荣，杨英姿，李艳景，等．杨廉方运用四逆二至六黄汤治疗肝郁肾虚型月经不调经验［J］．湖南中医杂志，2015，31（12）：37-38.

【方剂 8】姚克敏经验方

经验方①：当归 15g，川芎 10g，熟地黄 15g，炒杭芍 15g，炒柴胡 10g，炒白术 15g，茯苓 15g，薄荷 6g，炒艾叶 10g，炙香附 15g，桑寄生 15g，续断 15g，甘草 3g。

经验方②：女贞子 15g，墨旱莲 15g，炒柴胡 10g，当归 15g，炒杭芍 15g，炒白术 15g，茯苓 15g，薄荷 6g，甘草 3g。

经验方③：女贞子 15g，菟丝子 15g，茺蔚子 15g，覆盆子 10g，车前子 10g，炒柴胡 10g，当归 15g，炒杭芍 15g，炒白术 15g，茯苓 15g，薄荷 6g，甘草 3g。

经验方④：粉牡丹皮 10g，炒栀子 6g，当归 15g，炒杭芍 15g，白术 15g，茯苓 15g，薄荷 6g，甘草 3g。

用法与主治　水煎服，每日 1 剂，早晚各一次温服。上方为姚克敏主任医师的经验方。经验方①具有补血调血、疏肝解郁、调达肝气的作用。适用于气血两虚型月经不调病。症见月经量多、淋漓不净或经量偏少、经色暗红有块、腰膝酸软、少腹疼痛等。经验方②具有滋肾精、调肝脾、疏气机的作用，适用于肝肾阴虚型月经后期病，症见经量稀少，或月经过期不行而见头晕心烦，口苦咽干，腰膝酸软。经验方③具有滋助冲任、调畅气机、养血柔肝、健运脾胃的作用，适用于多囊卵巢综合征月经稀发、闭经、不孕等。经验方④具有疏肝解郁、健脾和营、清泄郁热的作用。适用于肝郁化火型月经不调病。症见胸胁胀痛，烦闷急躁，颊赤口干，食欲不振或有潮热，以及妇女月经先期或经行不畅，乳房与少腹胀痛。

加减 经验方②：若经色暗黑有块伴少腹疼痛则加川芎、香附、荔枝核以行气止痛，气血顺畅，冲任调和，经水得行。

出处 钱靖，姚克敏．姚克敏导师应用逍遥散治疗月经不调经验初探[J]．云南中医中药杂志，2015，36（10）：3-6.

子宫肌瘤

子宫肌瘤为女性生殖器官中最常见的一种良性肿瘤，好发于40～50岁的妇女，主要由于子宫平滑肌细胞增生而成。可归属于中医学“石瘕”“癥瘕”等范畴。

【方剂1】陈林兴经验方

经验方①：炙黄芪30g、太子参15g、升麻8g、赤芍、白芍各15g、白术15g、浙贝母12g、陈皮10g、鸡内金10g、皂角刺10g、茯苓15g、炒茜草10g、甘草5g等。

经验方②：炙黄芪30g、太子参15g、川芎15g、当归15g、赤芍12g、枳壳12g、丹参15g、浙贝母12g、皂角刺10g、夏枯草20g、三棱15g、桂枝15g、甘草5g等。

用法与主治 水煎服，每日1剂，早晚各一次温服。此方是云南省中医药学会妇科专业委员会主任委员陈林兴经验方。经验方①以益气消癥为主，月经期使用。经验方②以消瘤散结为主，月经干净后使用。适用于黏膜下子宫肌瘤病。症见月经过多，经期延长，腰骶酸痛，经行腹痛。

加减　月经量多、淋漓不止，辨证属血瘀者，治疗予活血化瘀、缓消癥块，同时注意顾护正气，用药避免使用破血消癥之品，以防月经量太多，耗伤气血，可选用桃仁、赤芍等活血药。对于月经量过多的患者，经期于处方中适量加用活血止血且不易留瘀之品，如炒茜草、炒蒲黄、炒地榆等，以防月经量过多，加重气血亏虚。

出处　刘楠，何小丹，赵有强，等．陈林兴教授治疗子宫肌瘤经验介绍［J］．云南中医中药杂志，2016，37（6）：10-11.

【方剂2】金氏散瘤丹

山慈菇20g，昆布30g，乳香10g，海蛤壳30g，半枝莲20g，海藻30g，没药10g，夏枯草15g，胆南星15g，龙胆10g，琥珀15g，白花蛇舌草20g，麝香（分冲）0.1g。

用法及主治　水煎服，每日1剂，早晚各一次温服。此方是全国500名培养继承人的老中医专家之一金梦贤主任医师的经验方，具有活血化瘀、祛湿化痰、软坚散结的作用。适用于子宫肌瘤病。症见面色少华，经血淋漓不净，小腹胀痛时作，痛连少腹，纳少，二便尚调，夜寐尚安，舌暗苔白，脉弦涩。

加减　湿热型：伴头晕、耳鸣、面赤、舌红，加牛膝10g，赤小豆25g，牡丹皮10g，赤芍10g，车前子（包煎）10g。气郁型：伴胸闷、痞满、呃逆、短气，加柴胡15g，木香10g，香附15g，沉香10g，砂仁10g。血瘀型：伴痛经、经闭、月经过多、腹中结块，按之刺痛，舌有瘀斑或瘀点，加红花10g，桃仁10g，延胡索10g，五灵脂10g，益母草20g。虚寒型：伴四肢厥冷，腹痛绵绵，得温则减，遇寒更甚，加当归10g，桂枝10g，白芍10g，细辛6g，乌药10g。

出处　李悦．金梦贤治疗子宫肌瘤经验［J］．湖南中医杂志，2017，33（3）：22-23.

【方剂3】蓝青强经验方

浙贝母、黄芪、茯苓、鳖甲各20g，乌药、当归、香附、炮姜炭、大黄炭、菟丝子各15g，鸡内金、川芎、白术各10g，甘草6g。

用法与主治　水煎服，每日1剂，早晚各一次温服。此方是全国名老中医蓝青强教授的经验方，具有益气健脾、消癥散结的作用。适用于气虚血瘀型子宫肌瘤病。症见平素性情抑郁，经前胸胀，易腹泻，常感觉腹部正中冷，纳寐可，小便调，舌暗红，苔薄白，脉弦细。

加减 气滞轻者可用柴胡、香附；气滞重者用沉香、姜黄；瘀血轻者可用桃仁、红花、白花蛇舌草、石见穿、刘寄奴等；瘀血重者用大黄、土鳖虫。

出处 赵晓芳，谢美清，胡晓宁，等．蓝青强教授治疗子宫肌瘤经验举隅［J］．广西中医药，2017，40（1）：51-52.

【方剂4】李坤寅经验方

浙贝母、茯苓、黄芪、鳖甲各20g，橘核、乌药、山楂各15g，牡蛎30g，莪术、鸡内金、白术各10g，甘草6g。

用法与主治 水煎服，每日1剂，早晚各一次温服。此方是师从全国第三批名老中医欧阳惠卿教授多年的李坤寅教授的经验方，具有消癥散结、益气健脾消食的作用。适用于气虚血瘀型子宫肌瘤病。症见经量偏多、色暗红、夹血块，伴痛经，血块出痛经减轻，平素易腹泻，腹正中冷，纳寐可，小便调，舌暗红，苔薄白，脉弦细。

加减 同时配合桔荔散结片口服，每次5片，每天3次。

出处 王占利，关永格，凌静，等．李坤寅教授辨治子宫肌瘤经验介绍［J］．新中医，2012，44（2）：153-154.

【方剂5】梅九如经验方

柴胡10g，香附10g，泽兰10g，丹参15g，当归10g，赤芍、白芍各10g，川芎10g，熟地黄15g，失笑散（包）20g，茺蔚子10g，桃仁、红花各10g，鸡血藤30g，莪术10g，台乌药10g，沉香3g。

用法与主治 水煎服，每日1剂，早晚各一次温服。此方是江苏省名老中医梅九如主任医师的经验方，具有疏肝理气、活血调经的作用。适用于肝郁气滞，冲任不和型子宫肌瘤病。症见少腹隐痛时作，带下黄白相兼，情志抑郁，月事常推迟，舌淡红苔薄白，脉细弦。

加减 月经愆期未至，伴胸闷神疲，加三棱10g，土鳖虫10g，益母草30g，改丹参20g；月经仍未至，乳胀明显，加黄柏10g，王不留行子15g。

出处 王珺．梅九如主任医师治疗子宫肌瘤临证经验［J］．现代中医药，2015，35（1）：1-2.

【方剂6】沈绍功经验方

经验方①：熟地黄，山茱萸，山药，泽泻，牡丹皮，云茯茯，枸杞子，菊花。

经验方②：仙茅，淫羊藿，当归，巴戟天，黄柏，知母。

经验方③：竹茹，枳壳，云茯苓，陈皮，石菖蒲，郁金。

经验方④：桂枝茯苓丸。

用法与主治 水煎服，每日1剂，早晚各一次温服。上方是中国中医科学院博士生导师沈绍功主任医师的经验方。经验方①具有滋补肾阴，兼补肾阳的作用，适用于肾阴虚型子宫肌瘤病。症见五心烦热，腰膝酸软，舌净质红，脉象细数。经验方②具有温煦肾阳，兼顾滋阴的作用，适用于肾阳虚型子宫肌瘤病。症见形寒腰酸，舌质淡胖，脉象沉细。经验方③具有祛痰化瘀的作用，适用于痰瘀互结型子宫肌瘤病。症见头重，胸满，口黏，纳呆，苔腻，脉滑。经验方④具有温通血脉、活血祛瘀的作用。

加减 经验方④郁久而化热，加赤芍、丹参、泽兰凉血化瘀，香附、郁金行气活血；疼痛剧烈者加延胡索、川楝子、蚕沙、生蒲黄；出血多者加茜草、藕节。

出处 于潇，王凤，刘大胜，等．沈绍功教授治疗子宫肌瘤经验举隅［J］．武警医学，2015，26（8）：842-845.

【方剂7】王翠霞经验方

党参25g，黄芪25g，牡蛎25g，海螵蛸25g，丹参15g，赤芍15g，莪术15g，三棱15g，桃仁10g，益母草15g，刘寄奴15g，夏枯草15g，桂枝15g，鸡血藤15g，土鳖虫15g，茯苓15g，山楂15g，鸡内金15g。

用法与主治 水煎服，每日1剂，早晚各一次温服。此方是王翠霞教授的经验方，具有益气化瘀、清结散癥、抗炎消肿作用。适用于气虚血瘀型子宫肌瘤病。症见下腹部胞中结块，月经量多有块、色暗，腹胀，经行腹痛，舌质暗或有瘀斑；或经量不多，淋漓日久，色淡质稀，倦怠乏力，头晕面白，心悸气短，腰膝酸软，舌淡苔白，脉沉细或弦细无力。

加减 行经量多，淋漓不止加炒蒲黄、五灵脂、血余炭化瘀止血；经期血色暗有块加莪术以破血行气；血热妄行加黄芩、生地黄、牡丹皮、侧柏叶等清热凉血；月经后期，量少，加牛膝、泽兰、川芎补肾调经；经行腹痛加延胡索、白芍、小茴香温经理气止痛；腰酸痛加乌药、桑寄生、续断以滋补肝肾等；精神抑郁，胸闷不舒，加青皮、枳壳、香附以疏肝解郁，行气除胀；湿热较重加苍术、黄柏以清热除湿。

出处 杜霄旭，王翠霞．王翠霞运用消瘤汤加减治疗子宫肌瘤经验［J］．湖南中医杂志，2018，34（2）：36-37.

多囊卵巢综合征

多囊卵巢综合征是一种常见的妇科内分泌疾病，常以月经失调、不孕、肥胖、多毛为临床表现，多归属于中医学“月经后期”“不孕”“闭经”等病范畴。

【方剂1】陈莹经验方

经验方①：菟丝子、鸡血藤各25g，白术、茯苓、泽泻、泽兰各20g，川芎、苍术、清半夏、香附、茜草、陈皮、覆盆子、鹿角霜各15g，炙甘草10g。

经验方②：鸡血藤、茺蔚子、白术、茯苓各20g，川芎、续断、山茱萸、白芍、当归、香附、茜草、丹参、红花、菟丝子各15g，鹿角霜、覆盆子、枸杞子、益母草各10g，炙甘草8g。

用法及主治 水煎服，每日1剂，早晚口服。上方是陈莹教授的经验方。经验方①具有补肾健脾、燥湿化痰、活血通经的作用，适用于脾肾阳虚、痰浊内阻型多囊卵巢综合征，症见月经错后，数月一行，经血量少，甚则闭经，经行腰骶酸痛，身形肥硕，面色萎黄，倦怠乏力，畏寒，大便溏，舌淡胖边有齿痕，苔白腻，脉沉细无力，尺脉弱。经验方②具有补肾疏肝、理气活血、祛瘀通经的作用，适用于肝肾亏虚、气滞血瘀型多囊卵巢综合征，症见月经量少，月经错后，甚至闭经，经血色暗有块，经前乳房胀痛拒按，经行腹痛，舌暗，有瘀点或瘀斑，舌下脉络怒张，脉弦。

出处　齐敏，陈莹．陈莹治疗多囊卵巢综合征经验［J］．中国民族民间医药杂志，2018，27（21）：58-60.

【方剂 2】姜建国经验方

经验方①：黄芩、黄柏、重楼、桃仁、丹参、白芷等。

经验方②：桃仁，红花，生地黄，赤芍，当归，川芎，牡丹皮，益母草，川牛膝，路路通，王不留行。

经验方③：紫石英，紫河车，仙茅，淫羊藿，鹿角霜（片），巴戟天，菟丝子，小茴香，肉桂，川椒，枸杞子，桑椹。

经验方④：女贞子、墨旱莲、枸杞子、桑椹，配伍二紫汤、鹿角霜（片）以填补肾精。

【用法及主治】水煎服，每日 1 剂，早、晚口服。上方是第五批全国名老中医药专家学术经验继承工作指导老师，伤寒学派名家姜建国教授的经验方。经验方①具有清热解毒、祛湿散结的作用，适用于以痤疮为主症的多囊卵巢综合征。经验方②具有活血调经、清热凉血化瘀、利水通经作用，适用于以月经不调为主症型多囊卵巢综合征，症多见月经后期、闭经等。经验方③具有暖宫填精、温肾助阳的作用，适用于多囊卵巢综合征合并宫寒，症见小腹凉，性冷淡，脉右尺沉弱。经验方④具有滋肾清热、补肾养阴的作用，适用于多囊卵巢综合征合并宫热，症见五心烦热，月经量少，脉左尺沉弱。

加减　经验方①兼有月经后期者，加用桃仁、红花、牡丹皮、赤芍、丹参等以清热凉血、活血通经。经验方②：瘀血甚者加生蒲黄、土鳖虫、水蛭、三棱、莪术等以破血逐瘀通经；经验方④若兼有输卵管不通或通而不畅，配伍皂角刺、路路通、王不留行等。

出处　陈贞月，李震，姜建国．姜建国治疗多囊卵巢综合征经验［J］．山东中医杂志，2018，37（9）：758-760.

【方剂 3】刘春红经验方

经验方①：熟地黄，山茱萸，当归，紫河车，牡丹皮，杜仲，牛膝，白术，山药，芍药，生枣仁，沙参，甘草。

经验方②：党参，黄芪，白术，当归，肉桂，茯苓，木香，砂仁，白扁豆，山药，甘草。

经验方③：乌药，香附，木香，枳壳，延胡索，当归，川芎，芍药，桃仁，甘草。

经验方④：苍术，白术，山药，清半夏，茯苓，滑石，香附，川芎，当归。

用法及主治 水煎服，每日1剂，早、晚口服。此方为广西中医药大学第一附属医院内分泌科主任医师刘春红教授的经验方，经验方①具有大补肾水以滋经水之源为主，兼健脾胃以益后天之源的作用，适用于肾虚型多囊卵巢综合征，症见经行或先或后，量少色淡，甚则闭经，婚久不孕，形体肥胖，头晕耳鸣，腰酸腿软，小便频数，性欲寡淡，舌淡红，苔薄白，脉沉细。经验方②具有健脾益气、养血调经的作用，适用于脾虚型多囊卵巢综合征，症见行经或先或后，量多，色淡质稀，婚久不孕，形体肥胖，神疲乏力，气短懒言，脘腹胀满，纳少便溏，舌质淡，苔薄，脉缓。经验方③具有行气疏肝的作用，适用于肝郁血瘀型多囊卵巢综合征，症见月经或前或后，甚则闭经，量或多或少，色暗夹血块，经前乳房胀痛，胸肋不舒，经行少腹胀痛，精神抑郁，或烦躁易怒，舌质暗，苔薄，脉弦涩。经验方④具有健脾燥湿、行气活血调经作用，适用于湿浊阻滞型多囊卵巢综合征，症见婚久不孕，带下量多，色白质黏稠，头晕体胖，多毛，痤疮，心悸气短，脘闷恶心，舌淡胖，苔白腻，脉滑。

出处 滕彩虹，刘春红．刘春红教授治疗肥胖型多囊卵巢综合征经验总结［J］．亚太传统医药，2018，14（7）：128-130.

【方剂4】王翠霞经验方

川续断、菟丝子、熟地黄、山茱萸、墨旱莲各10g，当归、丹参各15g，薏苡仁20g，陈皮6g，泽泻10g。

用法及主治 水煎服，每日1剂，早、晚口服。本方是王翠霞教授的经验方，具有补肾益精、活血祛瘀的作用，适用于肾虚血瘀型多囊卵巢综合征，症见月经稀发或闭经、不孕、肥胖、痤疮、多毛等。

加减 经前期补肾阳为主，加巴戟天10g，鹿角片15g；行经期活血通经为主，加益母草15g，泽兰10g；经后期滋补肾阴为主，加山药

10g，黄精 15g；排卵期补肾调气血促排卵为主，加肉苁蓉、川芎各 10g。

出处 陈浩然，王翠霞，林涛．王翠霞补肾益精-活血祛瘀分期辨治多囊卵巢综合征（肾虚血瘀）[J]．实用中医内科杂志，2018，32(8)：15-17.

【方剂 5】俞超芹经验方

经验方①：生地黄 24g、熟地黄 24g、龟甲 9g、当归 18g、山茱萸 15g、皂角刺 15g、夏枯草 15g、海藻 15g 等。

经验方②：制乌头（先煎）9g、艾叶 9g、鸡血藤 30g、追地风 15g、防风 20g、五加皮 20g、白芷 15g 等。

用法及主治 经验方①水煎服，每日 1 剂，早、晚口服；经验方②外用。上方是博士生导师俞超芹主任医师的经验方，经验方①具有补肾调经的作用，适用于多囊卵巢综合征，症见月经至期不至，月经后期、闭经或不孕。经验方②以改善盆腔微环境，改善卵巢功能为主，是多囊卵巢综合征的外治法。

加减 肥胖型患者用陈皮、炒扁豆、神曲、佛手、广木香、砂仁等健脾理气；痰湿较重选浙贝母、芥子、制胆南星祛湿豁痰；痰湿郁久化热则酌加知母、黄柏、炒竹茹、瓜蒌、黄连清热化痰；气机阻滞，肝气郁结，血流不畅者常用柴胡、香附、枳壳、郁金、玫瑰花、合欢皮等理气解郁，使气顺血畅，以促经血下行；针对胞络瘀阻者常加用路路通、王不留行、地龙等通络之品；卵巢明显增大则加软坚散结药，如昆布、生牡蛎等。经期用药补肾调经方去海藻加桃仁、川牛膝，以和调气血，因势利导；经后用药为补肾调经方加续断、桑寄生、炒杜仲等，以养血填精为主；排卵期用药补肾调经方可加入少量温阳、活血之品，如菟丝子、淫羊藿、赤芍、丹参、玫瑰花；经前期，多在补肾填精的基础上加补骨脂、巴戟天等温阳之品。

出处 李亚茜，俞超芹．俞超芹补肾调经方治疗多囊卵巢综合征经验[J]．中医文献杂志，2018，36(5)：49-52.

【方剂 6】张丽君经验方

逍遥散、苍附导痰丸加菟丝子、巴戟天、墨旱莲。

用法及主治 水煎服，每日 1 剂，早、晚口服。上方是湖北中医药大学国医堂著名妇科专家张丽君主任医师的经验方，具有补肾为本，兼以疏肝、活血行气、燥湿祛痰的作用，适用于肾虚痰湿瘀阻型多囊卵巢综合征，症见月经不调、不孕、血糖血脂异常等。

加减 如患者体质本属阴虚，再出血时间长，阴精耗伤更甚，则用墨旱莲以平补肝肾、滋阴止血，加金樱子、芡实以收涩止血；气血瘀滞较重，见胸胁胀痛不舒、情绪不稳定易怒、经前乳房胀痛、有血块及痛经时，则加用枳壳、陈皮、香附等以疏肝行气，活血通经；若痰湿较重，见嗜食肥甘厚腻、形体肥胖、易生痤疮且面部油腻、苔白厚腻，则重用茯苓、苍术燥湿祛痰，加用厚朴、薏苡仁、冬瓜皮健脾利水渗湿；心烦不易入睡，则加栀子清心火，茯神、远志、酸枣仁等以宁心安神。

出处 朱小雨，张丽君．张丽君诊治多囊卵巢综合征临床经验［J］．光明中医，2018，33（18）：2651-2652.

【方剂 7】张晓东经验方

菟丝子，淫羊藿，紫石英，丹参，当归，鸡血藤，白芍，泽兰，丹参，炙甘草。

用法及主治 水煎服，每日 1 剂，早晚口服。本方是辽宁中医药大学附属医院张晓东教授的经验方，具有补肾调经、养血活血的作用，适用于肾虚血瘀痰湿型多囊卵巢综合征，症见月经紊乱、不孕、肥胖、多毛、双侧卵巢持续增大等。

加减 若育龄期妇女，欲备孕求子，在调理月经同时可酌情加入紫河车、鹿角胶、龟甲等滋养先天助孕；若阴道不规则出血，可在补肾调经汤方基础上加茜草、地榆、藕节、仙鹤草、荆芥穗等以达对症止血之功；若肥胖患者可适当加山楂、荷叶、红曲等燃脂调经之品。若平素肢困乏力，加黄芪、白术、白扁豆、山药；伴平素畏寒，手足欠温，小腹或有冷感，加巴戟天、杜仲、补骨脂；伴手足心热，咽干颧红，便秘，自拟方去淫羊藿、紫石英等辛温燥烈助阳之品，酌情加熟地黄、山茱萸、桑椹、女贞子、墨旱莲、黄柏、牡丹皮、地骨皮；伴带下量多，形体丰满肥胖，多毛，大便溏泄黏腻，加茯苓、牡丹皮、苍术、郁金、贝母、陈皮，兼配法半夏、枳壳以助理气通络，燥湿化痰；伴经行时腹痛，夹血块，加三棱、莪术、牛膝、桃仁、红花、益母草、川芎，为防活血耗血，辅以黄精、熟地黄、阿胶、龙眼肉、枸杞子；伴精神抑郁，烦躁易怒，胸胁、乳房胀痛，加香附、柴胡、枳壳、川楝子。

出处　林荣乐，张晓东．张晓东运用补肾调经汤治疗多囊卵巢综合征经验简介［J］．山西中医，2018，34（11）：9-10+13.

乳腺增生

乳腺增生症为 25～45 岁育龄妇女常见病。临床表现为乳房疼痛、乳房肿块，可发生于一侧或双侧，乳房疼痛和肿块与情志和月经周期关系密切。本病多属于中医学“乳癖”“乳结核”等范畴。

【方剂 1】姜兆俊经验方

柴胡 9g，香附 12g，夏枯草 12g，生牡蛎 30g，天冬 12g，三棱 9g，莪术 9g，鹿角霜 12g，露蜂房 9g，浙贝母 9g，皂角刺 9g，橘叶、橘核各 9g，淫羊藿 12g。

用法与主治　水煎服，每日 1 剂，早晚各一次温服。此方为全国名老中医药专家姜兆俊主任医师的经验方，具有疏肝补肾、理气活血、化痰散结的作用。适用于肝郁肾虚、气滞血瘀痰凝型乳腺增生症。症见双乳持续性疼痛，经后不缓，伴口干口苦，失眠，纳可，大便正常。月经不定期，量可，时有血块，色暗，舌淡苔白，脉沉细。

加减　肾阳虚明显者，可加巴戟天、肉苁蓉、仙茅等；痰热内蕴者可加胆南星、瓜蒌；大便秘结者加大黄、草决明。

出处　杨毅，姜玉霞．姜兆俊治疗乳腺增生病经验［J］．山东中医杂志，2000，19（2）：101-103.

【方剂 2】李春香经验方

柴胡 10g，白芍 20g，炒白术 10g，茯苓 15g，郁金 12g，牡丹皮 10g，竹叶 10g，玫瑰花 15g，青皮 10g，陈皮 10g，竹茹 10g，枳壳 12g，清半夏 12g，当归 12g，焦槟榔 12g，肉苁蓉 15g，火麻仁 15g，薄荷（后下）10g。

用法与主治　水煎服，每日 1 剂，早晚各一次温服。此方为河北省名老中医经验继承工作指导教师李春香教授的经验方，具有疏肝解郁、清热化痰的作用。适用于肝气郁滞化热型乳腺增生症。症见两乳房胀痛，经前加重，经后减轻，伴心烦易怒，口干苦，呃逆，性急躁，纳食尚可，大便干结，舌质淡苔厚，脉弦。

加减 胸闷，时太息，呃逆，口微苦，大便仍偏干，舌暗红苔厚，脉弦滑，上方去郁金、牡丹皮，加栀子5g，石菖蒲15g，橘叶10g，丝瓜络15g，八月札12g。

出处 邓国兴，丁芳，倪广林．李春香运用乳康平治疗乳腺增生病经验[J]．河北中医，2007，29（2）：103.

【方剂3】李廷冠经验方

经验方①：当归10g，白芍15g，赤芍15g，郁金12g，青皮10g，陈皮10g，香附12g，法半夏10g，茯苓15g，丝瓜络15g。

经验方②：鹿角霜15g，淫羊藿10g，巴戟天10g，菟丝子10g，当归10g，白芍15g，柴胡10g，益母草15g，郁金12g，香附12g，丝瓜络15g。

经验方③：当归10g，生地黄15g，枸杞子10g，川楝子12g，玄参15g，白芍15g，墨旱莲15g，女贞子12g，鹿角霜15g，丝瓜络15g。

用法与主治 水煎服，每日1剂，早晚各一次温服。上方为第三批全国名老中医药专家学术经验继承工作指导老师李廷冠教授的经验方。经验方①具有疏肝解郁、化痰散结的作用。适用于肝郁痰凝型乳腺增生症。多见于青年女性，病程较短，乳腺疼痛的轻重及乳腺肿块大小的变化与月经周期及情绪变化有关，即月经来潮或情绪不良时，乳腺发生疼痛或疼痛加重，乳腺肿块增大，有压痛，月经来潮后或情绪舒畅时，乳腺疼痛减轻或消失，常伴有胸胁胀痛，心烦易怒，失眠多梦，舌质红或淡红，舌苔薄白或薄黄，脉弦或弦细。经验方②具有补益肝肾、调理冲任、化痰散结的作用，适用于冲任失调型乳腺增生症，多见于青中年女性，病程较长，症见乳腺肿块经常胀痛或隐痛，疼痛的轻重及肿块的大小变化与月经周期有关，即月经来潮前乳腺疼痛加重，肿块增大，月经来潮后疼痛减轻或消失，肿块缩小，伴有月经不调，面色少华，心烦失眠，腰酸腿软，舌质淡红，舌苔薄白，脉沉细。经验方③具有滋补肝肾、活络散结的作用，适用于肝肾阴虚型乳腺增生症，多见于中年女性及围绝经期妇女，病程较长，症见乳腺疼痛及肿块，多见隐痛或刺痛，疼痛的轻重、肿块的大小变化常与劳累有关，兼见形体消瘦，头晕耳鸣，午后潮热，虚烦不眠，腰腿酸软，月经周期紊乱、经量少，舌质红，少苔，脉细数或弦数。

加减 经验方①：疼痛甚者，选加延胡索、川楝子、乳香、没药；心烦难眠者，选加百合、酸枣仁、远志、首乌藤（夜交藤）；肝郁化火，口苦咽干、心烦易怒者，去法半夏，选加牡丹皮、栀子、夏枯草、川楝子；月经不调者，选加益母草、红花。经验方②：乳腺肿块坚硬者，选加海藻、昆布、生牡蛎、三棱、莪术；月经有瘀块者，选加丹参、红花。经验方③：乳腺肿块明显者，选加海藻、昆布、生牡蛎、丹参；失眠盗汗者加浮小麦、生牡蛎、首乌藤（夜交藤）等。

出处 莫小勤，梁少华．李廷冠诊治乳腺增生病经验［J］．中医杂志，2007，48（2）：112-113.

【方剂4】李英杰经验方

柴胡10g，陈皮10g，青皮10g，香附9g，炒白芍10g，王不留行10g，路路通10g，浙贝母10g，乳香、没药各5g，生龙骨、生牡蛎各20g，炒栀子10g，牡丹皮10g，川楝子10g，橘核10g，茯苓10g，炙甘草10g。

用法与主治 水煎，每日1剂，早晚温服。此方为河北省首届名中医李英杰主任医师的经验方，具有疏肝理气、软坚化滞的作用。适用于肝郁气滞痰凝型乳腺增生症。症见乳房胀、刺痛，经前、着急生气后明显加重，口苦，舌质暗，苔根黄，脉弦细。

加减 乳房肿胀明显减轻，有时刺痛，苔薄黄，脉弦细，上方加延胡索15g。

出处 刘春倩，高福顺．李英杰治疗乳腺增生病经验［J］．河北中医，2013，35（10）：1448-1449.

【方剂5】许芝银经验方

熟地黄10g，山茱萸10g，制何首乌10g，郁金10g，青皮5g，橘叶10g，橘核10g，牡丹皮10g，赤芍10g。

用法与主治 水煎，每日1剂，早晚温服。此方为江苏省名中医许芝银教授的经验方，具有滋肾疏肝、理气和营的作用。适用于肾（阴）虚肝郁型乳腺增生症。症见乳房隐痛或胀痛，多以经前或经后尤甚，常伴燥热心烦或阵发性烘热汗出，头昏耳鸣，月经紊乱或愆期，经量偏少，阴部干涩，舌质淡或红，苔薄黄或少苔，脉沉缓或弦细。

加减 若伴烘热汗出较甚者，酌加炙龟甲、地骨皮、浮小麦，以滋阴潜阳、清退虚热；若伴带下量多，色黄、质稠、有气味者，酌加知母、黄柏、椿根白皮，以清热燥湿；若肠腑失润，大便干结，坚如羊屎者，酌加当归、玄参、瓜蒌子，以滋阴通便。

出处 罗志昂，许芝银．许芝银辨治乳腺增生病经验［J］．辽宁中医杂志，2013，40（5）：883-884.

【方剂6】赵利华经验方

紫苏梗10g，浙贝母10g，橘叶10g，合欢皮10g，陈皮10g，炒枳壳10g，夏枯草20g，丹参15g，赤芍10g，海藻10g，昆布10g，牡丹皮10g，瓜蒌10g。

用法与主治 水煎，每日1剂，早晚温服。此方为已故著名中医学家赵绍琴长子赵利华的经验方，具有疏肝解郁、活血软坚的作用。适用于肝郁气滞、气血凝滞型乳腺增生症。症见乳房胀痛，伴心烦气急，夜间口干口苦，月经量少，色暗，有少量血块，纳可眠差，入睡困难，二便调，舌质淡苔白，脉沉细。

出处 杨昆蓉．赵利华治疗乳腺增生症经验［J］．中国中医基础医学杂志，2013，19（8）：963.

【方剂7】王希胜经验方

柴胡12g，当归12g，白芍12g，茯苓12g，白术12g，牡蛎9g，海藻15g，莪术15g，淫羊藿15g，菟丝子15g。

用法与主治 水煎，每日1剂，早晚温服。此方为中西医结合肿瘤专业硕士生导师王希胜主任医师的经验方，具有疏肝养肝、健脾化痰、温补肾阳、调和冲任的作用。适用于冲任失调型乳腺增生症。症见乳房包块伴有疼痛，每遇行经前、生气或劳累后加重，经后减轻。

出处 秦晓娟，袁媛．王希胜治疗乳腺增生病的经验［J］．陕西中医学院学报，2008，31（1）：24+58.

【方剂 8】王纯杰经验方

柴胡 12g，佛手、当归、三棱、莪术、茯苓、白术各 15g，白芍、浙贝母各 18g，生山楂 40g，玄参、生牡蛎、山慈菇、夏枯草各 30g，昆布、海藻各 20g。

用法与主治　水煎，每日 1 剂，早晚温服。此方为南阳市名医王纯杰主任医师的经验方，具有疏肝健脾、养阴清热、化痰软坚、祛瘀散结的作用。适用于肝郁脾虚，痰瘀热胶结型乳腺增生症。症见经前、经初即感乳房胀痛，少腹胀痛，随经血畅行而渐轻，月经 2～3 个月一行，量少，色暗有块，有时混有黏液，平时易怒，纳少，胸闷痰多，二便正常，舌质红，苔腻根黄，脉弦细数。

出处　冯冬兰．王纯杰治疗乳腺增生症的经验［J］．山西中医，2006，22（3）：9-10.

阴道炎

阴道炎主要表现有白带量多或少、色黄、外阴瘙痒、烧灼感、干涩疼痛、下腰部坠胀等，可伴性交困难、性交疼痛、尿频、尿急、尿痛、甚至阴道粘连、阴道或宫腔积脓等。本病属于中医学“带下病”“阴痒”等病范畴。

【方剂 1】魏绍斌经验方

柴胡，枳壳，芍药，甘草，黄芪，白术，防风，人参，茯苓。

用法与主治　水煎服。此方为成都中医药大学魏绍斌教授的经验方，具有益气健脾化湿兼以疏肝的作用。适用于霉菌性阴道炎。症见带下量多，色白或如豆渣状，平素饮食欠佳，抵抗力低下，常易感冒，精神易疲倦，舌淡，苔白，脉弦细。

加减　发作期带下量多、阴痒明显者加苍术、薏苡仁、黄柏以健脾燥湿止痒；阴痒甚者加地肤子、白鲜皮等止痒之品；带下色黄者加金银花、贯众以清热燥湿；腰膝酸软者加杜仲、续断以补肾强腰脊；神疲乏力、易外感者加红景天益气固表，以增强机体抵抗力；形寒肢冷、带下清稀、夜尿频者，加巴戟天、肉苁蓉以温补肾阳；睡眠差、梦多者，加莲子、百合以清心安神。

出处 胡五星，张小雪，魏绍斌．魏绍斌治疗复发性霉菌性阴道炎经验［J］．湖南中医杂志，2016，32（1）：28-29.

【方剂2】曹继新经验方

经验方①：黄柏、芡实、苦参、蛇床子、车前子、泽泻、山药、山楂、神曲各15g，土茯苓20g，续断12g，广木香10g，甘草6g。

经验方②：黄柏、芡实、苦参、蛇床子、地肤子、车前子、白鲜皮、泽泻、山楂、神曲各15g，土茯苓30g，佛手15g，广木香10g。

经验方③：黄柏、牡丹皮、车前子、地肤子、蛇床子、石斛、路路通各15g，栀子、甘草各6g，丹参20g，砂仁10g，续断12g。

用法与主治 每剂先煎2次，取汁200ml，早晚各服1次，剩下的药渣再加水煎取2500ml，先熏外阴，待水温后坐浴15～20分钟，1天1次。此方为武汉市中医医院曹继新主任医师的经验方。经验方①适用于脾失健运，湿热下注型阴道炎。症见外阴瘙痒难忍，带下量多，色黄有腥臭味，腰酸，纳差，舌质淡，苔薄黄，脉细。经验方②适用于湿热下注型阴道炎。症见白带量多、色黄，伴外阴奇痒，舌质红，苔黄，脉滑数。经验方③适用于阴虚血燥生风型阴道炎。症见外阴瘙痒，阴户干燥，灼热疼痛，伴头晕，耳鸣，腰酸，舌红，脉细数。

出处 王小明．曹继新治疗顽固性阴道炎经验［J］．湖北中医学院学报，2000，2（2）：39.

【方剂3】曾倩经验方

生地黄，山药，泽泻，茯苓，牡丹皮，苍术，牛膝，黄柏，薏苡仁。

用法与主治 水煎服。此方为成都中医药大学曾倩教授的经验方，具有养阴润窍、清热利湿的作用。适用于老年性阴道炎属阴虚湿热型。

加减 湿甚者加土茯苓以祛湿；热甚者加蒲公英、苦参、败酱草以清热解毒；带中夹血者加夏枯草、蒲黄；阴痒者加荆芥祛风止痒；脾虚者重用山药加白术以健脾益气等；肾虚甚者可加续断、菟丝子以补益肝肾。

出处 钟燕梅，谭雯涓，段培培．曾倩“六味四妙丸”加减治疗老年性阴道炎经验［J］．辽宁中医杂志，2014，41（4）：641-642.

【方剂4】翟凤霞经验方

白术，茯苓，薏苡仁，山药，柴胡，当归，白芍，黄芩，栀子，牡丹皮，炒麦芽，炙甘草。

用法与主治 水煎服，每日1剂。此方为翟凤霞教授的经验方，具有疏肝健脾的作用。适用于脾虚肝郁型霉菌性阴道炎。

出处 张晓林，翟凤霞．浅谈翟凤霞教授治疗反复性霉菌性阴道炎的经验［J］．中国继续医学教育，2016，34（8）：175-176.

【方剂5】桑海莉经验方

经验方①：生地黄、熟地黄各15g，山茱萸9g，黄柏15g，炒山药15g，枸杞子12g，栀子12g，女贞子12g，菟丝子12g，淫羊藿12g，牡丹皮12g，知母12g，茯苓12g，白花蛇舌草12g，红藤15g，甘草6g。

经验方②：黄柏15g，苦参15g，蛇床子15g，土茯苓15g，百部15g，白鲜皮15g，滑石15g，半枝莲12g，墨旱莲12g。

用法与主治 经验方①水煎服，每日1剂；经验方②水煎，先以热气熏蒸，待温度适宜时坐浴15～20分钟，并用冲洗器取药液冲洗阴道后，用棉签取药液抹洗阴道两遍，早晚各洗1次，每日1剂。此方为山东中医药大学桑海莉教授的经验方，具有滋补肝肾、清热利湿止痒的作用。适用于肝肾亏损型老年性阴道炎。症见阴部干涩，带下量少色黄，外阴瘙痒、干痛不适，伴有头晕耳鸣，腰膝酸软，舌红少苔，脉沉弦细。适用于肝肾亏损型老年性阴道炎。经验方②为外用方，症状同经验方①。

出处 杨义娟，桑海莉．桑海莉治疗老年性阴道炎经验［J］．河南中医，2013，33（1）：39-40.

【方剂6】武权生经验方

蛇床子，土茯苓，苦参，关黄柏，花椒，土荆皮，地肤子，白鲜皮，连翘，牡丹皮，冰片。

用法与主治 水煎外洗，每天1次，隔天1剂，浓煎后药气熏蒸外阴，温度适宜后坐浴5~10分钟，经期停用。此方为甘肃中医学院武权生教授的经验方，具有清热燥湿、杀虫、止痒、止痛的作用，适用于霉菌性阴道炎。

加减 湿热下注兼瘀者，酌加清热解毒、祛风止痒活血之品。

出处 包红桃，武权生．武权生教授辨证治疗霉菌性阴道炎经验[J]．新中医，2015，47（9）：4-5.

【方剂7】吴永庆经验方

蛇床子15g，紫花地丁15g，蒲公英15g，地肤子15g，苦参15g，川椒9g，枯矾9g，百部9g，紫苏叶9g，黄柏9g，土茯苓15g。

用法与主治 水煎服，每日1剂，早晚各一次温服。此方为甘肃省名中医，天水市中医医院吴永庆副主任医师的经验方，具有清热利湿解毒、杀虫止痒的作用。适用于湿热下注型阴道炎。

出处 毛爱民，吴永庆．吴永庆中西医结合治疗阴道炎经验[J]．中国社区医师（医学专业），2010，12（29）：125.

功能性子宫出血

功能性子宫出血，简称功血，分为有排卵性功血和无排卵性功血，其中以无排卵性功血最常见，主要发生于青春期和更年期，主要是下丘脑—垂体—卵巢轴各部位内分泌功能失常，导致的异常出血。临床表现为月经量多，经期延长，子宫不规则出血，与全身及内外生殖器的器质性疾病无关，属中医“崩漏”范畴。

【方剂1】崔玉衡经验方

经验方①：生、熟地黄炭各15g，墨旱莲30g，女贞子15g，炒蒲黄10g，炒黄芩20g，炒白术10g，党参15g，仙鹤草30g，海螵蛸20g，田三七3g。

经验方②：党参15g，山茱萸15g，五味子15g，女贞子

12g，桑寄生 12g，川续断 12g，菟丝子 10g，白芍 10g，当归 10g，远志 6g。

用法与主治　经验方①：上药共研细末，水泛为丸，出血期服用。每次 9～15g，日 3～4 次，根据出血量多少酌情服用。此方为河南省名老中医崔玉衡主任医师的经验方，具有滋补肝肾、凉血止血、养血固摄的作用。适用于出血期功能性子宫出血。经验方②：上药共研细末，制成梧桐子大小的水丸，每次 9g，日 3 次，血止后连续服用至下次月经来潮。具有补益脾肾、固摄冲任、兼补气血的作用。适用于调经期功能性子宫出血。

出处　袁剑梅，王利平．崔玉衡老中医治疗功能性子宫出血经验总结[J]．河南中医药学刊，1998，13（6）：10.

【方剂 2】熊辅信经验方

经验方①：柴胡 15g，当归 5g，桃仁 4g，红花 3g，枳壳 15g，赤芍 10g，川芎 5g，生地黄 12g，牛膝 12g，茜草 12g，蒲黄 15g，仙鹤草 30g，甘草 10g。

经验方②：生黄芪 30g，党参 12g，柴胡 15g，当归 15g，桃仁 10g，红花 10g，枳壳 15g，白芍 15g，川芎 10g，生地黄 12g，牛膝 12g，桑寄生 30g，川续断 15g，甘草 10g。

用法与主治　经验方①：月经来潮第 8 天开始服，每日 1 剂，水煎取汁 500ml，分 3 次口服，直至血止。此方为云南省熊辅信教授的经验方，具有行气活血、化瘀止血的作用。适用于出血期功能性子宫出血。经验方②：服活血固崩汤经净后开始服，每日 1 剂，水煎取汁 500ml，分 3 次口服。每周服 7 剂，直至下次月经来潮。2 个周期为 1 个疗程。此方具有养血活血，调理冲任的作用。适用于调经期功能性子宫出血。

出处　陈彩云，熊辅信．导师熊辅信治疗功能性子宫出血经验[J]．云南中医中药杂志，2008，29（4）：1-2.

【方剂 3】韩延华经验方

熟地黄，山茱萸，山药，杜仲炭，续断，桑寄生，白芍，牡蛎，龟甲，阿胶，炒地榆，海螵蛸，甘草，黄芩，蒲黄，五灵脂。

用法与主治 每日1剂，分两次煎服。此方为韩延华教授的经验方。适用于青春期功能性子宫出血肾阴亏虚，虚热内生型，具有补肾填精、清热固冲的作用。症见月经淋漓不断，面色苍白，气短懒言，头晕耳鸣，腰膝酸软，舌红苔黄，脉弦细。经量多，色淡红，少许血块。

加减 流血日久，肾中阴阳失调，肾阴亏虚，虚热内生，加用清热之剂。

出处 龙莉，黄穗．韩延华教授治疗功能性子宫出血经验总结［J］．世界中西医结合杂志，2009，4（6）：386-387.

【方剂4】李启林经验方

经验方①：生地黄12g，地骨皮12g，玄参10g，麦冬10g，阿胶10g，太子参15g，白术10g，黄芪20g，茯苓10g，酸枣仁12g，远志10g，墨旱莲15g，紫珠草25g，益母草15g，荆芥穗15g。

经验方②：当归10g，赤芍15g，川芎10g，熟地黄12g，桃仁10g，红花15g，乌药10g，益母草20g，五灵脂10g，蒲黄15g，炮姜炭8g，大黄炭8g。

经验方③：党参15g，白术15g，茯苓15g，黄精15g，熟地黄12g，仙茅10g，淫羊藿30g，山茱萸10g，女贞子15g，鹿角霜12g，海螵蛸20g，紫珠草30g，益母草20g。

用法与主治 水煎分服。此方为甘肃省第二、三批老中医药专家学术经验继承工作指导老师李启林副主任医师的经验方，经验方①：具有滋阴清热、补脾养心、引血归经的作用。适用于阴虚血热，血热妄行，心脾气虚，不能统摄者。症见行经淋漓不净，血色淡、质薄，腹不痛，面色少华，头晕心悸，少气懒言，肢重倦怠，日晡潮热，心烦多梦，食欲不振，舌红少苔，脉细弱。经验方②：具有活血止痛、祛瘀生新、引血归经的作用。适用于冲任受损，瘀血内滞，血结血室，血不归经者。症见精神抑郁，身痛酸楚，胸胁胀痛，纳食不馨，经色紫暗，夹有瘀块，淋漓不止，有时量多下注，小腹作痛拒按，瘀块排出后则疼痛减轻；舌质暗红，苔薄白，脉沉涩弦。经验方③：具有补脾益肾，佐以止血的作用。适用于肾虚封藏不固，冲任失守，脾虚失摄，血不归经者。症见阴道出血淋沥不断，面色苍浮，神倦纳少，头晕耳鸣，形寒肢冷，腰酸肢软，小腹作胀，大便不实，舌体胖，苔薄白，脉沉细。

出处 卢昌永，李效柏．李启林辨证治疗功能性子宫出血经验［J］．甘肃中医学院学报，2005，22（1）：3-4.

【方剂5】孙维峰经验方

黄芪，党参，柴胡，升麻，白术，陈皮，当归，甘草，金樱子，海螵蛸，墨旱莲，地榆炭。

用法与主治 每日1剂，水煎分服。此方为原广州军区总医院主任医师孙维峰教授的经验方，具有补中益气、固摄冲任的作用。适用于功能失调性子宫出血。症见经量多色淡、淋漓不尽、少腹隐痛、头晕乏力、舌质淡、苔薄白、脉细无力等。

出处 梁静．孙维峰教授诊治功能性子宫出血经验［J］．中国中医急症，2008，17（8）：1102+1117.

【方剂6】杨善栋经验方

经验方①：黄芪，党参，炒白术，白芍，续断，生地黄，海螵蛸，茜草，龙骨，牡蛎，蒲黄，地榆，马齿苋，三七粉（冲服），阿胶（烊化）。

经验方②：黄芪，党参，白术，炙甘草，当归，川芎，熟地黄，白芍，鸡血藤，菟丝子，覆盆子，枸杞子，肉桂，紫河车，香附。

经验方③：黄芪，炙甘草，地黄，白芍，女贞子，沙苑子，枸杞子，覆盆子，鳖甲，牡蛎，墨旱莲，菟丝子，陈皮。

用法与主治 水煎服，每日1剂。此方为安徽省名中医杨善栋主任医师的经验方。经验方①具有补虚调经，止血活血，标本兼治，去瘀生新的作用。适用于功能失调性子宫出血。症见崩漏以突然大量出血或淋漓下血不断为主症。经验方②具有益气血、补肝肾、理气活血的作用。适用于月经后期量少气血肝肾俱虚型功能失调性子宫出血。经验方③具有益气、养阴、调经的作用。适用于月经先期（周期在23天以内）气阴两虚型功能失调性子宫出血。

出处 魏文莉，赵晓超．杨善栋治疗功能性子宫出血经验[J]．实用中医药杂志，2017，33（10）：1210-1212.

【方剂7】郭为汀经验方

经验方①：当归10g，赤石脂15g，禹余粮15g，赤芍10g，五灵脂10g，生蒲黄10g，香附10g，血余炭15g，生山楂10g，阿胶（烊化）15g，三七粉（研冲）6g，琥珀（研冲）5g，酒大黄炭6g。

经验方②：西洋参（另煎）15g，三七粉（研冲）8g，生地黄25g，阿胶（烊化）15g，陈棕榈炭15g，血余炭15g，地骨皮15g，煅牡蛎30g，龟甲15g，焦栀子10g，生地榆30g，紫珠草15g，鲜藕节100g，血见愁30g，甘草3g。

经验方③：边条红参15g，当归身10g，熟地黄25g，炒白芍30g，阿胶（烊化）15g，紫河车15g，炙黄芪30g，三七粉（研冲）5g，仙鹤草15g，大枣10粒，龙眼肉30g，莲房炭15g，艾叶炭10g，陈皮10g，炙甘草3g。

经验方④：先予高丽参15g、山茱萸60g浓煎送服，云南白药保险子1粒，再予益气止崩汤加减：高丽参（另煎）15g，山茱萸30g，阿胶（烊化）15g，川三七（冲）8g，血竭（研末）6g，血余炭15g，紫河车15g。另用五倍子5g、艾叶3g、冰片2g捣碎敷脐中。

用法与主治 水煎服。此方为第五批全国老中医药专家学术经验继承工作指导老师郭为汀主任医师的经验方，经验方①具有活血化瘀的作用。适用于血瘀型功能失调性子宫出血。症见月经淋漓不净，涩滞难行，量少，血色暗红挟瘀块，伴小腹疼痛，舌质紫暗或有瘀点，脉涩。经验方②具有凉血止血的作用。适用于血热型功能失调性子宫出血。症见月经淋漓不净或经血非时而下，量多，色鲜红，质黏稠或有血块，舌红苔薄黄，脉细数。经验方③具有健脾益气养血的作用。适用于血虚型功能失调性子宫出血。症见月经淋漓不净，量多色淡，质稀无块，伴气短乏力，神疲，纳差，舌淡苔白，脉细。经验方④具有益气止崩的作用。适用于暴崩。

出处 蔡晓霖，郭珊红，李英莲，等．郭为汀治疗功能性子宫出血的临床经验［J］．世界中西医结合杂志，2015，10（7）：914-918.

先兆流产

先兆流产指妊娠28周前先出现少量阴道流血，常为暗红色或血性白带，无妊娠物排出，随后出现阵发性腹痛或腰背痛。先兆流产属于中医学“胎漏”“胎动不安”范畴。

【方剂1】曾倩经验方

菟丝子，桑寄生，续断，南沙参，茯苓，白术，陈皮，枸杞子。

用法与主治 水煎服。此方为成都中医药大学曾倩教授的经验方，具有补肾健脾、固冲安胎的作用。适用于脾肾两虚型先兆流产。

加减 兼心烦失眠者加百合、酸枣仁；兼血虚者加桑椹、白芍；兼有热象而出血者加苎麻根、黄芩、桑叶、藕节；兼腹痛明显者加白芍、甘草缓急止痛；恶心呕吐者加紫苏梗、砂仁等。

出处 缪醇，徐银静，曾倩．曾倩辨治早期先兆流产的经验［J］．四川中医，2013，31（1）：6-7.

【方剂2】丁丽仙经验方

党参、白术、菟丝子、桑寄生、川续断、阿胶珠、砂仁、白芍、仙鹤草、甘草等。

用法与主治 水煎服。此方为贵阳中医学院丁丽仙教授的经验方，具有补肾健脾、养血止血、滋肾育胎、固冲安胎的作用。适用于肾脾亏虚，气血不足，胎失所养，冲任不固的先兆流产。症见妊娠早期少量阴道流血，小腹隐痛，腰酸坠胀，纳谷不香或恶心呕吐，疲乏无力。

加减 疲乏明显加黄芪、山药；恶心呕吐加姜半夏、竹茹、紫苏叶；腰腹坠胀加杜仲、巴戟天；阴道流血不止加炒地榆、芡实；口干口苦加玉竹、百合、黄芩；夜寐不安加酸枣仁、五味子；大便干结加肉苁蓉、火麻仁。

出处 陈静，丁丽仙，蒋双双．丁氏妇科早期先兆流产的诊疗思路及临证经验［J］．世界最新医学信息文摘，2017，17（A2）：278-282.

【方剂3】 傅萍经验方

熟地黄、枸杞子各12g，当归身9g，炒白芍、阿胶珠各10g，桑寄生15g，苎麻根、菟丝子各20g，橘皮、橘络、生甘草各5g，紫河车3g。

用法与主治 水煎服。此方为浙江省名中医傅萍的经验方，具有补肾养血的作用。适用于肾虚阴血不足的先兆流产。症见孕12周内阴道少量出血，腰酸膝软，或伴小腹隐痛下坠者，舌红、苔薄，脉细滑。

加减 肾阳虚甚者加巴戟天、淫羊藿各12g等；肾阴虚甚者加女贞子、墨旱莲各12g等；早孕反应重者加绿梅花6g，砂仁、紫苏叶各5g等；乏力气短、小腹下坠者加党参、太子参各15g，生黄芪12g；便溏者加白术、山药各12g等；大便干结者加肉苁蓉12g，瓜蒌子15g；心烦不眠者加合欢皮10g，炒酸枣仁12g；热象重者加桑叶15g，黄芩9g；出血早期者加艾叶3g；出血量多者加藕节20g，海螵蛸15g，白及粉（吞）3～6g；出血时间长者加制大黄炭9g，侧柏炭、金银花炭各12g，B超提示液性暗区较大者加参三七粉（吞）3g。

出处 柯忠妹，盛晓园，傅萍．傅萍治疗先兆流产的经验［J］．浙江中医杂志，2010，45（9）：646.

【方剂4】高月平经验方

经验方①：菟丝子15g，熟地黄10g，桑寄生10g，川续断10g，杜仲10g，女贞子10g，墨旱莲10g，苎麻根30g，白芍10g，太子参10g，黄芪10g，炒白术15g。

经验方②：怀山药20g，黄芩10g，熟地黄10g，生地黄10g，炒白芍10g，炒川续断10g，女贞子10g，墨旱莲10g，苎麻根30g，炒白术15g。

用法与主治 水煎服。此方为南京中医药大学高月平教授的经验方，经验方①具有益精养血、补肾安胎的作用。适用于肾虚型先兆流产。症见阴道少量出血、色淡红、质稀，或腰酸，小腹隐痛，或空坠而痛，面色不华，或伴神疲肢倦，甚则恶心，呕吐，大便溏薄，舌质淡红，苔薄白，脉沉细滑尺弱。经验方②具有养阴清热、养血止血安胎的作用。适用于阴虚血热型先兆流产。症见阴道流血，量时多时少，色鲜红，甚至淋漓不净，伴心烦不寐、手足心热、口咽干燥、小便赤、大便秘结、舌红、苔少、脉滑数等。

加减　经验方①：阴道出血量多者加海螵蛸 10g，地榆炭 10g；有热加黄芩 10g；腹痛者加紫苏梗 10g，便溏者加砂仁 3g。经验方②：阴道出血量多者加海螵蛸、藕节炭；口干咽燥明显者加石斛、玉竹；大便秘结者加玄参、肉苁蓉；腰酸明显者加杜仲。

出处　庞应华，高月平．高月平教授诊治先兆流产的经验［J］．四川中医，2017，35（4）：18-20.

【方剂 5】刘宏奇经验方

经验方①：菟丝子 30g，党参 30g，熟地黄 30g，白术 30g，山药 15g，黄芪 15g，山茱萸 15g，桑寄生 15g，杜仲 9g，枸杞子 6g，炙甘草 3g。

经验方②：生地黄 30g，熟地黄 30g，菟丝子 30g，桑寄生 30g，续断 20g，阿胶 9g，黄芩 10g，黄柏 6g，炙甘草 3g。

用法与主治　水煎服。此方为山西中医学院刘宏奇教授的经验方，经验方①具有补肾健脾、益气养血、固冲安胎的作用。适用于脾肾两虚、气血不足型先兆流产。经验方②具有补肾清热、凉血止血安胎的作用。适用于肾虚血热型先兆流产。

加减　腹痛明显者，加白芍 15～30g，炙甘草增至 10～15g，以缓急止痛；恶心呕吐者，加紫苏 10g、砂仁 6g、法半夏 6g、陈皮 6g 以理气安胎；心烦不寐者，加炒酸枣仁 15～30g、合欢皮 15～30g 以养心安神；出血者，加侧柏炭 15g、地榆炭 15g、藕节炭 15g 以止血安胎；大便秘结者，加瓜蒌 10～30g、火麻仁 10g 润肠通便。

出处　徐淑敏，刘宏奇．刘宏奇教授治疗先兆流产的经验［J］．浙江中医药大学学报，2016，40（12）：939-941.

【方剂 6】罗志娟经验方

菟丝子 30g，党参 20g，盐杜仲 15g，桑寄生 10g，覆盆子 10g，续断 10g，白芍 10g，炒白术 10g，山药 10g，阿胶 6g，甘草 5g。

用法与主治 水煎服。此方为广西名中医罗志娟教授的经验方，具有补肾健脾、益气养血的作用。适用于脾肾两虚型先兆流产。

加减 偏肾阴虚者加苎麻根、石斛、熟地黄滋补肾阴；偏于脾虚者，去阿胶，重用炒白术、山药，加茯苓、芡实、莲子健脾祛湿；阴道流血量较多、时间较长者，加苎麻根、藕节止血安胎。

出处 廖贵凤，罗志娟，吴媛媛．罗志娟防治先兆流产经验[J]．湖南中医杂志，2018，34（8）：39-41.

【方剂7】马春芬经验方

菟丝子30g，桑寄生15g，川续断15g，阿胶12g，白芍30g，黄芩15g，升麻炭10g，炒白术12g，党参15g，墨旱莲30g，仙鹤草30g，甘草10g。

用法与主治 每日1剂，水煎取汁250ml，分2次温服。此方为河南中医学院马春芬教授的经验方，具有补肾益精、缓急止痛、固冲安胎的作用。适用于肾精亏虚型先兆流产。

加减 若出血量多者，川续断、黄芩、升麻炒炭用；肝气郁结者，加柴胡10g、合欢皮15g；大便干者，加炒草决明30g；腰痛者，加杜仲15g。

出处 孟鸿雁，卢路艳，马永莉．马春芬教授治疗先兆流产经验拾要[J]．中医研究，2011，24（3）：62-63.

【方剂8】庞玉琴经验方

黄芩10g，金银花30g，知母30g，蒲公英30g，墨旱莲30g，藕节30g，荷叶10g，升麻6g，白芍10g，山茱萸30g，白术10g，紫苏梗15g，甘草4g。

用法与主治 每日1剂，水煎服，分两次早晚温服。此方为全国第二批名老中医药专家庞清治教授学术继承人庞玉琴教授的经验方，具有安胎止血的作用。适用于妊娠腹痛、胎漏及胎动不安。

加减 若热重，可加黑栀子；若精神紧张重，甚至失眠者，可加远志、酸枣仁；若出血较多者，可将白术、白芍易为白术炭、白芍炭；若肝气郁结，胸胁胀满者，加青皮、佛手；若体质消瘦，有头晕、耳鸣、腰膝酸软者，可加阿胶。

出处 刘紫微，庞玉琴．庞玉琴治疗先兆流产经验[J]．河南中医，

2018，38（6）：945-948.

更年期综合征

妇女在绝经前后出现月经紊乱、烘热汗出、烦躁易怒、头晕目眩、失眠心悸、腰膝酸软、手足心热、面目水肿、尿频失禁等症状，称为更年期综合征，属于中医学“经断前后诸症”范畴。

【方剂1】陈益昀经验方

制何首乌15g，女贞子15g，枸杞子15g，熟地黄15g，墨旱莲15g，太子参20g，淫羊藿15g，知母12g，五味子10g，白菊花15g，生龙骨20g，煅牡蛎20g，山药15g。

用法与主治　日服1剂，水煎2次，早晚分服。此方为全国名老中医学术经验继承工作第二、三批指导老师陈益昀老师的经验方，具有补肾健脾养肝，宁心安神的作用。适用于更年期综合征。症见绝经前后，有月经紊乱、烘热汗出、心慌胸闷、失眠、烦躁易怒、情绪不稳定、记忆力减退、腰腿酸痛、血压波动等症状。

加减　肾阳虚者去熟地黄、知母，加菟丝子20g、仙茅10g；卵巢早衰或黄体不足加肉桂5g、制附子（先煎）10g；头痛眩晕较重者去淫羊藿、熟地黄，加天麻10g、石决明30g、钩藤15g；心慌失眠较重者去熟地黄、知母，加炒酸枣仁30g、首乌藤（夜交藤）20g、远志10g；汗出过多者去知母，加浮小麦30g；面浮肢肿者去知母、熟地黄，加茯苓皮20g；腰腿酸痛者去知母，加川续断15g；精神抑郁或易怒较重者去知母、熟地黄，加郁金15g、佛手10g；心烦易哭者去知母、淫羊藿、墨旱莲，加甘草10g、浮小麦30g、百合15g；食欲欠佳者去熟地黄、知母、女贞子、制何首乌，加焦山楂、焦麦芽、焦神曲各15g、广砂仁6g。

出处　贾淑，张军旗，陈颖．陈益昀治疗更年期综合征经验［J］．山东中医杂志，2007，26（11）：783-785.

【方剂2】夏桂成经验方

钩藤15g，莲子心5g，黄连3g，紫贝齿（先煎）10～15g，怀山药10g，山茱萸9g，太子参15～30g，茯苓10g，合欢皮

10g，熟地黄10g。

用法与主治 水煎服。此方为我国著名妇科专家夏桂成教授的经验方，具有心肾合治、水火既济、阴阳平衡的作用。适用于更年期综合征。

出处 胡荣魁，谈勇．从清心滋肾汤浅析夏桂成治疗更年期综合征的临床经验［J］．南京中医药大学学报，2014，30（4）：373-375.

【方剂3】戴恩来经验方

仙茅15g，淫羊藿15g，巴戟天15g，知母10g，黄柏10g，当归15g。

用法与主治 水煎服，早晚分服。此方为甘肃中医药大学戴恩来教授的经验方，具有温肾阳、补肾精、泻肾火、调理冲任的作用。适用于更年期综合征。症见月经紊乱，烘热汗出，失眠多梦，头晕耳鸣，腰膝酸软，纳差疲乏，记忆力衰退以及其他一些临床症状。

加减 伴有不寐者加茯神30g，首乌藤（夜交藤）15g，合欢皮15g；伴有自汗盗汗者加浮小麦30g，生牡蛎20g，龙骨20g；伴有脱发者加制何首乌15g；伴有湿热者加石菖蒲15g，苍术15g，藿香15g，佩兰15g；伴有身体疼痛者加醋乳香6g，醋没药6g，羌活15g，桑枝15g；伴有视物模糊者加枸杞子15g，菊花15g，密蒙花15g；伴有脾气虚者加黄芪30g，党参15g。

出处 苑浩彬．戴恩来教授运用二仙汤治疗女性更年期综合征经验［J］．亚太传统医药，2017，13（2）：111-112.

【方剂4】胡国华经验方

紫草根30g，淮小麦30g，首乌藤（夜交藤）15g，女贞子12g，桑椹12g，钩藤（后下）15g，生地黄12g，糯稻根30g，碧桃干30g，合欢皮12g，生甘草6g。

用法与主治 水煎服。此方为上海中医药大学胡国华教授的经验方，具有清肝益肾、滋阴敛汗、宁心安神的作用。适用于更年期综合征。

加减 清热解毒、抗癌消肿加白花蛇舌草30g；凉血断经加寒水石30g；气阴不足加生黄芪12g，党参、沙参各9g；潮热盗汗重加白薇12g；腰腿酸软加续断12g，杜仲12g，桑寄生12g；周身乏力酸痛加补骨脂12g，威灵仙15g；头痛头晕加天麻6g；视物昏花加枸杞子

9g，野菊花 9g；抑郁烦躁加郁金 12g，制香附 12g；经前乳胀加青皮、陈皮各 6g，橘核、橘络各 9g；关节屈伸不利加伸筋草 15g，络石藤 15g；胃热欲呕加黄连 3g，吴茱萸 4.5g；口腔溃疡加炒栀子 9g；胃脘不适、舌苔厚腻加藿香、佩兰各 9g，炒薏苡仁 12g，苍术 9g，炒谷芽、炒麦芽各 9g，佛手 9g；夜寐不安加炒酸枣仁 12g，远志 4.5g；大便溏薄加白茯苓 12g，白扁豆 12g；大便干结加全瓜蒌 15g，柏子仁 12g。

出处　张亚楠．胡国华治疗更年期综合征经验［J］．福建中医药，2012，43（3）：25 -26.

【方剂 5】刘学勤经验方

全当归、红花、制香附、炒枳实各 10～15g，赭石、川牛膝各 10～20g，肉桂 2～3g。

用法与主治　水煎服。此方为开封市中医院国家名老中医刘学勤教授的经验方，具有活血化瘀、潜阳降逆、引火归原、滋补肝肾的作用。适用于更年期综合征。

加减　若情志不畅，善悲欲哭则酌加广郁金 10～20g；若烦躁欲死，彻夜不眠则可酌加炒栀子 12～15g，首乌藤（夜交藤）、炒酸枣仁各 20～30g，重则琥珀粉 6～10g；若阵汗频频，如水洗一样，汗流不止则酌加生龙骨、生牡蛎各 20～30g，山茱萸 15～30g，法半夏 6～10g；若肾阴不足，舌质红，苔少者，则酌加女贞子、墨旱莲、枸杞子各 15～30g，黄精 15～20g；若胸前胀闷刺痛，心悸气短，痰多可酌加全瓜蒌 15～20g、薤白 6～8g、丹参 2～30g、焦远志 10～15g 等宽胸解郁，养心止痛。

出处　刘静生．刘学勤教授运用“活血归元法”治疗妇女更年期综合征临证经验［J］．新中医，2012，44（10）：163-164.

【方剂 6】刘雁峰经验方

女贞子 15g，枸杞子 15g，盐知母 12g，鳖甲 20g，丹参 30g，郁金 15g，莲子心 6g，桂枝 10g，生龙骨 30g，生牡蛎 30g，炙甘草 6g，大枣 12 枚。

用法与主治　每天 1 剂，水煎取汁 400 ml，分早晚 2 次温服。此方为北京中医药大学东直门医院刘雁峰教授的经验方，具有交通心肾的作用。适用于心肾不交型更年期综合征。

加减 患者兼见腰膝酸软，手足心热，舌红少苔，脉细者，为肾阴不足，可在上方基础上加山茱萸 12g、制何首乌 12g、桑椹 15g 等以益肾填精。患者兼见小腹痛，排除胃肠原因，可行超声检查。如检查提示有盆腔积液，可在上方基础上加红藤 15g 以活血通络，并以败酱草 15g、忍冬藤 15g 清热解毒，止痛排脓；患者兼见月经紊乱，如月经先后不定期、经间期出血或月经量多，可加三七粉 3g 活血止血调经，并将生龙骨、生牡蛎改为煅龙骨、煅牡蛎各 30g，增加收摄力度；患者兼见头晕耳鸣，提示肾精不能濡养清窍，又或血压偏高者，肝肾阴亏，不能涵养阳气，导致虚阳上跃，可在上方基础上加夏枯草 15g 以清利头目，灵磁石 30g、生石决明 30g 以平肝潜阳，川牛膝 15g 益肾填精，并引阳气下行；患者兼见失眠多梦者，主因心神被虚火所扰，可酌加合欢皮 15g，辅助生龙骨、生牡蛎安神，首乌藤（夜交藤）15g 促进阴阳相交。患者兼见口干渴，有两方面原因：其一提示上焦火盛、阴精不足；其二提示在下之阴津上行无力，当加黄精 15g、玉竹 15g 以养阴生津，再以葛根 15g、升麻 15g，在生津的基础上引气机上行，助肾水上济心火。另外，升麻、葛根也有雌激素样作用，对激素平衡有一定的调节。患者兼见乏力倦怠，气短，舌淡有齿痕，舌苔薄白，脉沉者，多因脾虚气弱所致，可加黄芪 20g、党参 15g、白术 15g、仙鹤草 15g 以健脾益气补虚，其中，仙鹤草既能补气，又能补血，药性平和，免于温燥伤阴；患者兼见腹胀，呃逆，纳差，提示气机阻滞中焦，影响脾胃运化功能，当加大腹皮 15g 以行气消胀，再以高良姜 10g 温肾以助气化。

出处 王晓锋，刘雁峰，李靖，等．刘雁峰教授交通心肾法治疗更年期综合征的经验浅析［J］．世界中医药，2017，12（2）：366-372.

【方剂 7】陆启滨经验方

熟地黄 10g，山药 10g，钩藤 10g（后下），黄连 5g，莲子心 5g，茯苓、茯神各 10g，太子参 15g，浮小麦 30g，煅龙齿 15g（后下），炒酸枣仁 10g。

用法与主治 水煎服。此方为江苏省中医院妇科主任中医师陆启滨教授的经验方，具有滋阴益肾，清肝宁心，水火既济，平衡阴阳的作用。适用于肾阴偏虚、心肝火旺型更年期综合征。

加减　汗出较多者加瘪桃干、糯稻根收涩敛汗；胸闷心慌者加丹参、广郁金理气活血；头晕血压不稳者加天麻、白蒺藜平肝潜阳；心烦失眠重者加首乌藤（夜交藤）养心安神，或加肉桂与黄连配伍成交泰丸交通心肾；脾胃不和者，加香砂六君丸理气健脾；水肿便溏者，加茯苓健脾利湿。

出处　毕静，陆启滨．陆启滨教授诊治阴虚型更年期综合征的临床经验［J］．浙江中医药大学学报，2019，43（3）：242-244.

【方剂8】吴颢昕经验方

丹参10～15g，白芍10～15g，熟地黄10～15g，山茱萸10～15g，怀牛膝10～15g，桑寄生10～15g，仙茅10～15g，淫羊藿10～15g，葛根20～30g，生牡蛎20～30g，钩藤10～15g，紫贝齿10～20g，制香附10～15g，生甘草6～10g，浮小麦20～30g，五味子6～10g。

用法与主治　水煎服，每日1剂，早晚温服。此方为南京中医药大学吴颢昕教授的经验方，具有滋肾养阴、温肾助阳、养血疏肝、清心除烦的作用。适用于更年期综合征。

加减　汗出明显者加糯稻根、瘪桃干；烘热心烦者加牡丹皮、栀子，熟地黄易生地黄；失眠多梦严重者加酸枣仁、首乌藤（夜交藤）、茯神；精神抑郁或烦躁易怒者加柴胡、郁金；胸闷心慌者加郁金、川芎；头晕血压不稳者加天麻、夏枯草、白蒺藜；呵欠频作、悲伤欲哭者加合欢皮、远志、甘麦大枣汤。

出处　徐达，吴颢昕．吴颢昕治疗更年期综合征经验［J］．中国中医基础医学杂志，2017，23（10）：1479-1480.

原发性痛经

痛经是妇科常见疾病，表现为经期及行经前后出现明显的小腹痉挛性疼痛、坠胀，甚至连带腰酸痛不适，严重者伴有头晕或恶心呕吐，甚者可见面色苍白、出冷汗、手足厥冷、剧痛昏厥等危象。原发性痛经是指在排除盆腔器质性病变的基础上，周期性的腹痛及伴随症状。

【方剂1】陈旦平经验方

经验方①：柴胡10g，延胡索10g，赤芍10g，白芍10g，生蒲黄（包煎）10g，五灵脂（包煎）10g，细辛6g，艾叶10g，乳香6g，没药6g，香附6g，青皮6g，陈皮6g。

经验方②：茯苓15g，公丁香6g，熟地黄10g，生地黄10g，仙茅15g，淫羊藿15g，女贞子30g，石楠叶15g，丹参10g，牡丹皮10g，制鳖甲10g，制香附10g，当归10g。

经验方③：当归15g，熟地黄10g，生地黄10g，仙茅30g，淫羊藿15g，女贞子30g，石楠叶15g，鹿角霜10g，丹参15g，巴戟天15g，菟丝子15g，制香附10g。

用法与主治 经验方①在经行腹痛发生前3～5天至疼痛结束后1天服用。此方为陈旦平医师的经验方，具有理气止痛，活血化瘀的作用。经验方②经期后服用，具有补肾通络，滋养肾气的作用。经验方③经期后服用，具有育肾培元，温煦胞宫的作用。

出处 崔玥璐，陈旦平．陈旦平通调结合治疗原发性痛经经验［J］．中医文献杂志，2019，37（1）：40-42.

【方剂2】胡国华经验方

生蒲黄（包）18g，全当归12g，赤芍、白芍各9g，鸡血藤18g，益母草18g，制香附9g，吴茱萸3g，延胡索9g，乌药6g，刘寄奴9g，胡芦巴9g。

用法与主治 经前1周起开始服用，到行经时不痛停止。此方为上海市中医医院胡国华主任医师的经验方，具有温经散寒，祛瘀止痛的作用。适用于寒凝血瘀型原发性痛经。

加减 经行腹泻者，加怀山药、茯苓、白术、白扁豆等健脾利湿，助运止泻；经行呕吐者，加砂仁、姜半夏、姜竹茹等温脾和中，降逆止呕；腰膝酸软者，加川续断、杜仲、桑枝、桑寄生等补益肝肾，强健筋骨；经期乳胀者，加青皮、陈皮、郁金、橘核、橘络等疏肝理气，行滞通络；腹痛较甚者，加川楝子、威灵仙理气通络，活血止痛；瘀血较甚者，加丹参、泽兰、桃仁、红花等活血化瘀，通经散瘀；寒凝较甚者，加小茴香、艾叶、炮姜、桂枝等温经散寒，理气止痛；经量过多者，蒲黄炒用或炒炭，加三七粉、仙鹤草等通涩并用，祛瘀生新；膜样痛经者，宗朱南孙老师加味没竭汤之意，加血竭、制乳香、制没药、三棱、莪术等化瘀行滞，散膜止痛。

出处 张蔚苓，胡国华．胡国华教授治疗原发性痛经经验［J］．时珍国医国药，2014，25（7）：1713-1714.

【方剂3】寇琼经验方

经验方①：柴胡，枳壳，延胡索，白芍，炙甘草，桃仁，红花，川芎，生地黄，当归，桔梗，牛膝，香附。

经验方②：小茴香，干姜，桂枝，蒲黄（包煎），五灵脂（包煎），延胡索，川芎，当归，赤芍，没药，香附。

经验方③：吴茱萸，桂枝，川芎，当归，白芍，牡丹皮，法半夏，阿胶（烊化），党参，炙甘草，延胡索，香附。

经验方④：山茱萸，山药，生地黄，制附子（先煎），肉桂（研冲），巴戟天，淫羊藿，肉苁蓉，菟丝子，枸杞子，鹿角胶（烊化），牛膝，杜仲，当归，茯苓，白术。

用法与主治 水煎服，经前一周开始服药。此方为内蒙古自治区名中医寇琼教授的经验方。经验方①具有疏肝解郁，活血止痛的作用。适用于气滞血瘀型原发性痛经。症见经前或经期小腹胀痛，胀大于痛，血行量少，乳房胀痛，胸闷不畅，舌质暗红，苔薄白，脉弦或弦数。经验方②具有温经散寒，活血化瘀的作用。适用于寒凝血瘀型原发性痛经。症见经前或经期小腹冷痛，得热痛减，量少色黑有血块，四肢不温，严重者可见面色青白，舌暗苔白，脉沉涩或沉迟。经验方③适用于冲任虚寒型原发性痛经。症见经期或经后小腹隐隐作痛，或见小腹有下坠感，严重者伴呕吐、泄泻、头晕、心慌，经量少、色淡、质稀，舌淡苔白，脉沉细。经验方④具有温补脾肾之阳的作用。适用于脾肾阳虚型原发性痛经。症见月经后期或经后小腹冷痛，喜温，常见月经推后或月经前后无定期，量少色淡，舌淡暗，苔白，脉沉细迟。

出处 蒋平平，刘元铃，罗仁．寇琼教授成方治疗原发性痛经经验介绍［J］．贵阳中医学院学报，2016，38（4）：65-67.

【方剂4】王采文经验方

经验方①：当归，川芎，赤芍，牡丹皮，桃仁，红花，五灵脂（炒，包煎），香附，乌药，延胡索，枳壳，甘草。

经验方②：乳香、没药、血竭、生蒲黄（包煎）、五灵脂（包煎）、三棱、莪术、青皮、山楂等。

经验方③：少腹逐瘀汤加减。

经验方④：生地黄，熟地黄，白芍，川芎，人参，当归，黄芪，鸡血藤，丹参，香附，延胡索。

经验方⑤：山药、阿胶、当归、白芍、山茱萸、巴戟天、甘草、参三七、延胡索、牛膝等。

用法与主治 水煎服。此方为上海中医药大学王采文教授的经验方。经验方①具有行气活血，化瘀止痛的作用。适用于气滞血瘀型原发性痛经。症见经期或经前小腹胀痛拒按，经行不畅，经色紫暗有块，块下痛减，伴胸胁乳房胀痛，舌紫暗或有瘀点，脉弦或涩。经验方②具有化瘀止痛的作用。适用于血瘀重症型原发性痛经。症见剧痛伴大块内膜脱落（膜样痛经）者。经验方③具有温经散寒，祛瘀止痛的作用。适用于寒凝血瘀型原发性痛经。症见经前或经期小腹冷痛拒按，得热痛减，经量少，色暗有块，畏寒肢冷，舌暗苔白，脉沉紧。经验方④具有补益气血的作用。适用于气血虚弱型原发性痛经。症见经期或经后小腹隐痛喜按，月经量少，色淡质稀，神疲乏力，头晕心悸，失眠多梦，舌淡苔薄，脉细弱。经验方⑤具有补肝肾，化瘀滞，调理冲任的作用。适用于肝肾亏损型原发性痛经。症见经期或经后小腹绵绵作痛，腰酸，经色暗淡，量少质稀薄，或伴头晕耳鸣，潮热，面色晦暗，舌淡苔薄，脉沉细。

出处 邓海霞．王采文治疗原发性痛经经验［J］．浙江中医杂志，2001，(3)：27-28.

【方剂5】王昕经验方

香附，当归，五灵脂，川芎，白术，柴胡，赤芍，炙甘草，山药，乌药，桃仁，枳壳，延胡索，红花，牡丹皮。

用法与主治 经前7天到经期第3天，直至痛经缓解后继续服药3个月经周期以巩固疗效。水煎服，每日 1 剂。此方为辽宁中医药大学王昕教授的经验方，具有行气活血，祛瘀止痛的作用。适用于气滞血瘀型原发性痛经。

出处 许金璐，王昕．王昕治疗原发性痛经经验［J］．湖南中医杂志，2017，33（6）：36-37.

【方剂 6】朱颖经验方

当归 10g，川芎 10g，醋没药 10g，醋延胡索 15g，醋五灵脂 10g，生蒲黄 30g（包煎），赤芍 10g，干姜 6g，肉桂 6g，盐小茴香 5g，制吴茱萸 3g，细辛 3g，白芷 10g，九香虫 10g，荜茇 3g，白芍 30g，甘草 10g，乌药 10g。

用法与主治 水煎服，每日 1 剂，早晚各一次温服。此方为天津中医药大学朱颖教授的经验方，具有温经散寒，活血行气，化瘀止痛的作用。适用于寒凝血瘀型原发性痛经。

出处 杜翠华，朱颖．朱颖分期治疗寒凝血瘀型原发性痛经经验［J］．湖南中医杂志，2017，33（10）：37-38.

第十二章 五官科疾病

角膜炎

角膜炎是各种原因引起的角膜混浊的一类疾病，临床上表现为视物模糊、疼痛、畏光和流泪等刺激症状及明显的视力减退，分为单纯性角膜炎、病毒性角膜炎、细菌性角膜炎等，属中医“黑睛翳障”“聚星障”等范畴。

【方剂1】庞赞襄经验方

经验方①：生地黄30g，天花粉10g，生石膏30g，知母10g，黄芩10g，荆芥10g，金银花30g，芦根30g，枳壳10g，龙胆10g，蒲公英30g，甘草3g。

经验方②：钩藤9g，蝉蜕9g，木贼9g，连翘9g，栀子9g，黄芩9g，金银花9g，木通4.5g，防风9g，柴胡9g，前胡9g，赤芍4.5g，香附9g，白术9g，龙胆9g，甘草3g。

经验方③：白术10g，金银花10g，炮姜10g，苍术10g，荆芥10g，防风10g，炒神曲10g，吴茱萸10g，枳壳10g，清半夏10g，甘草3g，陈皮10g。

经验方④：当归10g，白芍10g，槟榔10g，莱菔子10g，车前子10g，金银花10g，蒲公英10g，枳壳10g，炒麦芽10g，炒神曲10g，陈皮10g，甘草3g。

用法与主治 水煎服。此方是河北庞氏眼科流派传承人庞赞襄教授的经验方。经验方①具有养阴散风清热的作用，适用于肺阴不足，外挟风邪型树枝状角膜炎，除见基本症状外，兼有口渴欲饮，或口干咽痛，胃纳尚好，大便润，舌质绛，苔薄白，脉细濡数或弦数。经验方②具有清肝泻火，散风消翳的作用，适用于肝火内炽，风邪外侵型树枝状角膜炎，除见基本症状外，兼有口苦，咽干，胃纳尚好，大便润，小便黄，舌苔厚腻或薄白，脉弦数。经验方③具有健脾温中，化石消翳的作用，适用于脾胃虚寒型树枝状角膜炎，除见基本症状外，兼有口淡，食少，腹胀，吞酸，肠鸣便溏，舌质淡，苔薄，脉弦细或缓细。经验方④具有调理脾胃，散风清热的作用，适用于小儿脾胃失健，外挟风邪型树枝状角膜炎，除见基本症状外，消化欠佳，食少，发焦，肌瘦，但无腹泻便溏，舌润无苔或苔薄白，脉细数。

加减 经验方①如头目剧痛加白菊花 9g，钩藤 12g，薄荷 9g。经验方②如大便燥结加大黄 9g，玄明粉 4.5g；烦躁失眠加石膏 15g，知母 12g；胃纳欠佳加青皮、焦曲、麦芽、山楂各 9g；孕妇去赤芍、木通，加当归、白芍各 9g。

出处 庞荣，马军玲，王新玲，等．庞赞襄辨证治疗角膜炎的经验［J］．临床合理用药杂志，2017，10（34）：104-105.

【方剂 2】李宗智经验方

青葙子 15g，槟榔片 12g，泽泻 9g，蝉蜕 9g，枯芩 12g，白蒺藜 12g，麦冬 15g，蛇蜕 9g，淡竹叶 9g。

用法与主治 水煎服，日 3 次，每次 150～200ml。此方是国家级名老中医、贵州省名老中医李宗智教授的经验方，具有疏风清热，明目退翳的作用，适用于复发性单疱病毒性角膜炎。症见眼红、畏光、流泪、视力下降等。

加减 如气虚弱者加用南沙参（泡参）、黄芪等；肺肾阴虚者加用养肺阴之品如玄参、天花粉、芦根等或补肾阴之品如桑椹、女贞子等；如气阴不足则二者兼之；兼有湿邪者使用祛湿之品如薏苡仁、车前子、土茯苓等。

出处 姚贤凤，李宗智．李宗智教授治疗复发性单疱病毒性角膜炎 58 例经验介绍［J］．贵阳中医学院学报，2014，36（5）：107-108.

【方剂3】陈宪民经验方

金银花、连翘、蒲公英、白头翁、竹叶、紫花地丁等。

用法与主治 水煎服。此方是贵州省名老中医陈宪民教授的经验方，具有清热散风的作用，适用于初期角膜炎。症见眼红、畏光、流泪、视力下降等。

加减 白睛红赤特别严重的可加黄芩、桑白皮、地骨皮、牡丹皮等泻肺退赤之品；火毒炽盛、云翳如脂或伴有前房积脓方选黄连、栀子、龙胆、黄柏、大黄等泻火药苦寒直折，但应注意疗程不宜过长，以防气滞血凝；凡属风寒为主的，宜选荆芥、防风、羌活、细辛、白芷、藁本等；属于风热为主的宜选用桑叶、葛根、薄荷、菊花、蔓荆子等，每类药中选两至三味即可。

出处 张晰．陈宪民治疗角膜炎经验［J］．河南中医，2016，36（9）：1510-1512.

【方剂4】洪亮经验方

经验方①：柴胡10g，黄芩10g，栀子10g，龙胆6g，赤芍10g，荆芥10g，防风10g，青葙子15g，决明子15g，木贼草10g，刺蒺藜15g，蒲公英20g。

经验方②：柴胡10g，黄芩10g，栀子10g，当归10g，白术10g，赤芍10g，蔓荆子10g，茯苓10g，荆芥10g，防风10g，决明子15g，木贼草10g，刺蒺藜15g，金银花15g，蒲公英20g。

经验方③：黄芪15g，白术10g，防风10g，生地黄15g，麦冬15g，决明子15g，木贼草10g，蝉蜕6g，青葙子15g，柴胡10g，荆芥10g，赤芍、白芍各10g。

用法与主治 水煎服。此方是江西中医学院洪亮教授的经验方。经验方①具有疏风清热，清肝泻火的作用。适用于急性期肝火炽盛型角膜炎。症见患眼红肿疼痛，羞明流泪较甚，角膜树枝状或地图状混浊或溃疡扩大加深，抱轮赤或白睛混赤明显，小便黄赤，口苦苔黄，脉弦数。经验方②具有清泄余热，活血退翳的作用。适用于缓解期热邪未清、正气未虚型角膜炎。症见患眼涩痛，羞明，抱轮赤，黑睛混浊减轻，伴口干咽痛，苔薄黄，脉数。经验方③具有益气养阴，退翳明目的作用。适用于恢复期阴虚夹风型角膜炎。症见患眼抱轮微红，羞明较轻，眼内干涩，黑睛生翳日久，迁延反复，常伴口干咽燥，舌红，脉细数。

出处 沈志华，李汝杰，左志琴，等．洪亮治疗单纯疱疹病毒性角膜炎经验［J］．江西中医药，2011，42（4）：22-23.

【方剂5】韦企平经验方

防风10g，白术20g，生黄芪30g，秦皮10g，秦艽10g，党参10g，鱼腥草10g，大青叶6g，紫草10g，赤石脂10g，密蒙花10g，生地黄10g。

用法与主治 水煎服，每日1剂。此方是韦氏中医眼科第4代传人韦企平教授治疗肝肺风热型单纯疱疹病毒性角膜炎的经验方，具有疏风清热，扶正祛邪的作用。症见眼红，磨痛，兼视力下降，舌淡红苔白，脉细数。

出处 李蔚为，韦企平．韦企平教授治疗外障眼病的经验［J］．中国中医眼科杂志，2013，23（1）：73-75.

【方剂6】王明杰经验方

柴胡20g，葛根30g，羌活12g，白芷12g，黄芩12g，赤芍15g，蝉蜕10g，麻黄10g，蔓荆子12g，桔梗12g，蒲公英30g，甘草5g。

用法与主治 水煎服，每日1剂。此方是泸州医学院中西医结合医院王明杰教授治疗邪犯黑睛，玄府郁闭型单纯疱疹性角膜炎的经验方，具有祛风泄热，通玄退翳的作用，症见眼发痒，卡痛，流泪畏光，抱轮赤，伴头痛身痛、视物模糊等。

出处 江玉，江花，王倩，等．王明杰教授开通玄府治疗外眼病的经验［J］．中华中医药杂志，2014，29（1）：168-170.

结膜炎

结膜炎是指由各种原因引起的结膜炎症，根据病情及病程，可分为急性、亚急性和慢性三类；根据病因又可分为细菌性、病毒性、衣原体性、真菌性和变态反应性等；根据结膜的病变特点，可分为急性滤泡性结膜炎、慢性滤泡性结膜炎、膜性及假膜性结膜炎等。以白睛红热不舒为主要特征，常伴痒涩、疼痛、流泪、有眵等症状。中医称为“暴风客热”等。

【方剂 1】迟华基经验方

夏枯草 20g，柴胡 10g，清半夏 10g，黄芩 10g，防风 12g，石决明（先煎）10g，荆芥 10g，木贼草 10g，蒲公英 10g，煅龙骨（先煎）15g，煅牡蛎（先煎）15g，石菖蒲 10g，炙远志 10g。

用法与主治 水煎服。此方是山东省名中医迟华基教授治疗风热并重型急性卡它性结膜炎的经验方。具有祛风清热，表里双解的作用。症见两眼痒涩灼痛，有异物感，眵多黄稠，晨起为重，兼见失眠，纳差，二便调，舌红苔黄腻，脉沉滑。

出处 陈丽，王健．迟华基治疗急性卡他性结膜炎经验［J］．山东中医药大学学报，2016，40（1）：55-56.

【方剂 2】侯士良经验方

玄参 30g，桑叶 10g，菊花 10g，升麻 6g，石决明（先煎）20g，沙参 10g，车前子 10g，炒栀子 10g，桑白皮 10g，炒大黄 6g，火麻仁 12g，炒杏仁 10g。

用法与主治 水煎服。此方是河南中医学院侯士良教授治疗肝胆火热，肺失宣降型急性角膜炎的经验方。症见双眼满目发红，并出现小出血点，眼中灼热，羞明，眼眵多，胞肿头痛，咳嗽吐黄痰，大便干结，怕光，舌红苔薄黄，脉弦数有力。

出处 康进忠．侯士良教授运用玄参临床经验拾萃［J］．中华中医药志，2012，27（9）：2352-2354.

【方剂 3】韦企平经验方

防风 10g，荆芥 10g，当归 10g，川芎 10g，生地黄 15g，白芍 10g，菊花 10g，桑叶 10g，木瓜 10g，全蝎 3g，苦参 10g，白鲜皮 10g。

用法与主治 水煎服，每日 1 剂。此方是韦氏中医眼科第 4 代传人韦企平教授治疗风热壅目型过敏性结膜炎的经验方。具有祛风清热，活血消滞的作用。症见眼痒，眼红，眼干，口干咽燥，二便调，眠佳，舌淡苔薄，脉细。

加减　若患者病久余邪未尽，血虚生风，治以养血息风，又方当归15g，川芎10g，柴胡10g，木瓜10g，伸筋草10g，桑叶10g，生地黄15g，菊花10g，牡丹皮10g，赤芍10g。

出处　李蔚为，韦企平．韦企平教授治疗外障眼病的经验［J］．中国中医眼科杂志，2013，23（1）：73-75.

【方剂4】王明杰经验方

麻黄10g，细辛10g，蔓荆子10g，羌活10g，白芷10g，川芎10g，野菊花10g，连翘12g。

用法与主治　水煎服，每日1剂。此方是泸州医学院中西医结合医院王明杰教授治疗风寒外束，肺胃郁热型急性结膜炎的经验方，具有祛风散寒，通宣泄热的作用，症见双眼发红，疼痛刺痒，羞明难睁，晨起多眵胶黏，伴头痛鼻塞，时寒时热，全身不适，舌红，苔薄白腻，脉浮紧。

出处　江玉，江花，王倩，等．王明杰教授开通玄府治疗外眼病的经验［J］．中华中医药杂志，2014，29（1）：168-170.

【方剂5】吕海江经验方

生石膏30g，升麻10g，桑白皮15g，透骨草20g，秦皮15g，白蒺藜15g，野菊花18g，薄荷10g，栀子12g，黄柏10g，大黄6g（后下），芒硝30g（外用）。

用法与主治　除芒硝、大黄外其余的药物放入砂锅浸泡煎煮，起锅前5分钟加入大黄，滤出药汁口服，所剩药渣再加热水煎煮20分钟后滤出药汁，加入芒硝，搅化，熏洗双眼约20分钟，早晚各一次，每日1剂。此方是河南中医学院三附院吕海江教授治疗外感六淫与脏腑积热上攻型急性细菌性结膜炎的经验方，具有祛风清热，泻火解毒的作用，症见双眼有磨涩，微痒，流泪，大量的黏稠性眼眵，小便色黄，大便干，舌质红，苔黄，微腻，脉数。

出处　娄彦蕊，吕海江．吕海江教授治疗细菌性结膜炎的临床经验［J］．光明中医，2011，26（3）：451-452.

干眼症

干眼症是由于泪液的质或量或流体动力学的异常引起的泪膜不稳定和眼表损害，从而导致患者两眼干涩少泪、无泪的一种疾病。

【方剂1】桑菊增液汤加减

生地黄15g，麦冬10g，天冬10g，石斛10g，北沙参15g，天花粉10g，枸杞子10g，桑叶10g，菊花10g，百合15g，远志10g，炒酸枣仁20g。

用法与主治 水煎服，每日1剂。此方是韦氏中医眼科第4代传人韦企平教授的经验方。具有滋阴清热，养肝明目的作用。适用于肝肾阴虚兼有肺热型干眼症。症见眼干涩、异物感，口干咽燥，烦躁易怒，眠差，舌暗红干燥苔薄，脉细。

出处 李蔚为，韦企平．韦企平教授治疗外障眼病的经验［J］．中国中医眼科杂志，2013，23（1）：73-75.

【方剂2】逍遥散加减

醋柴胡、白芍、白术、当归、茯苓、甘草、枸杞子、密蒙花、玄参、薄荷、木贼、菊花、防风等。

用法与主治 水煎服。此方是湖南中医药大学彭清华教授的经验方，具有升阳疏肝，补肾养血的作用，适用于肝肾阴虚型女性绝经期干眼症。症见眼睛干涩不适，常伴烦躁易怒等。

出处 蒋鹏飞，彭俊，彭清华．浅析彭清华教授上病下取治疗干眼症经验［J］．湖南中医药大学学报，2018，38（6）：661-664.

【方剂3】大全宝光散加减

生白矾6g，酒黄连6g，龙胆6g，赤芍5g，当归5g，蕤仁5g，甘草3g，杏仁3g，干姜3g。

用法与主治 水熏洗。此方是银川市中医院党毓起主任治疗各证型糖尿病干眼症的经验方。

加减 对于肝胃郁热夹瘀型，采用原方熏洗；若以目珠燥涩、畏光，视物模糊，神疲乏力，舌红，少津，脉沉细（气阴两虚）为主症者，可按原方去酒黄连、龙胆、干姜，加麦冬、熟地黄、山茱萸；以目珠燥涩而痛，鼻口燥干，大便干，舌赤、舌面少津，脉细数（肺阴不足）为主症者，可去酒黄连、龙胆、赤芍、干姜，加百合、知母、蝉蜕、白芍。

出处 董慧杰，党毓起．党毓起主任医师运用大全宝光散治疗糖尿病干眼症的经验［J］．深圳中西医结合杂志，2017，27（16）：92-93.

【方剂 4】李宗智经验方

经验方①：枸杞子，菊花，生地黄，熟地黄，山药，茯苓，牡丹皮，泽泻，山茱萸，麦冬，桑叶，淡竹叶。

经验方②：生地黄，玄参，麦冬，白芍，牡丹皮，贝母，薄荷，甘草。

用法与主治 水煎服，每日 1 剂。此方是李宗智教授的经验方。经验方①具有补益肝肾，滋阴养血的作用，适用于肝肾亏虚，精血不足型干眼症。症见眼部干涩不适，羞明流泪，眼酸胀，易疲劳，不能久视，久视后眼部干涩不适症状加重，腰膝酸软，头昏，夜休欠佳，舌红，苔薄白，脉细。经验方②具有养阴补肺，清热润燥的作用，适用于肺气亏虚，肺阴不足型干眼症。症见眼部干涩不适，时有灼热，羞明流泪，白睛隐隐发红，咽干，舌红，苔薄白少津，脉细。

加减 经验方①若肾阳不足者可酌菟丝子、覆盆子。经验方②肺气亏虚者，可加太子参，以助益气养阴之功；若眼部有羞明、灼热者，可加桑叶、菊花，增加清热明目之功。

出处 王利民，李宗智．李宗智教授治疗干眼症的临床经验［J］．求医问药（下半月），2011，9（12）：30-31.

【方剂 5】苏藩经验方

经验方①：蒲公英、桑叶、菊花、金银花、连翘、炒黄芩、生地黄、牡丹皮、赤芍、木贼、谷精草等。

经验方②：生地黄、牡丹皮、炒黄芩、香附、郁金、薏苡仁、苍术、赤芍、夏枯草等。

经验方③：知母、黄柏、炒黄芩、生地黄、牡丹皮、枣皮、丹参、枸杞子、女贞子等。

用法与主治 水煎服，每日1剂。此方是云南省中医院苏藩教授的经验方。经验方①具有疏风清热，解毒明目的作用，适用于肝经风热型干眼症。症见干眼伴口干咽痛，头痛鼻塞，舌红，苔薄黄，脉浮数。经验方②具有疏肝健脾，泻火明目的作用，适用于肝脾不调型干眼症。症见干眼伴烦躁易怒或性情抑郁，或胁肋胀痛，便溏，纳差腹胀，口干苦，舌暗或边尖红，苔薄或腻，脉弦细数。经验方③具有滋阴降火，补益肝肾的作用，适用于肝肾阴虚型干眼症。症见干眼伴腰膝酸软，头晕耳鸣，夜寐多梦，五心烦热，口干，舌红少津，脉细弦或细数。

出处 董玉，王鹏，苏藩．苏藩主任经验方治疗干眼症的体会［J］．云南中医学院学报，2010，33（4）：37-39.

【方剂6】唐由之经验方

经验方①：荆芥15g，防风15g，连翘15g，炒栀子15g，黄芩15g，薄荷6g，赤芍15g，白及15g，谷精草20g，木贼草15g，炒白术15g，炒白芍15g，生黄芪20g。

经验方②：杏仁10g，白豆蔻10g，生薏苡仁20g，厚朴10g，白通草15g，滑石20g，竹叶6g，法半夏15g，干姜6g，黄连6g。

经验方③：桂枝10g，葛根12g，白芍10g，大枣20g，生姜10g，炙甘草6g。

用法与主治 水煎服，每日1剂。此方是国医大师唐由之教授的经验方。经验方①具有祛风清热，退翳明目的作用，适用于肝经风热型干眼症。症见双眼时干涩，身体时有疲劳、乏力。经验方②具有清热除湿的作用，适用于中焦湿热型干眼症。症见双眼干涩、疲劳、困倦感，全身伴有口苦口黏，头晕身困，大便时黏滞秽臭，小便发黄，纳差，口不渴，舌淡苔黄腻，较润滑，脉滑。经验方③具有祛风升阳，调和营卫的作用，适用于风邪袭表，营卫不和型干眼症。症见双眼干涩、怕光、疲劳，全身伴有汗出，畏风寒，项强，时有便溏，脉浮缓。

出处 于静，唐由之，邱礼新．唐由之教授干眼诊治经验［J］．中国中医眼科杂志，2016，26（3）：193-195.

【方剂7】自拟祛风舒目汤

麻黄，葛根，柴胡，蔓荆子，菊花，僵蚕，蝉蜕，黄芪，当归，川芎，白芍，鸡血藤，甘草。

用法与主治　水煎服，每日1剂。此方是泸州医学院中西医结合医院王明杰教授的经验方，具有祛风通宣，布津润燥的作用，适用于风邪郁阻，津液不布型干眼症。症见眼睛干涩，伴有眼胀痛、眼部充血及视物模糊等症状。

出处　江玉，江花，王倩，等．王明杰教授开通玄府治疗外眼病的经验［J］．中华中医药杂志，2014，29（1）：168-170.

牙　　痛

牙痛是口腔科临床常见的症状之一，可由牙齿本身的疾病、牙周组织疾病、牙齿邻近组织疾病等引起。多与西医学的龋齿、牙髓炎、根尖周围炎、牙周炎、冠周炎等疾病相关。其治疗多以消炎止痛为主，但多易复发。

【方剂1】清胃散加味

升麻15g，黄连10g，牡丹皮12g，生地黄25g，当归8g，生甘草5g，生石膏30g。

用法与主治　每日1剂，水煎，早晚分服，此方为陈文桂教授经验方。具有清宣并用，辛开苦降，疏风透火，清热解毒的作用。适用于胃热型牙痛，见牙齿痛甚，牙龈红肿，牵及颌面疼痛，头痛，口渴口臭，大便秘结，舌红苔黄，脉滑数。

出处　都紫微，吕冠华．从“火郁发之”论治牙痛［J］．中医药临床杂志，2017，29（3）：360-361.

【方剂2】刘明经验方

玄参30g，生地黄12g，细辛3g，升麻9g，黄连9g，白芷12g，川芎12g，甘草3g。

用法与主治　每日1剂，水煎，早晚分服，此方为刘明教授经验方。具有疏风透火，清热解毒的作用。适用于风火型牙痛，症见牙齿痛，牙龈红肿疼痛，遇冷则痛减，遇风、热则痛甚，或有发热，恶寒，口渴，舌红，苔白干，脉浮数。

出处 都紫微，吕冠华．从“火郁发之”论治牙痛［J］．中医药临床杂志，2017，29（3）：360-361.

【方剂3】廖显军经验方

生石膏30g，知母10g，生地黄15g，牡丹皮15g，地骨皮20g，天冬10g，麦冬10g，牛膝12g，细辛3g，生甘草10g。

用法与主治 每日1剂，水煎，早晚分服，此方为廖显军教授经验方，具有滋阴透热，宁络止痛的作用。适用于虚火型牙痛，症见牙齿隐隐微痛，牙龈微红、微肿，久则牙龈萎缩，牙齿松动，伴有心烦，失眠，眩晕，舌红苔少，脉细数。

出处 都紫微，吕冠华．从“火郁发之”论治牙痛［J］．中医药临床杂志，2017，29（3）：360-361.

【方剂4】活血祛风汤

升麻10g，炒苍耳子10g，乳香10g，没药10g，川芎20g，防风10g，当归10g，白芷10g，金银花20g，连翘20g，甘草10g。

用法与主治 每日1剂，水煎，早晚分服。此方为内蒙古某医院临床经验用方。具有活血化瘀，祛风通络止痛的作用。适用于各种牙痛，并可用于治疗三叉神经痛。

加减 风热型牙痛可加薄荷10g，以疏散风热；风寒型牙痛可加细辛3g，以散风寒。治三叉神经痛，去防风、白芷，加全蝎10g、蜈蚣2条等以通络止痛。

出处 赵东生．活血祛风汤治牙痛［J］．上海中医药杂志，2007，41（10）：33.

【方剂5】牙痛桴鼓汤

大生地黄20g，绿升麻10g，片川芎15g，青连翘15g，牛蒡子（大力子）15g，广地龙10g，荆芥穗10g，苏薄荷（后下）10g，辽细辛3g，骨碎补10g，香白芷10g，赤芍15g，地骨皮20g，生甘草10g。

用法与主治　每日1剂，水煎，早晚分服。此方为山西长治市中医院王剑波中医师临床经验方，具有疏风清热，理气解郁，滋阴凉血，活血止痛之功。

加减　胃热壅盛者加生石膏50g；心火旺盛者加川黄连7g；肝气郁滞者加北柴胡10g，香附10g；大便秘结者加大黄（锦纹军）（后下）10g。

出处　王剑波，常征．自拟牙痛桴鼓汤临证体会［J］．山西中医学院学报，2001，2(3)：38.

【方剂6】自拟牙痛方

生地黄30g，生石膏3g，知母12g，麦冬15g，牛膝15g，升麻10g，黄连3～6g，牡丹皮10g，当归15g，骨碎补15g，淡竹叶15g，甘草10g。

用法与主治　每日1剂，水煎，早晚分服。此方为云南省蒙自县中医院赵鹏主治医师经验方。具有清胃滋阴，凉血止痛的作用。适用于牙齿疼痛较甚，牙龈红肿为主症，兼症有肿连腮颊，头痛，口渴引饮或口气臭秽，甚或牙龈出脓渗血，大便秘结，舌质红苔薄黄或厚黄，脉数或洪数。

加减　兼外感风热者加薄荷、粉葛、柴胡；兼风寒者加北细辛、白芷；大便秘结者加大黄；牙龈出血者加白茅根；咽喉红肿疼痛者加玄参。

出处　赵鹏．自拟牙痛方治疗牙痛80例的疗效观察［J］．成都中医药大学学报，1995，(2)：44-45.

口腔溃疡

口腔溃疡以口腔黏膜局限性溃疡损害为主要表现，多因过度疲劳、精神压力大、失眠等引起，容易反复发作，缠绵难愈。临床上口腔溃疡也常作为伴随症状发生于脾胃病、过敏性疾病和西医放化疗等疾病和治疗过程中。属中医“口疮”“口糜”等范畴。

【方剂1】梅国强经验方

银柴胡10g，南、北沙参各10g，胡黄连10g，地骨皮10g，海蛤粉10g，飞青黛10g（包煎），法半夏10g，化橘红10g，茯苓30g，丹参30g，牡丹皮10g，赤芍10g。

用法与主治 每日1剂，水煎，早晚分服。此方为国医大师梅国强教授经验方，具有滋阴清火、化痰活血的作用，适用于虚火内灼、痰湿内蕴、瘀血内阻为主要病机的复发性口腔溃疡。

加减 口腔溃疡急性发作期，因湿热、痰瘀、毒邪互结所致者亦不少见，可酌情加用二妙散、四土汤、白英、半枝莲、白花蛇舌草等以利湿解毒；口疮日久，瘀血内停，脉络不通，腐肉不去，新肉难生，治疗可在基本方上加忍冬藤、金刚藤等以滋阴清火，化痰活血，清热通络；年高体弱，劳倦内伤，脾虚气陷，阴火上乘，上熏于口则发为溃疡，气血亏耗，疮疡难敛，治疗可在基本方的基础上加黄芪生脉饮、理中汤、肉桂等以滋阴清火、化痰活血、扶正敛疮。

出处 胡凤林，尚东，张夏维，等．梅国强教授治疗复发性口腔溃疡经验［J］．浙江中医药大学学报，2016，40（8）：602-603＋607.

【方剂2】邵荣世经验方

经验方①：生地黄、通草、甘草梢、竹叶、牡丹皮、当归、黄连、升麻、野菊花、蒲公英等。

经验方②：藿香、厚朴、法半夏、土茯苓、猪苓、薏苡仁、通草、竹叶、滑石、泽泻、车前子等。

经验方③：生地黄、知母、怀牛膝、麦冬、竹叶、芦根等。

经验方④：黄芪、太子参、炒白术、茯苓、甘草、姜半夏、陈皮、煨木香、砂仁、炮姜等。

用法与主治 每日1剂，水煎，早晚分服。此方是邵荣世教授治疗复发性口腔溃疡的经验方。经验方①具有清热泻火的作用。适用于实热火盛型口腔溃疡。临床可见口舌生疮，周边隆起，红肿疼痛，口干口苦，口中浊气，心烦燥热，小便短黄，大便干结，舌红苔黄，脉弦滑。经验方②具有清利湿热的作用。适用于湿热内阻型口腔溃疡。症见口疮反复发作，周边隆起不明显，红晕略淡，口苦而黏，胃脘痞塞或胀痛，便溏不爽，舌偏红，苔黄腻，脉细弦。经验方③具有养阴清热的作用。适用于阴虚火旺型口腔溃疡。症见口疮反复发作，色红微肿，疼痛不适，昼轻夜重，胃脘嘈杂，口干咽燥，手足心热，心烦少寐，部分患者可伴有糖尿病、结缔组织病，舌红少苔，脉细数。经验方④具有健脾温化的作用。适用于脾虚夹湿型口腔溃疡。症见口舌生疮，迁延难愈，色淡红或淡白，周围微微肿，食后腹胀，脘痛隐隐，口淡乏味，倦怠乏力，畏寒肢冷，大便易溏，舌淡胖或有齿痕，苔薄白微腻，脉沉细。

出处　孙惠丽，季雁浩，邵荣世．邵荣世治疗复发性口腔溃疡经验［J］．山东中医药大学学报，2016，40（2）：154-155.

【方剂3】宋绍亮经验方

黄芪30～60g，生甘草15g，炙甘草15g，白芍30g，白蔹15g，连翘12g，大青叶15g。

用法与主治　每日1剂，水煎，早晚分服。此方是宋绍亮教授治疗复发性口腔溃疡的经验方。具有益气托毒，敛疮生肌的作用。适用于复发性口腔溃疡，症见溃疡面色淡不红，溃疡面长时间不愈合，以及伴有自汗、多汗、易感冒等气虚表现。

出处　陈广峰．宋绍亮教授治疗复发性口腔溃疡经验［J］．四川中医，2012，30（5）：5-6.

【方剂4】加味潜阳封髓丹

制附片（先煎）15g，龟甲10g，黄柏20g，砂仁15g，甘草10g，桔梗10g，露蜂房10g，细辛6g，肉桂15g。

用法与主治　每日1剂，水煎，早晚分服。此方是吴生元教授治疗口腔溃疡的经验方。具有清上温下，引火归原的作用。适用于放化疗后口腔溃疡，症见口腔溃疡、灼热刺痛，齿龈肿痛，纳差便溏，倦怠乏力、口渴饮水或思温饮，舌淡苔薄白，脉沉缓或细弱。

出处　赵常国，陈艳林，吴生元，等．吴生元经验方加味潜阳封髓丹治疗放化疗后口腔溃疡的临床疗效观察［J］．四川中医，2017，35（5）：184-186.

【方剂5】劳绍贤经验方

生石膏30g，知母、藿香、茯苓各15g，白及12g，栀子、黄柏、防风、厚朴、法半夏各10g，甘草6g。

用法与主治 每日1剂，水煎，早晚分服。此方是劳绍贤教授治疗口腔溃疡的经验方。具有燥湿清热，芳化醒脾，收敛生肌的作用。适用于复发性口腔溃疡，症见口腔下唇、颊部及舌尖多处溃疡，如绿豆大小，局部红肿热痛并伴少量渗出，口黏苦而臭，大便黏滞不爽，舌红，苔黄厚腻，脉弦滑。

加减 口苦而黏，大便黏滞不爽，去知母、白及以防碍湿热之清除，加佩兰、赤芍各15g。

出处 胡玲，劳绍贤．劳绍贤教授治疗复发性口腔溃疡经验简介［J］．新中医，2010，42（3）：110-111.

【方剂6】刘景源经验方

党参30g，干姜10g，黄连10g，黄芩10g，生甘草10g，炙甘草10g，乌枣20g，生黄芪20g，生地黄20g，玄参15g，防风10g，白蒺藜10g，白鲜皮15g，秦艽15g，当归10g，荷叶15g。

用法与主治 每日1剂，水煎，早晚分服。此方是刘景源教授辨治口腔溃疡的经验方。具有祛风止痒，辛开苦降的作用。适用于口腔溃疡反复发作，身痒，舌边溃烂，舌嫩苔白略厚，脉沉滑。

出处 张宁，刘宁，郑丰杰．刘景源教授辨治反复发作口腔溃疡经验［J］．环球中医药，2015，8（10）：1208-1209.

【方剂7】许彭龄经验方

蒲公英30g，藿香15g，清半夏12g，桔梗15g，枳实15g，厚朴9g，莱菔子20g，胡黄连6g，甘草12g。

用法与主治 每日1剂，水煎，早晚分服。此方是许彭龄教授治疗口腔溃疡的经验方。具有清胃健脾，宣化湿浊的作用。适用于复发性口腔溃疡，症见无明显诱因出现口腔溃疡，烧灼疼痛，周围红肿，反复发作，偶有胃部胀满，无明显疼痛，大便黏腻排出不畅，口中异味，舌红，苔黄腻，脉沉滑。

出处 李冬梅，刘寨华，李同达，等．许彭龄从脾胃论治复发性口腔溃疡经验［J］．中国中医基础医学杂志，2012，18（7）：747.

干燥性鼻炎

干燥性鼻炎是以鼻窍干燥、少津少涕为主要表现的慢性鼻病。鼻中有异物感、灼热感、刺痒感，通气太过，一般无嗅觉障碍，检查可见鼻黏膜干红少津，鼻中隔前下方可见充血、干燥、结痂，鼻黏膜一般无萎缩，属于中医“鼻燥”范畴。

【方剂1】清肺汤

桑白皮10g，地骨皮10g，炒黄芩10g，生地黄20g，豨莶草12g，麦冬12g，白桔梗5g，生甘草5g。

用法与主治　每日1剂，水煎，早晚分服。浙江绍兴中医院叶信娣医师治疗口腔溃疡经验方。具有清泄肺热，佐以润养的作用。适用于两鼻干燥、灼热、时常出血，鼻中可见隔黏膜糜烂、结痂，且糜烂面较大而深，似旋涡样，未见明显出血点，舌质红，苔薄，脉弦数。

加减　鼻中隔干燥暗红加生蒲黄；鼻出血加藕节、白茅根、侧柏叶；鼻腔灼热加山豆根；咽干舌燥加鲜石斛、天花粉。

出处　叶信娣．“清肺汤”治疗干燥性鼻炎50例［J］．江苏中医，1996，17（3）：20.

【方剂2】百芎汤

百合15g，川芎10g，沙参15g，麦冬12g，生地黄12g，阿胶（烊化）12g，盐知母12g，杏仁10g，霜桑叶8g，赤芍10g，牡丹皮10g，甘草6g。

用法与主治　每日1剂，水煎，早晚分服。此方为山东济宁第一人民医院申涛医师临床经验方。具有润液养血生津的作用。适用于鼻腔干燥、灼热感，分泌物黏稠，鼻黏膜干裂充血，失去正常的湿润光泽，呈灰色或暗红色，鼻腔附有散在干屑及血痂，去痂后黏膜糜烂、出血，无鼻甲萎缩、坏死，嗅觉功能正常。

加减　咽痛、咽干甚者加玄参、桔梗；鼻黏膜糜烂、出血严重者加白茅根、侧柏叶；有脾虚、纳呆症状者加白术、炒麦芽。

出处　申涛．百芎汤治疗干燥性鼻炎65例临床观察［J］．内蒙古中医药，2000，（2）：8.

【方剂3】养阴清肺汤

太子参10g，白术6g，山药10g，白芍10g，生地黄10g，玄参10g，麦冬10g，菊花10g，葛根10g，炙甘草3g。

用法与主治 每日1剂，水煎，早晚分服。此方为陈小宁教授临床经验方。具有补益脾气，生津润肺的作用。适用于鼻腔干燥，流涕色清，时有涕中带血，鼻通气可，咽干欲饮，饮水则舒，倦怠乏力，排便无力。

加减 必要时佐以止血之品，出血加仙鹤草10g，侧柏叶10g。

出处 袁媛，陈小宁．陈小宁教授治疗干燥性鼻炎的经验［J］．云南中医中药杂志，2013，34（6）：5-6.

【方剂4】六一散加减

滑石24g，鱼腥草12g，玄参15g，石膏18g，黄芩12g，桑叶12g，菊花12g，苍术9g，甘草4g。

用法与主治 每日1剂，水煎，早晚分服。此方为山西省汾阳医院孙小燕医师临床经验方。具有清热利湿，宣肺开窍的作用。适用于鼻腔干燥少涕，多伴有鼻内异物感、灼热感或痒感，易发鼻衄湿热郁结，壅阻肺窍型干燥性鼻炎。

出处 张小燕．六一散加味治疗干燥性鼻炎［J］．中国民间疗法，2015，23（8）：46-47.

【方剂5】清燥救肺汤加减

冬桑叶10g，石膏15g，火麻仁15g，麦冬10g，阿胶10g，南沙参12g，甘草6g，杏仁10g，炙枇杷叶10g。

用法与主治 每日1剂，水煎，早晚分服。此方为江西中医学院谢强教授临床经验方。具有清肺润燥的作用。适用于鼻燥无津，鼻内时有干痂挖出，量少，干痒疼痛，并伴咽干口渴，苔薄黄而燥，脉数。检查：鼻腔黏膜充血干燥，黏膜上附有干痂，鼻中隔前下方黏膜轻度糜烂，鼻咽黏膜轻度充血。

出处 刘春燕，喻松仁，邓铮铮．谢强用“治未病”思想防治变应性鼻炎经验［J］．江西中医药，2008，39（12）：15-16.

【方剂6】周凌经验方

熟地黄20g，生地黄20g，麦冬20g，天冬20g，桑叶15g，黄芪15g，石斛20g，百合15g，玄参20g，牡丹皮15g，赤芍15g，黄芩15g，桔梗15g，石膏15g，浙贝母15g。

用法与主治　每日1剂水煎，早晚分服。此方为周凌教授临床经验方。具有滋阴润燥，清热散邪，化痰祛瘀的作用。适用于鼻内干燥较甚，伴鼻出血，鼻镜检查见鼻黏膜干燥、略显萎缩，鼻腔宽大，鼻腔内大量结痂覆盖，咽部黏膜干燥、轻度充血，有黄色痂皮附着，舌红少津苔薄黄，脉细数。

出处　郝蕊，周凌．周凌治疗干燥性鼻炎临床经验［J］．实用中医药杂志，2017，33（3）：296-297.

【方剂7】李凡成经验方

生石膏、桑白皮、白茅根各20g，知母、黄芩、地骨皮、牡丹皮、牛膝、麦冬、生地黄各10g，木通6g，生大黄5g（泡服）。

用法与主治　每日1剂水煎，早晚分服。此方为湖南中医学院李凡成教授经验方。具有清肺泄热的作用。适用于鼻内灼热、刺痒感，下鼻甲前端少许干痂黏附，或有鼻中隔黏膜糜烂，易鼻衄。舌质偏红，苔微黄，脉滑。

出处　李凡成．干燥性鼻炎证治体会［J］．山西中医，1992，8（4）：15-17.

【方剂8】邱则仁经验方

生地黄、熟地黄、川百合、寸麦冬、北沙参、玉竹、玄参、天花粉、五味子、甘栀子、炙龟甲各15g，川贝母、桔梗、合欢皮各10g，生甘草3g。

用法与主治　每日1剂水煎，早晚分服。此方为江苏南通县中医院邱则仁医师经验方。具有滋肺益肾的作用。适用于干燥性鼻炎患者，因鼻腔干燥不适，或有烧灼感，刺痒感来就诊，伴口燥咽干、干咳少痰或手足心热、心烦少寐、腰膝酸软、舌红少若、脉细数等。

出处　邱则仁．干燥性鼻炎的辨治［J］．辽宁中医杂志，1989，

(8)：19-20.

慢性单纯性鼻炎

慢性单纯性鼻炎是发生在鼻腔黏膜和黏膜下层的慢性可逆性炎症，由局部性、全身性、环境性因素所致，迁移难愈，易复发，多表现为鼻塞、鼻涕增多或流脓涕。鼻黏膜自主神经功能紊乱、通透性增高、黏膜血管逐渐扩张、鼻腔分泌物增加、黏液腺功能逐渐活跃、腺体及血管周围出现以浆细胞及淋巴细胞为主的细胞浸润为慢性单纯性鼻炎的主要病理改变。

【方剂1】田霜经验方

经验方①：黄芩、栀子、桑白皮各12g，麦冬、赤芍、连翘各10g，桔梗、甘草、荆芥穗各6g，薄荷2g。

经验方②：人参10g，荆芥、甘草、桔梗、诃子各6g，细辛、鱼脑石各3g，黄芪15g，人参、当归、白术各10g，橘皮、甘草各6g，升麻、柴胡各3g。

用法与主治 每日1剂水煎，早晚分服。此方为武功县人民医院田霜主任医师临床经验方。经验方①具有清宣肺热，宣通鼻窍的作用。适用证属肺经蕴热，壅塞鼻窍型。表现为鼻塞时轻时重，或交替性鼻塞，鼻涕色黄量少，鼻气灼热，常有口干，咳嗽痰黄，舌尖红，苔薄黄，脉数。经验方②具有补肺健脾，益气固表的作用。适用于肺脾气虚证。表现为鼻塞时轻时重，或呈交替性，涕白而黏，遇寒冷时症状加重。可伴有倦怠乏力，少气懒言，恶风自汗，咳嗽痰稀，易患感冒，纳差便溏，头重头昏，舌淡苔白，脉浮无力或缓弱。

加减 经验方②：易患感冒或遇风冷则鼻塞加重者，可合用玉屏风散(防风、黄芪各10g，白术20g)。

出处 田霜．加用中医辨证治疗慢性单纯性鼻炎疗效观察［J］．广西中医药，2013，36（2）：47-48.

【方剂2】苍龙饮

丹参30g，川芎、菖蒲各9g，地龙12g，辛夷9g，白芷10g，葛根、丝瓜藤各12g，苍耳子9g。

用法与主治　每日1剂水煎，早晚分服。此方为开封市第一人民医院何秋英主治医师临床经验方。具有活血通络，祛滞散邪的作用。适用于症见鼻塞呈交替性、间歇性，久坐或低头时明显，鼻涕黏稠，鼻镜检查下鼻甲肿胀，表面光滑湿润，多呈暗红色。

出处　何秋英，程红武．慢性单纯性鼻炎从瘀论治临床观察［J］．辽宁中医杂志，2005，32（9）：924-924.

【方剂3】三仁汤加减

杏仁、厚朴、清半夏、淡竹叶、苍耳子、路路通、桑白皮各10g，薏苡仁、滑石各20g，白豆蔻（后下）、通草、辛夷、白芷、甘草各6g，葱白2段（后下）。

用法与主治　每日1剂水煎，早晚分服。此方为广州中医药大学第二附属医院李华锋主任医师治疗小儿湿热证鼻炎临床经验方。具有清热祛湿化浊的作用。适用于鼻塞，流涕，常伴有发热、恶寒、头痛、疲倦、咳嗽、舌红苔黄、脉滑等症。

加减　头痛甚者加川芎、蔓荆子、薄荷各5g；头晕甚者加白蒺藜、葛根各15g，石菖蒲5g；鼻涕多者加泽泻、车前子各10g；咳嗽甚者加前胡、百部、浙贝母各10g；胸闷加枳壳、紫苏梗各10g；疲倦者加党参、白术、茯苓各10g。

出处　李华锋．三仁汤加减治疗小儿慢性单纯性鼻炎48例［J］．江西中医药，2012，43（3）：39-40.

【方剂4】升清渗湿汤

升麻6～15g，柴胡6～15g，黄芪10～30g，苍术6～15g，白术6～15g，泽泻10～30g，辛夷10～15g，苍耳子6～10g，藿香10～15g，薄荷3～10g，荆芥3～10g，甘草6g。

用法与主治　每日1剂水煎，早晚分服。此方为陈俊波主任医师临床经验方。具有益气升清，健脾渗湿，宣通鼻窍的作用。适用于有间歇性或交替性鼻塞，间或有头昏、头痛，说话呈闭塞鼻音，伴流清涕或黄稠涕。检查见鼻黏膜肿胀，色苍白或暗红，鼻腔内有较黏稠分泌物。

加减　喷嚏，清涕量多者加防风、细辛、乌梅、五味子；涕黄稠者加黄芩、鱼腥草、胆南星、白芷；鼻塞甚者，加麻黄、葛根、细辛、路路通；久病夹瘀，鼻黏膜暗红者加牡丹皮、赤芍、丹参。

出处 陈俊波．升清渗湿汤配合熏鼻治疗慢性单纯性鼻炎50例[J]．云南中医学院学报，2003，26（1）：42-42.

【方剂5】通窍鼻炎汤

细辛3g，荆芥、辛夷、苍耳子、诃子、板蓝根、木蝴蝶、胖大海、桔梗、射干各10g，炙麻黄、甘草各5g。

用法与主治 每日1剂水煎，早晚分服。方为广东省深圳市南山人民医院宋书仪主任医师临床经验方。具有通窍利咽，宣肺排涕的作用。适用于鼻塞，流清涕，咽部不适，偶有喷嚏，无头痛、耳鸣等症，舌红苔薄，脉细缓。

出处 宋书仪，周小平．通窍鼻炎汤治疗慢性单纯性鼻炎50例[J]．陕西中医，2006，27（1）：69-70.

【方剂6】辛夷汤

辛夷（包）10g，苍耳子10g，白芷9g，荆芥10g，防风10g，沙参15g，知母12g，细辛3g，黄连12g，菊花12g，连翘12g。

用法与主治 每日1剂水煎，早晚分服。此方为洛阳市人民医院王洪源医师临床经验方。具有清热解毒，散寒祛风，通窍止痛的作用。适用于鼻塞，多涕，头痛，头晕，咽干，咽痛。

加减 若偏于风寒者加重荆芥、防风、白芷、细辛的用量；若偏于风热者加重黄连、菊花、连翘、沙参的用量。

出处 王洪源．辛荑汤治疗慢性单纯性鼻炎39例[J]．实用中医内科杂志，2005，19（1）：46.

【方剂7】接力刚经验方

苍耳子10g，辛夷10g，白芷10g，薄荷6g（后下），白术10g，防风10g，黄芪15g，蒲公英15g，金银花15g。

用法与主治 每日1剂水煎，早晚分服。此方为广州第一军医大学接力刚医师临床经验方。具有益气固表，祛风通窍的作用。适用于鼻腔黏膜分泌物增多，间歇性或交替性鼻塞，常伴鼻痒、恶寒、发热、倦怠乏力等。

加减 鼻塞较重者，酌加藿香、紫苏叶、丝瓜络、木蝴蝶；鼻痒较重者，酌加蝉蜕、僵蚕；表证较明显者，酌加荆芥、防风；里虚者，酌加细辛、石菖蒲。另外，久病不愈者，酌加桃红四物汤；鼻甲充血较重者，酌加丹参和白茅根。

出处 接力刚．中药治疗慢性单纯性鼻炎96例体会[J]．长春中医药大学学报，2000，16（3）：40.

【方剂8】慢鼻祛瘀汤

黄芪20g，白术15g，甘草6g，当归10g，三棱10g，丹参15g，茯苓10g，莪术10g，白芍15g，牡丹皮10g，皂角刺15g，僵蚕10g，连翘15g，泽泻10g，赤芍15g。

用法与主治 每日1剂水煎，早晚分服。此方为山东省台儿庄中医院张建伟医师临床经验方。具有补肺健脾，祛寒通窍，养血润燥的作用。适用于鼻塞，流清或浊涕，鼻干，鼻痒，喷嚏，头胀痛，病程迁延。

加减 新患外感风寒湿，脉浮紧，苔薄白者，原方去当归、丹参、三棱、莪术、赤芍、牡丹皮，酌加藿香10g、白芷10g、辛夷10g、苍耳子10g、防风10g等，另用葱须、白菜根煎汤当茶饮；久病气虚明显，舌苔淡，脉细缓者，加党参15g，升麻10g，另用黄芪当茶饮；肺经郁热，脉数，苔黄者，加金银花20g，黄芩15g，石膏30g，薄荷10g，蔓荆子10g。

出处 张建伟，张慧玲．自拟方煎汤口服治疗慢性鼻炎[J]．中医药临床杂志，2005，17（4）：411.

单纯性化脓性鼻炎

单纯性化脓性鼻炎是指以鼻流浊涕、量多不止为主要特征的鼻病，常伴有头痛、鼻塞、嗅觉减退等症状，为鼻科的常见病、多发病。与中医“鼻渊”类似。

【方剂1】益气聪明汤

黄芪30g，苍耳子9g，白芍15g，升麻4g，葛根10g，黄柏9g，蔓荆子6g，甘草3g。

用法与主治 每日1剂水煎，早晚分服。此方为陈国春教授临床经验方。具有益气排脓，宣透鼻窍止痛的作用。适用于鼻渊，症见：鼻流浊涕，黏稠而味臭，伴头晕，头痛，面色苍白，舌淡，苔白，脉细。

出处 方鸿兴．陈国春益气聪明汤治疗鼻渊［J］．实用中医内科杂志，2013，27（2）：4-5.

【方剂2】高荣林经验方

白芷10g，辛夷10g，薄荷6g，苍耳子6g，川芎6g，羌活10g，蒲公英30g，野菊花30g，黄芩10g，细辛3g。

用法与主治 每日1剂水煎，早晚分服。此方为高荣林教授临床经验方。具有疏风清热，通窍解毒的作用。适用于鼻渊，症见：鼻塞，前额痛，脓涕色黄量多，时有鼻后滴漏，嗅觉减退，头昏，鼻息热，口渴，无口苦，无心烦，纳差，大便干，舌尖红，苔黄根部厚，脉细略数。

出处 张予．高荣林治疗鼻渊经验［J］．中国中医药信息杂志，2013，20（9）：84-85.

【方剂3】谷青汤

谷精草30g，青葙子15g，蔓荆子10g，决明子10g，薄荷10g，菊花10g，蝉蜕、酒黄芩各10g，甘草6g。

用法与主治 每日1剂水煎，早晚分服。此方为张磊教授经验方，具有清肝泻火，清利头目的作用。适用于鼻渊，症见：鼻塞，流黄浊黏腻涕，量多，头晕，头痛，头胀，精神困顿或反应迟钝，舌红苔黄，脉弦数。

加减 鼻塞，加苍耳子、辛夷；头痛加川芎；眼珠胀加夏枯草；头晕重者加钩藤；头昏重者加荷叶；阴伤者加玄参；便秘者加决明子。

出处 陶洁．谷青汤治疗风（郁）热证鼻渊50例观察［J］．中华中医药杂志，2009，24（9）：1181-1182.

【方剂4】江龙生经验方

苍耳子10g，白芷30g，辛夷、薄荷各15g，细辛6g。

用法与主治 每日1剂水煎，早晚分服。此方为浙江省桐乡第一人民医院江龙生医师经验方，具有宣通鼻窍的作用。适用于鼻渊，症见：

头痛头胀，持续性鼻塞，流脓涕，嗅觉减退，痰多，夜梦多，鼻道蓄脓涕，舌红，苔黄，脉弦。

加减 肺经风热者加野菊花、鱼腥草各30g，桔梗、葛根各20g；胆腑郁热者加龙胆15g，柴胡、泽泻各10g，车前子20g，鹅不食草30g；脾胃湿热者加黄芩15g，茯苓30g，白豆蔻、淡竹叶各10g；大便干结者加生大黄15g；肺气虚寒者加人参、诃子、川芎各10g；脾气虚弱者加黄芪、党参各30g，桔梗、白术、山药各20g。

出处 江龙生，费长顺．加味苍耳子汤治疗鼻渊120例［J］．实用中医药杂志，2001，17（6）：15.

【方剂5】排脓散

桔梗10g，枳实10g，赤芍、白芍各10g，桃仁10g，红花10g。

用法与主治 每日1剂水煎，早晚分服。此方为江西省赣南医学院胡建和医师经验方。具有清宣肺热，宣通鼻窍的作用。适用于鼻渊，症见：鼻塞不通，语声重浊，嗅觉迟钝，涕黄而浓，无臭味，难以擤出，头晕不痛，舌质红，苔薄黄而腻，脉濡细滑。

加减 鼻塞不通较严重者加辛夷、苍耳子；前额疼痛加白芷；眼眶痛加决明子、青葙子；涕浓色黄，量多臭秽者，为热毒蕴结，浊气弥漫，酌加金银花、连翘、黄芩、浙贝母、薏苡仁、芦根或野菊花、蒲公英、紫花地丁、鱼腥草、败酱草。

出处 胡建和，辜宝祥．排脓散加味治疗鼻渊［J］．江西中医药，1993，24（5）：25.

【方剂6】王士贞经验方

经验方①：柴胡、杭菊花、蔓荆子各10g，黄芩12g，辛夷、白芷、鱼腥草各10g，蝉蜕5～10g，地龙干10g，蒲公英15g，桔梗10g，甘草6g

经验方②：五爪龙30g，云茯苓15g，白术、防风、辛夷、白芷、蝉蜕、地龙干各10g，蒲公英15g，藿香、佩兰各10g，生薏苡仁15g。

用法与主治 每日1剂水煎，早晚分服。此方为广州中医药大学王士贞教授经验方。经验方①具有清肺利湿，通窍排脓的作用。适用于鼻渊，症见：鼻塞初起，前额疼痛，流脓涕黏黄或黏白。经验方②具有健脾利湿，化浊通窍的作用。适用于鼻渊后期，患病日久，久病致肺脾虚损，邪气久羁，滞留鼻窍，故多为虚实夹杂，本虚标实之证。

出处 邱宝珊，林玲玲，王士贞．王士贞教授治疗鼻渊经验［J］．中医药学刊，2006，24（10）：1795-1796.

【方剂7】辛苍饮

苍耳子（打）20g，辛夷、白芷各4g，升麻10g，浙贝母、黄芩各12g，蒲公英30g，大黄（后下）、栀子各15g，甘草3g。

用法与主治 每日1剂水煎，早晚分服。此方为何国安医师经验方。具有清热解毒，逐瘀排脓的作用。适用于鼻渊，症见：鼻塞，流涕，打喷嚏，头痛或鼻流浊涕，不闻香臭，苔薄白或黄腻，脉数者。

加减 外感风热者加柴胡、桑叶，去大黄；头痛，鼻流浊涕，不闻香臭者加天花粉15g，冬瓜子30g，三七10g。

出处 何国安．辛苍饮治疗鼻渊23例［J］．新中医，1997，29（S1）：99-100.

过敏性鼻炎

过敏性鼻炎，又称为变应性鼻炎，是特应性个体接触致敏原后由IgE介导的介质释放、并有多种免疫活性细胞和细胞因子参与的鼻黏膜慢性炎症反应性疾病，临床主要表现为打喷嚏、流清涕、鼻塞和鼻痒。

【方剂1】干祖望经验方

桑白皮10g，黄芩3g，蝉蜕3g，干地龙10g，墨旱莲10g，茜草10g，紫草10g，诃子10g，石榴皮10g。

用法与主治 每日1剂水煎，早晚分服。此方为名老中医干祖望经验方。具有清肺泄热脱敏的作用。适用于过敏性鼻炎，症见：狂嚏不止，对寒冷的刺激不太敏感，鼻涕呈淡黄色而清稀如水，鼻黏膜可有充血现象。一旦接触到煤气、香烟、热气等刺激时，即可马上发作。

出处 廖月红，李云英，陈海．干祖望用清金法治疗过敏性鼻炎验案［J］．广州中医药大学学报，2004，21（2）：154-155.

【方剂 2】孔嗣伯经验方

生石膏 30g，生麻黄 0.5g，辛夷 10g，白芷 3g，忍冬花 15g，白蒺藜 15g，蒲公英 15g，僵蚕 10g，黛蛤散 30g，黄芩 6g，焦栀子 10g，瓜蒌 30g，川牛膝 10g，生滑石 15g，羚羊角粉 1.2g。

用法与主治 每日 1 剂水煎，早晚分服。此方为名老中医孔嗣伯经验方。具有润肺通鼻窍，清热祛湿的作用。适用于过敏性鼻炎，症见：打喷嚏，流鼻涕，伴遇热流涕，有痰，头痛烦躁，尿急尿痛，口干，大便干，舌红苔黄厚腻，脉弦滑。

出处 廉海红．孔嗣伯治疗过敏性鼻炎经验［J］．中国临床医生，2016，44（8）：104-106.

【方剂 3】晁恩祥经验方

荆芥、防风、紫苏叶、牛蒡子、蝉蜕、五味子、辛夷、苍耳子等。

用法与主治 每日 1 剂水煎，早晚分服。此方为晁恩祥教授经验方。具有疏风宣肺，通窍利咽的作用。适用于过敏性鼻炎，症见：阵发性鼻奇痒，喷嚏频作，流大量清水涕为特点。

加减 根据寒热之偏重，偏于寒者加白芷、桂枝；偏于热者加菊花、薄荷等。晁老认为临床治疗需要同时重视兼症，兼鼻干，加用鱼腥草、桑白皮等；兼热痰加枇杷叶、浙贝母、竹茹；兼胸闷呼吸不畅，加全瓜蒌、薤白等。

出处 石英杰．浅谈名老中医治疗过敏性鼻炎临床经验［J］．世界最新医学信息文摘，2016，16（52）：163-164.

【方剂 4】王行宽经验方

黄芪 20g，百合 20g，柴胡 10g，黄芩 10g，枳壳 10g，芍药 10g，辛夷 10g，苍耳子 10g，白芷 15g，白蒺藜 10g，蝉蜕 10g，僵蚕 10g，马勃 10g，山豆根 10g，炙甘草 5g。

用法与主治 每日 1 剂水煎，早晚分服。此方为王行宽教授经验方。具有益气养阴，祛风利窍的作用。适用于过敏性鼻炎，症见：遇冷则鼻塞流清涕，喷嚏连作，经常咽喉疼痛，口干，舌淡红，苔薄黄，脉细弦。

出处 吴振华，陈协云．王行宽教授从肝论治过敏性鼻炎经验［J］．

光明中医，2010，25（9）：1575-1577.

【方剂5】王鹏经验方

麻黄10g，防风15g，白芷12g，细辛5g，辛夷15g，苍耳子12g，鹅不食草12g，黄芩12g，黄芪25g，甘草10g，蝉蜕10g，地龙10g。

用法与主治 每日1剂水煎，早晚分服。此方为名老中医王鹏教授经验方。具有宣肺散寒，祛风通窍的作用。适用于过敏性鼻炎反复发生鼻痒、喷嚏，流清涕易感冒，畏风怕冷，易疲乏，饮食睡眠尚可，二便调，舌质淡红，苔薄白，脉浮。

出处 杨俊姝，王鹏．王鹏教授治疗过敏性鼻炎经验举隅[J]．湖北中医药大学学报，2016，18（4）：104-106.

【方剂6】张泽民经验方

补骨脂12g，益智12g，巴戟天12g，黄芪20g，白术10g，防风6g，桂枝8g，白芍8g，红枣20g，细辛3g，桔梗6g，炙甘草4g。

用法与主治 每日1剂水煎，早晚分服。此方为名老中医张泽民经验方。适用于鼻痒作嚏，秋冬季节、气候偏冷时症状明显加重，尤见于晨起之时，清涕滂沱，恶寒畏风，随气温升高而好转，舌胖红，苔白腻，脉沉细。治宜益气温阳。

加减 如鼻痒明显者，加紫草10g，茜草10g，墨旱莲10g。

出处 万文蓉．张泽民教授治疗过敏性鼻炎经验探讨[J]．福建中医药，2003，34（4）：15.

耳鸣

耳鸣是指在没有任何外界相应的声刺激或电刺激时人体耳内产生声音的感觉，是多种耳病的常见症状，也可单独成为一种疾病，古籍称为“苦鸣”“蝉鸣”等，指患者自觉耳内鸣响，如闻潮声，或细或暴，妨碍听觉的一类病症，多伴有听力下降、睡眠困难、注意力不集中、焦虑等症状。

【方剂 1】宣伟军经验方

经验方①：柴胡、郁金、合欢花、丹参、桃仁、葛根、石菖蒲、五味子、浙贝母、陈皮等。

经验方②：黄芪、怀山药、女贞子、生地黄、熟地黄、山茱萸、浙贝母、丹参、石菖蒲、郁金、白芍、茯神、五味子等。

用法与主治 水煎服，每日 1 剂。此方是广西中医药大学名中医宣伟军教授的经验方。经验方①具有疏肝解郁，或清胆泄热，佐化痰祛瘀，镇静安神的作用，适用于感音神经性耳鸣的实证。症见耳鸣多为暴发，鸣声高亢，并且刺耳，可伴有全身症状，如情志郁郁寡欢，或急躁易怒，或头晕头胀，头昏眩晕，口苦，面红目赤，或胸胁作痛，舌红或有瘀斑，苔黄，脉弦或兼数有力。经验方②具有补肾健脾，佐以化痰祛瘀，柔肝安神的作用，适用于感音神经性耳鸣的虚证。症见耳鸣多为渐进性，时间长，鸣声细尖，可伴胃胀纳差，神疲乏力，或腰膝酸软，虚烦失眠，或胸胁作痛，舌淡胖或暗淡，苔白滑或少苔，脉濡缓或沉细。

加减 经验方①若肝胆火盛者，加龙胆、栀子、夏枯草以清泻肝火，也可选用龙胆泻肝汤加减调治。经验方②脾虚为主者选用益气聪明汤加减，肾阴虚为主者选用耳聋左慈丸加减，肾阳虚为主者选用肾气丸加减。

出处 王瑜，李龚．宣伟军从肝脾肾瘀立论治疗耳鸣经验［J］．湖南中医杂志，2018，34（12）：38-40.

【方剂 2】李妍怡经验方

天麻，钩藤，石决明，杜仲，桑寄生，栀子，黄芩，益母草，川牛膝，首乌藤，朱茯神，白芍，葛根，石菖蒲，蝉蜕，磁石，首乌藤（夜交藤），当归，川芎。

用法与主治 水煎服。此方是甘肃省名中医李妍怡教授的经验方，具有滋阴潜阳，开窍安神，通气开郁的作用。适用于肝阳上亢型老年性耳鸣。症见耳鸣如蝉、如潮水等，安静时尤甚，伴或不伴听力下降，多伴有失眠、焦虑等症。

出处 达德玲，封歌俊，达德丽，等．天麻钩藤饮加减治疗老年性耳鸣临床经验［J］. 亚太传统医药，2019，15（4）：111-112.

【方剂3】补阳还五汤加减

黄芪、当归、桃仁、红花、赤芍、川芎、地龙等。

用法与主治 水煎服，每日1剂。此方是四川省名中医张勤修教授治疗气虚血瘀、气滞血瘀型耳鸣的常用方，治宜益气活血为主，兼以疏肝理气、化瘀通经、补养脾肾。症见患者自觉耳内或头颅鸣响、多思多虑、性情焦虑等。

加减 头晕眼花、腰膝酸软者加熟地黄、山茱萸、山药、泽泻、牡丹皮、制附子等；饮食不佳或纳呆者加鸡内金、焦三仙、石菖蒲、茯苓；心悸、失眠、多梦者加丹参、酸枣仁、龙骨、牡蛎、远志；忧思多虑或情志抑郁者加柴胡、郁金、合欢皮、薄荷；畏寒肢冷、夜尿频多者加桂枝、制附子、肉桂、益智；大便干结者加枳实、大黄、柏子仁、火麻仁等；疲倦乏力，精神不佳者可加山药、陈皮、升麻等。

出处 张慧敏，牟月，朱雪霖，等. 补阳还五汤治疗耳鸣经验总结［J］. 世界最新医学信息文摘，2019，19（16）：206-209.

【方剂4】王士贞经验方

经验方①：柴胡、杭菊花、蔓荆子、石菖蒲、灯心草各10g，葛根、黄芩、生薏苡仁、毛冬青、路路通、白蒺藜各15g，甘草6g。

经验方②：黄芪、党参各20g，茯苓、白芍、远志各15g，白术、当归、木香、龙眼肉、大枣各10g，炙甘草6g。

经验方③：柴胡、川芎、香附、石菖蒲各10g，白芍、葛根、益智各15g加减。

用法与主治 水煎服，每日1剂。此方是广州中医药大学教授王士贞教授的经验方。经验方①具有清利头目，散邪祛湿通络的作用，适用于风邪上扰型耳鸣。症见耳鸣初起，病程较短，可伴有耳堵塞感、听力下降，近期多有外感病史，可伴有鼻塞、流涕、头痛等外感症状。检查见：鼓膜稍潮红或正常。舌质稍红，苔薄黄或薄白，脉浮数。经验方②具有益气健脾，补益气血的作用，适用于气血亏虚型耳鸣。症见耳鸣，伴面色无华、头晕、气短乏力等症状，舌淡，苔薄白，脉细弱无力。经验方③具有疏肝柔肝，宣通耳窍的作用，适用于情志不遂型耳鸣。症见耳鸣伴情志方面症状。肝火旺者，患者常有口干、口苦、心烦、头痛、眩晕、夜寐不安、烦躁易怒等症状，舌质红或舌尖边红，脉弦略数或弦而有力；肝气郁结者，患者常有胸胁胀闷，善太息，烦躁，睡眠欠佳甚至失眠，舌质暗红或有瘀点、瘀斑，脉弦；肝胃不和者，患者除了有肝气不舒的症状外，还表现有脾虚的症状，如气短神疲、大便溏、嗳气、反酸、呃逆（打嗝）等症状，舌质淡胖，边有齿印，苔薄白或白腻，脉弦细或缓而无力；肝血不足者，患者面色少华，胁下隐痛，两目干涩，失眠多梦，舌质淡红，苔薄白，脉弦细弱；肝肾阴虚者，患者头昏眼花，腰膝酸软，虚烦失眠，舌质红，少苔，脉弦细。

加减　经验方①有恶寒怕冷者，常加桂枝、白芍；有鼻塞流涕者，常加防风、辛夷。经验方②胸闷、善太息者，常选加柴胡、郁金、合欢皮；头晕眼花、腰膝酸软者，常选加益智、怀牛膝、杜仲、桑寄生。经验方③肝火旺者，常选加黄芩、夏枯草、栀子；肝血不足者，常选加制何首乌、栀子、桑椹、龙眼肉、大枣、当归；肝肾阴虚者，常选加墨旱莲、女贞子、怀牛膝、熟地黄；夹瘀者，常选加毛冬青、郁金、丹参；夹痰浊者，则配合二陈汤；夜睡欠佳者，常选加首乌藤（夜交藤）、远志、酸枣仁；烦躁不安者，常选加合欢皮、浮小麦或珍珠母、石决明、生龙骨、生牡蛎；腹痛便溏者，常配合痛泻要方；眩晕者，常选加法半夏、白术、天麻、钩藤；胃脘不适、嗳气反酸者，常选加砂仁、柿蒂。

出处　黄晓萍．王士贞教授诊治耳鸣经验［J］．新中医，2013，45（8）：221-223.

【方剂5】熊大经经验方

经验方①：荆芥穗、防风、柴胡、葛根、石菖蒲、刺蒺藜等。

经验方②：柴胡、法半夏、浙贝母、石菖蒲、胆南星、瓜蒌、钩藤等。

经验方③：红花、丹参、水蛭、全蝎、葛根、石菖蒲、牛膝、天麻等。

经验方④：党参、黄芪、白术、茯苓、柴胡、葛根、白芍等。

经验方⑤：熟地黄、山茱萸、怀山药、枸杞子、五味子、丹参、红花、天麻等。

用法与主治 水煎服，每日1剂。此方是山西省熊大经教授的经验方。经验方①治以疏风散邪、通窍开闭为主，佐以潜降少阳经气、清解肺胃之法。适用于风邪外袭型耳鸣。症见耳鸣如风，耳中憋气，有阻塞、胀闭感，听力稍有下降而鸣声增强，伴恶寒发热、鼻塞流涕、头身疼痛、咽痒疼痛、耳内痒痛等症状，苔薄，脉浮。局部检查可见外耳道充血、鼓膜轻度潮红及内陷等。经验方②治宜涤痰降火，适用于痰火上扰型耳鸣。症见耳鸣如潮，甚则呼呼作响，每因盛夏炎热、剧烈运动、情绪激动时常发作加重，伴性情急躁、头晕胀痛、口苦、胸闷痰多、痰黄黏稠等，舌红苔黄腻，脉弦滑数。局部检查可见鼓膜增厚。经验方③治以活血化瘀，通络开窍，适用于瘀阻清窍型耳鸣。症见持续耳鸣，听力下降，耳堵，起病慢，病程长，舌有瘀点，脉涩。局部检查多无异常，偶见鼓膜粘连。经验方④治以补脾益气，升清聪耳，适用于脾胃虚弱型耳鸣。症见耳鸣持续不息，听力逐渐下降，过劳时症状加重，伴头目虚眩，倦怠懒言，纳少便溏，舌淡，脉虚无力。局部检查多无异常。经验方⑤治以填精补髓，潜阳聪耳，适用于肾精亏虚型耳鸣。症见耳鸣声细微而持续不息，听力下降，伴头目空眩、失眠健忘、腰膝酸软等，舌红苔少，脉细弱。局部检查无明显异常。

加减 经验方①若咽部充血明显的，可酌加桔梗、牛蒡子利咽消肿；外耳道充血明显的，可加蒲公英、夏枯草泻火散结。

出处 李莉，王俊锋．熊大经教授辨治耳鸣经验［J］．中国民间疗法，2011，19（2）：17-18.

【方剂6】裴正学经验方

经验方①：生地黄、山茱萸、山药、茯苓、泽泻、牡丹皮、龟甲、石决明、磁石、珍珠母、生龙骨、生牡蛎、神曲、朱砂等。

经验方②：牡丹皮，栀子，黄芩，薄荷，菊花，白芍，磁石，石决明，连翘，远志，甘草。

经验方③：麻黄、桂枝、白芷、细辛、当归、川木通、胆南星、石菖蒲等。

经验方④：党参，炒白术，茯苓，藿香，佩兰，石菖蒲，木瓜，谷芽，苍耳子，甘草。

用法与主治　水煎服，每日1剂。此方是国家级名老中医裴正学教授的经验方。经验方①具有补肾填精的作用，适用于肾精亏虚型耳鸣。症见耳内常闻蝉鸣之声，耳鸣日久，如遍布微微哨声，夜间尤甚，兼见头晕目暗，腰膝酸软，寐差，虚烦失眠，多梦，神疲乏力，尿频，舌质红，苔少，脉细弱或沉细无力。经验方②具有清肝泄热，开郁通窍的作用。适用于肝火上炎型耳鸣。症见耳鸣如闻潮声，或如风雷声，每于郁怒之后加重，兼有耳胀耳痛感；肝火上犯，元神被扰，可兼见头痛、眩晕、夜寐不安、烦躁不宁。经验方③具有疏风解表、宣通耳窍，兼清郁热。适用于风寒郁闭型耳鸣。症见耳鸣急发，耳内如闻吹风声，常有闷胀及堵塞感，听力稍有下降，多伴头痛、鼻塞、流涕、发热或有恶寒，舌边尖红，苔薄白，脉浮紧或浮数。经验方④具有健脾化湿升清的作用，适用于脾胃虚弱型耳鸣。症见耳鸣如退潮声，时轻时重，劳而更甚，或在蹲下站起时较甚，耳内有突然空虚或发凉的感觉，伴倦怠乏力，脘痞满闷，纳少，食后腹胀，大便时溏，面色萎黄，舌质淡，苔薄白或厚腻，脉细弱。

出处　王鑫，白丽君，王静．裴正学教授治疗耳鸣的经验［J］．中医研究，2018，31（12）：37-40.

【方剂7】赵和平经验方

经验方①：熟地黄12g，山药15g，山茱萸15g，茯苓15g，泽泻15g，牡丹皮10g，桑椹15g，枸杞子15g，五味子15g，龟甲15g。

经验方②：党参15g，黄芪20g，焦白术20g，当归15g，白芍15g，熟地黄15g，砂仁15g，木香15g，制何首乌20g，酸枣仁15g，薏苡仁30g，炙远志30g。

经验方③：金银花10g，连翘10g，栀子15g，大青叶10g，垂盆草 12g，牡丹皮 10g，黄芩 12g，薏苡仁 15g，茯苓 10g，竹茹 12g。

经验方④：桃仁 10g，红花 10g，当归 10g，川芎 10g，生地黄 30g，白芍 15g，制天南星 10g，僵蚕 10g，土鳖虫 10g，地龙 10g，鸡血藤 30g。

用法与主治 水煎服，每日 1 剂。此方是湖北省名中医赵和平的经验方。经验方①具有滋补肝肾，填精益髓的作用，适用于肝肾亏虚型耳鸣。症见耳鸣如蝉，鸣声尖细，入夜尤甚。伴有头晕目眩，腰膝酸软，五心烦热，手足心热，口燥咽干，少寐多梦，舌红，少苔，脉细数。经验方②具有补益气血，濡养耳窍的作用，适用于心脾两虚型耳鸣。症见耳鸣，时轻时重，休息暂减，劳累后加剧，或在蹲下站起时较甚，耳内有突然空虚感，伴有神疲乏力，倦怠懒言，心悸少寐，腹胀便溏，舌淡，苔薄白，脉细弱。经验方③具有清肝利胆，化湿开窍的作用，适用于肝胆湿热型耳鸣。症见耳鸣如潮声，或有耳胀耳痛，伴有头身困重，胸胁满闷，纳呆痞满，口苦咽干，胁痛，多梦，便秘溲赤，舌红苔黄腻，脉弦滑数。经验方④具有化痰逐瘀，活血通窍的作用，适用于痰瘀阻滞型耳鸣。症见久病耳鸣，听力下降，甚则耳聋，伴有头昏头重，眩晕，胸脘满闷，纳呆呕恶，舌紫暗，或有瘀斑、瘀点，苔白腻，脉弦滑。

加减 经验方①：兼头晕头痛，肝阳上亢者加钩藤、石决明平肝潜阳息风；腰酸痛者加杜仲、川续断补益肝肾，强壮腰膝；伴五心烦热，手足心热者加知母、黄柏滋阴泻火；心烦不寐者加珍珠母、龙骨、牡蛎重镇安神。经验方②：兼有阴血亏虚，阴不敛阳，肝阳上亢者加钩藤、菊花等；清阳不升者加升麻、葛根、蔓荆子升清通窍。经验方③：热重者加蒲公英、紫花地丁、天葵；湿重者加藿香、白豆蔻、泽泻；湿热下注者加石韦、萹蓄、瞿麦清热利湿。兼有胁痛者加枳壳、佛手、延胡索疏肝理气，解郁止痛；不寐多梦者加生龙骨、生牡蛎、磁石等镇心安神；腹胀便秘者加木香、枳壳、厚朴行气除满；阴虚者加龟甲、桑椹、枸杞子滋补肝肾。经验方④：胸脘满闷，纳呆呕恶重者，加姜半夏、陈皮、白术、茯苓健脾化痰；痰湿郁久化热，上扰耳窍者加黄芩、瓜蒌，上扰心神，心烦不寐者加竹茹、龙齿清热化痰，镇惊安神。

出处 孙君阳，王媛媛，汪宇，等．赵和平辨治耳鸣经验［J］．湖北中医杂志，2016，38（3）：28-29.

【方剂 8】谯凤英经验方

龙胆 10g，黄芩 10g，栀子 10g，柴胡 10g，生地黄 10g，当归 10g，钩藤 15g，鸡血藤 15g，络石藤 15g，首乌藤（夜交藤）30g，龙骨 20g（先煎），牡蛎 20g（先煎），合欢皮 30g，炙甘草 6g。

用法与主治 水煎服，每日 1 剂。此方是天津中医药大学第一附属医院耳鼻喉科主任谯凤英的经验方，具有清肝泄热，开郁通窍的作用，用于肝火上扰型耳鸣。症见左耳耳鸣，平素易心烦恼怒，口苦咽干，寐差。检查双外耳道畅，鼓膜完整，标志清。舌红苔黄，脉弦。

加减 若耳鸣时轻时重，寐尚安，舌淡红苔薄黄，脉弦，上方去黄芩、栀子。

出处 王平平，谯凤英．谯凤英应用龙胆泻肝汤治疗耳鼻喉科疾病经验［J］．实用中医药杂志，2018，34（12）：1534-1535.

化脓性中耳炎

慢性化脓性中耳炎是指发生在中耳黏膜、骨膜甚至深达骨质的慢性化脓性炎症，是耳鼻喉科极为常见的疾病。多由于急性化脓性中耳炎未能得到及时良好的治疗，迁延不愈发展而成，该病反复发作会引起鼓膜紧张部中央性穿孔，导致患者出现传导性耳聋，最终损害患者听力，慢性化脓性中耳炎鼓膜穿孔是致聋的一个常见原因。

【方剂 1】盛国强经验方

生黄芪 30g，山茱萸、茯苓、当归各 15g，地龙、川芎、赤芍各 10g。

用法与主治 每日 1 剂水煎，早晚分服。此方为新疆医科大学盛国强教授经验方。具有固本培元，益气活血的作用。适用于耳道流脓及分泌物，鼓膜及鼓室尚有充血，听力减退。

加减 伴有痰浊盛者加郁金、胆南星、浙贝母；湿热重者加玄参、黄柏；脾胃虚弱加党参、白术；畏寒怕冷者加肉苁蓉；耳鸣或头晕者加泽泻、磁石；肾精亏虚加熟地黄、枸杞子；便秘加火麻仁、郁李仁。

出处 盛国强，张伟．补阳还五汤治疗慢性化脓性中耳炎45例［J］．陕西中医，2017，38（9）：1258-1259.

【方剂2】干祖望经验方

经验方①：党参10g，白术6g，茯苓、白扁豆、山药、炒薏苡仁各10g，柴胡6g，升麻3g，菊花、枸杞子各10g。

经验方②：苍术4g，川厚朴6g，车前子（包煎）10g，泽泻6g，炒薏苡仁、苦丁茶、夏枯草、金银花、菊花各10g。

用法与主治 每日1剂，水煎，早晚分服。此方为名老中医干祖望经验方。经验方①：具有健脾益气的作用。适用于耳道流脓，量多而稀薄，时作眩晕，听力下降，舌苔薄，脉细。经验方②：具有清热利湿的作用。适用于耳道流脓，时作时休，稍痛，听力下降明显，舌苔薄黄腻，脉濡数。

出处 冯桂兰．干祖望治疗慢性化脓性中耳炎验案2则［J］．辽宁中医药大学学报，2001，3（3）：194.

【方剂3】陈昱印经验方

生黄芪20～30g，桂枝10g，生白芍15g，饴糖10g，生姜3g，大枣2g，柴胡5g，赤芍12g，丹参15g，连翘10g。

用法与主治 每日1剂，水煎，早晚分服。此方为陈昱印教授经验方。具有益气通阳，健脾祛湿，托腐生肌的作用。适用于反复发作的耳腔脓液或分泌物渗出，伴有头晕或头痛、听力下降或消失等，舌质淡，苔薄白，脉细弱。

加减 耳内分泌物多，脓汁较稠加龙胆、车前子、金银花；脓汁腥臭加川黄柏、川黄连、败酱草；脓汁多而稀薄者重用生黄芪至30～50g，加当归、薏苡仁、白术；头痛甚者加川芎、蔓荆子、白芷、佩兰；头晕恶心者加防风、白蒺藜、竹茹、姜半夏。

出处 陈昱印．黄芪建中汤加味治疗慢性化脓性中耳炎［J］．中国中医药现代远程教育，2009，7（3）：88.

【方剂4】蔡福养经验方

肉桂6g，制附子（先煎）6g，泽泻10g，黄芪30g，党参

12g，白术 12g，茯苓 30g，苍术 15g，石菖蒲 12g，丝瓜络 12g，甘草 6g。

用法与主治　每日 1 剂，水煎，早晚分服。此方为蔡福养教授经验方。具有温补肾阳，健脾益气的作用。适用于耳骨膜边缘性穿孔，流脓色白，清稀如水，伴有阵发性耳鸣、间歇性眩晕、易便溏、四肢不温、腰酸困、易疲劳、舌苔白、脉沉弱等。

出处　蔡纪堂，王俊杰．巧用温阳益气法治疗耳鼻喉疾病验案 4 则［J］．世界中医药，2016，11（5）：859-860.

【方剂 5】蔡人刚经验方

党参、黄芪、葛根、枸杞子、菟丝子、生白芍、夏枯草各 15g，蔓荆子、车前子各 12g，升麻、柴胡、黄柏各 8g，炙甘草 6g。

用法与主治　每日 1 剂水煎，早晚分服。此方为蔡人刚医师经验方。具有补脾升阳，清散邪毒的作用。适用于耳流脓，耳痛，鼓膜穿孔，听力下降，口苦咽干，纳差乏力，倦怠烦躁，头晕头重，甚则头痛等。

加减　畏寒纳差，脓液淡黄，舌淡苔白腻，脉细濡，证属脾肾阳虚者，加生白术 15g、菟丝子 18g；烦躁倦怠，脓液稠黄，舌红少苔，脉细数，证属阴虚火旺者，加知母、怀牛膝各 12g，改党参为太子参 15g；口苦咽干，脓液浓稠，舌偏红，苔黄腻，脉弦细数，证属脾肾两虚、胆火上炎者，加黄芩 10g，改党参为太子参 15g；兼有耳痛头晕头痛者，加赤芍 15g，白菊花 12g。

出处　蔡人刚．益气聪明汤加味治疗慢性化脓性中耳炎 56 例［J］．新疆中医药，2003，21（2）：15-16.

【方剂 6】王德鉴经验方

制附子（先煎）8g，山药、熟地黄、茯苓各 15g，山茱萸、泽泻、牡丹皮、鱼腥草、地肤子各 12g，皂角刺 10g。

用法与主治　每日 1 剂水煎，早晚分服。此方为王德鉴教授经验方。具有益肾培元，清利湿热的作用。适用于耳道流脓，时多时少，有臭味，伴听力下降、耳鸣，伴遗精，口干微苦，纳可，二便调，舌淡红，苔黄微厚，脉细。

出处　刘森平．王德鉴教授以扶正祛邪法治疗耳鼻喉疾病验案举隅［J］．新中医，2006，38（7）：15-16.

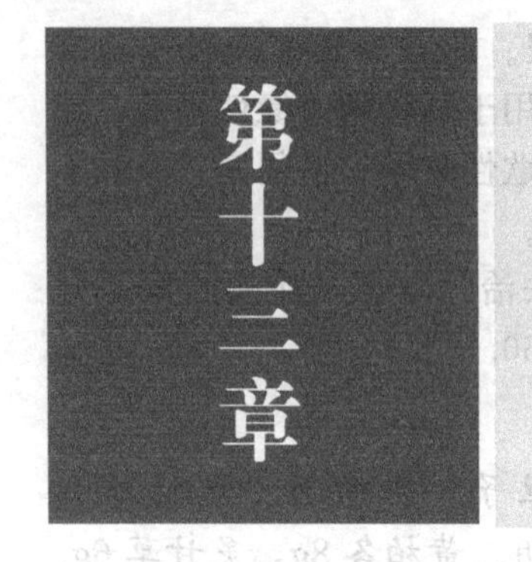

肿瘤疾病

肺　　癌

原发性支气管肺癌简称肺癌，是指起源于支气管黏膜或腺体的恶性肿瘤，肺癌的发病率为肿瘤的首位。本病多属于中医学“肺积”“咳嗽”和“咯血”等范畴。

【方剂 1】肺金生方

泽漆 30g，石见穿 30g，生晒参 9g，黄芩 10g，白前 10g，桂枝 9g，制半夏 9g，露蜂房 15g，红豆杉 8g，制天南星 6g，生姜 6g，甘草 6g。

用法与主治　水煎服，每日 1 剂，早晚各一次温服。此方为名老中医庞德湘教授治疗痰毒内结型肺癌的经验方，具有化痰解毒，益气扶正的作用。症见咳嗽咳痰、胸闷气促、胸痛等。

加减　兼痰中带血、咯血可加仙鹤草、白及、茜草炭、生地黄炭、侧柏炭等；痉挛性咳嗽加止痉散；四肢疼痛加桑枝、牛膝、乳香、没药、延胡索等；纳差加鸡内金、炒麦芽、焦山楂等；大便秘结者加虎杖根、火麻仁、肉苁蓉、大黄等；恶心呕吐加旋覆花、赭石、姜半夏、姜竹茹等。

出处　陈滨海，郑健，庞德湘．肺金生方治疗肺癌经验传承体悟 [J]．中华中医药杂志，2017，32（1）：150-152.

【方剂2】葛信国经验方

人参，麦冬，天冬，生薏苡仁，山慈菇，浙贝母，红豆杉，石上柏，石见穿，炒苍术，守宫，蜈蚣，陈皮，炙鸡内金，焦山楂，神曲。

用法与主治　水煎服，每日1剂，早晚各一次温服。此方为南京中医药大学葛信国教授治疗气阴两虚型肺癌的经验方，具有抗癌解毒、益气养阴的作用。症见干咳少痰，咳声低弱，或痰少带血，面色萎黄暗淡，神疲乏力，气短，自汗或盗汗，口干不多饮，舌红或淡红，苔薄，脉细弱。

加减　兼夜间潮热盗汗者可加糯稻根；胃纳欠香、不欲饮食加炒麦芽；腹胀、大便秘结加厚朴、炒枳壳；大便溏薄加芡实；恶心、呕吐加姜半夏、竹茹。

出处　庞莉．葛信国教授治疗肺癌经验［J］．河北中医，2018，40（4）：489-491.

【方剂3】张学文经验方

经验方①：康泰汤（黄芪30g，西洋参6g，灵芝12g，无花果10g，白花蛇舌草15g，丹参15g）加减。

经验方②：康泰汤合清热解毒之五味消毒饮加减。

经验方③：康泰汤合二陈汤加减。

经验方④：康泰汤合桃红四物汤加蜈蚣、乌梢蛇。

经验方⑤：康泰汤合右归丸汤加减。

用法与主治　水煎服，每日1剂，早晚各一次温服。此方为国医大师张学文教授的经验方。经验方①具有补益气阴，清肺解毒的作用。适用于气阴亏虚型肺癌。症见咳嗽气短，咳声低怯，咳白色泡沫痰，胸闷气憋，乏力，口干少饮，舌质红苔薄白，脉沉细弱。经验方②具有养阴清热，解毒散结的作用。适用于热毒内蕴型肺癌。症见咳嗽，胸痛，痰黄或带血，甚或咯血，心烦寐差，发热，口渴，大便干结，舌质红、苔黄，脉细数或数大。经验方③具有行气祛痰、健脾燥湿的作用。适用于痰浊内阻型肺癌。症见痰凝气滞而见咳嗽痰多，气急胸闷，纳呆，大便溏薄；舌质淡胖苔白腻，脉滑或濡滑。经验方④具有活血化瘀，解毒散结的作用。适用于毒瘀互结型肺癌。症见咳嗽，胸憋闷，胸痛如锥刺，痰血色暗，口唇发绀，皮下痰核，舌暗有瘀斑，脉弦细或涩。经验方⑤具有益气扶正、温肾纳气的作用。适用于阴阳两虚型肺癌。症见肾阳虚衰而见咳嗽，口干，少饮，腰酸膝软，夜尿频，畏寒肢冷，气急，动则喘促，呼多吸少，张口抬肩；舌质淡红苔薄白，脉沉细无力。

加减 经验方①：阴虚偏甚，咽干、痰带血丝、潮热盗汗可加沙参、麦冬、天冬以益气养阴、生津润肺；气虚偏甚，少气懒言、纳呆消瘦、腹胀便溏加太子参、白术健脾益气以滋肺；痰多黏稠者加贝母、瓜蒌、杏仁、天竺黄、胆南星利肺化痰。经验方②：咯血不止可加白及、黄芩、仙鹤草、茜草根、三七以凉血止血；低热盗汗加地骨皮、栀子、牡丹皮以育阴清热敛汗；大便干结加大黄、火麻仁以润燥通便。经验方③：若有胸闷气短者可合用瓜蒌薤白半夏汤，以宣肺祛痰、宽胸散结；胸胁胀闷、喘咳者，合用瓜蒌薤白半夏汤，以宣肺祛痰、宽胸散结；胸胁胀闷、喘咳者，合用葶苈大枣泻肺汤，以泻肺祛痰；发热、痰黄稠黏难出者加鱼腥草、黄芩、栀子，以清热化痰、解毒；胸痛、唇舌紫暗、舌底脉络紫暗迂曲加川芎、郁金、丹参、三七、延胡索，以化瘀止痛；神疲、纳呆加党参、白术、鸡内金、焦山楂，以健脾开胃、消食助纳。经验方④：胸痛明显可加理气活血、通络止痛之香附、延胡索、郁金、乳香、没药之类；反复咯血，宜化瘀止血，去桃仁、红花、川芎、赤芍，加蒲黄炭、三七、藕节、仙鹤草；发热、口干、舌燥者，加沙参、天花粉、生地黄、玄参、知母，以清热养阴、生津润燥；食少、乏力、气短者，加党参、白术健脾益气。经验方⑤：若畏寒肢冷甚者可酌加桂枝、巴戟天、菟丝子、仙茅、淫羊藿等温肾助阳；夜尿频数者加益智、桑螵蛸、山茱萸、乌药等固泉缩尿；气急、动则喘促、张口抬肩者加细辛、沉香、蛤蚧、鹿茸等助肾纳气。

出处 董斌，刘绪银，张宏伟，等．国医大师张学文辨治肺癌经验[J]．湖南中医药大学学报，2018，38（3）：238-241.

【方剂4】叶益平经验方

南、北沙参各 15g，麦冬 10g，赤芍 15g，玄参 15g，浙贝母10g，白花蛇舌草30g，生薏苡仁40g，芦根20g，南方红豆杉3g，鱼腥草30g，杏仁10g，肺形草30g，桃仁10g，三叶青10g，桔梗10g，丹参30g，制半夏9g，瓜蒌皮12g，陈皮10g，炒谷芽20g。

用法与主治　水煎服，每日1剂，早晚各一次温服。此方为名老中医叶益平教授治疗阴虚瘀毒型肺癌的经验方，具有养阴清肺，活血化瘀解毒的作用。症见低热、刺激性干咳、痰少质黏、痰中带血或咯血、消瘦、胸痛、淋巴结肿大等。

加减　兼咯血可加藕节炭、仙鹤草、白茅根；腹泻加藿香、食凉茶；胸痛加莪术、丝瓜络；咳嗽痰多加竹茹、胆南星；发热加青蒿、鳖甲；便秘加芦荟；纳差加生麦芽、鸡内金。

出处　郑勇飞，张尊敬，叶智．叶益平治疗肺癌经验［J］．江西中医药，2016，47（11）：31-32.

【方剂5】王晞星经验方

经验方①：生地黄，沙参，麦冬，瓜蒌，清半夏，芦根，黄芩，浙贝母，冬瓜子，鱼腥草，猫爪草，冬凌草，百合，龙葵，制天南星，甘草。

经验方②：太子参，白术，云茯苓，生地黄，沙参，麦冬，黄芩，浙贝母，芦根，冬瓜子，鱼腥草，猫爪草，制天南星，龙葵，百合，冬凌草，甘草。

经验方③：杏仁，瓜蒌，黄芩，桑白皮，地骨皮，芦根，冬瓜子，鱼腥草，猫爪草，浙贝母，秦艽，金银花，金荞麦，山豆根，甘草。

经验方④：生黄芪，党参（太子参），桑白皮，生地黄（熟地黄），山茱萸，麦冬，五味子，天龙，浙贝母，甘草。

用法与主治　水煎服，每日1剂，早晚各一次温服。此方为全国名老专家王晞星教授的经验方。经验方①具有滋阴清肺，化痰止咳的作用。适用于阴虚肺热型肺癌。症见咳嗽，咳声短促，痰少黏白且难咳，或痰中偶带血丝，或声音逐渐嘶哑，口干咽燥，或午后潮热，颧红，盗汗，日渐消瘦，神疲，舌红有裂纹，苔黄燥或无苔，脉细数。

经验方②具有益气养阴，润肺止咳的作用。适用于气阴两虚型肺癌。症见咳嗽痰少，质稀，咳声低弱，气短，喘促，神疲乏力，面色白，形瘦恶风，自汗或盗汗，口干少饮，舌胖，舌质红或淡，苔花剥，脉细弱。经验方③具有清热化痰，肃肺止咳的作用。适用于痰热互结型肺癌。症见咳嗽，气息粗壮，痰多，质黏腻，色稠黄，或咳痰带血或咯血，胸胁满闷，咳时引痛，面赤，或有身热，口干，口黏，舌质红，舌苔黄厚，脉滑数。经验方④具有补肺益肾的作用。适用于肺肾两虚型肺癌。症见咳嗽气短，或短气息粗，动则加重，脑转耳鸣，心慌，腰膝酸软。或颧红口干，五心烦热，舌质红，苔少，脉细数；或畏寒身冷，面色苍白，舌苔淡白，质胖，脉沉细。

加减 经验方①：咳痰带血丝或咯血可加仙鹤草、白及、藕节；发热，胸胁部不适、疼痛加柴胡、法半夏、片姜黄；肺热症状加金荞麦、竹茹；胸痛、胁痛加川楝子、延胡索；烘热汗出、盗汗明显加黄连、黄柏、牡丹皮、栀子；睡眠不稳，多梦加黄连、肉桂；口苦、烧心、易怒等肝胃阴虚症状加太子参、女贞子、墨旱莲；咽干咽痛加金银花、山豆根、木蝴蝶。经验方②：大便不成形或泄泻可加薏苡仁、砂仁、莲子肉或生姜；胃脘不适加陈皮、清半夏、砂仁；胸憋、气紧加黄芪、杏仁、瓜蒌、桔梗；咽喉肿痛加山豆根、金银花、芙蓉叶；气虚症状明显者加黄芪、太子参变为党参、淫羊藿；阴虚症状明显加五味子、沙参、墨旱莲、女贞子。经验方③：难以入睡可加黄连、栀子、石菖蒲、远志、龙骨、牡蛎；气喘严重加竹茹、射干、地龙；咯血加白茅根、大蓟、小蓟、侧柏叶、仙鹤草、藕节；耳鸣耳聋加石菖蒲、磁石、水蛭、川芎、葛根；咽痒、咽痛、咽肿加蝉蜕、木蝴蝶、僵蚕；皮疹、肤痒加土茯苓、地肤子、蛇床子。经验方④：胃脘不适可加清半夏、陈皮、茯苓、砂仁、生姜；颈项、肢体麻木加木瓜、伸筋草。

出处 张一哲，王晞星．王晞星教授治疗老年晚期非小细胞肺癌论治经验［J］．光明中医，2017，32（2）：180-182.

【方剂6】路志正经验方

经验方①：益肺化积汤（人参6g，石见穿30g，泽漆15g，清半夏15g，山慈菇15g，仙鹤草15g，白前15g，桂枝10g，黄芩10g，薏苡仁30g，甘草6g，生姜3片）加生地黄、玄参、知母、黄柏。

经验方②：益肺化积汤加北沙参、麦冬、天冬、五味子。

经验方③：益肺化积汤加白术、山药、百合。

经验方④：益肺化积汤合血府逐瘀汤加减。

经验方⑤：益肺化积汤加制附子、肉桂、鹿角霜、淫羊藿。

用法与主治 水煎服，每日1剂，早晚各一次温服。此方为国医大师路志正教授的经验方。经验方①具有滋阴清热的作用。适用于阴虚内热型肺癌。症见咳嗽气急，无痰，或少量泡沫痰，黏痰，或黄痰难咳，痰中带血，胸闷，口干不欲饮，低热，便秘，舌红少苔，脉细数。经验方②具有气阴双补的作用。适用于气阴两虚型肺癌。症见咳嗽少痰，痰中带血，口干不欲饮，面色皖白，言语低微，神疲乏力，食少倦怠，恶风自汗，舌淡苔薄，脉细弱。经验方③具有健脾益肺的作用。适用于肺脾两虚型肺癌。症见咳嗽痰多，气短懒言，神疲乏力，胸闷纳呆，面色皖白或水肿，大便溏薄，舌淡胖，苔白腻，脉濡缓或濡滑。经验方④具有行气活血的作用。适用于气滞血瘀型肺癌。症见咳嗽无痰或少痰，痰中带血，胸胀痛或刺痛，牵引背部。舌质红，苔薄黄，或舌上有瘀斑，脉弦或细弦。经验方⑤具有温补肾阳的作用。适用于肾阳不足型肺癌。症见咳喘难续，咳稀白痰，腰膝酸软而痛，畏寒肢冷，尤以下肢为甚，精神萎靡，面色白或黧黑，舌淡胖苔白，脉沉弱。

加减 若多发转移者，可加钩藤、夏枯草、金蝉花、龙骨、牡蛎等息风药。

出处 张维骏，侯建春，王艳，等．路志正运用益肺化积汤治疗肺癌经验［J］．中医杂志，2018，59（4）：289-291.

【方剂7】黄贵华经验方

紫菀15g，白术15g，瓜蒌皮15g，木蝴蝶15g，朱茯神15g，陈皮15g，杏仁10g，紫苏子15g，生晒参15g，北沙参30g，炙甘草5g，生姜25g，清半夏25g。

用法与主治 水煎服，每日1剂，早晚各一次温服。此方为广西中医药大学第一附属医院黄贵华教授治疗肺癌的经验方。具有补气、开痹、通阳化痰的作用。症见痰多黏腻难咳出，伴胸痛，或自觉涎唾从口角流出，咳而久久不能平等症状。

出处 朱健敏，郑亿濠，牟丽环，等．黄贵华治疗肺癌经验［J］．湖南中医杂志，2018，34（2）：15-16.

【方剂 8】李世杰经验方

烫水蛭，桃仁，红花，川芎，炒白术，当归，桑白皮，补骨脂，甘草，制白附子，桂枝，熟地黄，黄芪，生晒参，巴戟天，鹿角胶。

用法与主治 水煎服，每日 1 剂，早晚各一次温服。此方为成都中医药大学附属医院肿瘤科主任李世杰教授治疗肾虚血瘀型肺癌的经验方，具有补肾化瘀的作用。症见疲倦乏力、恶寒、四肢冰冷、夜尿频多、面色晦暗、舌暗或紫、舌下脉络曲张等。

出处 胡骏杰，甘道慧，李志燕，等．李世杰治疗肾虚血瘀型晚期肺癌经验［J］．湖南中医杂志，2015，31（12）：28-29.

肝　癌

原发性肝癌简称肝癌，是指由肝细胞或肝内胆管上皮细胞发生的恶性肿瘤，是我国常见恶性肿瘤之一。本病多属于中医学“肝积”“癥瘕”和“黄疸”等范畴。

【方剂 1】肝积汤

炙鳖甲 30g，夏枯草 15g，白术 30g，柴胡 10g，茵陈 15g，猪苓、茯苓各 15g，女贞子 15g，墨旱莲 15g，生半夏 10g（先煎），杭白芍 30g，青蒿 15g，焦山楂 10g。

用法与主治 水煎服，每日 1 剂，早晚各一次温服。此方为江西省名老中医郭红飞教授治疗肝气不舒，肝病乘脾，脾失健运之肝癌的经验方，具有柔肝、健脾、散结的作用。症见肝区疼痛、腹胀、乏力、纳差、呕吐、发热等。

加减 兼腹水可加大腹皮、车前子、冬瓜皮；肝癌疼痛加蜈蚣、重楼，并重用杭白芍 50g；出血加白及粉、三七粉。

出处 吴辉渊，肖晓敏．郭红飞名中医治肝癌经验方——肝积汤临床研究［J］．实用中西医结合临床，2016，16（3）：57-59.

【方剂2】裴正学经验方

经验方①：当归10g，白芍10g，柴胡10g，白术10g，茯苓12g，甘草6g，枳实10g，香附10g，川芎6g，陈皮6g，延胡索10g，川楝子20g，乳香6g，没药6g，青皮6g，姜黄10g，肉桂3g。

经验方②：柴胡10g，枳实10g，白芍15g，甘草6g，鳖甲15g，龟甲15g，牡蛎15g，玳瑁10g，延胡索10g，川楝子20g，乳香6g，没药6g，海藻10g，昆布10g，三棱10g，莪术10g，白花蛇舌草15g，半枝莲15g，青皮6g，陈皮6g，黄芪30g，丹参30g，香附6g，郁金6g。

经验方③：柴胡10g，枳实10g，白芍15g，甘草6g，大黄6g，黄连6g，黄芩10g，延胡索10g，川楝子20g，乳香6g，没药6g，丹参20g，木香10g，草豆蔻10g，蒲公英15g，败酱草15g，干姜6g，香附6g，川芎6g，三棱10g，莪术10g，龙胆15g，茵陈20g，栀子15g，半枝莲15g，白花蛇舌草15g。

经验方④：北沙参10g，麦冬10g，玉竹10g，石斛10g，制何首乌15g，枸杞子15g，香附6g，川楝子20g，牡蛎15g，红花6g，鳖甲15g，益母草20g，女贞子15g，墨旱莲15g，白花蛇舌草15g。

用法与主治 水煎服，每日1剂，早晚各一次温服。此方为甘肃省名老中医裴正学教授的经验方。经验方①具有疏肝理气，健脾祛湿的作用。适用于肝郁脾虚型肝癌。症见肝区胀痛，口苦咽干，急躁易怒，胸胁苦满，颜面微黄，食欲不振，疲乏无力，少气懒言，舌红苔白，脉弦。经验方②具有行气活血、疏肝止痛的作用。适用于气滞血瘀型肝癌。症见右胁下积块或剑突下积块可明显触及，质硬而压痛明显，患者除具前述肝郁脾虚全部临床表现外，尚有肝区肿块疼痛，拒按，舌质红有瘀斑，苔黄腻，脉象弦涩。经验方③具有疏肝利胆，清热化湿的作用。适用于湿热蕴结型肝癌。症见皮肤及巩膜黄染，发热，肝区疼痛，腹胀，乏力，口苦，小便短赤，大便干燥，舌质红，苔黄厚腻，脉象弦滑。经验方④具有滋阴清热，软坚化瘀的作用。适用于肝肾阴虚型肝癌。症见心烦热，胸胁胀痛，吞酸吐苦，黄疸晦暗明显加重，肿块急剧增大，出血加剧，肝痛明显，咽干口渴，腹部青筋暴露，舌质红，舌苔少津有裂纹，脉细数。

加减 兼恶心呕吐可加砂仁、旋覆花、赭石；腹泻加灶心土、制附子；少量呕血加、花蕊石、三七等；转氨酶升高加金银花、连翘、五味子、三七；A/G倒置加制何首乌；小便短少加木通、泽泻、车前子；腹水加泽泻、茯苓、猪苓等。

出处 陈浩方，裴正学，祁莉，等．裴正学治疗原发性肝癌的经验[J]．国医论坛，2018，33（3）：25-26.

【方剂3】雷陵经验方

经验方①：逍遥散合四君子汤加减。

经验方②：茵陈蒿汤加减。

经验方③：龙胆泻肝汤合下瘀血汤加减。

经验方④：四君子汤合五皮饮加减。

经验方⑤：一贯煎加减。

用法与主治 水煎服，每日1剂，早晚各一次温服。此方为湖北省知名中医工作室专家雷陵教授的经验方。经验方①具有健脾益气，疏肝软坚的作用。适用于肝郁脾虚型肝癌。症见上腹肿块胀闷不适，消瘦乏力，倦怠短气，腹胀纳少，进食后胀甚，口干不喜饮，大便溏数，小便黄短，甚则出现腹水、黄疸、下肢水肿，舌质胖，舌苔白，脉弦细。经验方②具有清利湿热，凉血解毒的作用。适用于肝胆湿热型肝癌。症见头重身困，身目黄染，心烦易怒，发热口渴，口干而苦，胸脘痞闷，胁肋胀痛灼热，腹部胀满，胁下痞块，纳呆呕恶，小便短少黄赤，大便秘结或不爽，舌质红，舌苔黄腻，脉弦滑或弦数。经验方③具有清肝凉血、解毒祛瘀的作用。适用于肝热血瘀型肝癌。症见上腹肿块石硬，胀顶疼痛拒按，或胸胁炽痛不适，烦热，口干唇燥，大便干结，小便黄或短赤，甚则肌肤甲错，舌质红或暗红，舌苔白厚，脉弦数或弦滑有力。经验方④具有健脾益气，利湿解毒的作用。适用于脾虚湿困型肝癌。症见腹大胀满，神疲乏力，身重纳呆，肢重足肿，尿少，口黏不欲饮，时觉恶心，大便溏烂，舌淡，舌边有齿痕，苔厚腻，脉细弦或滑或濡。经验方⑤具有清热养阴，软坚散结的作用。适用于肝肾阴虚型肝癌。症见鼓胀肢肿，蛙腹青筋，四肢柴瘦，短气喘促，唇红口干，纳呆畏食，烦躁不眠，溺短便数，甚或循衣摸床，上下溢血，舌质红绛，舌光无苔，脉细数无力，或脉如雀啄。

出处　艾书眉．雷陵主任医师治疗肝癌临床经验 [J]．中医学报，2017，32 (2)：181-184.

【方剂 4】邵梦扬经验方

经验方①：醋柴胡 12g，当归 12g，杭白芍 15g，白术 10g，茯苓 10g，郁金 10g，醋香附 10g，八月札 30g，甘草 4g，沙苑子 15g，青皮 10g。

经验方②：降香 10g，延胡索 10g，三棱 10g，莪术 10g，八月札 20g，赤芍、白芍各 10g，郁金 10g，土鳖虫 10g，生牡蛎 30g，白屈菜 15g，当归 10g，桃仁 9g，红花 6g。

经验方③：龙胆 30g，黄芩 12g，栀子 9g，泽泻 9g，车前子 12g，甘草 6g，茵陈 30g，生大黄 6g，厚朴 12g，莱菔子 15g，虎杖 30g，蒲公英 30g。

经验方④：生地黄 20g，白芍 15g，当归 10g，女贞子 15g，墨旱莲 30g，生龟甲 20g，生鳖甲 20g，牡丹皮 15g，青蒿 10g，山茱萸 15g，生山药 10g，生黄芪 20g，茯苓皮 30g，半边莲 30g。

用法与主治　水煎服，每日 1 剂，早晚各一次温服。此方为河南省优秀专家邵梦扬教授的经验方。经验方①具有疏肝理气的作用。适用于肝郁气滞型肝癌。症见情志所伤，烦躁，胁肋痞块，胸胀腹满，食后愈重，苔薄白，脉弦。经验方②具有行气活血，化瘀消积的作用。适用于气滞血瘀型肝癌。症见胁痛如刺，痛处不移，入夜尤甚，痛彻腰背，胁肋下可触及肿块，舌质暗紫，有瘀斑或瘀点，苔白，脉沉细或沉涩。经验方③具有清热利胆，泻火解毒的作用。适用于湿热结毒型肝癌。症见痛势加剧，发热出汗，心烦易怒，头目黄染，口干口苦，胁肋刺痛，腹胀纳少，便干尿赤，舌质红绛，苔黄腻，脉弦滑或滑数。经验方④具有柔肝养阴，益气养血的作用。适用于肝阴亏虚型肝癌。症见五心烦热，低热盗汗，头晕目眩，胁肋隐痛，绵绵不休，或腹胀如鼓，呕血便血，舌红少苔，脉细数。

加减 经验方①：恶心呕吐者可加姜半夏，竹茹；腹胀者加木香，厚朴，大腹皮。经验方②：低热者可加青蒿，银柴胡；黄疸者加虎杖，茵陈，金钱草；痛甚者加乳香，没药；腹水者加泽泻，猪苓。经验方③：高热者可加石膏，知母；黄疸甚者加金钱草，姜黄；痛甚者加降香，苏木；腹水者加玉米须，牵牛子。

出处 邵清蔚，张良芝．邵梦扬教授治疗原发性肝癌学术经验［J］．时珍国医国药，2018，29（8）：1996-1997.

【方剂 5】刘亚娴经验方

经验方①：逍遥散合六君子汤加减。

经验方②：膈下逐瘀合旋覆花汤加减。

经验方③：茵陈蒿汤合鳖甲煎丸加减。

经验方④：一贯煎加减。

用法与主治 水煎服，每日 1 剂，早晚各一次温服。此方为河北省名老中医刘亚娴教授的经验方。经验方①具有疏肝解郁，健脾理气的作用。适用于肝郁脾虚型肝癌。症见胁肋胀痛，胸闷不舒，善太息，纳呆食少，或有腹泻，舌淡胖，苔白腻，脉弦滑。经验方②具有活血化瘀，行气止痛的作用。适用于气郁血瘀型肝癌。症见右胁下或脘部痞块巨大，推之不移，痛处固定拒按，痛引肩背，入夜尤甚，脘腹胀满，乏力纳差，便溏不调，舌质紫暗有瘀斑瘀点，脉弦涩。经验方③具有清热利湿，解毒逐瘀的作用。适用于湿热瘀毒型肝癌。症见胁下痞块巨大，质硬，腹痛且胀，面黄或晦暗，身目俱黄，口干苦，便干溲赤，舌质暗淡或有瘀斑，苔白腻滑，脉弦滑数。经验方④具有养阴散结，软坚消结的作用。适用于肝肾阴虚型肝癌。症见面色晦暗，胁肋疼痛，五心烦热，心悸少寐，头晕，食少，腹大如鼓，舌红少苔，脉细数。

加减 经验方①：嗳气反酸可加姜半夏、竹茹、生姜；胁痛加香附、郁金等。经验方②：疼痛甚者可加郁金；腹胀甚者加大腹皮、厚朴。

经验方③：腹胀如鼓、腹水足肿者可加黄芪、猪苓、泽泻；恶心、呕吐加姜半夏、竹茹等。经验方④：便中带血可加仙鹤草、蒲黄炭、三七粉；神志异常加石菖蒲、郁金等。

出处　范焕芳，李德辉，霍炳杰，等．刘亚娴教授辨证论治肝癌经验总结［J］．环球中医药，2018，11（1）：88-90.

【方剂6】徐书经验方

经验方①：小柴胡汤合膈下逐瘀汤加减。

经验方②：柴胡桂枝干姜汤合当归芍药散加减。

经验方③：柴胡桂枝汤加生石膏。

经验方④：柴胡四逆汤加减。

经验方⑤：附子理中汤加减。

经验方⑥：乌梅丸加减。

经验方⑦：当归四逆汤加减。

用法与主治　水煎服，每日1剂，早晚各一次温服。此方为湖北省名老中医沈忠源教授的经验方。经验方①适用于少阳夹瘀证肝癌。症见两胁胀痛或刺痛，腹部结块，胸闷腹胀，纳呆乏力，舌淡，边或有瘀点，脉弦，为邪聚少阳。经验方②适用于少阳太阴合病肝癌。症见脘腹胀满，口干口苦，乏力，大便溏稀，舌苔白腻，脉左关弦滑右关弱（即两关不调）。经验方③适用于少阳太阳阳明合病肝癌。症见发热明显时，面红赤，脉洪滑有力。经验方④适用于少阳少阴合病肝癌。症见胸胁胀满，口干口苦，腰酸乏力，舌苔白腻，脉两关弦滑，尺脉弱。经验方⑤适用于太阴病肝癌。症见腹胀，呕吐，食欲差，大便或溏或干，舌苔白腻，脉沉弱。经验方⑥适用于厥阴寒热错杂证肝癌。症见头昏、咽痛、口舌生疮、胸闷、心烦、口渴等“上热”表现，腹痛、腹泻、小便淋漓不爽、小便频数、四肢寒等“下寒”表现。经验方⑦适用于厥阴虚寒证肝癌。症见胸胁胀满，乏力腰酸，四肢逆冷，舌淡苔白，脉弦细。

出处　徐樱，翟昌明，黄一茜，等．徐书运用经方治疗原发性肝癌经验［J］．四川中医，2019，37（3）：13-15.

【方剂7】疏肝健脾汤

柴胡，党参，黄芪，白术，茯苓，郁金，佛手，白芍，鸡内金，甘草。

用法与主治 水煎服，每日1剂，早晚各一次温服。此方为北京中医药大学第四临床医院肝病科主任李润东教授治疗肝郁脾虚型肝癌的经验方。具有疏肝健脾的作用。症见右胁隐痛，脘腹胀满，食少纳呆，倦怠乏力，嗳气不舒，恶心口苦，心烦或抑郁，舌质紫暗或有瘀斑瘀点、舌苔薄白而腻或薄黄，脉弦或缓。

加减 兼有口苦黏腻、心烦易怒、大便干结或黏腻不爽者，舌红苔黄腻则为肝郁化火，脾虚不运，湿阻中焦，日久化热，宜疏肝健脾兼以清热利湿，上方加黄柏、茵陈、栀子、牡丹皮、半枝莲、白花蛇舌草等；伴食少纳呆明显者，为脾不健运，可重用黄芪、党参并加焦山楂、焦神曲、焦麦芽、隔山消等；情志抑郁、肝气郁结、脘腹胀满明显，嗳气不舒者多加合欢皮、香附等疏肝理气；胃脘疼痛、泛酸嘈杂者加海螵蛸、瓦楞子、鸡内金、神曲、麦芽等消食和胃；失眠多梦，夜寐不安者加首乌藤（夜交藤）、合欢皮、龙骨、牡蛎等安神；大便稀溏、腹胀腹痛者为脾虚不能固摄，加海螵蛸、五倍子、薏苡仁、芡实等；伴有心烦不寐，为肝火扰心，魂不守舍，加合欢皮、首乌藤（夜交藤）、生龙骨、生牡蛎、酸枣仁等镇静安神、清肝养血；胁痛较重，面色紫暗为肝经脉络阻滞，气滞血瘀者加延胡索、莪术、赤芍、川楝子等理气活血止痛；兼有身黄目黄、目睛黄染、小便黄赤者，为肝胆湿热内蕴，宜加虎杖、金钱草、赶黄草、白茅根等清热利湿退黄。

出处 李慧芳，李润东．李润东治疗原发性肝癌术后经验［J］．湖南中医杂志，2019，35（4）：30-31.

【方剂8】华海清经验方

经验方①：复元活血汤加减。

经验方②：茵陈蒿汤合鳖甲煎丸加减。

经验方③：滋水清肝饮加减。

经验方④：参苓白术散加减。

用法与主治 水煎服，每日1剂，早晚各一次温服。此方为江苏省著名中西医结合专家华海清教授的经验方。经验方①具有疏肝理气，化瘀止痛，佐以健脾的作用。适用于气滞血瘀型肝癌。症见胁下痞块巨大，两胁窜痛或肿痛，胁痛如锥刺，胁痛引背，固定不移，拒按、入夜痛剧，胸闷腹胀，纳差，恶心，呃逆嗳气，大便溏结不调，倦怠乏力，舌苔淡白，舌质紫暗有瘀斑瘀点，舌边尤甚，脉沉细或弦涩。经验方②具有清利肝胆湿热，泻火解毒，佐以活血化瘀的作用。适用于肝胆湿热型肝癌。症见两胁痞硬，刺痛不移，发热汗出，心烦易怒，身目发黄，口干苦，恶心，纳差，腹部胀满，溲赤便干，舌苔黄腻，舌质紫暗，脉弦滑或滑数。经验方③具有滋阴柔肝养血，清热疏肝的作用。适用于肝肾阴虚型肝癌。症见胁肋隐痛，头晕目眩，肌肉酸痛，皮肤巩膜黄染，形体羸瘦，纳差，腹胀如鼓，青筋暴露，五心烦热，口干，盗汗，入夜尤甚，小便短赤，甚则呕血、便血、肌肤瘀斑瘀点，舌红少苔或光剥有裂纹，脉细数无力。经验方④具有益气健脾化湿，解毒祛邪的作用。适用于脾虚湿困型肝癌。症见神疲乏力，纳呆消瘦，腹胀腹满，胁痛肢楚，下肢水肿，四肢无力，小便清长，大便黏滞，舌淡胖，边有齿痕，苔白腻，脉弦滑或濡。

出处 邵杰，刘包欣子，华海清．华海清教授治疗原发性肝癌临证经验［J］．天津中医药，2019，36（2）：125-127.

胃 癌

胃癌是源于胃黏膜上皮细胞的恶性肿瘤，主要是胃腺癌。本病多属于中医学“噎嗝”“反胃”和“胃痛”等范畴。

【方剂1】李佃贵经验方

经验方①：化浊解毒基本方（藿香12g，佩兰12g，砂仁9g，豆蔻9g，半枝莲15g，半边莲15g，冬凌草9g，白花蛇舌草15g，全蝎9g，蜈蚣2条，壁虎6g）加丹参，茯苓，橘核，荔枝核。

经验方②：化浊解毒基本方。

经验方③：化浊解毒基本方加沙参，麦冬，玉竹，天花粉，甘草。

经验方④：化浊解毒基本方加党参，黄芪，当归，川芎，熟地黄，白术，茯苓。

用法与主治 水煎服，每日1剂，早晚各一次温服。此方为河北省名老中医李佃贵教授经验方。经验方①具有开郁化痰，润燥降气的作用。适用于痰气交阻型胃癌。症见进食梗阻，脘膈痞满，甚则疼痛，情志舒畅则减轻，精神抑郁加重，嗳气呃逆，呕吐痰涎，口干咽燥，大便干涩，舌红，苔薄腻，脉弦滑。经验方②具有化浊解毒，活血散结的作用。适用于浊毒内蕴型胃癌。症见胃脘刺痛，痛时拒按，上腹肿块，肌肤甲错，眼眶黧黑，舌质暗紫或瘀斑，舌下络脉紫胀，脉弦涩。经验方③具有养阴生津，泄热散结的作用。适用于津亏热结型胃癌。症见进食时梗涩而痛，水饮可下，食物难进，食后复出，胸背灼痛，形体消瘦，肌肤枯燥，五心烦热，口燥咽干，渴欲饮冷，大便干结，舌红而干，或有裂纹，脉弦细数。经验方④具有扶正为主，佐以驱邪的作用。适用于气血两虚型胃癌。症见胃脘疼痛、肿块坚硬、恶心呕吐，甚可见严重消瘦、神疲倦怠、皮肤枯燥甲错，大量呕血，甚至腹水，舌质淡，苔薄白，脉沉细无力。

加减 兼痰气交阻可加入丹参活血通络，茯苓健脾利湿，橘核、荔枝核化痰通络；津亏热结加沙参、麦冬清养肺胃，玉竹、天花粉生津止渴，甘草调和药性；气血亏虚加党参、黄芪补脾益气，当归、川芎、熟地黄补血滋润，白术、茯苓健脾利湿。

出处 王杰，赵润元，杜艳茹．李佃贵教授治疗胃癌经验［J］．时珍国医国药，2018，29（10）：2505-2506.

【方剂2】胡作为经验方

党参，生地黄，熟地黄，赤芍，白芍，茯苓，白术，当归，炙甘草，青皮，陈皮，广藿香。

用法与主治 水煎，每日1剂，早晚温服。此方为湖北省名中医胡作为教授以脾胃虚弱、气血壅滞为发病根本，将顾护脾胃，扶正祛邪贯彻始终，独创出治疗胃癌的基本方。

加减 兼络阻毒损较甚可加用蜈蚣，九香虫，蚯蚓，水蛭，土鳖虫，全蝎，壁虎；湿热较甚加半边莲，半枝莲，蒲公英，薏苡仁，龙葵，败酱草，山慈菇，蛇六谷（魔芋），牡丹皮；热盛伤津加麦冬，沙参，白扁豆，知母，芦根，百合，阿胶，黄精。

出处 徐淑杰．胡作为“顾护脾胃”法治疗胃癌临床经验撷英［J］．

湖北民族学院学报（医学版），2018，35（2）：74-75+78.

【方剂3】齐元富经验方

经验方①：党参，白术，茯苓，黄芪，山药，扁豆，薏苡仁，莲子肉，枳壳，炙甘草。

经验方②：枳壳，陈皮，青皮，木香，紫苏梗，香橼，佛手，柴胡，白芍，川芎，郁金，香附，白术。

用法与主治　水煎服，每日1剂，早晚各一次温服。此方为山东中医药大学附属医院齐元富教授的经验方。经验方①具有健脾益气的作用。适用于脾胃虚弱型胃癌。症见胃脘胀满，不思饮食，食后胀甚，全身困倦乏力，面色苍白无华，少言懒动，呕吐不止或泛吐清水，大便溏泄，脉虚弱。经验方②具有调畅气机，健运脾气的作用。适用于脾虚气滞型胃癌。症见脘腹胀痛、纳呆食少、嗳气吞酸、恶心呕吐或胁肋胀痛、抑郁不乐、烦躁易怒、疝气疼痛、乳房胀痛或胸闷胸痛、脉弦等。

加减　经验方①：兼胁肋胀痛可加柴胡，香附，合欢皮；食滞加炒莱菔子，炒麦芽，炒谷芽；血瘀加郁金、莪术、泽兰、儿茶等。经验方②：兼食滞加炒莱菔子，炒麦芽，炒谷芽；血瘀加郁金、莪术、泽兰、儿茶等。

出处　左诗淳，李慧杰．齐元富巧用枳壳白术治疗胃癌经验[J]．山东中医杂志，2017，36（4）：313-314+321.

【方剂4】邵梦扬经验方

经验方①：柴胡疏肝散加减。

经验方②：六君子汤加减。

经验方③：失笑散加减。

经验方④：沙参麦冬汤加减。

经验方⑤：八珍汤加减。

用法与主治　水煎服，每日1剂，早晚各一次温服。此方为郑州东方肿瘤医院院长邵梦扬教授的经验方。经验方①具有疏肝和胃，理气止痛的作用。适用于肝胃不和型胃癌。症见胁脘胀痛、嗳气、吞酸、情志抑郁、舌淡红、苔薄黄、脉弦等。经验方②具有健脾益气，燥湿化痰的作用。适用于脾虚痰湿型胃癌。症见形体肥胖、面色萎黄、纳少、呕吐痰涎、腹胀、大便稀溏、舌淡胖大、苔白腻、脉滑等。经验方③具有化痰散结，活血止痛的作用。适用于痰瘀互结型胃癌。症见体表局部肿块，刺痛，拒按，舌暗红，有瘀斑，苔白厚，脉涩。经验方④具有清热养阴，和胃降逆的作用。适用于胃阴不足型胃癌。症见胃部灼痛，胃脘嘈杂，饥不欲食，干呕，呃逆，口燥咽干，大便干，小便少，舌红少苔，脉细数。经验方⑤具有益气养血的作用。适用于气血两虚型胃癌。症见神疲乏力，气短懒言，形体消瘦，面色淡白或萎黄，自汗，口唇、爪甲淡白无华，舌质淡，苔薄白，脉沉细无力。

加减 经验方①：兼腹胀者可加厚朴，大腹皮；食欲不佳者加代代花，佛手花。经验方②：兼完谷不化者可加补骨脂、肉豆蔻；畏寒者加高良姜；大便次数多者，加益智、肉苁蓉等。经验方③：若化热者可加白花蛇舌草、半枝莲；若疼痛甚者，加白芍、延胡索等。经验方④：热扰心神者可加生百合、五味子等。经验方⑤：兼纳差者可加佛手花、代代花；呕吐痰涎者加姜半夏、薏苡仁；偏于气虚者，加黄芪、山药；偏于血虚者，加阿胶、怀牛膝等。

出处 王焱，郑悦颖，孙宏新．邵梦扬治疗胃癌经验［J］．中医学报，2018，33（1）：18-21.

【方剂5】侯爱画经验方

经验方①：生赭石，生白芍，炒枳实，广陈皮，川楝子，香附，醋炒柴胡。

经验方②：乌药，全当归，川芎，土鳖虫，紫丹参，九香虫，延胡索，沉香曲。

经验方③：苍术，白术，云茯苓，广陈皮，陈枳实，炒薏苡仁，干姜，生半夏（先煎），党参。

经验方④：南沙参，麦冬，肥玉竹，鲜石斛，生石膏，知母，枸杞子，金银花，生甘草。

经验方⑤：全当归，生黄芪，全党参，焦白术，云茯苓，生地黄，熟地黄，炒白芍，广陈皮，炙甘草，红枣。

经验方⑥：党参，黄芪，制附子，陈皮，干姜，猪苓，泽泻，葫芦巴，补骨脂。

用法与主治　水煎服，每日1剂，早晚各一次温服。此方为侯爱画教授的经验方。经验方①具有疏肝理气，健脾和胃的作用。适用于肝胃不和型胃癌。症见胸脘满闷，两胁胀痛，时有胃气上逆，舌质淡红，苔薄白，脉弦。经验方②具有益气健脾，活血化瘀的作用。适用于气滞血瘀型胃癌。症见胸腹胀满疼痛拒按，痛有定处，腹部可及包块，舌质紫暗或有瘀斑，苔淡黄，脉弦数。经验方③具有健脾利湿，化痰消瘀的作用。适用于脾虚痰湿结聚型胃癌。症见胸闷膈满，呕吐痰涎，纳呆食减，胃脘痞块，舌质淡胖或淡暗，苔滑腻，脉弦滑或濡细。经验方④具有滋养胃阴，解毒散结的作用。适用于胃热阴虚型胃癌。症见胃脘灼热，口干欲饮，或喜热饮，胃脘嘈杂，食少，便干，舌质红，少苔，脉细数或弦细。经验方⑤具有益气补血，佐以健脾，解毒散结的作用。适用于气血双亏型胃癌。症见全身乏力，面色㿠白，纳少神疲，头晕目眩，心悸气短，自汗，舌质淡少苔，脉沉细无力。经验方⑥具有温补脾肾，助阳利水，解毒散结的作用。适用于脾肾阳虚型胃癌。症见胃脘隐痛，喜温喜按，食生冷痛增，或腹胀大，按之如囊裹水，或朝食暮吐、暮食朝吐，便溏甚至脱肛不禁，小便不利，下肢水肿，面㿠无华，神疲肢冷，舌淡胖，有齿痕，苔薄滑，脉细无力。

出处　贺静静，马春燕，侯爱画．侯爱画教授运用中药联合化疗治疗中晚期胃癌经验总结［J］．世界最新医学信息文摘，2019，19(12)：161+163.

【方剂6】脾肾方

人参，黄芪，白术，陈皮，炒麦芽，鸡内金，山药，薏苡仁，菟丝子，淫羊藿，补骨脂，枸杞子，女贞子，五味子。

用法与主治　水煎服，每日1剂，早晚各一次温服。此方为湖南省肿瘤医院中西医结合科主任王云启教授治疗气血两亏、脾胃不足型的经验方。具有健脾补肾，补益气血的作用。症见面色萎黄，神疲乏力，语低气短，纳食减少，舌质淡白，脉细弱。

加减　兼见嗳气脘胀可加香附、郁金、佛手等；兼见少腹胀满加枳实、厚朴等。化疗药物乃攻伐之品，骨髓抑制及消化道反应是其常见不良反应，如化疗后出现恶心、呕吐时加旋覆花、赭石、竹茹；化疗后出现贫血加阿胶、鸡血藤等；放射线为热毒之邪，易伤阴耗气、损伤阴液，此时在健脾益气的同时，可酌情加入清热解毒、养阴生津之品，如金银花、连翘、生地黄、玄参、麦冬等。

出处 周婷，王云启．王云启治疗胃癌经验［J］．湖南中医杂志，2019，35（4）：28-30.

【方剂 7】李春婷经验方

经验方①：香砂六君子汤合补中益气汤加减。

经验方②：沙参麦冬汤合益胃汤加减。

经验方③：涤痰汤合丹参饮加减。

经验方④：柴胡疏肝散加减。

经验方⑤：健脾解毒方（党参 15g，麸炒白术 10g，山药 15g，薏苡仁 30g，地锦草 15g，半枝莲 15g，重楼 10g，丹参 10g，茵陈 10g，莪术 5g，蜈蚣 3 条，干蟾皮 3g，山慈菇 10g，华鼠尾草 15g，白花蛇舌草 15g，垂盆草 15g，猫爪草 15g，百合 15g）。

用法与主治 水煎服，每日 1 剂，早晚各一次温服。此方为南京中医药大学李春婷教授的经验方。经验方①具有健脾益胃的作用。适用于脾气亏虚型胃癌。症见面色少华，神疲倦怠，少言懒动，胃脘部隐隐作痛，食欲减退，或恶心欲呕，便溏，舌质淡，苔白或腻，脉细弱。经验方②具有滋阴润燥的作用。适用于胃阴亏虚型胃癌。症见胃脘部嘈杂不适，嗳气泛酸，纳食欠香，口干心烦，舌红绛少苔甚至有裂纹，脉细数，肠失濡润则易见大便干结。经验方③具有涤痰化瘀的作用。适用于痰瘀互结型胃癌。症见胃脘胀满，痞闷纳呆，恶心泛酸，身重乏力，舌暗红或紫红、苔腻，脉弦滑或弦涩。经验方④具有疏肝和胃的作用。适用于肝气犯胃型胃癌。症见胃脘胀满不适，隐隐作痛，连及双胁，泛酸嘈杂，口苦咽干，善太息，心烦胸闷，大便时干时稀，纳差，舌红，苔薄白，脉弦。经验方⑤具有解毒散结的作用。适用于邪毒内蕴型胃癌。症见面色晦暗，四肢乏力，神疲倦怠，脘腹疼痛剧烈，入夜尤甚，痛处固定，或腹部可触及肿物，或见大便黑，舌质紫暗，脉细涩。

出处 华雯，李春婷．李春婷治疗胃癌经验［J］．山东中医药大学学报，2016，40（2）：159-161.

【方剂8】参藤消胃积汤

人参20g，藤梨根25g，重楼25g，乌骨藤20g，珍珠菜20g，制何首乌15g，三七15g，黄芪15g，干姜10g。

用法与主治 水煎，每日1剂，早晚温服。此方为河北省名中医张士舜在三辨治癌理念指导下根据自己的临床实践和经验总结的治疗胃癌的经验方。具有清热解毒，益气健脾的作用。

加减 兼气虚可加绞股蓝，刺五加，红景天；血虚加熟地黄，阿胶，龙眼肉；阴虚加沙参，百合，天冬，石斛，枸杞子，女贞子，墨旱莲；阳虚加鹿茸，巴戟天，淫羊藿，肉苁蓉，菟丝子，沙苑子，川续断，杜仲，冬虫夏草。

出处 方玉红，李录花，李雪松．张士舜三辨治癌理论治疗胃癌经验［J］．现代中西医结合杂志，2015，24（33）：3744-3745＋3762.

肾癌

肾细胞癌（简称肾癌）是起源于肾小管上皮的恶性肿瘤，占肾脏恶性肿瘤的80%～90%。肾癌的组织病理类型最常见的为透明细胞癌，其次是乳头状肾细胞癌及嫌色细胞癌，以及集合管等少见类型的肾细胞癌。本病多属于中医学“尿血”“肾积”和“中石疽”等范畴。

【方剂1】刘苓霜经验方

经验方①：车前子，萹蓄，大黄，栀子，滑石，龙葵，蛇莓，蜀羊泉，黄柏，土茯苓。

经验方②：熟地黄，山药，山茱萸，杜仲，菟丝子，枸杞子，八月札，土茯苓，蜀羊泉，龙葵，白花蛇舌草。

经验方③：知母，黄柏，生地黄，山茱萸，茯苓，山药，泽泻，牡丹皮，龟甲，鳖甲，淫羊藿，白花蛇舌草，蜀羊泉，仙鹤草。

用法与主治 水煎服，每日1剂，早晚各一次温服。此方为上海中医药大学附属龙华医院刘苓霜教授的经验方。经验方①具有清热祛湿的作用。适用于湿热内蕴型肾癌。症见身沉困乏、时有低热、腰部疼痛、坠胀不适、小便短赤、舌苔白腻或黄腻、舌体胖、脉濡数或滑数等。经验方②具有温肾健脾，清热解毒的作用。适用于脾肾两虚型肾癌。症见面色无华，形体消瘦，虚弱无力，不思饮食，腰酸腰痛，腰或腹部可扪及肿块，尿血，舌质淡，脉沉细无力。经验方③具有养阴清热，凉血止血的作用。适用于阴虚内热型肾癌。症见神疲乏力，颧红，口干，午后低热，盗汗，腰酸，头晕，耳鸣，尿血时作时止，舌红，少苔或剥苔，脉细数。

加减 经验方①：兼尿血不止可加茜草根、侧柏炭；腹水者加猪苓、泽泻。经验方②：兼便频数，久泻不止可加补骨脂，益智，赤石脂，禹余粮，升麻，生黄芪。经验方③：兼口干加石斛，玉竹，天花粉，甘草；大便燥结者加瓜蒌子，火麻仁，郁李仁。

出处 毕向雁，刘苓霜．刘苓霜辨证治疗肾癌经验［J］．湖南中医药大学学报，2018，38（5）：531-534.

【方剂2】刘沈林经验方

经验方①：偏阳虚（制附片，狗脊，续断，杜仲，肉桂，补骨脂，炒党参，炒白术），偏阴虚（生地黄，熟地黄，山茱萸，枸杞子，墨旱莲，山药）。

经验方②：生黄芪，炒党参，炒白术，炒薏苡仁，山药，茯苓，陈皮，煨木香。

经验方③：生薏苡仁，红藤，败酱草，地锦草，马齿苋。

经验方④：炙乳香，炙没药，蜈蚣，土鳖虫，莪术，半枝莲，白花蛇舌草。

用法与主治 水煎服，每日1剂，早晚各一次温服。此方为全国名中医刘沈林教授的经验方。经验方①具有健脾滋肾的作用。适用于脾肾两虚型肾癌，症见腰膝酸软、饮食不化、小便不利、夜尿频作、尿血尿浊、面浮肢肿等。经验方②具有调补脾胃的作用。适用于脾胃失调型肾癌，症见面色不华，眩晕少气，头重如蒙，食少倦怠，腹胀，便溏或见腹胀如鼓，少尿水肿，舌淡嫩，苔白，或舌苔厚腻，脉沉缓。经验方③具有清热利湿的作用。适用于湿热下注型肾癌，症见小便短赤、淋漓涩痛、尿浊尿血、少腹拘急、腰酸腰痛、泄泻、大便腥臭、肛门灼热，外阴瘙痒等。经验方④具有化瘀解毒的作用。适用于瘀毒内结型肾癌，症见包块复发或骨转移疼痛及舌脉表现，如腹腔多发肿块，淋巴结增大，腹壁静脉曲张，下肢水肿，腰痛剧烈，痛有定处，舌质暗紫或有瘀斑。

加减 经验方②：兼有便溏可加健脾燥湿药，如苍术、防风、白扁豆等；兼有脘腹痞胀加理气之品，如大腹皮、枳壳、乌药、制香附、佛手、厚朴等；兼有腹水者加利湿药，如猪苓、泽兰、通草、滑石、车前子、赤小豆等；脾不统血合并尿血者加归脾汤加减。经验方③：兼有血尿者可加大蓟、小蓟、仙鹤草、白茅根等凉血止血。

出处 邹玺，张力，刘沈林．刘沈林教授治疗肾癌经验［J］．新中医，2014，46（1）：14-16.

【方剂3】齐元富经验方

经验方①：六味地黄丸加减。

经验方②：黄连温胆汤加减。

经验方③：香砂六君子汤加减。

经验方④：桂枝茯苓丸加减。

用法与主治 水煎服，每日1剂，早晚各一次温服。此方为山东名老中医齐元富教授的经验方。经验方①具有补益肝肾，清热养阴的作用。适用于肝肾阴虚型肾癌。症见头晕耳鸣、目眩、目睛干涩、口干唇燥、皮肤干燥、失眠多梦、腰膝酸痛、乏力、舌红少苔、脉细数等。经验方②具有清热利湿的作用。适用于湿热下注型肾癌。症见便赤涩灼痛、小便浑浊如脂膏、小便频数、淋沥不尽、胁胀腹闷、烦热口渴、口苦、舌苔黄等。经验方③具有健脾益胃的作用。适用于脾胃虚弱型肾癌。症见神疲乏力，纳呆便溏，少气懒言，语声低微，脘腹满闷，面色苍白，恶心呕吐，舌淡，苔薄白，脉细弱。经验方④具有理气活血化瘀的作用。适用于气滞血瘀型肾癌。症见腹部疼痛较剧，固着不移，或痛窜两胁，肌肤枯燥，形体消瘦，痛如针刺，腹部可扪及肿块，压痛明显，小便带血丝，面色晦暗，舌质紫暗或有瘀点、瘀斑，脉细涩。

加减 经验方③：兼胀闷较严重者可加枳壳、厚朴以理气运脾；纳呆厌食者加砂仁、神曲等理气开胃。

出处 隋建梅，李慧杰．齐元富教授运用中医药治疗肾癌经验［J］．云南中医中药杂志，2014，35（9）：3-4.

【方剂4】孙桂芝经验方

经验方①：四君子汤加减。

经验方②：知柏地黄丸加减。

经验方③：八正散加减。

经验方④：黄芪建中汤合身痛逐瘀汤加减。

经验方⑤：八珍汤加减。

用法与主治 水煎服，每日1剂，早晚各一次温服。此方为国家级名老中医孙桂芝教授的经验方。经验方①具有温补脾胃的作用。适用于脾肾阳虚型肾癌。症见腰痛，腹胀，血尿加重，面色苍白无华，消瘦，纳少，乏力，口淡，舌质淡，苔白，脉沉细。经验方②具有滋补肾阴的作用。适用于阴虚毒蕴型肾癌。症见尿血或腰痛，腰膝酸软，潮热盗汗，口干咽燥，耳鸣或耳聋，舌红少津，脉细数。经验方③具有清利湿热的作用。适用于湿热下结型肾癌。症见腰痛坠胀不适，伴有低热，口渴，乏力，纳呆，恶心，呕吐，舌暗红，苔白腻或黄腻，脉滑数。经验方④具有益气活血的作用。适用于血瘀内阻型肾癌。症见肾区肿胀不适，腰痛剧烈，多呈刺痛或者钝痛，痛有定处，血尿或夹有血块，面色晦暗，舌质紫暗或见瘀斑，苔薄白，脉弦或涩或结代。经验方⑤具有补益气血的作用。适用于气血两虚型肾癌。症见神疲乏力，面色苍白或萎黄，自汗，心悸，失眠，纳呆，形体消瘦，腰痛明显，或有血尿，舌质淡暗，苔白，脉细弱。

加减 经验方①：兼尿血者可加小蓟炭、血余炭凉血止血；食欲低下纳差加赭石、鸡内金、生麦芽健脾顺降、开增食欲。经验方②：兼潮热盗汗明显者酌加浮小麦、生黄芪、地骨皮；见心火亢、舌尖红、心烦加莲子心。经验方③：兼血尿者可加大蓟、小蓟、仙鹤草凉血止血；恶心、呕吐者加姜半夏、黄连、瓜蒌皮祛痰止呕；纳差者加陈皮、砂仁、鸡内金醒脾开胃；有低热者酌加滑石、连翘、茵陈、地骨皮清除虚热。经验方④：兼肾功能不全加蚕沙、皂角刺；肺转移加川贝母、百合、僵蚕、九香虫；肝转移加凌霄花、八月札、藤梨根、虎杖；骨转移加续断、骨碎补、透骨草。经验方⑤：兼水肿明显可加薏苡仁、猪苓、夏枯草、石见穿、石上柏、防己；阳虚不振加仙茅、淫羊藿温肾补阳；真阴不足，虚热连连加女贞子、墨旱莲滋养肝肾之阴；夜尿多加桑螵蛸、鹿角霜、白果温肾缩泉。

出处 王辉，孙桂芝，孙桂芝教授治疗肾癌经验 [J]，吉林中医药，2011，31（11）：1066-1067.

【方剂5】二仙汤

仙茅，淫羊藿，巴戟天，黄柏，知母，当归。

用法与主治 水煎服，每日1剂，早晚各一次温服。此方为山西省名老中医王晞星教授治疗肾癌的基本方，具有平补肾中阴阳的作用，症见尿血、腰痛和肿块，其他症状有发热、乏力、消瘦、纳呆、贫血，以及咳嗽、咯血等。

加减 在上方基础上偏肾阳虚则酌加补肾阳之品，如补骨脂、益智、杜仲等；偏肾阴虚则酌加补肾阴之品，如女贞子、墨旱莲、枸杞子等；兼有脾虚则酌加健脾、补脾之品，如党参、白术、茯苓等；有痰凝、血瘀、毒结则酌加化痰、活血、清热解毒之品，如瓜蒌、三棱、莪术等。

出处 汪欣文，李宜放，刘丽坤．王晞星教授应用二仙汤治疗肾癌的经验［J］．中国民间疗法，2008，(8)：6-7.

【方剂6】周维顺经验方

经验方①：炒苍术，炒白术，黄柏，猪苓，茯苓，半枝莲，生薏苡仁，炒薏苡仁，白花蛇舌草。

经验方②：柴胡，白术，茯苓，炙甘草，陈皮，五灵脂，蒲黄，莪术，赤芍。

经验方③：生地黄，熟地黄，怀山药，茯苓，川牛膝，人参，白术，炙甘草。

经验方④：人参，白术，熟地黄，芍药，川芎，炙甘草，茯苓，当归，杜仲，续断。

用法与主治 水煎服，每日1剂，早晚各一次温服。经验方①具有清热利湿解毒的作用。适用于湿热蕴毒型肾癌。经验方②具有疏肝理气，化瘀散结的作用。适用于气滞血瘀型肾癌。经验方③具有温补脾肾，扶正祛邪的作用。适用于脾肾虚衰型肾癌。经验方④具有补益气血，扶正抗癌的作用。适用于气血亏虚型肾癌。

加减 兼尿血可加大蓟、小蓟、白茅根、荠菜等；肿块明显加毛慈菇、浙贝母、夏枯草等；便秘加大黄、枳实、火麻仁、肉苁蓉等；出虚汗者加浮小麦、瘪桃干、穞豆衣等；失眠加合欢花、炒酸枣仁、首乌藤（夜交藤）等；腰膝酸软加炙狗脊、炒川续断、炒杜仲、怀牛膝等；癌痛明显加延胡索、香茶菜、炙九香虫等。

出处 周微红，奚颖．周维顺治疗肾癌经验［J］．江西中医药，2012，43（2）：12.

【方剂7】张佩青经验方

经验方①：参芪地黄汤加减。

经验方②：六味地黄汤加减。

经验方③：归芍六君子汤加减。

用法与主治 水煎服，每日1剂，早晚各一次温服。此方为黑龙江省名中医张佩青教授的经验方。经验方①具有健脾益肾，活血化瘀的作用。适用于脾肾两虚，兼以血瘀型肾癌。症见双下肢乏力，畏寒肢冷，时有腰部刺痛，夜间甚，食纳差，少寐，大便正常，舌质紫暗苔白，脉沉。经验方②具有交通心肾的作用。适用于心肾不交型肾癌。症见少寐多梦，盗汗，耳鸣，腰膝酸软，食纳尚可，大便尚可，舌尖赤，少苔，脉沉。经验方③具有补肾固肾，健脾益气的作用。适用于脾肾亏虚，气血不足型肾癌。症见倦怠乏力，尿中泡沫增多，腰部隐痛，胃脘部不适，纳差，舌淡红边有齿痕苔白，脉沉细。

出处 张艺伟，张佩青．张佩青教授中医辨证治疗肾癌术后的经验举隅［J］．黑龙江中医药，2017，46（4）：27-29.

【方剂8】李世杰经验方

经验方①：桑螵蛸散加天台乌药、益智、小茴香。

经验方②：桑螵蛸散加山茱萸、沙苑蒺藜、菟丝子、金樱子。

经验方③：桑螵蛸散加酸枣仁、柏子仁、首乌藤（夜交藤）。

用法与主治 水煎服，每日1剂，早晚各一次温服。此方为成都中医药大学附属医院肿瘤科主任李世杰教授的经验方。经验方①具有温肾驱寒，缩尿止遗的作用。适用于肾虚伴膀胱虚寒型肾癌。症见小便频数，或遗尿，小腹冷痛，舌淡苔白，脉沉弱。经验方②具有补肾涩精的作用。适用于肾虚伴精关不固型肾癌。症见余沥不尽，男子遗精滑泄，女子月经淋沥不尽，带下清稀量多，舌淡，苔白，脉弱。经验方③具有补肾养心安神的作用。适用于肾虚伴心气不足型肾癌。症见健忘，心悸，心神恍惚，舌淡苔白，脉细弱。

出处 彭琪，何睿，李世杰．李世杰教授运用桑螵蛸散治疗肾癌夜尿频多经验［J］．亚太传统医药，2016，12（15）：112-113.

大肠癌

大肠癌是指发生在大肠黏膜上皮细胞的恶性肿瘤，有结肠癌、直肠癌之分，是常见的恶性肿瘤。本病多属于中医学“肠覃”“脏毒”和“肠风”等范畴。

【方剂1】郭勇经验方

经验方①：青蒿，荷叶，淡竹叶，芦根，滑石，陈皮，制半夏，茯苓，生薏苡仁，知母，黄柏，蒲公英。

经验方②：太子参或党参，白术，茯苓，炒薏苡仁，六神曲，鸡内金，陈皮，制半夏，生晒参。

经验方③：太子参，白术，茯苓，麦冬，五味子，女贞子，枸杞子，白芍，玉竹。

经验方④：沙参麦冬汤加减。

用法与主治 水煎服，每日1剂，早晚温服。此方为浙江省名中医郭勇教授的经验方。经验方①具有清热利湿通腑的作用。适用于湿热蕴结型大肠癌。症见排便不爽，里急后重，伴肛门灼痛，大便黄赤臭秽，口苦口干，舌质偏红苔黄腻或黄中带白，脉滑数。经验方②具有益气健脾化湿的作用。适用于脾虚湿阻型大肠癌。症见大便溏泄，泻下清稀，或腹胀，食后尤甚，伴乏力，纳呆痞满，肢体困重，消瘦或虚胖，舌质淡白，体胖大有齿痕，苔腻或水滑，脉濡缓。经验方③具有益气养阴的作用。适用于气阴亏虚型大肠癌。症见倦怠乏力，面色皖白，口渴欲饮，低热，两颧潮红，偶伴腹部隐痛，消瘦，舌质淡红，体胖，苔薄白，脉虚缓或结代。经验方④具有养阴清热的作用。适用于阴虚内热型大肠癌。症见低热盗汗，五心烦热，口干欲饮，大便干结，身体瘦削，舌质红或绛，苔少光，脉细数。

加减 经验方②：兼湿邪严重可加猪苓、泽泻利水渗湿；如气虚过甚加生晒参补脾肺之气，增加患者体力。经验方④：虚热征象明显可加地骨皮、牡丹皮；并适当加炒麦芽、炒谷芽、陈皮运脾护胃，促进药物吸收。

出处 郑翔，郭勇．郭勇辨治大肠癌经验［J］．江西中医药大学学报，2016，28（03）：17-20.

【方剂2】健脾消癌方

白参，白术，黄芪，法半夏，茯苓，麦冬，女贞子，淫羊藿，甘草。

用法与主治 水煎，每日1剂，早晚温服。此方为湖南中医药研究院附属医院肿瘤科蒋益兰主任治疗脾虚血亏、瘀毒内结证型大肠癌的经验方，具有健脾养血、化瘀解毒的作用。症见神疲乏力、头晕、纳呆、面色萎黄、舌质淡紫、舌体胖大、边见齿痕等。

加减 兼大便溏稀者加炒吴茱萸；腹痛加白芍、延胡索；腹胀满加枳壳、厚朴；血虚加当归。

出处 唐蔚，宋程．蒋益兰治疗大肠癌经验［J］．湖南中医杂志，2014，30（12）：25-26.

【方剂3】李琦经验方

经验方①：健脾解毒方（黄芪，白术，八月札，野葡萄藤，石见穿，薏苡仁，仙鹤草，藤梨根）。

经验方②：沙参麦冬汤加减。

经验方③：知柏地黄丸加减。

经验方④：小柴胡汤合白头翁汤加减。

经验方⑤：理中丸合麻黄附子细辛汤加减。

经验方⑥：膈下逐瘀汤加减。

用法与主治　水煎服，每日1剂，早晚温服。此方为上海市中医药大学附属曙光医院肿瘤科科主任李琦教授的经验方。经验方①具有健脾解毒的作用。适用于脾虚湿热型大肠癌。症见脘腹胀闷，口渴少饮，食少纳呆，便溏不爽，肢体困重，身热不扬，恶心呕吐，身目发黄，舌红，苔滑数。经验方②具有滋阴凉血的作用。适用于阴虚血热型大肠癌。症见神疲乏力，面色苍白，口干舌燥，心烦，食欲不振，大便带血，或结或溏，舌质红，苔少而干，脉细数。经验方③具有补益肝肾的作用。适用于肝肾亏虚型大肠癌。症见眩晕耳鸣，五心烦热，盗汗潮热，口苦咽干，腰酸腿软，大便秘结，舌红，少苔或无苔，脉细弦或细数。经验方④具有清热利湿的作用。适用于湿热蕴结型大肠癌。症见腹胀腹痛，肛门灼热，里急后重，大便黏稠，或黏液血便，咽干口苦，舌红，苔黄腻，脉滑数。经验方⑤具有温肾健脾的作用。适用于脾肾阳虚型大肠癌。症见腹痛隐作，得温则减，畏寒肢冷，乏力困倦，面色少华，胃纳减少，大便稀溏，五更泄泻，舌淡胖，苔薄白，脉沉细。经验方⑥具有解毒化瘀的作用。适用于瘀毒内阻型大肠癌。症见腹胀痛拒按，憋闷不适，饮食难下，甚则可扪及腹部包块，大便黏液脓血，舌质紫暗有瘀斑，舌底静脉曲张，苔薄黄，脉弦或涩。

出处　杨燕青，张兆洲，李琦．李琦教授辨治大肠癌经验撷英［J］．四川中医，2017，35（8）：4-7.

【方剂4】贾英杰经验方

经验方①：知母，牡丹皮，黄柏，熟地黄，山茱萸，茯苓，山药，白芍，甘草，龟甲，鳖甲，枸杞子，女贞子，墨旱莲。

经验方②：补骨脂，吴茱萸，肉豆蔻，五味子，党参，白术，茯苓，黄芪，姜黄，郁金，生牡蛎，夏枯草，薏苡仁，鸡内金，焦麦芽。

经验方③：柴胡，香附，枳壳，陈皮，桔梗，白芍，甘草，木香，砂仁，党参，白术，茯苓。

用法与主治　水煎服，每日1剂，早晚温服。此方为天津中医药大学第一附属医院贾英杰教授的经验方。经验方①具有养肝益肾，滋阴降火的作用。适用于肝肾阴虚型大肠癌。症见乏力、腹部隐痛、五更泻或伴眩晕、潮热、五心烦热、耳聋、耳鸣等。经验方②具有补肾健脾，益气涩肠的作用。适用于脾肾两虚型大肠癌。症见腹痛纳差，便溏，或五更泻，排便无力，可伴周身乏力，小便清长，可伴腰痛或腰膝痠软等。经验方③具有疏肝健脾，理气行滞的作用。适用于脾虚气滞型大肠癌。症见急躁易怒，或情志抑郁，腹胀、腹痛、便血或大便溏泄等。

出处 贾伟颖，孙彬栩．贾英杰教授诊治直肠癌经验［J］．河北中医，2014，36（5）：652-654.

【方剂5】花宝金经验方

经验方①：太子参12g，焦白术15g，茯苓12g，赤芍、白芍各15g，酒大黄12g，黄连6g，槟榔12g，当归12g，藤梨根20g，重楼12g，白花蛇舌草30g。

经验方②：党参12g，焦白术12g，茯苓20g，生黄芪20g，赤芍、醋莪术各10g，桃仁12g，桂枝6g，枳壳10g，酒大黄12g，生姜5片，大枣5枚。

经验方③：生黄芪80g，焦白术20g，茯苓20g，陈皮6g，阿胶珠12g，当归12g，酒黄精20g，荷梗12g，紫苏梗12g，莪术10g，赤芍12g。

经验方④：生地黄20g，当归12g，牡丹皮12g，赤芍12g，党参12g，焦白术20g，茯苓20g，半枝莲20g，土茯苓20g，重楼12g。

用法与主治 水煎服，每日1剂，早晚温服。此方为中国中医科学院广安门医院副院长花宝金教授的经验方。经验方①具有清利湿热的作用。适用于湿热蕴结型大肠癌。症见里急后重，肛门灼热，口干口苦，矢气味臭，舌质红，舌苔黄腻，脉滑数。经验方②具有补气活血化瘀的作用。适用于气虚血瘀型大肠癌。症见乏力，气短，腹痛绵绵，面色晦暗，舌暗，或见瘀斑，苔白，脉弦。经验方③具有补气养血的作用。适用于气血亏虚型大肠癌。症见乏力，神疲，纳呆，口唇色淡，形体消瘦，舌淡，苔白，脉细。经验方④具有补肾健脾的作用。适用于脾肾亏虚型大肠癌。症见乏力，纳呆，腰背酸软，手足心热，盗汗，舌红，苔薄，脉细。

加减　兼泄泻者可加罂粟壳、柯子、白扁豆、补骨脂、山药；腹胀、纳呆加焦三仙、鸡内金、砂仁、藿香；恶心、呕吐者加姜半夏、藿香、炙黄芪、旋覆花、赭石等治疗。

出处　秦英刚．花宝金教授治疗大肠癌经验［J］．中医学报，2013，28（2）：160-161.

【方剂 6】益气消瘤方

白术 15g，山药 15g，枳壳 10g，益智 20g，黄芪 30g，太子参 15g，当归 10g，女贞子 15g，枸杞子 15g，半枝莲 20g，土茯苓 20g，仙鹤草 15g，生薏苡仁 20g，藤梨根 20g，陈皮 10g，炒三仙各 10g，甘草 6g。

用法与主治　水煎服，每日 1 剂，早晚温服。此方为中国中医科学院首席研究员朴炳奎教授治疗大肠癌的基本方。具有益气消瘤的作用。症见胃肠功能紊乱、大便习惯改变、便血、梗阻、腹部肿块、局部症状等。

加减　肝气郁结较重可加柴胡、郁金、八月札以行气疏肝；热象明显者加黄芩、牡丹皮以清热；腹痛，里急后重明显者加木香、乌药以理气止痛；腹痛，腹部包块明显者，加桃仁、莪术、丹参以活血消癥；肿物增大合并有肠梗阻者，加用大黄、川厚朴、枳实、槟榔以通腑泄热；便下赤白，出血多，加仙鹤草、栀子炭、槐花、地榆、大黄炭以凉血止血；久泻不止，加五味子、补骨脂、肉豆蔻以涩肠固脱；贫血明显者，加制何首乌、鸡血藤滋阴补血；瘀血明显者，加三七、莪术活血祛瘀。

出处　乔红丽，侯炜，郑红刚，等．朴炳奎教授辨治大肠癌经验探析［J］．中医学报，2014，29（2）：168-170.

【方剂 7】郑伟达经验方

经验方①：制附子（先煎）10g，甘草 5g，高丽参 10g，茯苓 10g，白芍 15g，吴茱萸 6g，小茴香 10g，大枣 6 枚，生姜 3 片，黄连 10g，木香 10g，党参 20g，苍术 10g，白术 10g，补骨脂10g，吴茱萸10g，肉豆蔻10g，五味子10g，黄芪20g，石榴皮10g。

经验方②：黄药子15g，山慈菇10g，三七3g（冲），重楼10g，露蜂房6g，乳香6g，没药6g，白花蛇舌草15g，半枝莲15g，半边莲15g，三棱10g，莪术10g，川楝子10g，木香10g，厚朴10g，黄连10g，败酱草30g，红藤20g，土茯苓30g，马齿苋30g，白英30g。

经验方③：茯苓15g，法半夏10g，陈皮6g，枳壳10g，生甘草6g，竹茹10g，佩兰10g，薏苡仁15g，白豆蔻6g，桔梗10g，浙贝母10g，鱼腥草20g，苍术10g，白术10g，厚朴10g，白英30g，败酱草30g，白头翁20g，延胡索10g，川楝子10g，黄连10g，木香10g。

用法与主治 水煎服，每日1剂，早晚温服。此方为北京市名中医郑伟达教授的经验方。经验方①具有化瘀解毒，温肾健脾的作用。适用于脾肾寒湿型大肠癌。症见久泻久痢，形体消瘦，面色苍白，喜睡懒动，肠鸣而泻，泻后稍安，腹痛喜热，甚则肢凉怕冷，苔白，脉沉细尺弱。经验方②具有化瘀解毒，清热利湿的作用。适用于湿热瘀毒型大肠癌。症见腹痛腹胀，痛定拒按，腹有包块，矢气后胀减，便下脓血黏液，或里急后重，或便溏便细，舌暗红，有瘀斑，苔薄黄，脉弦数。经验方③具有瘀毒互结，脾虚湿热的作用。适用于脾虚湿热型大肠癌。症见食欲不振，腹胀面黄，气短乏力，腹痛拒按，便稀或溏，或里急后重，便下脓血，苔黄腻，脉滑数或沉细滑。

加减 止血消胀加地榆、槐花、仙鹤草、大蓟、小蓟、血余炭；止痛消胀加白屈菜、生蒲黄、五灵脂、沉香、赤芍、大腹皮、乌药、川楝子；里急后重加槟榔、酒大黄、秦皮、葛根；化食导滞加焦三仙、鸡内金、熟大黄；固涩止泻加椿根白皮、诃子肉、罂粟壳、儿茶、老鹳草、赤石脂、禹余粮。

出处 郑东京，许鑫，郑伟达．郑伟达教授治疗大肠癌经验探析[J]．中医临床研究，2015，7(30)：1-4.

【方剂8】裴正学经验方

经验方①：党参10g，白术10g，茯苓12g，甘草6g，干姜

6g，制附子（先煎）6g，黄连 3g，黄芩 10g，黄柏 10g，白术 10g，阿胶 10g（烊化），虎杖 10g，蒲公英 20g，生薏苡仁 25g，红枣 4 枚，木香 10g。

经验方②：当归 10g，苍术 9g，枳壳 10g，黄芩 10g，黄连 6g，厚朴 10g，槟榔 10g，生黄芪 30g，木香 6g，川芎 6g，生薏苡仁 30g，陈皮 10g，防风 12g，甘草 6g。

经验方③：白花蛇舌草 30g，半枝莲 30g，草河车 15g，冬瓜子 15g，槐花 15g，山慈菇 15g，白术 20g，莪术 10g，女贞子 15g，墨旱莲 15g，生薏苡仁 60g，丹参 15g，蒲公英 15g，败酱草 15g，紫花地丁 15g，乌药 10g，水蛭 3g。

用法与主治　水煎服，每日 1 剂，早晚温服。此方为国家级名老中医名中医裴正学教授的经验方。经验方①具有健脾益气、温中止血的作用。适用于肠风虚寒型大肠癌。症见颜面萎黄，食欲不振，体乏无力，大便下血，少腹时有隐痛，大便时干时稀，次数时多时少，脉沉细，舌质胖淡，苔薄白。经验方②具有清热燥湿、行气止痛的作用。适用于肠风夹热型大肠癌。症见消瘦，衰竭，贫血，乏力，发热身困，脐周及少腹阵阵作痛，大便每日 3～4 次，里急后重，黏液血便或下血，排便不畅，舌质红，苔黄腻，脉滑数而无力。经验方③具有清热泻火、解毒逐瘀的作用。适用于脏毒积聚型大肠癌。症见腹满肛门重坠，腹部可触及明显之包块，患者已呈恶液质，行动困难，腹痛腹泻，黏液血便或便血，一部分患者腹胀难忍，有肠梗阻表现；一部分患者高热不退；一部分患者全身淋巴结肿大，肝大，舌红苔黄腻，脉滑数中空。

加减　经验方①：兼恶心呕吐者可加生赭石 30g；明显腹痛者加延胡索 10g、川楝子 10g。经验方②：纳呆可加焦三仙各 9g；腹痛者加延胡索 10g、川楝子 10g；乏力甚者加太子参 30g。

出处　黄邦荣．裴正学教授治疗大肠癌经验［J］．中医研究，2013，26（5）：56-58.

食管癌

食管癌是原发于食管黏膜的恶性肿瘤。我国是食管癌发病率和死亡率最高的国家。本病多属于中医学“噎膈”和“反胃”等范畴。

【方剂1】开郁化痰方

旋覆花10g，赭石10g，枳壳10g，厚朴花10g，北豆根8g，瓜蒌20g，郁金10g，草河车15g，浙贝母15g，白花蛇舌草30g，陈皮10g，清半夏10g。

用法与主治 水煎服，每日1剂，早晚各一次温服。此方为首都国医名师郁仁存教授治疗痰气交阻型食管癌的经验方，具有开郁降气、化痰散结的作用。症见进食梗阻感，时有嗳气、呃逆，胸胁不舒，口干，舌淡红，苔薄白，脉弦细滑。

加减 兼咳吐黏痰者加前胡、杏仁等降气化痰；胸痛者加延胡索、徐长卿、白屈菜等行气活血止痛；阴虚火旺者加沙参、麦冬、木蝴蝶、煅龙骨、煅牡蛎等养阴清热；伴有淋巴结肿大、肺结节者加夏枯草、海藻等化痰散结；失眠者加炒酸枣仁、首乌藤、茯神、远志等养血宁心安神；放化疗后骨髓抑制，血小板低下者加鹿角胶（烊化）、茜草、大枣；血色素低下者加阿胶、当归、生地黄、熟地黄；全血下降者加紫河车活血补血；反酸者加瓦楞子抑酸；肝肾阴虚者六味地黄汤加减。

出处 张玉，张青. 郁仁存治疗食管癌经验撷要 [J]. 山东中医杂志，2018，37（11）：909-911.

【方剂2】林丽珠经验方

经验方①：柴胡10g，白芍15g，枳壳15g，法半夏10g，陈皮10g，守宫6g，地龙10g，山慈菇15g，半枝莲15g，重楼10g。

经验方②：土鳖虫6g，桃仁10g，丹参30g，守宫6g，石上柏15g，红豆杉3～6g，白术15g，法半夏10g，竹茹15g，瓜蒌皮15g。

经验方③：生地黄15g，麦冬15g，太子参30g，葛根20g，女贞子20g，墨旱莲20g，玉竹15g，石斛15g。

经验方④：党参15g，白术15g，茯苓25g，黄芪30g，法半夏10g，当归10g，熟地黄15g，山楂20g，鸡内金10g。

用法与主治 水煎服，每日 1 剂，早晚各一次温服。此方为广州中医药大学第一附属医院肿瘤中心主任林丽珠教授的经验方。经验方①具有开郁降气、化痰散结的作用。适用于肝郁痰凝型食管癌。症见吞咽不顺，嗳气不舒，胸膈满闷，偶有胸背部隐痛，口干，纳稍差，舌红，苔白或白厚，脉弦或弦滑。经验方②具有解毒祛瘀、化痰散结的作用。适用于血瘀痰结型食管癌。症见吞咽困难，甚则饮水难下、食入即吐，胸背疼痛，肌肤甲错，大便秘结，小便短赤，舌暗红，舌质可见瘀点瘀斑，苔白厚或黄厚，脉细涩或弦。经验方③具有滋阴润燥、清热生津的作用。适用于阴虚内热型食管癌。症见吞咽困难，口干舌燥，腰膝酸软，潮热盗汗，五心烦热，小便短赤，大便不通，舌干红或红绛少苔，舌体可见裂纹，脉细数。经验方④具有益气养血、温阳开结的作用。适用于气虚阳微型食管癌。症见饮食难下，大肉已削，神疲乏力，形寒肢冷，泛吐清水或痰涎，面浮肢肿，舌淡或淡暗，苔白，脉细弱。

加减 经验方①：兼呃逆反酸者可加紫苏梗 10g；纳差明显者加鸡内金 10g，山楂 20g；疼痛明显者加延胡索 15g，威灵仙 15g；舌质瘀暗或有其他夹瘀表现加莪术 15g，土鳖虫 6g，桃仁 10g。经验方②：兼大便不通可加火麻仁 15g，杏仁 10g；胸背部疼痛明显加八月札 15g，延胡索 15g；口干明显加太子参 30g，天花粉 15g。经验方③：兼潮热盗汗明显者可加醋鳖甲 20g，知母 15g，黄柏 15g；大便不通者加肉苁蓉 15g；吞咽困难明显者加守宫 6g，蜈蚣 3 条。经验方④：兼呕吐清水或痰涎较多者可加干姜 10g，吴茱萸 3g，黄连 10g；口干明显者加葛根 20g，天花粉 15g。

出处 李佳殷，杨秋晔，林丽珠．林丽珠辨治食管癌经验撷要［J］．辽宁中医杂志，2016，43（10）：2064-2065.

【方剂 3】齐元富经验方

经验方①：陈皮，清半夏，制天南星，青礞石，槟榔，厚朴，佛手。

经验方②：薏苡仁，白扁豆，白术，制附子，肉苁蓉，鹿角胶。

经验方③：郁金，莪术，当归，鸡血藤，青皮，枳壳，槟榔。

经验方④：麦冬，沙参，石斛，芦根，生地黄，天花粉。

用法与主治 水煎服，每日1剂，早晚各一次温服。此方为山东中医药大学附属医院肿瘤内科主任齐元富教授的经验方。经验方①具有开郁化痰，润燥降气的作用。适用于痰湿郁阻型食管癌。症见吞咽梗噎，口吐清涎，两胁胀痛，情绪不稳，苔薄腻，脉弦滑。经验方②具有温肾助阳，健脾益气的作用。适用于脾肾阳虚型食管癌。症见吞咽困难，腰膝痠软，畏寒肢冷，语声低微，少气懒言，形体消瘦，舌淡苔白，脉沉迟无力。经验方③具有行气止痛，破血行瘀的作用。适用于气滞血瘀型食管癌。症见饮食难下，食入即吐，胸膈疼痛，肌肤甲错，舌质青紫有瘀点，脉细涩。经验方④具有滋阴养血，润燥生津的作用。适用于津亏热结证型食管癌。症见吞咽困难，口干咽燥，午后低热，形体消瘦，大便干结，舌质光红少津，脉细弦数。

加减 经验方①：呃逆者可加紫苏梗、炒莱菔子降气止呃；胁痛者加柴胡疏肝解郁；痰多者加胆南星燥湿化痰；呕吐涎沫者加旋覆花、赭石降逆止呕；胸闷者加薤白、全瓜蒌通阳散结。经验方②：兼乏力者可加黄芪、太子参、党参健脾益气；纳差者加炒神曲、炒麦芽、炒谷芽健脾消食；尿频者加金樱子温肾固精缩尿；腹泻者加山药、补骨脂温脾止泻，石榴皮涩肠止泻。经验方③：兼食管溃疡可加煅瓦楞子收湿敛疮；胸骨后疼痛加瓜蒌、延胡索理气活血止痛。经验方④：兼咽喉肿痛者可加半枝莲、山豆根化瘀散结消肿；干咳者加白前、前胡降气化痰，配紫菀、款冬花润肺止咳；便干者加火麻仁润肠通便；眠差者加益智、百合、远志、炒酸枣仁养心安神；双足麻木加桂枝、白芍、细辛、鸡血藤、桑枝解肌通络。

出处 裴可，杨鲁莹，赵玉峰，等. 齐元富教授辨证论治食管癌经验[J]. 河北中医，2017，39（6）：815-818.

【方剂4】尹莲芳经验方

经验方①：四逆散合逍遥散加减。

经验方②：益胃汤合一贯煎加减。

经验方③：归脾汤合金匮肾气丸加减。

用法与主治 水煎服，每日1剂，早晚各一次温服。此方为安徽省

“国医名师”尹莲芳教授的经验方。经验方①具有开郁降气，化痰散结兼以清热解毒的作用。适用于痰气阻滞型食管癌。症见食入不畅，胸膈痞闷，伴有隐痛、时有嗳气，口干，舌质淡红，苔薄白，脉细弦。经验方②具有滋阴润燥，清热生津的作用。适用于阴虚内热型食管癌。症见吞咽困难，咽喉干痛，潮热盗汗，舌红少苔或舌有裂纹。经验方③具有温补脾肾，软坚散结的作用。适用于脾肾不足型食管癌。症见面色苍白，形寒肢冷，面足水肿，饮食不下，泛吐清水或涎沫，形体消瘦，舌质淡，脉虚无力。

加减　经验方②：兼潮热盗汗明显者可加地骨皮、知母、黄柏。经验方③：兼呕吐清水较多者可加吴茱萸、黄连。

出处　田恬．尹莲芳教授治疗食管癌经验［J］．中西医结合心血管病电子杂志，2016，4（28）：25＋27．

【方剂5】郑伟达经验方

经验方①：黄药子15g，山慈菇10g，三七粉3g（冲），重楼10g，露蜂房6g，乳香6g，没药6g，白花蛇舌草15g，半枝莲15g，半边莲15g，柴胡10g，白芍12g，枳壳10g，生甘草6g，川芎6g，香附6g，当归10g，炙罂粟壳10g，延胡索10g，川楝子10g，乌药10g，青皮6g，川贝母10g，陈皮6g，竹茹10g。

经验方②：太子参20g，白术10g，茯苓10g，扁豆12g，怀山药20g，薏苡仁15g，川续断10g，补骨脂10g，红枣6枚，生姜3片，法半夏10g，陈皮6g，枳壳10g，竹茹10g，佩兰10g，白豆蔻6g，桔梗10g，浙贝母10g，鱼腥草20g，生甘草6g。

经验方③：当归10g，黄芪15g，川芎6g，白芍10g，熟地黄15g，三七粉3g（冲），黄精10g，紫河车6g，桑椹10g，制何首乌10g，丹参10g，太子参20g，白术10g，茯苓10g，炙甘草6g，扁豆12g，怀山药20g，薏苡仁15g，川续断10g，补骨脂10g，红枣6枚，生姜3片。

用法与主治　水煎服，每日1剂，早晚各一次温服。此方为北京市名老中医郑伟达教授的经验方。经验方①具有化瘀解毒，理气化痰的作用。适用于气痰互阻型食管癌。症见食入不畅，吞咽不顺，嗳气不舒，胸膈痞满，伴有隐痛，口干，舌质淡红，脉细弦，舌苔薄白。经验方②具有化瘀解毒，健脾化痰的作用。适用于脾虚痰滞型食管癌。症见吞咽困难，甚则饮水难下，食后即吐，吐物如豆汁、黏痰等。大便燥结，小便黄赤，形体消瘦，舌质暗红有齿痕，黄白苔，脉细涩或细滑。经验方③具有化瘀解毒，益气活血的作用。适用于气血不足型食管癌。症见晚期食管癌，手术、放化疗之后，饮食不下，泛吐清涎及泡沫，形体消瘦，恶病质，乏力气短，面色苍白，形寒肢冷，面足水肿，舌质淡，脉虚细无力。

加减 兼呕吐痰者可加胆南星、青礞石；气逆呃逆者加丁香、柿蒂；气滞胸痛者加瓜蒌、郁金、橘叶；血瘀胸痛者加赤芍、桃仁、五灵脂等；阴虚火旺者加麦冬、玄参、牡丹皮、黄芩、女贞子、鳖甲、龟甲、知母等；吐血便者加陈棕榈炭、贯众炭、白及等。

出处 郑东京，周子娴，陈阳阳，等．名老中医郑伟达治疗食管癌经验探析［J］．中医临床研究，2015，7（33）：1-3.

【方剂 6】张爱萍经验方

经验方①：启膈散加减。

经验方②：通幽汤加减。

经验方③：沙参麦冬汤加减。

经验方④：补气运脾汤加减。

用法与主治 水煎服，每日 1 剂，早晚各一次温服。此方为河北省名中医张爱萍教授的经验方。经验方①具有化痰散结，理气开郁的作用。适用于痰气交阻型食管癌。症见吞咽困难，口干舌燥，胸膈痞满，嗳气或呃逆，或呕吐痰涎，舌质偏红，苔腻，脉弦数。经验方②具有化痰清热，理气散结的作用。适用于痰热互结型食管癌。症见胸膈疼痛，吞咽梗阻，甚则水饮难下，泛吐痰涎，面色晦暗，形体消瘦，大便如羊屎状，舌红少津，苔薄黄，脉细涩。经验方③具有滋阴养血，清热散结的作用。适用于津亏热结型食管癌。症见吞咽梗阻较重，吞咽困难，胸骨后灼痛，口干咽燥，心烦不寐，或潮热盗汗，尿赤便秘，舌红少津，舌有裂纹，脉细数。经验方④具有益气回阳，补肾益脾的作用。适用于气虚阳微型食管癌。症见吞咽长期受阻，饮食不下，精神疲惫，形体消瘦，面白气短，腹胀便溏，畏寒肢冷，面浮足肿，舌胖，苔薄淡，脉细弱。

出处 张权，张爱萍．张爱萍治疗食管癌经验撷要［J］．中国民间疗法，2018，26（8）：17-18.

【方剂 7】王晞星经验方

经验方①：太子参 15g，白术 15g，茯苓 10g，清半夏 10g，陈皮 10g，柴胡 10g，白芍 12g，枳实 10g，砂仁 10g（后下），郁金 10g，天龙 6g，山慈菇 30g，冬凌草 60g，甘草 6g。

经验方②：瓜蒌 15g，黄连 10g，姜半夏 10g，柴胡 10g，白芍 10g，枳实 10g，竹茹 10g，陈皮 10g，茯苓 15g，菝葜 30g，龙葵 30g，甘草 6g。

经验方③：生地黄 15g，麦冬 15g，当归 10g，川楝子 15g，柴胡 10g，白芍 12g，枳实 10g，旋覆花 12g（包煎），赭石 30g，预知子 30g，甘草 6g。

用法与主治 水煎服，每日 1 剂，早晚各一次温服。此方为山西省名老中医王晞星教授的经验方。经验方①具有健脾疏肝，和胃降腻的作用。适用于脾虚气滞型食管癌。症见吞咽不畅，胸膈痞满，不思饮食，甚者呕吐，面色萎黄，形体消瘦，神疲乏力，情志不畅可加重，大便干稀不调，舌淡红苔薄白，脉沉细。经验方②具有化痰清热，和胃降逆的作用。适用于痰热中阻型食管癌。症见吞咽不顺，呕吐白涎，胸膈不畅，口干口苦，周身困重，寐差或嗜睡，舌红苔黄厚腻，脉弦滑。经验方③具有养阴疏肝，和胃降逆的作用。适用于阴虚胃逆型食管癌。症见吞咽不顺，纳谷不消，口干欲饮，泛酸，嗳气，五心烦热，大便干结，舌红少苔间有裂纹，脉细数。

加减 经验方①：兼呕恶上逆可加旋覆花 12g（包煎），赭石 30g；嘈杂反胃加海螵蛸、瓦楞子各 30g；大便秘结加白术 30g，火麻仁 30g。经验方②：兼湿热重者可加白花蛇舌草 30g；瘀血者加三棱 10g，莪术 30g。经验方③：兼胸骨后疼痛可加延胡索 30g，片姜黄 30g；咳嗽明显加浙贝母 30g，玄参 15g。

出处 张俊利，李宜放．王晞星教授治疗食管癌经验［J］．光明中医，

2014，29，(7)：1368-1370.

【方剂8】刘嘉湘经验方

经验方①：旋覆花，赭石，八月札，紫苏梗，公丁香，干蟾皮，山慈菇，白花蛇舌草，生半夏（先煎），制天南星，冬凌草，天龙。

经验方②：八月札，丹参，檀香，公丁香，急性子，威灵仙，冬凌草，山豆根，石见穿，蜣螂虫，天龙。

经验方③：党参，白术，茯苓，生半夏（先煎），陈皮，生薏苡仁，夏枯草，生牡蛎，炙鸡内金。

经验方④：南沙参，北沙参，生地黄，麦冬，玄参，全瓜蒌，火麻仁，枳实，川楝子，山慈菇，冬凌草，生山楂。

用法与主治 水煎服，每日1剂，早晚各一次温服。此方为全国名老中医刘嘉湘教授的经验方。经验方①具有降气化痰的作用，适用于痰气互结型食管癌。症见吞咽困难，胸闷胸满，嗳气则舒，或呕吐痰涎，苔薄腻或白腻，舌体胖，脉滑。经验方②具有活血化瘀，理气降逆的作用，适用于气滞血瘀型食管癌。症见吞咽作梗，嗳气频作，胸背疼痛，固定不移，呈针刺样，肌肤甲错，舌质紫或舌有瘀斑，脉弦。经验方③具有健脾理气，化痰消积的作用，适用于脾虚痰湿型食管癌。症见神疲乏力，胃纳欠佳，痰涎壅塞，胸膺不舒，苔腻而润，舌体胖有齿印，脉濡。经验方④具有养阴生津，泄热散结的作用，适用于津亏热结型食管癌。症见吞咽梗涩而痛，水饮不下，食物难进，或食入复出，形体日渐消瘦，口燥咽干，大便干燥，干红或裂纹，脉细数。

加减 兼呕吐黏痰较多可加青礞石、胆南星；脾虚胃纳欠佳者加苍术、厚朴；气滞胸痛明显者加郁金、延胡索、失笑散；咳嗽痰多者加款冬花、紫菀、杏仁、芥子；大便溏薄者加怀山药、白扁豆；大便秘结者加枳实、瓜蒌子；便血者加仙鹤草、生地榆、生大黄（生川军）。

出处 周蕾，李和根，刘嘉湘．刘嘉湘辨证治疗食管癌经验[J]．浙江中西医结合杂志，2015，25(9)：805-807.

胰腺癌

胰腺癌是指胰外分泌腺的恶性肿瘤，表现为腹痛、食欲不振、消瘦和黄疸，恶性程度高，预后差。本病多属于中医学“黄疸”“积聚”和“伏梁”等范畴。

【方剂1】清胰化积方

蛇六谷，白花蛇舌草，半枝莲，绞股蓝，白豆蔻。

用法与主治　水煎服，每日1剂，早晚各一次温服。此方为上海市名中医刘鲁明教授治疗湿热内蕴型胰腺癌的用方，具有清胰化积的作用。症见中上腹痛、黄疸、纳差、恶心呕吐、发热口渴、小便黄赤、腹水、舌红苔黄腻、脉弦等。

加减　兼黄疸者可加茵陈、青蒿、栀子；腹痛加延胡索、川楝子、八月札、香附、木香；痞块加干蟾皮、露蜂房、山慈菇、浙贝母、天龙；消化道出血加三七粉、茜草、蒲黄、白茅根；便秘加虎杖、蒲公英、大黄；腹泻加防风、土茯苓；厌食加山楂、六神曲、鸡内金、莱菔子；腹水加车前子、大腹皮、泽泻；阴虚加沙参、石斛、芦根。

出处　王晓戎，刘鲁明．刘鲁明教授运用病机理论治疗胰腺癌经验介绍［J］．云南中医学院学报，2009，32（6）：60-61.

【方剂2】郑伟达经验方

经验方①：茵陈30g，大黄10g，栀子10g，龙胆10g，黄芩10g，黄连10g，芥子10g，丹参15g，半边莲3g。

经验方②：生地黄15g，桃仁10g，红花5g，枳壳10g，川芎6g，香附10g，丹参10g，郁金10g，山楂10g，柴胡10g。

用法与主治　水煎服，每日1剂，早晚各一次温服。此方为北京市名中医郑伟达教授的经验方。经验方①具有清热利湿，化瘀解毒的作用。适用于肝胆湿热型胰腺癌。症见左上腹部疼痛、拒按，多有黄疸，并见呕吐，发热，口苦，食欲差，便秘，溲短赤，舌质红，苔黄腻，脉弦滑。经验方②具有疏肝和胃，理气活血的作用。适用于气滞血瘀型胰腺癌。症见左上腹持续性疼痛，阵发性加剧或定点刺痛，引腰背痛伴胸闷不舒，苔白，质暗，脉沉。

出处 孙灿朝，郑东京，郑东海，等．郑伟达治疗胰腺癌经验［J］．世界中西医结合杂志，2014，9（8）：807-808＋821.

【方剂3】郁仁存经验方

经验方①：柴胡疏肝散合小柴胡汤加减。

经验方②：胰头癌方（柴胡，茵陈，鬼箭羽，生大黄，姜黄）。

经验方③：胰体癌方（柴胡，金钱草，郁金，桃仁，红花）。

经验方④：参苓白术散加减。

用法与主治 水煎服，每日1剂，早晚各一次温服。此方为北京中医医院郁仁存教授的经验方。经验方①具有疏肝理气，解毒散结的作用。适用于肝气郁滞型胰腺癌。症见胸胁满闷，食欲减退，恶心呕吐，口干口苦，大便秘结，舌红苔薄，脉弦数。经验方②具有清肝利胆，通腑解毒的作用。适用于肝胆湿热型胰腺癌。症见胸胁胀痛，目睛黄染，身热汗黏，腹背疼痛，皮肤瘙痒，恶心呕吐，大便干结或色如灰土或色如白垩，小便短赤，舌红苔黄腻，脉弦滑数。经验方③具有疏肝解毒，益气活血的作用。适用于肝郁血瘀型胰腺癌。症见黄疸日久，色黄晦暗，面色黧黑，胁下肿块，刺痛时作，不思饮食，身体消瘦，舌暗有瘀斑，脉弦涩或细涩。经验方④具有健脾温阳，益气祛湿的作用。适用于中虚湿阻型胰腺癌。症见胃脘胀满，肿块隐痛，恶心纳呆，大便泄泻，色如陶土，神疲乏力，面色萎黄，舌淡苔白，脉沉弱。

出处 李娜，富琦，张青．郁仁存治疗胰腺癌经验［J］．中医杂志，2015，56（20）：1725-1727.

【方剂4】周维顺经验方

经验方①：丹参15～30g，赤芍15g，红花、延胡索各10g，香附15g，肿节风15g，浙贝母、金刚刺、八月札、藤梨根各30g。

经验方②：党参、黄芪、白术各10g，当归15g，鸡血藤30g，枸杞子15～30g，熟地黄、延胡索各15g，八月札、浙贝母、炙鳖甲各30g。

经验方③：八月札30g，香附、延胡索各15g，柴胡9g，枳壳10g，白毛藤、白花蛇舌草、金刚刺、垂盆草、虎杖、生薏苡仁、浙贝母各30g。

用法与主治 水煎服，每日1剂，早晚各一次温服。此方为北京中医医院郁仁存教授的经验方。经验方①具有活血化瘀，理气止痛的作用。适用于气滞血瘀型胰腺癌。症见恶心呕吐，呃逆，胸腹胀痛，疼痛不移，腹中痞块，形体消瘦，面色不华，月经量少或经闭，舌质青紫或瘀斑，脉弦或涩。经验方②具有益气养血，化瘀散结的作用。适用于气血两虚型胰腺癌。症见消瘦，倦怠，乏力，贫血，腹胀疼痛，腹中包块，舌质淡或有瘀斑、瘀点，苔薄白，脉沉细数。经验方③具有疏肝解郁，清热解毒的作用。适用于肝郁蕴热型胰腺癌。症见恶心呕吐，嗳气，脘胁胀满，腹痛拒按，心烦易怒，发热，黄疸，大便干结，小便色黄，舌质红苔黄厚腻或燥，脉弦数或滑数。

出处 唐蕾，陆陈春，王立伟．周维顺辨证治疗胰腺癌经验［J］．浙江中西医结合杂志，2010，20（3）：137.

【方剂5】王晞星经验方

经验方①：党参15g，白术10g，云茯苓15g，陈皮10g，清半夏10g，厚朴15g，白芍18g，白花蛇舌草30g，猫爪草30g，山慈菇30g，半枝莲30g，蛇六谷15g，天龙6g，甘草6g。

经验方②：柴胡10g，黄芩10g，清半夏10g，大黄10g，枳实15g，白芍18g，白花蛇舌草30g，蒲公英30g，郁金10g，三棱10g，莪术30g，片姜黄30g，天龙6g，厚朴18g，甘草6g。

经验方③：沙参18g，麦冬15g，生地黄15g，枸杞子30g，白芍18g，当归10g，女贞子30g，墨旱莲30g，牡丹皮18g，桃仁10g，白花蛇舌草30g，芦根30g，夏枯草30g，川楝子10g，甘草6g。

用法与主治 水煎服，每日1剂，早晚各一次温服。此方为山西省中医药研究院王晞星教授的经验方。经验方①具有健脾和胃的作用。适用于脾胃虚弱型胰腺癌。症见消瘦，纳呆，上腹部不适或按之痛减，肢体乏力或腹泻，大便稀溏，舌淡苔薄或白腻，脉濡细。经验方②具有疏肝利胆的作用。适用于肝胆湿热型胰腺癌。症见面目身黄，恶心呕吐，上腹部胀满不适或胀痛，胁肋疼痛，口苦口臭，口渴不喜饮，舌红苔黄腻，脉滑数。经验方③具有滋阴涵木的作用。适用于肝阴亏虚型胰腺癌。症见上腹痞满或触及肿物疼痛，烦热口干，低热盗汗，胸胁不舒或疼痛，消瘦纳呆，舌红少苔或光剥有裂纹，脉细弦或细涩。

加减 经验方①：兼胸脘痞满可加枳壳；纳呆食滞加山楂、神曲；痰吐不利加瓜蒌、竹沥等。经验方②：兼呕恶可加陈皮、竹茹以降逆止呕；腹胀满加大腹皮以行气消胀；小便黄赤加滑石、车前子。经验方③：兼腹部肿块坚实者可加三棱、莪术；大便秘结严重者加大黄、芒硝；兼血虚者加制何首乌。

出处 陈海富，王晞星．王晞星教授治疗胰腺癌临床辨证经验总结［J］．中医临床研究，2013，5（11）：62-64.

【方剂6】何裕民经验方

经验方①：生黄芪，茯苓，白术，木香，砂仁，陈皮，佛手，八月札，生薏苡仁。

经验方②：生薏苡仁，杏仁，蔻仁，茵陈，佛手，猪苓，茯苓，泽泻，白术，陈皮。

经验方③：菝葜，藤梨根，浙贝母，桃仁，延胡索，枳壳，制香附，八月札，乌药，干姜，甘草。

经验方④：黄芪，炒白术，茯苓，当归，白芍，佛手，川芎，延胡索，枸杞子，炙鳖甲，蚤休。

用法与主治 水煎服，每日1剂，早晚各一次温服。此方为上海名老中医何裕民教授的经验方。经验方①具有健脾理气，抑瘤止痛的作用。适用于脾虚气滞型胰腺癌。症见上腹部不适或疼痛按之舒适，面浮色白，恶风自汗，口干不多饮，消瘦，纳呆，舌质淡，苔薄或薄腻，脉细或细弦。经验方②具有清利湿热，抑瘤止痛的作用。适用于湿热蕴结型胰腺癌。症见上腹部胀满不适或胀痛，发热缠绵，口渴不喜饮，或见黄疸，口苦口臭，小便黄赤，舌红苔黄或腻，脉数。经验方③具有理气止痛，软坚散结，消瘀抑瘤的作用。适用于气血瘀滞型胰腺癌。症见上腹部疼痛，痛无休止，痛处固定，拒按，腹中痞块，脘腹胀满，纳差，恶心呕吐，面色晦暗，形体消瘦。舌质青紫，边有瘀斑，苔薄，脉弦细或涩。经验方④具有益气养血，活血散结，抑瘤止痛的作用。适用于气血两亏型胰腺癌。症见上腹隐痛，扪及包块，腹胀，纳差，消瘦，倦怠乏力，面色苍白，爪甲色淡。舌质淡，或有瘀点，瘀斑，苔薄白，脉沉细。

出处　崔利宏，赵若琳，孙增坤，等．何裕民治疗胰腺癌经验总结［J］．中华中医药杂志，2017，32（11）：4964-4967.

【方剂7】徐经世经验方

柴胡10g，黄芩10g，熟大黄10g，清半夏12g，半枝莲30g，枳壳15g，赤芍15g，浙贝母10g，白花蛇舌草30g，薏苡仁40g，人中黄10g，甘草6g。

用法与主治　水煎服，每日1剂，早晚各一次温服。此方为国医大师徐经世治疗肝经郁热，脾湿困阻，湿热相搏型胰腺癌的经验方，具有和解少阳，清解郁热，淡渗利湿的作用。症见发热、口干苦、大便秘结、腹胀泄泻、小便短赤、纳差乏力、疼痛、恶心呕吐等。

加减　兼腹泻者可加荷叶、砂仁；腹痛加延胡索、檀香、丹参；痞块加山慈菇；黄疸加栀子、茵陈；发热加青蒿、鳖甲；腹胀加大腹皮、木香；便秘加芦荟；呕吐纳差加炒竹茹、陈皮、炒白术、炒谷芽。

出处　郑勇飞，刘忠达．徐经世治疗胰腺癌经验［J］．中医杂志，2015，56（18）：1542-1544＋1547.

【方剂8】吴良村经验方

经验方①：膈下逐瘀汤加减。

经验方②：茵陈蒿汤合柴胡疏肝散加减。

经验方③：异功散加减。

经验方④：北沙参，麦冬，玉竹，太子参，白花蛇舌草，陈皮，鸡内金。

用法与主治　水煎服，每日1剂，早晚各一次温服。此方为全国名老中医吴良村教授的经验方。经验方①具有活血祛瘀，行气止痛的作用。适用于气滞血瘀型胰腺癌。症见瘀阻膈下成积块，腹痛拒按，痛处不移，即可定型。经验方②具有清热利湿，行气退黄的作用。适用于肝胃蕴热型胰腺癌。症见胸胁胀痛，或脘腹胀满，嗳气吞酸，呕恶食少，大便时干时溏，面目俱黄，色鲜明，小便不利，苔黄腻，脉沉实。经验方③具有益气健脾，行气化滞的作用，适用于脾虚湿阻型胰腺癌。症见食少便溏，胸脘痞闷不舒，舌淡胖或边有齿痕，脉细滑。经验方④具有益气养阴，生津润燥的作用。适用于气阴两虚型胰腺癌。症见少气乏力，咽干口燥，食欲不振，或身微热，舌红或红绛、少苔或光苔，脉细数。

加减 经验方②：阳明腑盛，大便干燥，重用生大黄，或加芦荟、玄明粉等。经验方③：痰湿较盛，加用茵陈五苓散。经验方④：兼阴虚内热可加滋阴凉血之品。

出处 王彬彬，沈敏鹤．吴良村论治胰腺癌临床经验探析［J］．浙江中医杂志，2010，45（6）：391-392.

卵巢癌

卵巢恶性肿瘤是女性生殖器官常见的恶性肿瘤之一，发病率仅次于子宫颈癌和子宫体癌。卵巢上皮癌死亡率占各类妇科肿瘤的首位，对女性生命造成严重威胁。由于卵巢深居盆腔，体积小，缺乏典型症状，难以早期发现。本病多属于中医学“癥瘕”“积聚”和“肠覃”等范畴。

【方剂1】孙秉严经验方

当归、赤芍、川芎、三棱、莪术、急性子各10～15g，熟地黄15～30g，赭石30g，炮姜、桂枝各15g，竹茹、蝉蜕各10g，干蟾蜍2个，蜈蚣3～5条，生姜10片，大枣10枚。

用法与主治 水煎服，一日两次。此方为中医肿瘤专家孙秉严教授经验方。此方具有散寒化积，驱毒破结作用。

加减 下元虚寒重者，重用炮姜，更加肉桂、制附子暖宫散寒；腹胀便秘者，加牵片子（二丑）、槟榔、皂角行气宽肠，甚则加生大黄、玄明粉（冲服）泄热通腑；上焦有热（上热下寒证）者，加栀子、牡丹皮、黄芩清热凉血；气虚乏力者，加黄芪、党参益气扶正。

出处 高振华．孙秉严治疗卵巢癌经验拾萃［J］．河南中医，2009，29（5）：508-509.

【方剂2】徐力经验方

经验方①：党参，生黄芪，夏枯草，山慈菇，炙鳖甲，赤芍，白术，车前子，猪苓，茯苓，清半夏，生薏苡仁，红景天，绞股蓝。

经验方②：小柴胡汤合桂枝茯苓丸加减。

经验方③：桃仁，三棱，莪术，当归，延胡索，夏枯草，生黄芪，蝉蜕，乌药，川楝子，生牡蛎，龙葵。

经验方④：益元汤加减。

用法与主治 水煎服，一日两次。此方为南京中医药大学中医肿瘤专家徐力教授的经验方。经验方①具有健脾利湿，化痰散结作用。适用于痰湿凝聚型卵巢癌。症见腹部有肿块，腹胀大甚如蛙状（腹水），胃脘胀满，时感呕恶，身倦无力，纳呆，舌质暗淡，苔白腻，脉滑。经验方②具有清热利湿，解毒散结作用。适用于湿热郁毒型卵巢癌。症见腹部有肿块，腹胀，口苦咽干但不欲饮，大便干燥，小便灼热，或伴有不规则阴道流血，舌质暗红或红紫，苔厚腻或黄腻，脉弦滑或滑。经验方③具有理气活血，攻坚化瘀作用。适用于气滞血瘀型卵巢癌。症见腹部肿块坚硬，推之不移，按之不散，形体消瘦，肌肤甲错，面色晦暗，神疲乏力，纳呆，小腹疼痛，坠胀不适，二便不畅，舌质暗紫有瘀斑，脉细涩或弦细。经验方④具有补气养血，滋补肝肾作用。适用于气血亏虚型卵巢癌。症见精神倦怠，心悸气短乏力，面色苍白无华，胃纳差，夜寐欠安，大便不畅，舌质淡，苔薄白，脉细弱沉取无力，虚大无根。

出处 吴春，徐力．徐力教授治疗卵巢癌［J］．长春中医药大学学报，2013，29（3）：433-434.

【方剂3】郑卫琴经验方

经验方①：茯苓，白术，桂枝，陈皮，清半夏，浙贝母，七叶一枝花，半枝莲，半边莲，瓜蒌，鸡内金，地龙，海藻，昆布，龙葵，桃仁，红花，三棱，莪术。

经验方②：薏苡仁，茯苓，党参，炒扁豆，白术，半枝莲，半边莲，白花蛇舌草，丹参，赤芍，桃仁，红花，三棱，莪术。

经验方③：黄芪，党参，太子参，生晒参，桃仁，红花，当归，三棱，莪术，地龙，土鳖虫。

经验方④：薏苡仁，山药，黄芪，沙参，麦冬，五味子，玉竹，西洋参，冬虫夏草，浙贝母，半边莲，半枝莲，白花蛇舌草，石斛，天花粉，丹参，桃仁，红花，赤芍。

用法与主治 水煎服，一日两次。此方为重庆市中医院肿瘤科主任郑卫琴教授的经验方。经验方①具有化痰解毒，活血化瘀作用。症见素体痰盛者，表现为形体肥胖，舌胖边有齿痕、苔腻，脉滑。经验方②具有解毒抗癌，活血化瘀，健脾益气作用。症见素体气虚者平时神疲乏力、纳差，易感冒自汗，舌淡苔薄，脉细弱。经验方③具有扶正益气，活血化瘀作用。适用于卵巢癌术后正气受损，同时有瘀血阻滞患者。经验方④具有益气养阴，佐以解毒散结作用。适用于卵巢癌行放化疗等综合治疗后气阴不足者，症见气短、形疲，形体消瘦，自汗盗汗，口干不欲多饮，纳差腹胀，大便干结或先结后溏，舌淡红少苔或有齿印，脉细数。

出处 唐晓惠，程俊，郑卫琴．郑卫琴教授经方治疗卵巢癌经验总结[J]．中国民族民间医药，2018，27（19）：70-71.

【方剂4】吴良村经验方

经验方①：八珍汤加减。

经验方②：六味地黄丸加减。

经验方③：沙参麦冬汤加减。

经验方④：柴胡疏肝散或少腹逐瘀汤加减。

用法与主治 水煎服，一日两次。此方为国家名老中医吴良村教授经验方。经验方①具有补气养血作用。适用于气血亏虚型卵巢癌。症见面色少华，体倦乏力，气短懒言，胃纳欠佳，大便不调，舌淡苔薄白或腻，脉细弱。经验方②具有补益肝肾作用。适用于肝肾不足型卵巢癌。症见头晕目眩，耳鸣耳聋，腰膝酸软，骨蒸潮热，虚烦盗汗，舌红少苔，脉沉细数。经验方③具有补气养阴作用。适用于气阴两亏型卵巢癌。症见体倦乏力，口渴咽干，低热盗汗，舌红少苔或质裂，脉虚数。经验方④具有行气活血作用。适用于气滞血瘀型卵巢癌。症见偏于气滞者，常见情志不畅，两胁胀痛，大便不调，舌质偏暗，脉弦。偏于血瘀者常见口唇爪甲紫暗，下腹部痞满胀痛，日久出现刺痛，拒按而不移，脉涩或结代，舌质暗或者舌下络脉瘀滞。

加减 经验方②：若伴有五心烦热、烦躁之症，喜用银柴胡、炒青蒿清退虚热，取二至丸之意以补肾养肝；若伴有盗汗，则选糯稻根、麻黄根、五味子等敛汗固收之品。

经验方③：若口舌生疮者，可加用水牛角片、紫珠草咸寒泻火、凉血解毒。

出处 黄宏，沈敏鹤，阮善明，等．吴良村治疗卵巢癌经验［J］．中医杂志，2017，58（9）：737-740.

【方剂5】潘敏求经验方

经验方①：党参，黄芪，白术，茯苓，山药，枸杞子，菟丝子，女贞子，山茱萸，巴戟天，葫芦巴，半枝莲，白花蛇舌草，蚤休，当归，赤芍，川芎，莪术，山慈菇，土贝母，生牡蛎，夏枯草，全蝎，蜈蚣。

经验方②：党参，黄芪，白术，茯苓，山药，竹茹，清半夏，炒麦芽，炒谷芽，鸡内金，枸杞子，菟丝子，女贞子，鸡血藤，墨旱莲，淫羊藿。

经验方③：紫花地丁，金银花，天葵子，蒲公英，野菊花，金钱草，石韦，地榆，槐花，蒲黄，大黄炭，沙参，麦冬，生地黄，参须，黄芪，白术，山药，枸杞子，女贞子，鸡血藤，墨旱莲。

经验方④：白参，黄芪，白术，茯苓，香附，枸杞子，女贞子，菟丝子，益母草，蚤休，半枝莲，白花蛇舌草，全蝎，甘草。

用法与主治 水煎服，一日两次。此方为湖南省中医药研究院附属医院主任医师、湖南省名中医潘敏求教授的经验方。经验方①具有益气养血，健脾补肾作用。适用于术后气血两虚，脾肾亏虚型卵巢癌。经验方②具有健脾和胃，益气养血，滋补肝肾作用。适用于化疗后脾胃不和、气血两虚型卵巢癌。经验方③具有清热解毒，活血凉血，养阴扶正作用。适用于卵巢癌放疗后放射性炎症患者。经验方④具有扶正抑瘤作用。适用于卵巢癌无法手术、无法放、化疗的患者或术后、放化疗后复发转移的患者。

加减 经验方④：气滞血瘀明显者加桃仁、红花、当归、川芎、赤芍、莪术、山慈菇、枳实。湿热瘀毒偏盛者则改茯苓为土茯苓，加败酱草、金钱草、车前草、苦参、夏枯草等；痰湿偏盛者加陈皮、清半夏、土贝母、生牡蛎等；肝肾阴虚明显者则加生地黄、山茱萸、当归、沙参、鸡血藤、墨旱莲等。

出处 杜小艳．潘敏求主任医师治疗卵巢癌经验［J］．湖南中医杂志，2011，27（3）：54-55.

【方剂6】周维顺经验方

经验方①：当归，桃仁，三棱，莪术，延胡索，夏枯草，生黄芪，生牡蛎，干蟾皮，乌药，川楝子，龙葵。

经验方②：党参，生黄芪，赤芍，白术，夏枯草，山慈菇，炙鳖甲，车前子，猪苓，茯苓，清半夏。

经验方③：半枝莲，半边莲，白花蛇舌草，龙葵，败酱草，炙鳖甲，白英，土茯苓，车前草，大腹皮，川楝子。

用法与主治 水煎服，一日两次。此方为浙江省中医院主任医师，浙江省名中医周维顺教授的经验方。经验方①具有理气活血，攻坚化瘀作用。适用于气滞血瘀型卵巢癌。症见腹部肿块坚硬，推之不移，按之不散，形体消瘦，肌肤甲错，面色晦暗，神疲乏力，纳呆，小腹疼痛，坠胀不适，二便不畅，舌质暗紫有瘀斑，脉细涩或弦细。经验方②具有健脾利湿，化瘀软坚作用。适用于痰湿凝聚型卵巢癌。症见腹部有肿块，腹胀大甚如蛙状（腹水），腹胀胃满，身倦无力，纳呆，舌质暗淡，苔白腻，脉滑。经验方③具有清热利湿，解毒散结作用。适用于湿热郁毒型卵巢癌。症见腹部有肿块，腹胀，口苦咽干但不欲饮，大便干燥，小便灼热，或伴有不规则阴道流血，舌质暗红，或红紫，苔厚腻或黄腻，脉弦滑或滑数。

出处　鲍晋，周春华，冯丹丹．周维顺教授治疗卵巢癌的经验［J］．陕西中医学院学报，2009，32（2）：13-14.

【方剂7】施志明经验方

经验方①：海藻玉壶汤加减。

经验方②：通瘀煎加减。

经验方③：疏凿饮子加减。

经验方④：人参养荣汤加减。

用法与主治　水煎服，一日两次。此方为上海中医药大学附属龙华医院肿瘤三科主任施志明教授经验方。经验方①具有化痰散结，行气除湿作用。适用于痰湿凝聚型卵巢癌。症见形体肥胖或水肿，身困无力，胸闷腹满，月经失调，带下增多，腹部癥块，苔白腻，舌体胖边有齿痕，脉滑。经验方②具有行气活血，软坚散结作用。适用于气滞血瘀型卵巢癌。表现为面色晦暗而无光泽，口苦咽干，烦躁易怒，肌肤甲错，少腹胀痛，癥块坚硬增大，舌质紫暗或见瘀点瘀斑，脉细弦或沉涩。经验方③具有利水导湿作用。适用于水湿停滞型卵巢癌。症见胸闷腹胀，身困乏力，纳呆少寐，腹大如鼓，四肢水肿，苔白腻，质淡，脉细濡弱。经验方④具有益气养血作用。适用于气血两虚型卵巢癌。症见病程日久，面色苍白，精神萎靡，困乏无力，头晕失眠，气促心悸，懒于行动，烘热盗汗，消瘦贫血，月经闭止，舌质淡，苔薄，脉弱或濡。

加减　经验方①：胃纳减退加生白术9g，党参9g，生薏苡仁30g；气滞腹胀加八月札15g，沉香9g，绿萼梅9g；大便不畅加全瓜蒌15g，郁李仁12g，槟榔12g。经验方②：血瘀块坚加三棱9g，莪术9g，土鳖虫9g；尿少加半枝莲15g，半边莲15g，葫芦巴15g；乏力神疲加生黄芪15g，太子参9g，茯苓12g。经验方③：气虚乏力加生黄芪15g，太子参9g，生白术9g；阳虚肢冷加制附子（先煎）9g，肉桂3g，炮姜3g；大便不畅加牵牛子12g，槟榔9g，玄明粉（冲）9g，生大黄（先煎）6g，皂角刺9g。经验方④：腹水胀满加大腹皮15g，防己12g，半边莲30g，葫芦巴30g；疼痛增剧加延胡索15g，制乳香 9g，制没药 9g，五灵脂 9g，乌药 9g；腹块坚硬加土鳖虫 9g，莪术 9g，水蛭 6g。

出处 李明花，金佳鹤．施志明治疗卵巢癌的经验［J］．河北中医，2008，30（9）：902-903.

【方剂 8】朴炳奎经验方

经验方①：小半夏加茯苓汤加减。

经验方②：附子理中汤加减。

经验方③：香砂六君子汤加减。

用法与主治 水煎服，一日两次。此方为全国名老中医朴炳奎教授的经验方。经验方①具有燥湿化痰止呕作用。适用于化疗后痰饮中阻型卵巢癌。症见恶心，食欲不振，纳呆，胃中有水声。经验方②具有温阳健脾止呕作用。适用于化疗后脾阳不足型卵巢癌。症见呕吐清水，水谷不入，畏寒。经验方③具有健脾和胃作用。适用于脾失健运，胃气不和型卵巢癌。症见轻微恶心，食欲不振，纳呆。

加减 失眠，证属痰扰心神，治疗宜化痰安神，常用清半夏、竹茹等；证属血不养心，心神不安，治疗宜补血养心安神，常用炒酸枣仁、五味子等。热毒，治宜清热解毒，药用白英、白花蛇舌草、龙葵、半枝莲等；如为瘀毒，常用莪术；如为湿毒，常用土茯苓、薏苡仁；如患者体质虚弱、偏寒，常用僵蚕、全蝎等。

出处 刘新敏，朴炳奎．朴炳奎治疗卵巢癌经验［J］．中医杂志，2015，56（22）：1907-1909.

乳腺癌

乳腺癌是发生在乳腺腺上皮组织的恶性肿瘤。乳腺癌中 99％发生在女性，男性仅占 1％。目前乳腺癌已成为威胁女性身心健康的常见肿瘤。本病多属于中医学“乳岩”“乳石痈”“石榴翻花发”和“奶岩”等范畴。

【方剂 1】郭勇经验方

经验方①：逍遥散合四君子汤加减。

经验方②：四君子合二陈汤加减。

经验方③：沙参麦冬汤加减。

经验方④：六味地黄汤加减。

经验方⑤：生脉散加减。

经验方⑥：沙参麦冬散加减。

用法与主治 水煎服，一日两次。此方为浙江中医药大学第一附属医院肿瘤内科主任郭勇教授经验方。经验方①具有疏肝健脾作用。适用于乳腺癌围手术期患者。症见胸胁胀闷，情志抑郁，心烦失眠，不思饮食，大便干结，脉弦细。经验方②具有和胃化湿，降逆止呕作用。适用于乳腺癌化疗期患者。症见恶心呕吐，脘腹胀闷，不思饮食。经验方③具有益气养阴作用。适用于乳腺癌化疗期患者。症见气滞血瘀，常见放射区域大面积皮疹、发黑。经验方④具有滋水涵木作用。适用于乳腺癌内分泌治疗期患者。症见内分泌失调所致的类更年期综合征，包括面部潮红、烘热汗出、烦躁易怒、心悸失眠、月经失调、疲倦乏力、皮疹、纳差、恶心腹泻、体重增加、肝脏毒性等不良反应；绝经后患者经相应内分泌治疗后，常见骨质疏松、关节疼痛、潮热多汗、便秘腹泻、疲倦失眠、抑郁焦虑状态、消化道不适等不良反应。经验方⑤具有疏肝健脾，扶正培本作用。适用于乳腺癌随访期患者。此期患者已经接受了包括手术、放化疗等辅助治疗，久病气虚，久病伤阴。经验方⑥具有疏肝健脾作用。适用于乳腺癌姑息治疗期患者。此期患者病程属较晚期，症见发热、癌痛、恶病质等。

出处 丁霞，朱星瑜，李妍，等．郭勇疏肝健脾法“四阶段”诊治乳腺癌经验［J］．浙江中西医结合杂志，2016，26（8）：692-694＋713.

【方剂2】林毅经验方

经验方①：逍遥蒌贝散加减。

经验方②：血府逐瘀汤合逍遥蒌贝加减。

经验方③：二仙汤加味（或六味地黄丸合二至丸加味）。

经验方④：六味地黄丸合五味消毒饮或六味地黄丸合四君子汤、五味消毒饮加减。

经验方⑤：香砂六君子加减。

经验方⑥：归脾汤或当归补血汤加减。

经验方⑦：生脉散合增液汤加减。

经验方⑧：六味地黄丸合龟鹿二仙丹加减。

经验方⑨：六味地黄丸合四君子汤加减。

经验方⑩：百合固金汤合四君子汤加减。

用法与主治 水煎服，一日两次。此方为广东省中医院乳腺科主任医师林毅教授的经验方。经验方①具有疏肝理气，化痰散结作用。适用于术前肝郁痰凝型乳腺癌。症见随月经周期变化的乳房胀痛，精神抑郁或性情急躁，胸闷胁胀，脉弦。喜太息，痛经行经可缓解，月经失调（推迟或提前超过7天），舌淡，苔薄白。经验方②具有活血化瘀，化痰散结作用。适用于术前痰瘀互结型乳腺癌。症见乳房肿块坚硬，乳房刺痛、痛处固定，舌质紫暗或有瘀斑，脉涩或弦。乳房局部皮肤血络怒张，面色晦暗不泽或黧黑，痛经行经不能缓解，月经色暗或有瘀块，舌底脉络增粗，苔腻。经验方③具有滋补肝肾，调摄冲任作用。适用于术前冲任失调型乳腺癌。症见乳房疼痛无定时，月经失调（推迟或提前超过7天），舌质淡红，苔薄白，脉弦细。面色晦暗，黄褐斑，大龄未育（>30岁），多次流产史（>3次），服用避孕药或高雌激素病史，服用内分泌治疗药物。经验方④具有滋阴补肾，佐以清热解毒作用。适用于术前正虚毒炽型乳腺癌。症见乳房肿块迅速增大，乳房局部皮肤发热或间有红肿，乳房肿块破溃呈翻花样或创面恶臭溃口难收。乳房疼痛，精神萎靡，面色晦暗或苍白，舌紫或有瘀斑，苔黄，脉弱无力或脉细数。经验方⑤具有健脾和胃，降逆止呕作用。适用于术后脾胃不和型乳腺癌。症见痞满纳呆，食后腹胀或腹痛，恶心欲呕或呕吐，舌胖大、边有齿痕。次症：嗳气频作，面色淡白或萎黄，疲倦乏力，大便溏薄或排便无力，舌质淡，苔腻，脉细弱。经验方⑥具有补气养血作用。适用于术后气血两虚型乳腺癌。症见神疲懒言，声低气短，活动后上述诸证加重，面白无华或萎黄，舌淡，脉细弱无力。自汗，口唇、眼睑、爪甲色淡白，月经量少色淡、延期或闭经，苔薄白。经验方⑦具有益气养阴作用。适用于术后气阴两虚型乳腺癌。症见神疲懒言，口燥咽干，舌红少津，少苔。声低气短，自汗，盗汗，潮热颧红。经验方⑧具有滋补肝肾，生精养髓作用。适用于围化疗期肝肾亏虚型乳腺癌。症见头晕目眩，耳鸣，口燥咽干，腰膝酸软，五心烦热，舌红，苔少，脉细而数。失眠多梦，脱发，爪甲变黑或不泽，形体消瘦，盗汗。经验方⑨具有健脾补肾作用。适用于化疗期脾肾两虚型乳腺癌。症见食欲不振或食后腹胀，面色白，气短乏力，形寒肢冷，腰膝酸软，舌质淡胖，苔白滑，脉沉迟无力。脱发，头晕目眩，小便频数而清或夜尿频，泄泻，完谷不化，粪质清稀。经验方⑩具有养阴生津作用。适用于放疗期阴津亏虚型乳腺癌。症见放射灶皮肤干燥、瘙痒、脱皮毛，口干舌燥喜饮，舌质红，无苔或少苔，脉细数。咽喉疼痛，虚烦难眠，小便短赤，大便秘结，形体消瘦。

加减　经验方①：乳房胀痛明显者，加川芎 10g、橘核 15g 等；情志不畅，多怒抑郁者，加佛手 12g，木香 5g；伴有失眠者，加合欢皮 15g（或合欢花 15g），首乌藤（夜交藤）30g。经验方②：伴有痛经加香附 15g，延胡索 15g；伴有偏头痛者加天麻 10g，白芷 15g。经验方③：伴有腰酸，足跟疼痛，加杜仲 15g，桑寄生 15g，川续断 15g；伴有夜尿频数者，加乌药 15g，益智 15g；潮热多汗者，加银柴胡 10g。经验方④：热毒炽盛、疮流脓血者，加芦根 30g，冬瓜子 15g；大便不通，加胖大海 15g，千层纸 5g，麦冬 15g；乏力，精神不振者，加黄芪 30g。经验方⑤：舌苔白厚腻者，加藿香 10g，佩兰 10g；呕吐剧烈者，加法半夏 10g，旋覆花 15g。经验方⑥：舌红少苔者用西洋参（或太子参），舌淡者用红参（或党参）；纳差者，加炒麦芽 30g，山楂 15g；皮瓣缺血、瘀血或坏死者，加川芎 10g，红花 10g；伴有上肢肿胀者，加桂枝 10g，姜黄 10g，木瓜 15g，威灵仙 15g。经验方⑦：伴有腰酸痛者，加女贞子 15g，墨旱莲 15g；咽喉疼痛者，加千层纸 5g，胖大海 10g，麦冬 15g；皮瓣缺血、瘀血或坏死者，加川芎 10g，红花 10g；伴有上肢肿胀者，加桂枝 10g，姜黄 10g，木瓜 15g，威灵仙 15g。经验方⑧：腰痛明显者，加杜仲 15g，桑寄生 15g，川续断 15g；伴有脱发者，加制何首乌 15g，肉苁蓉 15g；伴有爪甲变暗者，加西洋参 10g，田七粉 10g；伴有头晕头痛者，加天麻 10g，川芎 10g；夜尿频数者，加乌药 15g，益智 15g；伴有失眠者，加合欢皮 15g（或合欢花），首乌藤（夜交藤）30g。经验方⑨：伴有失眠者，加合欢皮 15g（或合欢花），首乌藤（夜交藤）30g；伴有腰膝酸痛者，加杜仲 15g，桑寄生 15g，川续断 15g；伴有多汗者，加大黄芪至45～60g，防风10g，白术10g。经验方⑩：伴有口腔溃疡者，加白茅根30g，半枝莲30g；伴有干咳者，加炙枇杷叶15g，款冬花15g；伴有便秘者，加天冬30g，瓜蒌子30g；伴有失眠者，加合欢皮15g（或合欢花），首乌藤（夜交藤）30g。

出处 陈前军，司徒红林，官卓娅．林毅教授“分期辨证”治疗可手术乳腺癌经验［J］．辽宁中医药大学学报，2011，13（4）：11-13.

【方剂3】陆明经验方

经验方①：八珍汤或十全大补汤加减。

经验方②：增液汤或二至丸或生脉饮加减。

经验方③：香砂六君子汤、丁香柿蒂汤、橘皮竹茹汤加减。

经验方④：二仙汤、知柏地黄汤、甘麦大枣汤加减。

用法与主治 水煎服，一日两次。此方为新疆维吾尔自治区中医院肿瘤一科主任陆明教授经验方。经验方①具有健脾益胃，补益气血作用。适用于乳腺癌术后期患者。经验方②具有清热解毒，养阴生津，健脾和胃，凉补气血作用。适用于乳腺癌放疗期。经验方③具有健脾和胃，降逆止呕作用。适用于乳腺癌化疗期。经验方④具有补益肝肾，调理冲任作用。适用于乳腺癌靶向、内分泌治疗期。

加减 经验方②：若出现放射性肺炎或肺纤维化，以泻白散、养阴清肺汤加石斛15g、芦根15g、浙贝母15g、百部10g等治疗，可加用活血化瘀药减轻肺纤维化；如有骨髓抑制，白细胞、红细胞、血小板下降，以补气养血、滋补肝肾为治法，常用中药有西洋参10g，黄芪30g，熟地黄15g，鸡血藤15g，阿胶10g，龙眼肉15g。经验方③：化疗引起骨髓抑制、粒细胞、血小板下降，多用益气养血、健脾和胃、滋补肝肾的中药治疗，常用药物有黄芪20g、党参15g、鸡血藤15g、茯苓15g、木香10g、阿胶10g、枸杞子15g、女贞子15g、龙眼肉15g、陈皮12g、鸡内金15g、红枣15g等。如白细胞过低，可加用温阳药如紫河车6g、淫羊藿15g、鹿角胶10g、肉桂10g等，化疗引起周围神经炎，常有四肢麻木，感觉障碍，陆教授常用活血通络，益气养血之法，以柴胡桂枝汤，当归四逆汤加减，常用药有柴胡10g、黄芪20g、桂枝15g、白芍15g、当归15g、路路通15g、桑枝12g、鸡血藤15g、木瓜10g、老鹳草15g、地龙10g等，配合中药外洗。经验方④：受体阳性患者长期服用内分泌药物会出现骨相关不良事件，用补骨脂10g、骨碎补15g、透骨草12g等，能有效改善骨质疏松，控制或消除骨痛。

出处　吴涛，马金丽，陆明．陆明运用中医扶正祛邪法治疗乳腺癌经验［J］．北京中医药，2017，36（3）：251-253＋280.

【方剂4】王建华经验方

经验方①：海藻玉壶汤加减。

经验方②：逍遥散合左归饮加减。

经验方③：仙方活命饮加减。

经验方④：八珍汤加减。

经验方⑤：沙参麦冬汤加减。

用法与主治　水煎服，一日两次。此方为陕西名中医、陕西中医药大学附属医院院长王建华教授的经验方。经验方①具有化痰散结，疏肝理气作用。适用于气滞痰凝型乳腺癌。症见两胁作胀、乳房肿块胀痛、心烦易怒、头晕目眩、口苦咽干等，同时伴有脉弦滑，舌苔薄白现象。经验方②具有滋补肝肾，调理冲任作用。适用于冲任失调型乳腺癌。症见腰膝酸软、五心烦热、月经失调等表现，同时伴有舌质红、脉细数无力、口干等现象。经验方③具有消肿溃坚、清热解毒作用。适用于毒热蕴结型乳腺癌。症见乳腺肿块增长速度较快，伴有乳房红肿、疼痛、分泌物臭秽。经验方④具有健脾补肾，益气养血作用。适用于气血两虚型乳腺癌。症见精神不振、疲倦乏力、失眠多梦、食欲不振、二便失调、苔薄白、白细胞下降、恶心等表现，具有脉沉细弱和舌淡现象。经验方⑤具有解毒，益气养阴作用。适用于气阴两虚型乳腺癌。症见喜饮、纳差、乏力、口干苦、腰膝酸软、舌质干红、五心烦热等表现。

出处　贾奇．浅谈王建华教授中医治疗乳腺癌经验［J］．临床医药文献电子杂志，2018，5（71）：68＋71.

【方剂5】唐汉钧经验方

经验方①：生黄芪30g，党参12g，白术9g，茯苓12g，怀山药12g，陈皮9g，姜半夏9g，灵芝15g，天冬9g，麦冬9g，北沙参12g，南沙参12g，制黄精15g，枸杞子12g，川石斛9g，淫羊藿12g，肉苁蓉12g，补骨脂12g，蚕茧10g。

经验方②：桑枝9g，赤芍9g，红花9g，益母草15g，桃仁9g，忍冬藤30g，茯苓皮9g，丝瓜络9g。

经验方③：生黄芪15g，白术9g，陈皮9g，姜半夏9g，姜竹茹9g，紫苏梗15g，炒谷芽15g，炒麦芽15g，佩兰9g，砂仁（后下）6g，川厚朴9g，旋覆花30g，赭石30g。

经验方④：柴胡9g，白芍15g，陈皮9g，紫苏梗15g，生地黄15g，熟地黄15g，当归9g，枸杞子12g，垂盆草30g，七叶一枝花30g，夏枯草30g。

经验方⑤：生黄芪30～45g，熟地黄15g，制何首乌15g，制黄精15g，山茱萸15g，当归9g，阿胶（烊冲）9g，龟甲15g，鳖甲15g，鹿角片12g。

经验方⑥：生黄芪30g，丹参15g，桃仁12g，参三七9g，忍冬藤30g，金银花12g，延胡索15g。

经验方⑦：生黄芪30g，玄参15g，北沙参15g，天冬12g，麦冬12g，川石斛15g，生地黄15g，黄芩9g，菊花9g，金银花9g，百合15g，桑白皮12g，紫菀9g，杏仁9g。

用法与主治 水煎服，一日两次。此方为上海中医药大学附属龙华医院中医外科主任唐汉钧教授的经验方。经验方①具有益气健脾，调补阴血作用。适用于乳腺癌患者术后伤口不愈合（皮瓣坏死）。经验方②具有通经活络，利湿消肿作用。适用于乳腺癌患者术后患侧上肢水肿。症见患侧上肢水肿，上臂肘旁肿胀，肿甚可连及前臂、手背、手指，指关节板滞，手指麻木。经验方③具有健脾和胃，降逆止呕作用。适用于乳腺癌患者化疗后胃肠道反应。症见恶心呕吐，也有出现便秘者，便溏者少见。经验方④具有养肝柔肝，清热和胃作用。适用于乳腺癌患者化疗后肝脏损害。肝损轻者仅有谷丙转氨酶升高，而无不适症状；肝损重者，则有腹胀胁痛、纳少呕恶等症状。经验方⑤具有滋养肝肾，益气生血作用。适用于乳腺癌患者化疗后骨髓抑制。症见血白细胞下降（$<4.0\times10^9/L$），头晕乏力，面色少华，少数有发热，极易外感。

经验方⑥具有清热活血，祛瘀通络作用。适用于乳腺癌患者化疗后静脉炎及溃疡。症见输注的静脉硬化成条索状，肿痛拒按；甚则出现局部皮肤溃烂坏死，可深及筋膜、韧带、肌腱。经验方⑦具有益气养阴，润肺清热作用。适用于乳腺癌患者放疗后皮肤及肺灼伤。症见放疗之热毒灼伤照射区皮肤，出现局部皮肤溃烂，潮红界清，灼热疼痛，渗出或多或少；灼伤肺脏，出现咳嗽少痰或痰中血丝、咽干少津、舌质光红等症。

加减　经验方①：有的溃烂创面贴近胸骨，甚至损及胸肋骨，可选用去腐生肌药九一丹、红油膏等（不宜使用提脓去腐药，如八二丹、七三丹等），而应以生肌收口类药物为主，如生肌散、复黄愈创油（唐师创制的院内自制制剂，由大黄、鸡子黄、紫草、血竭、龙骨等组成具有生肌滋养之功）、白玉膏等。经验方③：便秘者加生地黄 15g，枳实 9g；便溏者加怀山药 15g，芡实 9g。

出处　程亦勤．唐汉钧治疗乳腺癌手术及放化疗并发症的临证经验［J］．辽宁中医杂志，2011，38（6）：1062-1063.

【方剂 6】吴良村经验方

经验方①：柴胡疏肝散加减。

经验方②：熟地黄，枸杞子，山茱萸，狗脊，牛膝，桑寄生，杜仲。

经验方③：三叶青，七叶一枝花，白花蛇舌草，白英，猫爪草，山豆根，山慈菇，半枝莲，金银花。

经验方④：黄芪，党参，白术，黄连，清半夏，柴胡，红枣，当归，熟地黄，阿胶珠。

用法与主治　水煎服，一日两次。此方为国家名老中医吴良村教授经验方。经验方①具有疏肝健脾作用。适用于术后肝气郁结型乳腺癌。症见两胁胀痛，情绪忧郁，喜怒无常，偶有口干口苦不适，舌苔薄黄或薄白，舌红偶见舌下脉络瘀阻，脉弦有力。经验方②具有滋水涵木作用。适用于术后冲任失调型乳腺癌。症见女子月事不调，腰膝酸软，五心烦热，舌淡少苔，少有龟裂，脉细弱以右侧尺部为甚。经验方③具有清热解毒，消痈散结作用。适用于术后毒热蕴结型乳腺癌。症见患者自觉发热或伴有体温升高，口渴欲饮，咽喉肿痛，口舌破溃生疮，舌红苔燥，脉数。经验方④具有健脾益气，养血补血作用。适用于术后气血亏虚型乳腺癌。症见患者形体消瘦，面色㿠白，神疲乏力，头晕目眩，夜寐不安，舌淡苔薄白或薄黄，脉细弱，沉取无力。

加减 经验方①：佐以绿梅花、玫瑰花、八月札、金钱草、郁金等疏泻肝胆之气；脾失健运以薏苡仁、茯苓、阳春砂等健脾利湿；中脘胀闷，食滞中焦者予炒谷芽、炒麦芽、鸡内金、六神曲、莱菔子、炒山楂等消食导滞；夜寐欠安，精神倦怠偶伴心悸不适者常予炒酸枣仁、益元散、首乌藤（夜交藤）、合欢皮、龙齿、远志、龙骨、牡蛎等以宁心安神。经验方②：偶见五心烦热伴有盗汗症状吴老常用银柴胡、炒青蒿清退虚热，再配绿豆衣、糯稻根、麻黄根、五味子等起收敛止汗之功，肝肾阴虚明显，症见腰膝酸软、烦躁升火者予二至丸以补肾养肝治疗。经验方③：口渴欲饮为热毒伤津之征象，故予干芦根、知母、生石膏、天花粉、生玉竹等清热养阴生津止渴；口舌生疮破溃者加人中白咸寒泻火，水牛角片、紫珠草清热凉血解毒。经验方④：泛酸欲呕者常加煅瓦楞子、海螵蛸、竹茹、紫苏梗等制酸和胃降逆止呕。

出处 郑丽萍，沈敏鹤，阮善明，等．吴良村临证治疗乳腺癌经验[J]．四川中医，2011，29（8）：12-13.

【方剂7】杨丽芳经验方

经验方①：六君子汤合四逆散加减。

经验方②：小陷胸汤合温胆汤加减。

经验方③：知柏地黄丸合一贯煎加减。

经验方④：温胆汤合旋覆代赭汤加减。

经验方⑤：八珍汤合二仙汤或二至丸加减。

经验方⑥：生脉散合竹叶石膏汤加减。

用法与主治 水煎服，一日两次。此方为山西中医药大学附属医院肿瘤内科副主任医师杨丽芳教授的经验方。经验方①具有健脾益胃，疏肝解郁作用。适用于脾虚肝郁型乳腺癌。症见乳房内单发肿块，或结块如石，伴或不伴胀痛，两胁胀痛，易怒易躁，胸胁苦满，纳呆食少，神疲乏力，大便不调，或干或稀，面色萎黄，形体偏瘦，舌淡胖，苔薄黄或薄白，脉弦细。经验方②具有清热化痰，活血解毒作用。适用于痰热瘀结型乳腺癌。症见心烦发热或身微热，乳房肿块红硬增大，溃烂疼痛，状如山岩，形似莲蓬，乳头内陷，有恶臭，口苦咽干，头痛失眠，面红目赤，便干尿黄，面色晦暗，舌质暗，苔白厚或黄腻，脉滑数。经验方③具有滋阴补肾，调肝清热作用。适用于肝肾阴虚型乳腺癌。症见腰膝酸软，头晕耳鸣，五心烦热，颧红盗汗，口干咽燥，失眠多梦，身倦乏力，月经紊乱，经前乳房胀痛，乳肿结块坚硬如石，推之不移，舌红苔少，脉沉细无力。经验方④具有健脾和胃，降逆止呕作用。适用于乳腺癌化疗后消化道反应。症见恶心、呕吐。经验方⑤具有补气养血，温补肾阳作用。适用于乳腺癌化疗后骨髓抑制。症见白细胞、血小板、血红蛋白减少等。经验方⑥具有益气养阴作用。适用于乳腺癌放疗后放射性损伤。症见神疲乏力，少气懒言，口干，纳呆，干咳，胸闷，舌红苔少，脉细数。

加减 经验方①：若气滞不疏、胁痛剧者加青皮、枳壳、八月札、香附；若脾胃虚弱、纳食不佳者加党参、焦三仙、鸡内金；若嘈杂反酸甚者加海螵蛸、煅瓦楞子；若动则汗出、表虚不固者加黄芪、防风、浮小麦；若伴腰酸膝软、月经不调者加当归、熟地黄、淫羊藿、杜仲、牛膝。经验方②：若患侧上臂肿痛者加威灵仙、络石藤、桑枝、醋延胡索；若局部皮肤溃破不易愈合者加芦根、冬瓜子、黄芪；若大便排出困难者加大黄、火麻仁、柏子仁、白芍；若睡眠差者加首乌藤、炒酸枣仁、肉桂；若毒热炽盛者可加蜈蚣、全蝎、天龙、地龙等搜风解毒之品。经验方③：若乳房结块坚硬者加山慈菇、浙贝母、夏枯草、全瓜蒌；若气血虚衰者加黄芪、党参、鸡血藤、阿胶；若腰膝酸软严重者加杜仲、牛膝、菟丝子、狗脊；若五心烦热甚者加莲子心、淡竹叶、栀子、淡豆豉；若潮热盗汗严重者加龟甲、鳖甲、地骨皮、青蒿。经验方④：若偏寒者合丁香柿蒂散；若偏热者合橘皮竹茹汤；若偏脾气虚者合香砂六君子汤；若肝胃不和者合柴平汤；若脾胃阳虚者合理中汤。经验方⑤：若偏肾阴虚者合左归丸；若偏肾阳虚者合右归丸；若偏阴阳两虚者合龟鹿二仙汤。经验方⑥：若纳呆明显者加焦三仙、鸡内金；若手足心热，汗出明显者加青蒿、鳖甲、地骨皮、浮小麦；若气虚甚者合四君子汤；若血虚甚者合四物汤；若久病阴损及阳者加菟丝子、肉苁蓉等温阳药。

出处 师晶晶，杨丽芳．杨丽芳辨治乳腺癌经验浅谈［J］．中国民间疗法，2018，26（11）：9-12.

【方剂8】张士舜教授经验方

红豆杉，喜树果，长春花，山慈菇，露蜂房，重楼，白英，三棱，莪术，蛇床子，淫羊藿，黄精，玉竹，麻山药，肉苁蓉。

用法与主治 水煎服，一日两次。此方为河北省中医张士舜教授治疗乳腺癌的经验方。

出处 王永欣，袁素，李雪松，等．张士舜治疗乳腺癌经验［J］．中国中医基础医学杂志，2016，22（7）：1001＋1010.

前列腺癌

前列腺癌是指发生在前列腺的上皮性恶性肿瘤。2012年我国肿瘤登记地区前列腺癌发病率为9.92/10万，列男性恶性肿瘤发病率的第6位。发病年龄在55岁前处于较低水平，55岁后逐渐升高，发病率随着年龄的增长而增长，高峰年龄是70～80岁。家族遗传型前列腺癌患者发病年龄稍早，年龄≤55岁的患者占43％。本病多属于中医学“肾岩”“癃闭”和“淋证”等范畴。

【方剂1】郭军经验方

经验方①：八正散加减。

经验方②：膈下逐瘀汤加减。

经验方③：金匮肾气丸加减。

用法与主治 水煎服，一日两次。此方为中国医学科学院西苑医院男科主任郭军教授的经验方。经验方①具有活血化瘀，清热解毒作用。适用于早期前列腺癌患者。患者早期症状不明显，多因肛门指诊触及硬结就诊。经验方②具有软坚散结，化痰祛瘀作用。适用于中期前列腺癌患者。症见排尿困难，小便踌躇，尿线变细，夜尿增多，伴午后潮热，盗汗，咽干，小便黄赤，前列腺指诊质地较硬，触及大小不等结节，舌质偏暗，舌苔黄，脉弦。经验方③具有补益气血、扶正祛瘀作用。适用于晚期前列腺癌患者。症见面色萎黄，形体消瘦，心悸气短，畏寒肢冷，失眠多梦，排尿梗阻情况进一步加重，指诊触及前列腺十分坚硬。

出处 董长喜．郭军教授治疗前列腺癌经验［J］．环球中医药，2008，（1）：25-26.

【方剂2】贾英杰经验方

黄芪30g，川芎、补骨脂、蛇六谷（或白花蛇舌草）、车前草、黄柏、王不留行各15g，生大黄5～20g，郁金、姜黄各10g。

用法与主治 水煎服，一日两次。此方为天津中医药大学第一附属医院肿瘤科主任贾英杰教授的经验方。具有扶正解毒，祛瘀利湿作用。

加减 若尿等待、排尿不畅者加石韦、萹蓄，下焦气化不利者，在此石韦、萹蓄基础上稍加柴胡为引经药，或以柴胡易黄芪。若排便无力者加枳壳、厚朴、炒莱菔子；大便干结难下者在二药基础上加生地黄、玄参、麦冬以增液行舟；若大便黏滞解不尽，是体内痰湿偏甚，酌加清半夏、浙贝母、苍术等。前列腺增大伴结节者，予莪术、夏枯草、生牡蛎。若病情进展、标志物升高，可酌加具有抗癌活性的中药，如半枝莲、半边莲、预知子、铁包金、石见穿、山慈菇等，以清热解毒、软坚散结。对于接受化疗，出现恶心呕吐者，予竹茹、旋覆花、代代花；食欲不振，苔滑有齿痕者，予白豆蔻、砂仁、檀香以芳香醒脾化湿；食积不化、胃脘饱胀者，予鸡内金、焦三仙（焦山楂、焦神曲、焦麦芽）。接受内分泌治疗，出现疲乏、自汗、盗汗者，予防风、浮小麦、糯稻根、五味子。骨蒸劳热或持续低热者，予银柴胡、地骨皮、牡丹皮。瘀象明显者酌加红花、丹参、鸡血藤等。腰酸痛，属肝肾虚者，予熟地黄、山茱萸、杜仲、桑寄生、川续断。骨转移疼痛者，予全蝎、透骨草、络石藤、骨碎补等。

出处 王金秀，李小江，陈军，等．贾英杰论前列腺癌的中医病机与治疗［J］．新中医，2014，46（4）：20-23.

【方剂3】贾立群经验方

经验方①：肾气丸与二陈汤加减。

经验方②：六味地黄汤加减。

用法与主治 水煎服，一日两次。此方为中日友好医院中医肿瘤科主任贾立群教授的经验方。经验方①具有补肾健脾、利湿化痰作用。适用于脾肾两虚、痰湿下注型前列腺癌。症见尿流变细或缓慢、尿急、尿频或尿意未尽，或排尿无力，甚至点滴而出，面色无华，气短懒言，神疲乏力，形体偏胖，舌淡苔白腻边有齿痕，脉滑数，沉取无力。痰湿久蕴化热可出现血尿和脓尿等症状。经验方②具有益肾养阴，祛痰利湿佐以活血作用。适用于肾气亏虚、痰湿内蕴型前列腺癌。症见去势治疗后，小便不利，畏寒肢冷，或伴下肢水肿，烦躁不安，胃纳不佳，自汗盗汗，气短乏力，夜寐欠佳，形体消瘦，精神萎靡，腰膝酸软，舌淡暗苔少或剥，脉细沉取无力。

加减 经验方①：失眠可加首乌藤（夜交藤）、酸枣仁、合欢皮养心安神；纳食不佳可加炒麦芽、鸡内金、炒谷芽健脾和胃；疼痛可加延胡索、苦参、川芎等行气止痛；下肢水肿可加红小豆、通草、川牛膝等引水下行。经验方②：前列腺癌多发骨转移，应“先安未受邪之地”，在方药中加补肾壮骨、填精益髓之品，如补骨脂、骨碎补、透骨草、淫羊藿、鸡血藤等。肿瘤患者思想负担重，肝郁气滞，情志不舒，间断予以柴胡、佛手、木香疏肝行气解郁。

出处 崔芳囡．前列腺癌的中医病因病机与治疗——贾立群经验总结[J]．辽宁中医杂志，2011，38（11）：2142-2144.

【方剂4】魏睦新经验方

经验方①：萆薢分清饮加减。

经验方②：知柏地黄汤加减。

经验方③：十全大补汤加减。

用法与主治 水煎服，一日两次。此方为南京医科大学第一附属医院中医科主任魏睦新教授的经验方。经验方①具有清热利湿解毒作用。适用于湿热下注型前列腺癌。病变初期，局部症状不明显，可有轻度尿频，排尿不畅，小便赤涩，阴囊潮湿，大便干结，舌质暗红，苔根部黄腻，脉滑数。经验方②具有滋阴降火、解毒散结作用。适用于肝肾阴虚型前列腺癌。症见排尿困难，尿流变细，排尿疼痛，进行性加重，时有血尿，可有腰骶部及下腹部疼痛，头晕耳鸣，口干心烦，失眠盗汗，大便干燥，舌质红，苔少，脉细数。经验方③具有补益气血、培补肾元作用。症见神疲气短，面色苍白，纳呆水肿，尿痛尿闭，尿血及腐肉，腰骶部疼痛并向双下肢放射，舌质淡，苔薄白，脉沉细无力。

出处　马国花，吴燕敏，魏睦新．魏睦新采用中医待机疗法治疗早期前列腺癌经验［J］．中国中医药信息杂志，2008，(9)：88-89.

【方剂5】王晞星经验方

经验方①：当归贝母苦参丸加减。

经验方②：知柏地黄丸加减。

经验方③：滋水清肝饮加减。

用法与主治　水煎服，一日两次。此方为山西省名老中医王晞星教授治疗前列腺癌经验方。经验方①具有补肾养阴、活血通络、利湿散结作用。适用于血虚湿热型前列腺癌。症见小便排尿困难，尿等待，尿流变细，尿点滴难出，纳眠可，口中黏腻，或口苦，舌红，苔黄腻，脉弦数。经验方②具有滋阴清热、利湿通淋、行气散结作用。适用于阴虚内热型前列腺癌。症见尿急，尿痛，夜尿频，纳眠可，大便2～3日一行，质干，舌红，苔薄黄，脉弦细。经验方③具有滋补肝肾、补髓壮骨、行气通络止痛作用。适用肝肾两虚型前列腺癌。症见腰骶痛，骨痛，纳差，眠一般，小便不利，大便不畅，舌淡白，苔薄，脉弱。

出处　殷杰，王晞星．王晞星教授中医治疗前列腺癌经验［J］．中国民族民间医药，2018，27（18）：72-73.

【方剂6】崔学教经验方

白花蛇舌草30g，半枝莲30g，板蓝根15g，莪术20g，土鳖虫（䗪虫）3g，昆布15g，夏枯草10g，山慈菇15g，郁金15g，陈皮6g，黄芪20g，红枣5枚，天花粉20g，石斛10g，淫羊藿15g，补骨脂15g。

用法与主治　水煎服，一日两次。此方为广州中医药大学第一附属医院外科主任崔学教教授经验方。此方具有清热解毒，疏肝行气，祛瘀散结作用。适用于前列腺癌早期患者。大多数患者无明显症状。

加减　①排尿困难：若伴有形寒肢冷、舌体胖、舌质淡暗、苔薄白、脉细，属肾阳偏虚，加熟附片、肉桂、肉苁蓉等温肾之品；伴有小腹坠胀、神疲纳呆、舌淡、脉细，属中气不足，可加党参、升麻、柴胡等益气、补中、升提之品；伴尿道灼热疼痛、下腹胀、舌质暗红、薄黄苔、脉弦紧，多属湿热，加车前子、瞿麦、萹蓄、栀子、滑石等清热利湿之品。②血尿：若伴舌质淡红、薄白苔或薄黄苔、脉弦紧略数，乃络伤气郁，可多加金钱草、海金沙、白茅根、茜草根、生地黄、田七面等清热凉血之品；若尿色暗红，或如洗肉水、无血块，伴颧红盗汗、骨蒸潮热、虚烦不寐、舌红、苔少、脉细数，多属肾阴亏虚，可用黄柏、知母、生地黄、茜草根、白茅根、地骨皮等滋阴清热、凉血止血之品。③血精：若颧红盗汗、五心烦热、腰酸膝软、舌红、苔少、脉细数，乃虚火上炎，多合知柏地黄丸、二至丸加减；伴阴茎根部及下腹部疼痛、舌质红、苔黄、脉滑数，乃湿热下注，则多合龙胆泻肝汤、黄连解毒汤、犀角地黄汤加减。

出处 陈炽炜，王峻，陈铭，等．崔学教前列腺癌辨治经验［J］．中国中医药信息杂志，2018，25（7）：105-107.

【方剂7】冯正权经验方

经验方①：六味地黄汤加枸杞子，墨旱莲，女贞子，鳖甲，三叶青，南方红豆杉。

经验方②：六味地黄汤加生晒参，炒白术，陈皮，厚朴，车前子，红景天。

经验方③：六味地黄汤加琥珀，三棱，莪术，水蛭，三七，南方红豆杉。

用法与主治 水煎服，一日两次。此方为浙江省立同德医院肿瘤科主任医师冯正权教授经验方。经验方①具有滋补肝肾，解毒散结作用。适用于肝肾亏虚型前列腺癌。症见排尿困难，尿流变细，伴腰骶不适，下腹部疼痛，头晕耳鸣，腰膝酸软，五心烘热，口干咽燥，潮热盗汗，舌红少苔，脉沉细数。经验方②具有健脾补肾，利湿散结作用。适用于脾肾两虚型前列腺癌。症见神疲乏力，面色无华，形体消瘦，腰痛不适，小便不畅，不思饮食，舌质淡红，脉沉而细。经验方③具有补肾化瘀，清热解毒作用。适用于肾虚瘀阻型前列腺癌。表现为小便不畅，点滴而下，或时通时不通，伴刺痛，会阴部疼痛，腰酸乏力，舌质紫暗有瘀斑，舌下脉络瘀阻，脉细涩。

加减 经验方①：阴虚火旺者加知母、黄柏以滋养降火；肝肾亏虚，肝阳上亢者，加天麻、钩藤、石决明平肝潜阳；腰膝酸软甚者加杜仲、桑寄生补肝肾，强筋骨；痛甚者，加延胡索、乌药、三棱、莪术行气止痛；排尿困难者，可加车前子、金钱草、淡竹叶、滑石通利小便。经验方②：小便不固者，加芡实、金樱子、桑螵蛸以固精止遗；食欲不振加焦山楂、焦神曲、鸡内金、炒谷芽、炒麦芽健脾消食；汗出者，加麻黄根、浮小麦、龙骨、牡蛎收敛止汗；恶心呕吐者，加竹茹、姜半夏降逆止呕；大便溏泻者，加山药、炒薏苡仁、白扁豆除湿止泻。经验方③：若湿热下注者，加萹蓄、滑石、苍术、黄柏、薏苡仁、牛膝利尿通淋；血尿者，加生地黄、大蓟、小蓟等凉血止血；骨转移疼痛加续断、骨碎补、秦艽之品。

出处　翟鑫，冯正权．冯正权教授辨证论治晚期前列腺癌经验总结［J］．黑龙江中医药，2017，46（2）：30-32.

【方剂 8】彭培初经验方

经验方①：南沙参 15g，北沙参 15g，天冬 15g，麦冬 15g，黄芩 9g，桂枝 9g，垂盆草 15g，玄参 15g，浙贝母 9g，生牡蛎 15g，半枝莲 15g，蜀羊泉 15g，白花蛇舌草 15g。

经验方②：制附子（先煎）15g，肉桂 9g，炮姜 5g，天麻 9g，黄连 6g，黄芩 9g，黄柏 9g，制大黄 40g，柴胡 9g，知母 9g，连翘 9g，佛手 9g，八月札 15g，半枝莲 15g，蜀羊泉 15g，白花蛇舌草 15g。

用法与主治　水煎服，一日两次。此方为上海市名中医彭培初教授经验方。经验方①具有调和营卫，软坚散结作用。适用于前列腺癌雄激素依赖阶段。经验方②具有温补肾阳，通调三焦作用。适用于雄激素抵抗阶段。

加减　经验方①：下焦湿热者，予龙葵、金钱草、凤尾草、婆婆针；肾气虚者加菟丝子、补骨脂；阴虚火旺者加知母、黄柏、生地黄；脾气虚者加黄精、甘草；肝火旺盛者加龙胆、栀子；食欲不振，苔滑有齿痕者，予白豆蔻、砂仁；食积不化、胃脘饱胀者，予鸡内金、焦山楂、焦神曲、陈皮。经验方②：若见骨转移疼痛者，予熟地黄、鹿角、麻黄、芥子等；瘀象明显者酌加当归、川芎、三棱、莪术等；食欲不振，苔滑有齿痕者，予白豆蔻、砂仁；食积不化、胃脘饱胀者，予鸡内金、焦山楂、焦神曲、陈皮。

出处 杨明，邵铁群，朱文静，等．彭培初分段论治晚期前列腺癌经验撷英［J］．上海中医药杂志，2016，50（7）：1-4.

甲状腺癌

甲状腺癌是最常见的甲状腺恶性肿瘤，约占全身恶性肿瘤的1%，包括乳头状癌、滤泡状癌、未分化癌和髓样癌四种病理类型。以恶性度较低、预后较好的乳头状癌最常见。任何年龄均可发病，但女性发病较多，以青壮年多见。绝大多数甲状腺癌发生于一侧甲状腺腺叶，常为单个肿瘤。本病多属于中医学“瘿瘤”和“石瘿”等范畴。

【方剂1】郑伟达经验方

经验方①：黄药子15g，山慈菇10g，三七3g（冲），重楼10g，露蜂房6g，乳香6g，没药6g，白花蛇舌草15g，半枝莲15g，半边莲15g，茯苓15g，法半夏10g，陈皮6g，枳壳10g，生甘草6g，竹茹10g，佩兰10g，薏苡仁15g，白豆蔻6g，桔梗10g，浙贝母10g，鱼腥草20g，柴胡10g，郁金10g，夏枯草15g，海藻10g，生牡蛎30g。

经验方②：沙参15g，麦冬10g，玉竹10g，玄参15g，生地黄15g，天冬10g，石斛10g，天花粉10g，百合15g，墨旱莲10g，葛根15g，仙鹤草20g，柴胡10g，白芍12g，枳壳10g，生甘草6g，川芎6g，香附6g，当归10g，炙罂粟壳10g，延胡索10g，川楝子10g，乌药10g，青皮6g，女贞子15g，夏枯草15g，黄药子15g，生牡蛎30g。

经验方③：当归10g，黄芪15g，川芎6g，白芍10g，熟地黄15g，三七3g（冲），玄黄精10g，紫河车6g，桑椹10g，制何首乌10g，丹参10g，太子参20g，白术10g，茯苓10g，炙甘草6g，白扁豆12g，怀山药20g，薏苡仁15g，川续断10g，补骨脂10g，红枣6枚，生姜3片，夏枯草15g，重楼15g，玄参 15g，沙参 30g，生黄芪 20g，石斛 30g，白芷 6g，鹿角霜 10g。

用法与主治 水煎服，一日两次。此方为名老中医郑伟达教授的经验方。经验方①具有化瘀解毒，理气化痰作用。适用于痰瘀互结，肝郁痰凝型甲状腺癌。症见颈部单发瘿肿，质硬，随吞咽上下，活动受限，可有胸闷或吞咽时局部发憋，舌苔薄白腻，脉弦或滑。经验方②具有化瘀解毒，养阴平肝作用。适用于毒瘀互结、阴虚肝旺型甲状腺癌。症见颈部有瘿肿，质硬，随吞咽上下，活动受限，咽喉干燥，口干欲饮，烦躁易怒，舌质红，脉细数。可有胸闷或吞咽时局部发憋，舌苔薄白腻，脉弦或滑。经验方③具有化瘀解毒，益气养血作用。适用于毒瘀互结、气血双亏型甲状腺癌。症见全身乏力，形体消瘦，精神不振，声音嘶哑，口干欲饮，纳差，舌质淡，苔薄白，脉沉细弱。

出处 郑东京，许鑫，郑伟达．名老中医郑伟达治疗甲状腺癌经验探析［J］．中医临床研究，2015，7（21）：1-3.

【方剂 2】燕树勋经验方

柴胡疏肝散合二陈汤。

用法与主治 水煎服，一日两次。此方为湖北陈氏中医瘿病学术流派主要传承人燕树勋教授经验方。此方具有疏肝理气，健脾化痰散结作用。适用于术后肝郁气滞痰凝型甲状腺癌。症见自觉颈前紧缩不适，常表现有情志不舒、咽喉哽噎不适、颈项肿大、活动不利、胸闷胁胀、舌质淡红、舌苔薄白或白腻、脉弦滑等肝郁气滞痰凝等症状，亦或兼有乏力、精神萎靡、五心烦热、口干、多汗、心悸气短、寐差等肝阴虚症状。

加减 若手术后导致声音嘶哑者，多加板蓝根、射干、桔梗、蝉蜕、胖大海、木蝴蝶、诃子、牛蒡子、罗汉果等以利咽开音；术后手足抽搐者，用鳖甲、龟甲、全蝎、僵蚕、钩藤；对放化疗后呃逆频发者，多加用旋覆花、赭石、柿蒂等以降气化痰止呕；若术后颈肩肿胀疼痛明显者，加桑枝、羌活、皂角刺；若术后因精神压力大导致夜寐不安，伴情绪急躁等兼有肝阳上亢证者，加用石决明、珍珠母。手术瘢痕较疼痛者，用延胡索、川楝子、白芍；术后仍有残留甲状腺组织肿大者，用夏枯草、猫抓草、浙贝母、青皮化痰散结消肿。

出处 邵灿灿，吕久省，潘研，等．燕树勋教授从痰气论治甲状腺癌术后经验探析［J］．世界中西医结合杂志，2017，12（12）：1676-1679.

【方剂3】张兰经验方

经验方①：补中益气汤合肾气丸加减。

经验方②：生脉散加减。

经验方③：四君子汤合海藻玉壶汤加减。

用法与主治 水煎服，一日两次。此方为辽宁省中医院内分泌科主任医师张兰教授的经验方。经验方①具有补脾益肾作用。适用于脾肾阳虚型甲状腺癌。症见周身乏力，面色萎黄，少气懒言，畏寒肢冷，纳少便溏，腰膝酸软，夜尿多，舌质淡胖，舌边有齿痕，苔白，脉沉细，尺脉尤甚。经验方②具有益气养阴，清热解毒作用。适用于脾气阴两虚型甲状腺癌。症见倦怠乏力，少气懒言，语声低微，声音嘶哑，口燥咽干，心慌易怒，胸闷气短，怕热汗多，形体消瘦，失眠，脉来细微无力。经验方③具有扶正祛邪，软坚散结，活血化瘀作用。适用于脾虚兼痰瘀互结型甲状腺癌。症见颈部憋闷疼痛，可扪及结节，胸闷脘痞，肢体倦怠，口中黏痰或咽中如有物梗塞咳之不出，咽之不下。

出处 李祎楠．张兰教授运用中医药辨治甲状腺癌术后经验总结［D］．辽宁中医药大学，2017.

【方剂4】方邦江经验方

经验方①：生脉散加减。

经验方②：山药，黄精，熟地黄，女贞子，墨旱莲，枸杞子，制何首乌，淫羊藿，肉苁蓉，巴戟天，菟丝子。

经验方③：柴胡疏肝散加减。

经验方④：海藻玉壶汤加减。

用法与主治 水煎服，一日两次。此方为上海中医药大学附属龙华医院急诊科主任医师方邦江教授经验方。经验方①具有益气养阴作用。适用于术后气阴两虚型甲状腺癌。症见气阴两虚，乏力气短，神疲倦怠，口干咽燥，自汗盗汗，多梦寐差。经验方②具有温肾阳和滋肾阴作用。适用于手术及放疗后脾肾两虚型甲状腺癌。经验方③适用于术后肝气郁结型甲状腺癌。症见颈部不适、口苦咽干、烦躁易怒、胸胁或乳房胀痛、头晕时作、失眠多梦等。经验方④适用于痰瘀互结型甲状腺癌。症见颈部憋闷疼痛，B超提示结节，平素胸闷脘痞，肢体倦怠，口中黏痰，舌紫暗或有瘀点、瘀斑，苔厚腻，脉弦滑或沉涩。

加减　经验方②：若患者术后出现声音嘶哑、口干舌燥、大便欠畅等，应加用天花粉、淡竹叶、炙鳖甲等滋阴生津之品；并对症选用诃子、蝉蜕、胖大海、木蝴蝶利咽开音。若动辄汗出或夜间汗多，加麻黄根固表止汗，糯稻根养阴止汗；兼夜寐差者，予酸枣仁养心安神、敛汗生津。常郁郁寡欢者，加合欢皮，取其解郁安神之功。经验方③：胁痛显著者，可酌情加延胡索、川楝子、乌药行气止痛。经验方④：对结块坚硬不可移者，可酌加莪术、露蜂房、鬼箭羽、穿山龙活血软坚，消瘿散结；加黄药子、蒲公英、浙贝母、山慈菇化痰解毒散结。术后患者颈部淋巴结肿大、合并结节性甲状腺肿、甲状腺腺瘤，考虑癌毒残留，常加用白花蛇舌草、蛇六谷、蛇莓、半枝莲、半边莲等清热解毒抗癌。

出处　闫诏，屠亦文，方邦江．方邦江教授治疗甲状腺癌术后经验总结［J］．现代中西医结合杂志，2019，28（4）：437-439.

【方剂5】刘亚娴经验方

经验方①：逍遥散加减。

经验方②：升降散合消瘰丸加减。

经验方③：栀子清肝散加减。

经验方④：八珍汤合右归丸加减。

用法与主治　水煎服，一日两次。此方为河北医科大学第四医院中医科主任医师刘亚娴教授经验方。经验方①具有疏肝理气作用。适用于肝郁气滞型甲状腺癌。经验方②具有化痰散结作用。适用于痰气交阻型甲状腺癌。经验方③具有泻火解毒作用。适用于肝郁日久，郁火内灼型甲状腺癌。经验方④具有气血双补的作用。适用于气血不足，肾气亏虚型甲状腺癌。

出处　范焕芳，霍炳杰，李德辉，等．刘亚娴教授辨证论治甲状腺癌经验总结［J］．环球中医药，2019，12（2）：218-220.

【方剂6】刘云霞经验方

经验方①：柴胡疏肝散加减。

经验方②：小半夏汤加味。

经验方③：血府逐瘀汤。

经验方④：丹栀逍遥丸。

经验方⑤：生脉饮加减。

用法与主治 水煎服，一日两次。此方为浙江中医药大学附属杭州第三医院肿瘤科主任医师刘云霞教授的经验方。经验方①具有疏肝理气作用。适用于肝郁气滞型甲状腺癌。症见情志抑郁，胸闷胁胀，病情随情志波动而加重，舌淡红苔薄白，脉弦。经验方②具有理气健脾，化痰散结作用。适用于气郁痰凝型甲状腺癌。症见纳呆少食，口黏无味，舌淡红苔白腻，脉弦滑。经验方③具有活血化瘀，行气止痛作用。适用于气滞血瘀型甲状腺癌。症见面色紫暗，两胁刺痛或胀痛，舌青紫或有瘀斑、瘀点，脉涩。经验方④具有疏肝泻火作用。适用于肝火上炎型甲状腺癌。症见烦躁易怒，面红口干，舌红苔黄，脉弦数。经验方⑤具有补气健脾，滋阴养肝作用。适用于气阴两虚型甲状腺癌。症见乏力消瘦，潮热盗汗，舌红苔少，脉弦细数。

加减 声音嘶哑者，选用木蝴蝶、夏枯草、猫爪草等散结消肿，利咽开音；咳嗽者，选用射干、浙贝母、桔梗等化痰散结，开宣肺气；喉头水肿者，多选用薏苡仁、茯苓等利水消肿。甲状腺癌颈部淋巴结转移的患者经同位素^{131}I治疗后，常见咽喉疼痛、口舌干燥、干咳等不良反应，治宜清热解毒，滋阴生津。清热解毒常选用金银花、连翘、白花蛇舌草等中药，滋阴生津常选用北沙参、芦根、石斛等，并佐以乌梅、山楂等酸甘化阴之品。对于合并有慢性病或有其他伴随症状者，头痛头晕者，常选用天麻、钩藤、蔓荆子等平肝息风；腰膝酸软者，选用杜仲、牛膝、续断等滋补肝肾；关节酸痛者，常选用羌活、葛根、桑枝等舒筋活络。

出处 闫如雪，刘云霞．刘云霞从肝论治甲状腺癌经验介绍［J］．新中医，2019，51（3）：310-311.

【方剂7】朴春丽经验方

山慈菇，夏枯草，连翘。

用法与主治　水煎服，一日两次。此方为广州中医药大学深圳医院内分泌科主任医师朴春丽教授经验方。

加减　常加莪术、漏芦、芥子、生牡蛎、浙贝母、远志、香附、昆布等软坚散结之品，助其散去瘿络毒邪；热毒较甚者，加白花蛇舌草、半枝莲、苦参、半边莲、玄参清热解毒；痰湿较重者，加砂仁、茯苓以健脾祛湿；瘀血较重者，加丹参、白芍以养血活血通络；心悸失眠，口咽干燥，阴虚症状较重者加山药、沙参、天花粉、麦冬、玉竹以滋阴清热润燥；正气亏虚者，加黄芪、灵芝、五味子以防止大量攻邪之药伤及正气。

出处　张鹏，朴春丽．朴春丽教授运用解毒通络保缨法治疗甲状腺癌经验探讨［J］．中西医结合心血管病电子杂志，2019，7（8）：30＋34.

【方剂8】许芝银经验方

经验方①：桃红四物汤加减。

经验方②：生脉饮加减。

经验方③：四君子汤加减。

经验方④：四物汤合生脉饮加减。

经验方⑤：川续断，桑寄生，杜仲，山茱萸，补骨脂。

经验方⑥：黄连解毒汤加减。

用法与主治　水煎服，一日两次。此方为江苏省名老中医许芝银教授的经验方。经验方①具有行气化痰，散结消肿，活血破瘀作用。适用于痰瘀互结型甲状腺癌。症见胸闷，纳差，或颈部淋巴结肿大、质硬、牵拉不适，唇甲紫暗，面色暗淡，舌暗红或有紫气、瘀斑，苔薄白或薄黄，脉细涩。经验方②具有益气养阴作用。适用于术后气阴两虚型甲状腺癌。症见心悸，胸闷，自汗，头晕头痛，气促，易感冒，心烦，夜寐欠安，乏力，纳差，口干咽燥，手足心热，大便干，舌淡红或红少津，苔薄白，脉细无力。经验方③具有健脾化痰，破瘀散结作用。适用于术后脾虚痰湿型甲状腺癌。症见神疲乏力，四肢困重，纳谷不香，面色㿠白，多痰，舌胖有齿痕甚至瘀斑，苔白腻，脉缓。经验方④具有养血滋阴作用。适用于术后复发，或年迈体虚不能承受手术的营血不足型甲状腺癌。症见头晕目眩，乏力，面色无华，偶有心烦，夜寐不安，舌淡，苔薄白，脉细。经验方⑤具有疏肝理气，补益肾精作用。适用于中年、围绝经期术后或经过手术及多种辅助治疗出现月经不调的肝郁肾虚型甲状腺癌。症见乏力，腰酸腿软，月经不调，量少，色淡。经验方⑥具有清热凉血散结作用。适用于青年患者或体质壮实的肝热痰瘀型甲状腺癌。症见面红赤，心烦，气粗，口臭，舌红，苔黄腻，脉数。此为体质壮实之体，无乏力、多汗、心慌。

加减 经验方①：对体质壮实者，可加山慈菇、猫爪草、泽漆散结兼抗癌，抑制或延缓淋巴结肿大、发展。

出处 李元英，许芝银．许芝银教授对甲状腺癌的诊断及辨证治疗经验[J]．云南中医中药杂志，2019，40（2）：4-7.

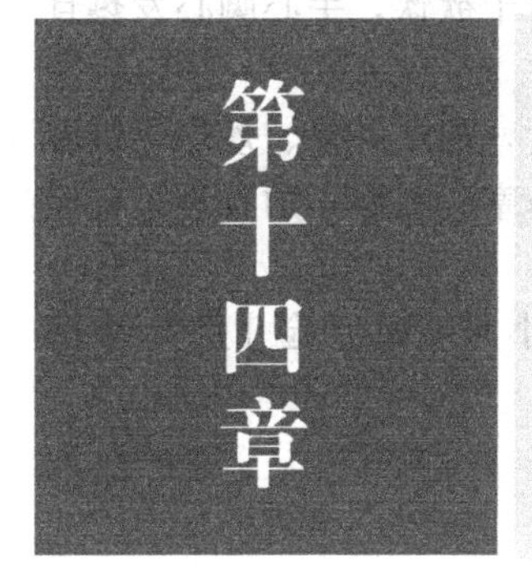

第十四章 儿科疾病

咳　嗽

咳嗽是儿童呼吸系统最常见的症状之一。根据病程，儿童咳嗽分为急性咳嗽（病程在2周以内）、迁延性咳嗽（病程在2～4周）和慢性咳嗽（病程超过4周）。常见于呼吸道感染与感染后咳嗽、咳嗽变异性哮喘、上气道咳嗽综合征、胃食管反流性咳嗽等病。属于中医“咳嗽”范畴。

【方剂1】桂金贵经验方

经验方①：桑叶，菊花，桔梗，杏仁，芦根，甘草，薄荷，枳壳，枇杷叶，僵蚕，射干，紫菀，炙百部，浙贝母。

经验方②：麻黄，杏仁，石膏，甘草，僵蚕，射干，枇杷叶，枳壳，紫菀，炙百部，浙贝母，苦杏仁。

经验方③：南沙参，紫菀，天冬，炙百部，北沙参，百合，麦冬，枇杷叶，生地黄，五味子。

用法与主治　水煎服，每日1剂，早晚各一次温服。此方为安徽中医药大学第一附属医院桂金贵的经验方。经验方①具有疏风清热的作用。适用于外感风热初期咳嗽。症见咳嗽，或伴有咳痰，痰量较少、痰色发黄，咽喉部红肿。脉浮，舌质红。经验方②具有清解里热，宣肺化痰的作用。适用于痰热型咳嗽。症见舌质红苔白腻，咳嗽，痰量较多，痰色黄，咽干口渴较甚，脉数。经验方③具有养阴润肺，止咳除烦的作用。适用于阴虚肺热型咳嗽。症见咳嗽长时间不愈，咳嗽痰少且黏稠或者无痰，咽部充血或者红肿，口干欲饮，手心脚心发热且盗汗，舌质红苔少，脉象细而数。

加减 咳甚而喘者，加地龙平喘；不思饮食，加炒谷芽、炒麦芽健脾开胃；兼见腹胀不适，加建曲解表和中；鼻塞、流涕，加苍耳子宣通鼻窍。

出处 李艳贞，桂金贵．桂金贵辨证论治小儿咳嗽经验［J］．中医药临床杂志，2019，31（2）：236-239.

【方剂2】林燕经验方

经验方①：止嗽散合三拗汤加减。

经验方②：桑菊饮加减。

经验方③：麻杏石甘汤合小陷胸汤加减。

经验方④：过敏煎（祝谌予先生经验方）加减。

经验方⑤：保和丸加减。

经验方⑥：小柴胡汤加减。

用法与主治 水煎服，每日1剂，早晚各一次温服。此方为河北省中医院林燕的经验方。经验方①具有宣肺解表、止咳化痰作用。适用于风寒型咳嗽。症见咳嗽，声重，有痰，痰白清稀，咽痒，发热或不发热，流清涕，舌淡红，苔薄白，脉浮或指纹浮红。经验方②具有疏风清热、宣肺止咳的作用。适用于风热型咳嗽。症见咳嗽不爽，气粗或咳声嘶哑，痰黄黏稠难咳出，咽痛，口渴，流黄涕，舌红，苔薄黄，脉浮数或指纹紫滞风关。常用桑菊饮加减，咽痛明显者加射干、僵蚕、板蓝根；流黄脓涕加败酱草、辛夷、薏苡仁。经验方③具有清热涤痰、泻肺开闭的作用。适用于痰热型咳嗽。咳嗽深重，痰多色黄、黏稠难咳，严重时痰中带血丝，大便干，舌红，苔黄腻，脉滑数或指纹紫滞。经验方④具有祛风散邪、宣肺止咳的作用。适用于风痰型咳嗽。症见起病迅速，接触变应原或冷空气即刻发病，咳嗽以夜间为主，少痰，咽痒，或有伴喘息、胸闷，舌淡红，苔薄白，脉浮弦或指纹浮。经验方⑤具有和中化滞、清肺化痰的作用。适用于食积型咳嗽。症见有明显食积病史，咳嗽，有痰，纳差，有口气，大便干，舌红，苔白厚，脉滑或指纹紫滞风关。经验方⑥具有调畅气机、宣肺止咳的作用。适用于气郁型咳嗽。症见慢性咳嗽，病史长，少痰或无痰，纳可，舌红，苔薄白或薄黄，脉弦或指纹紫滞风关。

加减 经验方①：若发热者加柴胡、黄芩以疏散退热；咽痒明显加木蝴蝶、凤凰衣。经验方②：若咽痛明显者加射干、僵蚕、板蓝根；流黄脓涕加败酱草、辛夷、薏苡仁。经验方③：若纳差加藿香、焦三仙。经验方④：若有皮疹可加防风、蝉蜕；喘息加地龙、厚朴、杏仁；遇冷明显加桂枝。经验方⑤：若大便干加火麻仁；发热者合升降散；痰多者加胆南星。经验方⑥：若舌红痰黄者，加桑白皮、地骨皮；口苦者加龙胆；烦躁者加焦栀子、淡豆豉。

出处 张琳琳，林燕，张昊地．林燕副教授治疗小儿咳嗽病临床经验[J]．内蒙古中医药，2019，38（2）：34-35.

【方剂3】蒲金麻甘柴蒿方

蜜麻6g、石菖蒲10g、郁金6g、蒲公英15g、金银花15g、大青叶20g、北柴胡24g、青蒿15g、秦艽10g、蝉蜕6g、炒僵蚕6g、生石膏15g、炒苦杏仁6g、炒莱菔子10g、生甘草6g等。

用法与主治 水煎，分5～6次温服，每次服药以额头微汗同时有小便为度。此方为济南市中医医院崔文成的经验方，由《温病全书》菖蒲郁金汤、《温病条辨》麻杏石甘汤、《伤寒瘟疫条辨》升降散合方化裁而来。具有祛风化湿，解郁清热，消食化痰，宣肺止咳的作用。适用于风热夹湿型咳嗽。症见急性发热，咳嗽初起，咳声重浊，或有痰、色黄或白，唇红，舌红，苔腻、色或白或黄，脉滑或浮或数。

出处 王婷婷，崔文成．崔文成教授治疗小儿风热夹湿咳嗽经验总结[J]．中国民族民间医药，2018，27（16）：62-63.

【方剂4】王俊宏经验方

经验方①：桑菊饮加减。

经验方②：麻杏石甘汤加减。

经验方③：泻白散加减。

经验方④：沙参泻白散加减。

用法与主治 水煎服，每日1剂，早晚各一次温服。此方为北京中医药大学东直门医院王俊宏教授的经验方。经验方①具有疏风清热，宣肺止咳的作用。适用于风热犯肺型咳嗽。症见咳嗽不爽，痰黄黏稠，不易咳出，口渴咽痛，发热头痛，微恶风寒，舌红苔黄，脉浮数。经验方②具有清热宣肺，化痰止咳的作用。适用于肺热壅盛型咳嗽。症见咳嗽频剧，咽中痰鸣，身热口渴，舌红苔黄，脉数。经验方③具有清泄肺热，止咳化痰的作用。适用于痰热蕴肺型咳嗽。症见咳嗽频作，有痰，尿黄便干，舌红，苔黄，脉滑数。经验方④为沙参麦冬汤与泻白散合方化裁：南沙参，桑白皮，地骨皮，麦冬，炙甘草。具有滋阴润燥，清肺止咳的作用。适用于阴虚燥咳型咳嗽。症见干咳无痰，或痰少而黏，不易咳出，咽干口渴，舌红而干，苔少，脉细而数。

加减 经验方①：鼻塞不通加辛夷、苍耳子；热象甚加黄芩、蒲公英；咳嗽痰多加前胡、枇杷叶。经验方②：肺热甚加黄芩、鱼腥草、蝉蜕、芦根；痰热甚加瓜蒌、桔梗、浙贝母、前胡；咳嗽频剧加紫菀、枇杷叶。多用于肺热壅盛型咳嗽。经验方③：肺热甚加黄芩、鱼腥草、芦根；痰热甚加浙贝母、前胡；咳嗽频剧加杏仁、紫菀、枇杷叶。经验方④：气阴两虚加山药、白术、黄芪；咳嗽频剧加紫菀、枇杷叶。

出处 姚洁琼．王俊宏巧用经方治疗小儿咳嗽经验［J］．河北中医，2013，35（4）：536-538.

【方剂5】宣化止嗽汤

桑叶10g，炙桑白皮10g，杏仁10g，紫苏子9g，桔梗6g，白前10g，前胡10g，金银花10g，连翘、陈皮各6g，炙甘草5g。

用法与主治 水煎服，每日1剂，早晚各一次温服。此方为南京中医药大学第三附属医院张骠的经验方，具有疏风宣肺，降气化痰，止咳平喘的作用。随证化裁，适用于咳嗽多种证型。

加减 鼻塞流涕、打喷嚏者，加苍耳子、白芷、辛夷等疏风通窍之品；咽喉不利，可加利咽药，利咽可加炒黄芩、射干、山豆根等清热利咽，连翘、蝉蜕等疏风利咽，玄参、麦冬、木蝴蝶等养阴利咽。化痰之时除了化痰药，可加理气健脾之品，理气药如炒枳壳、青皮等，使气行则痰消，痰无所聚，健脾药如木香、茯苓等，使脾健则无生痰之源；不同性质的痰选择不同化痰药，燥痰痰黏难咳者，加佛耳草、紫菀、浙贝母、炙百部等润肺化痰；湿痰痰白易咳者，加燥湿化痰药如法半夏等；热痰痰黄质稠者，可加清热化痰之品，其药物多性味甘寒或苦寒，如炒黄芩、浙贝母、竹茹、瓜蒌皮等；口干少饮者，可加芦根、天花粉、玄参等生津止渴；易汗者，可加五味子、炒白芍、柏子仁养阴敛汗，炙黄芪、浮小麦等固表止汗，煅龙骨、煅牡蛎等收敛固涩之品；食欲欠佳，纳谷不香者，可加焦山楂、焦神曲、炒谷芽、炒麦芽等健胃助运；大便干结难解者，可加瓜蒌子、柏子仁、火麻仁等润肠通便；干咳少痰、呛咳，表现为痉挛性咳嗽者，可加蝉蜕、地龙、制僵蚕等平肝息风通络之品。咳嗽伴时有喘息者，可加炙麻黄宣肺平喘、葶苈子泻肺平喘。

出处 吴姗姗，张骠．张骠教授治疗小儿急性咳嗽的临床经验［J］．中国中医急症，2017，26（11）：1955-1957.

【方剂6】抗敏肃肺汤

桑白皮，杏仁，蝉蜕，牛蒡子，徐长卿，枇杷叶，金沸草，蚤休，炙百部，款冬花，瓜蒌皮，钩藤。

用法与主治 水煎服，每日1剂，早晚各一次温服。此方为南京中医药大学韩新民教授的经验方，具有祛风化痰，抗敏肃肺的作用。适用于过敏性咳嗽。症见刺激性咳嗽，晨起或夜间较重，鼻眼作痒、流涕、流泪、咽痒、晨起打喷嚏，伴有皮肤瘙痒、荨麻疹等。

加减 若变异性鼻炎（过敏性鼻炎）者，加辛夷、苍耳子、细辛；咽红、扁桃体肿大者，加射干、土牛膝根、青果；咽痒加桔梗、玄参；呛咳频作加蜈蚣、青礞石；痰多加姜半夏、陈皮。

出处 杨月娥，韩新民．韩新民教授治疗小儿咳嗽经验［J］．四川中医，2015，33（2）：4-6.

【方剂7】朱丽霞经验方

经验方①：麻杏石甘汤合清金化痰汤加减。

经验方②：三拗汤、小青龙汤、二陈汤、三子养亲汤等加减。

用法与主治 水煎服，每日1剂，早晚各一次温服。此方为北京市中西医结合医院朱丽霞的经验方。经验方①具有清肺化痰的作用。适用于痰热型咳嗽。症见咳嗽痰多、痰黄黏稠、难以咳出，较重者还会兼有发热口渴、喉间痰鸣、烦躁不宁等。经验方②具有燥湿化痰、宣肺止咳、健脾助运的作用。适用于痰湿型咳嗽。症见咳嗽痰多、痰白而稀、咳声重浊，甚则喉间痰声辘辘等。

加减 经验方①：若痰多色黄，则加鱼腥草、葶苈子、天竺黄以增清热化痰之功；若痰多壅盛且伴有咳喘者，加入莱菔子、紫苏子、葶苈子；若食积、纳食不香者，加用莱菔子、厚朴、焦三仙等消食导滞开胃；若患儿咳嗽、咳痰时间较长，加露蜂房，以祛风攻毒，益肾温阳，止咳化痰；若痰热咳嗽兼有发热，加天竺黄清热化痰、清心定惊，既能清化肺中痰热，同时也能预防小儿高热惊厥；针对高热患儿或者既往有高热惊厥的发热患儿，加羚羊角粉冲服，以防热极生风，发生惊厥。经验方②：若痰多壅盛、胸腹痞闷，则加用紫苏子、芥子、莱菔子以降气化痰；若患儿脾肺气虚、咳嗽痰多、咳而无力，则加六君子汤以培土生金、健脾补肺、化痰止咳；若患儿咳嗽较重，则加款冬花、百部等以宣肺化痰止咳；若患儿夜间咳嗽、咳痰较重、影响睡眠，则常加入远志，取其祛痰安神之效。若咳嗽时间较长，则加用五味子、诃子、露蜂房等敛肺止咳；若伴有鼻塞、清涕多，则加用苍耳子以疏风祛邪、宣通鼻窍。

出处 娄悦恒．朱丽霞主任医师治疗小儿咳嗽经验［J］．中医儿科杂志，2015，11（1）：3-5.

【方剂8】柴芩保和丸

柴胡12g，黄芩10g，桔梗10g，枳壳12g，杏仁12g，紫菀12g，款冬花12g，法半夏10g，陈皮12g，茯苓20g，焦山楂、焦神曲各20g，谷芽、麦芽各20g，莱菔子12g，连翘12g，蝉蜕10g，钩藤20g，炙甘草3g。

用法与主治 先用冷水浸泡15分钟，连煎3次。第1次煎开后5分钟倒出，第2、3次煎开后15分钟倒出，3次药液混合，每日温服3次，一剂药共服2天。此方为绵阳市名老中医黄纯琪的经验方，具有和解少阳，宣降肺气，化痰消食，清热祛风的作用。适用于邪犯少阳，肺气失宣，痰食阻滞，郁久化热型咳嗽。症见咳嗽1周以上，早晚咳嗽为甚。喉中痰鸣、咽痒即咳、食欲减退、大便不畅、舌淡红、苔薄黄、脉弦滑或指纹紫滞等。

加减　若咽喉疼痛者，加牛蒡子12g，赤芍、白芍各15g；便秘者，加槟榔12g，大黄6g；流清涕，痰白者，加紫苏叶10g，防风10g；咳甚者，加白前12g，百部12g；咽痒者，加僵蚕12g，牛蒡子12g；鼻塞者，加苍耳子12g，辛夷10g。

出处　项心怡，李署芳，黄纯琪．黄纯琪自拟柴芩保和丸治疗小儿咳嗽经验［J］．中国民间疗法，2015，23（1）：11.

肺　　炎

肺炎是指不同的病原体或其他因素（如吸入羊水、动植物油和变态反应等）所致的肺部炎症，是婴幼儿时期重要的常见病、多发病。主要症状可见发热、咳嗽、呼吸急促、呼吸困难以及肺部啰音等。

【方剂1】江育仁经验方

经验方①：三拗汤合葱豉汤或华盖散加减。

经验方②：银翘散或麻杏石甘汤加减。

经验方③：五虎汤合葶苈大枣泻肺汤加减。

经验方④：沙参麦冬汤加减。

经验方⑤：人参五味子汤加减。

经验方⑥：参附龙牡救逆汤加减。

经验方⑦：羚角钩藤汤，牛黄清心丸加减。

用法与主治　水煎服，每日1剂，早晚各一次温服。此方为南京中医药大学江育仁教授的经验方。经验方①具有辛温开肺的作用。适用于肺炎喘嗽风寒郁肺证。症见恶寒发热，无汗不渴，咳嗽气急，痰稀色白，舌质淡红、苔白，脉浮紧。经验方②具有宣肺化痰平喘的作用。适用于肺炎喘嗽风热郁肺证。轻证见发热恶风，微有汗出，口渴欲饮，咳嗽，痰稠色黄，呼吸急促，咽红，舌尖红、苔薄白微黄，脉浮数。重证则见高热不退，咳嗽频频，气急鼻煽，涕泪俱无，鼻孔干燥，喉中痰鸣，口渴烦躁，面色红赤，小便黄少，大便不畅，舌红而干、苔黄，脉浮数而滑。经验方③具有清热宣肺，涤痰定喘的作用。适用于肺炎喘嗽痰热闭肺证。症见壮热烦躁，喉间痰鸣，痰稠色黄，咳嗽，气促喘憋，鼻翼煽动，或口唇青紫，舌质红、苔黄腻，脉滑数。经验方④具有养阴清肺的作用。适用于肺炎喘嗽阴虚肺热证。症见病程延长，低热出汗，面色潮红，干咳无痰，舌质红而干、苔光剥，脉细数。经验方⑤具有益气健脾的作用。适用于肺炎喘嗽肺脾气虚证。症见病程延长，低热起伏，气短多汗，咳嗽无力，纳差，便溏，面色淡白，神疲乏力，四肢欠温，舌质偏淡、苔薄白，脉细无力。经验方⑥具有温补心阳，救逆固脱的作用。适用于肺炎喘嗽变证心阳虚衰证。症见面色苍白，唇指发绀，呼吸浅促，额汗不温，四肢厥冷，虚烦不安，右胁下出现瘀块，舌略紫、苔薄白，脉微弱疾数。经验方⑦具有平肝息风，清心开窍的作用。适用于肺炎喘嗽变证邪陷厥阴证。症见壮热神昏，烦躁谵语，四肢抽搐，口噤项强，两目窜视，口唇发绀，呼吸浅促微弱，喉间痰鸣，舌质红绛，指纹青紫，可达命关，或透关射甲，脉细数。

加减 经验方①：恶寒身痛者加桂枝、白芷温散表寒；痰多、苔白腻者加莱菔子、半夏化痰止咳。如寒邪外束，里有伏热，症见呛咳痰白，发热口渴，面赤心烦，苔白，脉数者，则宜用大青龙汤表里双解。经验方②：发热、头痛、咽痛者加牛蒡子、蝉蜕、板蓝根、芦根清热利咽；热重者加黄芩、栀子、鱼腥草、板蓝根、黛蛤散清热解毒；热重便秘者加桑白皮、熟大黄泄热通便；热甚伤阴者加鲜沙参、石斛、生地黄、荸荠汁清热生津。经验方③：热甚者加黄芩、连翘清泻肺热；痰盛者加浙贝母、天竺黄、鲜竹沥清化痰热；喘甚痰涌、便秘而病情较急者可用牛黄夺命散涤痰通下；面唇严重青紫者加丹参、当归、赤芍、红花活血化瘀。经验方④：余邪留恋、低热反复者加地骨皮、知母、黄芩、鳖甲滋阴退热；久咳者加百部、蜜紫菀、枇杷叶、五味子敛肺止咳；汗多者加煅龙骨、煅牡蛎、酸枣仁敛阴止汗。经验方⑤：气阴两竭者可加生脉散育阴潜阳救逆，若出现面色苍白而青、唇舌发紫、右胁下癥块等血瘀较著者加红花、丹参等活血化瘀，呼吸不整或叹息样呼吸者加炙黄芪、山茱萸、蜜麻黄、熟地黄、坎脐益肺顺气。经验方⑥：气阴两竭者可加生脉散育阴潜阳救逆；若出现面色苍白而青、唇舌发紫、右胁下癥块等血瘀较著者加红花、丹参等活血化瘀；呼吸不整或叹息样呼吸者加炙黄芪、山茱萸、蜜麻黄、熟地黄、坎脐益肺顺气。经验方⑦：昏迷痰多者加胆南星、鲜竹沥、猴枣散等豁痰开窍；高热神昏抽搐者选加紫雪丹、安宫牛黄丸等成药。

出处　陈慧，汪受传．江育仁教授辨证论治小儿肺炎经验［J］．中医儿科杂志，2019，15（2）：4-7.

【方剂2】韩雪经验方

经验方①：胆南星，橘红，黄芩，瓜蒌子，苦杏仁，清半夏，桑白皮，川贝母，款冬花，海浮石，青礞石，麦冬。

经验方②：麻杏石甘汤合千金苇茎汤加减。

用法与主治　水煎服，每日1剂，早晚各一次温服。此方为郑州市儿童医院韩雪教授的经验方。经验方①具有清热化痰，润肺止咳的作用。适用于肺炎喘嗽痰热闭肺证。症见发热易怒，咳嗽，哮喘，呼吸急促，咽喉痒，口渴，泛吐痰涎，舌红苔黄，脉滑数。经验方②具有清热化痰、逐瘀排脓的作用。适用于肺炎喘嗽毒热闭肺证。症见易怒，容易口渴，严重咳嗽甚至咳嗽喘息，而且脸红，容易便秘，舌苔黄腻。

出处　赵丽娜，韩雪，葛国岚，等．韩雪教授浅谈小儿肺炎喘嗽治疗法则体会［J］．中医临床研究，2017，9（28）：67-68.

【方剂3】郭振武经验方

经验方①：桑叶、野菊花、金银花、麻黄、苦杏仁、川贝母、知母、黄芩、鱼腥草、白屈菜、炒葶苈子、焦三仙、甘草等。

经验方②：陈皮、半夏、玄参、生地黄、白参、茯苓、山药、五味子、黄连、焦三仙、鸡内金、甘草等。

用法与主治　水煎服，每日1剂，早晚各一次温服。此方为辽宁中医药大学郭振武教授的经验方。经验方①具有清肺化痰，止咳平喘的作用。适用于肺炎早中期。痰热胶结，阻于气道，此期患儿多以痰热闭肺为多，病情严重，容易传变。经验方②具有养阴润肺，补肺健脾的作用。适用于肺炎中后期。病程迁移，阴津耗伤，肺热减而未清者，或是体质虚弱的患儿。

加减 经验方①：热证明显者，加用石膏、玄参、蒲公英；痰多者，加用桔梗等；便秘者，加用火麻仁、郁李仁等。经验方②：低热者，加用青蒿、地骨皮等；易感冒者，加防风、黄芪等。

出处 吕登雷．郭振武教授辨治小儿肺炎经验［J］．中医儿科杂志，2014，10（2）：15-17.

【方剂4】王雪峰经验方

经验方①：银翘散合麻杏石甘汤加减。

经验方②：五虎汤合葶苈大枣泻肺汤加减。

经验方③：黄连解毒汤合三拗汤加红花、桃仁、丹参、莪术等。

经验方④：养阴清肺汤加减。

用法与主治 水煎服，每日1剂，早晚各一次温服。此方为辽宁中医药大学教授王雪峰的经验方。经验方①具有辛凉宣肺，清热化痰的作用。适用于肺炎发病初期风热闭肺证。症见咳嗽剧烈，痰多黏稠或黄，咽部红赤，大便秘结，舌红苔黄，脉浮数，指纹浮紫或紫滞，同时伴有发热恶风、头身疼痛等表证。经验方②具有开肺定喘，清热涤痰，泻下糟粕，宣通肺气的作用。适用于小儿肺炎中期痰热闭肺证。症见发热，气喘，鼻翼煽动，喉间痰鸣，声如拽锯，大便秘结或不爽，舌苔黄腻，脉滑数。经验方③具有清热解毒，泻肺开闭，活血化瘀的作用。适用于小儿肺炎实热证极期毒热闭肺证。症见高热持续，咳嗽剧烈，气急喘憋，涕泪全无，鼻孔干燥，大便燥结，舌红而干，舌苔黄，脉滑数。经验方④具有养阴清热、润肺止咳的作用。适用于小儿肺炎恢复期阴虚肺热证。症见干咳少痰，低热盗汗，面色潮红，五心烦热，便干难行，舌红而干，苔少或花剥，脉细数。

加减 热盛便秘者加生大黄或牛黄夺命散通腑、涤痰、泻火。

出处 张丽萍，黄伟，王雪峰．王雪峰教授通腑法佐治小儿肺炎各期经验［J］．中国中西医结合儿科学，2013，5（4）：306-308.

【方剂5】林季文经验方

经验方①：麻黄3g，北杏仁8g，石膏20g（先煎），甘草3g，射干6g，葶苈子6g，浙贝母6g，枇杷叶6g，桑白皮10g，连翘 7g。

经验方②：瓜蒌皮 6g，瓜蒌子 6g，法半夏 6g，川黄连 3g，苇茎 10g，青天葵 7g，桑白皮 7g，川地骨皮 6g，知母 6g，北杏仁 7g，甘草 7g。

经验方③：宣白承气汤合麻杏石甘汤加减。

经验方④：竹叶石膏汤加减。

经验方⑤：陈夏六君子汤加减。

用法与主治　水煎服，每日 1 剂，早晚各一次温服。此方为广东省中医院名老中医林季文的经验方。经验方①具有清热开肺，止咳平喘的作用。适用于肺炎早中期风温闭肺证。症见发热，咳嗽，气促，咳痰，可伴有鼻塞流涕，无汗或汗出，口干欲饮，舌苔薄白或微黄，脉浮数或急数。经验方②具有辛开苦降，清热化痰的作用。适用于痰热壅肺证。症见烦躁，发热，咳痰黄稠，气促，甚则胸闷胸痛，舌红苔黄腻，脉滑数。经验方③具有泻肺祛痰，通腑泄热的作用。适用于肺炎喘嗽极期肺胃热盛证。症见烦躁或嗜睡，高热难退，咳嗽喘急痰壅，大便秘结，小便短赤，甚者鼻翼煽动，嘴唇、爪甲青紫，唇红苔黄燥，脉弦滑。经验方④具有清解余热，润肺止咳的作用。适用于肺炎恢复期肺热阴虚证。症见精神疲倦，低热，久咳不止，口干，纳差，大便干结，小便黄短，舌红，苔少，脉细数。经验方⑤具有运脾益气，敛肺化痰止咳的作用。适用于肺脾气虚证。症见面白少华，神疲乏力，形体消瘦，咳嗽日久，咳痰无力，痰稀白易咳，气短，喘促乏力，动则喘甚，低热起伏，自汗，纳差，口不渴，便溏。

加减　经验方①：伴高热无汗出者可加薄荷或青蒿疏透邪热；舌红绛者加青天葵；高热者加羚羊角（先煎）；口渴唇干加芦根、天花粉清热生津。

经验方②：对葡萄糖-6-磷酸脱氢酶缺乏症患儿，可将川黄连易为黄芩；身热不扬，少汗加柴胡；热邪久稽加白薇；便溏加火炭母、生薏苡仁；肺胃热盛者，加石膏以清泻肺胃之热。

经验方④：精神疲倦者，佐加人参叶以益气养阴扶正；午后热加柴胡；痰多加川贝母；舌红苔少、口渴欲饮加石斛。

经验方⑤：咳嗽痰多者加干姜、芥子温脾化饮；咳嗽重者重用五味子收敛肺气，加百部、柿蒂以宣肺降气止咳；便溏者加炒扁豆、炒薏苡仁以健脾益气。如后期咳嗽不明显且多汗者，减法半夏、陈皮、款冬花，加北黄芪、怀山药、煅龙骨、防风以补气固表；纳差者加炒山楂、芒果核以消食和胃；如低热起伏，属营卫不和者，加桂枝、白芍调和营卫。

出处 郑燕霞，翁泽林，陈文．林季文老中医治疗小儿肺炎喘嗽经验［J］．广州中医药大学学报，2013，30（1）：98-100+119.

【方剂6】刘以敏经验方

小白附子（先煎3小时）10～15g，茯苓6g，橘络3g，半夏6g，天麻3～5g，桂枝3g，蜈蚣1条，全蝎2g，炙远志1.5g，甘草2g。

用法与主治 水煎服，每日1剂，早晚各一次温服。此方为全国名老中医刘以敏的经验方。具有祛风涤痰、温肺定喘作用，适用于肺炎喘嗽风痰闭肺证。尤以2岁以下小儿多见，症见咳嗽，喉间痰鸣，气促喘息，伴恶寒肢冷，痰白质稀或口角吐白沫，可见面色夹青，或口鼻周青，或山根青，大便水样，舌质淡，苔白腻而滑，指纹淡红夹青。

出处 王艳芬，何平，杨若俊，等．刘以敏治疗风痰闭肺之肺炎喘嗽经验［J］．湖南中医杂志，2019，35（1）：17-19.

【方剂7】朱珊经验方

经验方①：炙麻黄、桂枝、半夏、白芷、五味子、陈皮、紫苏子、款冬花、紫菀、地龙、蝉蜕、甘草等。

经验方②：炙麻黄、杏仁、石膏、桑白皮、葶苈子、紫苏子、鱼腥草、甘草等。

经验方③：黄连、黄芩、栀子、生石膏、生地黄、知母、玄参、连翘、虎杖、生甘草等。

经验方④：麦冬、百合、五味子、山茱萸、熟地黄、枸杞子、山药、牡丹皮、茯苓、炙甘草等。

经验方⑤：黄芪、白术、防风、人参、五味子、茯苓、橘红、炙甘草等。

用法与主治 水煎服，每日1剂，早晚各一次温服。此方为河南省中医院朱珊的经验方。经验方①具有疏风散寒，止咳平喘的作用。适用于肺炎喘嗽风寒郁肺证。症见恶寒发热，头身痛，无汗，鼻塞流清涕，喷嚏，咳嗽，气喘鼻煽，痰稀白易咳，咽不红，口不渴，面色淡白，舌淡红，苔薄白，脉浮紧，指纹浮红。经验方②具有清热化痰，开肺平喘的作用。适用于肺炎喘嗽痰热闭肺证。症见发热，咳嗽，痰黄稠，或喉间痰鸣，气急喘促，鼻翼煽动，呼吸困难，胸高胁满，张口抬肩，咽红，面色红，口渴欲饮，纳呆，便秘，小便黄少，烦躁不安，舌质红，苔黄腻，脉滑数，指纹紫滞。经验方③具有清热解毒，泻肺平喘的作用。适用于肺炎喘嗽毒热闭肺证。在痰热闭肺的基础上，症见高热不退，咳嗽剧烈，痰黄稠难咳或痰中带血，鼻孔干燥，面色红赤，发绀，烦躁不宁或嗜睡，甚至神昏谵语，便秘，小便黄少，舌红少津，苔黄腻，脉洪数，指纹紫滞。经验方④具有养阴清热益肺的作用。适用于肺炎喘嗽阴虚肺热证。症见病程较长，低热盗汗，干咳无痰，甚则痰中带血，手足心热，舌红少津，脉细数，指纹淡红。经验方⑤具有补肺健脾益气的作用。适用于肺炎喘嗽肺脾气虚证。症见久咳无力，痰白稀易咳，反复低热，气短自汗，畏风，语声低微，易于感冒，神疲乏力，面色少华，食少纳呆，大便溏，脉细弱无力，指纹淡。

加减　经验方①：若兼见鼻塞、喷嚏，酌加辛夷以宣通鼻窍；头身痛，可酌加葛根。经验方②：若热盛伴见大便秘结难解，基于肺与大肠相表里，可酌加适量大黄、枳实、牵牛子、莱菔子；痰盛者，加浙贝母、瓜蒌。经验方③：若热毒重者，可适量加入蒲公英、紫花地丁；便秘腹胀，可加大黄、莱菔子以通腑泄热；口干鼻燥，啼哭无泪者，加麦冬；夜卧不安者，可加白芍、钩藤以清心安神。兼心阳虚衰者，临床上可出现面色苍白，发绀，呼吸浅促，四肢厥冷，脉细弱疾数，可加入人参、附子、煅龙骨、煅牡蛎、白芍、甘草。可用独参汤或参附汤少量频服以急救，若呼吸不均匀，加黄芪、党参、熟地黄。兼邪陷厥阴者，临床上可出现病情突然加重，以壮热、烦躁、神昏、四肢抽搐、口噤项强等心肝经诸证为主症，可加入羚羊角、钩藤以平肝息风，白芍缓痉止痛，高热神昏抽搐者，选紫雪丹、安宫牛黄丸等。经验方④：若反复低热者，加地骨皮、黄芩、丹参、柴胡；咳嗽重者，加百部、紫苏叶、桑白皮、前胡、紫菀、款冬花止咳；盗汗明显者，加白芍、煅龙骨、煅牡蛎以敛阴止汗。经验方⑤：偏于肺气虚者，可酌加人参；偏于脾气虚者，可酌加陈皮、薏苡仁；若汗多者加煅龙骨、煅牡蛎固表止汗；大便溏者，可加怀山药；纳差者加焦山楂、焦神曲。

出处 佗跃鸽，曲亚男，史兴禅，等．朱珊教授治疗小儿肺炎的临证经验［J］．中国中医药现代远程教育，2017，15（15）：94-95.

消化不良

消化不良是指患儿有持续存在或反复发作的上腹痛、腹胀、早饱、嗳气、厌食、烧心、反酸、恶心、呕吐等消化功能障碍症状，但经各项检查未发现器质性疾病，是小儿消化内科最常见的临床综合征。本病属于中医“积滞”的范畴。

【方剂1】张骠经验方

太子参，茯苓，白术，苍术，木香，青皮，陈皮，山药，白扁豆，炒麦芽，炒谷芽，生山楂，焦六神曲，炒鸡内金，枳实，炙甘草。

用法与主治 水煎服，每日1剂，早晚各一次温服。此方为南京中医药大学张骠教授的经验方，具有运脾和中，理气消导的作用。适用于小儿积滞。症见不思乳食，食而不化，脘腹胀满甚则疼痛，大便酸臭，或稀溏或秘结，可伴随有烦躁不安，夜卧啼哭，或伴有呃逆、呕吐等。

加减 见肺脾气虚症状明显者，加炙黄芪，党参以补肺益脾；夜寐烦躁不安者，加炒酸枣仁，柏子仁养心安神；大便干结者，加决明子或牵牛子润肠通便；口中秽气，舌苔黄腻，大便不爽者，加炒黄芩，连翘清中焦湿热和清积热；正当暑热季节，加佩兰，荷叶解暑化湿；有胃阴不足之象者，酌加麦冬、天冬或玉竹等养阴益胃；肺肾阴液不足者，加制黄精、女贞子等填补肺肾阴精；血虚者，加鸡血藤，当归补血活血。

出处 潘青青，张骠．张骠教授治疗小儿积滞的经验［J］．浙江中医药大学学报，2017，41（5）：394-396.

【方剂 2】宋明锁经验方

经验方①：广藿香、栀子、竹茹、苍术、陈皮、紫苏子、枳壳、胡黄连、佛手、桃仁、鸡内金、炒麦芽、炒谷芽、焦槟榔、茯苓、甘草等。

经验方②：广藿香、栀子、生石膏、黄连、牡丹皮、陈皮、紫苏子、枳壳、焦山楂、焦槟榔、大黄、甘草等。

经验方③：党参、茯苓、白术、甘草、葛根、木香、藿香、鸡内金、陈皮、炒麦芽、炒谷芽等。

用法与主治 水煎服，每日 1 剂，早晚各一次温服。此方为山西省中医院宋明锁的经验方。经验方①具有消食化积，健运脾胃的作用。适用于积滞早期，由暴饮暴食，饮食不节引起。症见呕吐，不欲饮食，嗳气酸腐，脘腹胀满，疼痛拒按，或腹痛欲便，便后痛减，大便酸臭夹杂不消化食物残渣，舌红苔厚腻。经验方②具有消积导滞，清脾泄热的作用。适用于积滞积热中阻证。症见发热面红、大便臭秽、肚腹手足心灼热、心烦易怒、夜寐不安、喜俯卧、口气臭秽、大便臭秽或干结或溏稠不爽、舌红、苔黄腻等。经验方③具有健脾益气，和胃消食的作用。适用于积滞脾虚夹积证。症见面色萎黄、形体消瘦、食欲不振、食则饱胀、腹满喜按喜伏卧、大便稀溏酸腥、完谷不化、唇舌色淡、苔白腻等。

加减 若引发厌食或疳积，脾运失健，积滞明显，可在辨证的基础上选用调脾和中汤或调脾承气汤加减治疗；若脾胃气虚明显，可选用调脾益气汤加减治疗。若兼见泄泻，可酌加化湿止泻的药物，如芍药等。若兼见腹痛，可加白芍缓急止痛；若兼见呕吐，可加香橼和胃止呕；若积滞化热上攻咽喉，见扁桃体化脓，体温在 39℃以上，可在调脾承气汤的基础上加羚羊角，僵蚕，蝉蜕，即升降散；咽痛明显者，加玄参。若兼见咳嗽，可加杏仁、橘络、葶苈子、冬瓜子、鱼腥草、桔梗、黄芩、大黄等泄热通腑，化痰止咳，此处需注意即使患儿大便不干，亦要通便，泻下 3～5 次后，疗效立竿见影。若兼见紫癜，可酌加水牛角或羚羊角，再加紫草、茜草、生地黄等药凉血消斑。

出处 宋雨，赵敏，宋明锁．宋明锁治疗小儿积滞及相关疾病经验[J]．中医药临床杂志，2016，28（12）：1671-1674.

【方剂3】侯江红经验方

经验方①：姜厚朴6g、大黄3g、栀子10g、焦神曲10g、炒牵牛子6g、炒牛蒡子10g、车前子10g、白豆蔻3g等。

经验方②：槟榔10g、炒白扁豆10g、炒牵牛子6g、茯苓10g、黄芩10g、神曲10g、栀子10g等。

用法与主治 水煎服，每日1剂，早晚各一次温服。此方为河南中医学院侯江红教授的经验方。经验方①具有消积导滞，疏风清热的作用。适用于积滞化热证。症见脘腹胀满，脐周作痛，纳呆，呕吐食物，便秘或大便臭秽，口臭，磨牙，手足心热或低热，烦躁不安，夜眠不安，咽红，口唇红，多汗，舌质红，舌苔白厚腻或黄腻等。经验方②具有健脾和胃，消食清热的作用。适用于积滞病后调理。

加减 经验方①：兼有鼻塞，流涕者，加紫苏叶，荆芥；兼有发热明显者，加柴胡、葛根、青蒿、蝉蜕等。

经验方②：兼见大便秘结、咽红、口唇红赤等偏于心脾积热者加大黄，白茅根，连翘；腹胀纳呆重者加莱菔子，虎杖；若舌苔厚腻者加藿香，白豆蔻，枳壳，橘红；兼外感者加防风、连翘等。

出处 李丽，张嘉秀，侯江红．侯江红教授治疗小儿积滞化热证的经验［J］．中国中医药现代远程教育，2015，13（13）：23-24.

【方剂4】周耀庭经验方

经验方①：银翘散、白虎汤合焦四仙加减。

经验方②：青蒿，藿香，黄芩，地骨皮，胡黄连，白薇，银柴胡，焦四仙，鸡内金，连翘，枳壳，制大黄。

经验方③：莱菔子、焦四仙、麻黄、杏仁、紫苏子、葶苈子、枇杷叶、黄芩、知母、浙贝母等。

经验方④：藿香、枳壳、连翘、黄芩、知母、炒莱菔子、焦四仙、鸡内金、浮小麦、五味子、麻黄根等。

经验方⑤：藿香、陈皮、竹茹、法半夏、丁香、柿蒂、黄芩、生姜、焦四仙等。

经验方⑥：焦三仙、莱菔子、枳壳、槟榔、黄芩、知母、连翘、桃仁、郁李仁、火麻仁、玄参、制大黄或生大黄等。

经验方⑦：焦三仙、莱菔子、枳壳、槟榔、黄芩、知母、连翘、淡竹叶、生地黄、钩藤、生龙齿、珍珠母等。

经验方⑧：藿香、苍术、白术、茯苓、猪苓、车前子、焦三仙、大腹皮等。

经验方⑨：藿香，枳壳，连翘，黄芩，知母，炒莱菔子，焦四仙，陈皮，茯苓。

经验方⑩：藿香、砂仁、枳壳、焦四仙、黄芩、知母等。

用法与主治　水煎服，每日1剂，早晚各一次温服。此方为首都医科大学周耀庭教授的经验方。经验方①具有清泄肺胃，导滞解表的作用。适用于素有积滞，外感风邪。症见发热，咽红肿痛或扁桃体肿大，舌苔淡黄腻或厚腻，脉浮数或滑数，还可见纳呆、腹胀、颊赤、便秘等症状，西医诊为急性上呼吸道感染，急性咽炎或急性扁桃体炎。经验方②具有清热导滞，解毒透邪的作用。适用于积滞发热。症见3岁以下小儿，长期低热不退，午后热重，有明显的乳食停滞症状，如手足心热、两颊红赤、腹胀、纳呆、便干、舌苔厚腻等。经验方③具有导滞化痰，宣肺止嗽的作用。适用于小儿宿食停滞，兼感外邪。症见小儿喉中痰鸣，咳嗽痰多，咳甚则呕，呕出食物，痰涎，两颊红赤，手足心热，便干或不化，舌苔厚腻，脉滑略数。经验方④具有导滞清热，固表止汗的作用。适用于宿食停滞后汗出。症见头颈汗多、兼见手足心热、两颊红赤、腹胀、便干、舌苔厚腻等。经验方⑤具有消食导滞，降逆止呕的作用。适用于中焦积滞，胃失和降。症见呕吐不消化食物或奶瓣，可伴见腹泻或纳呆，舌苔厚腻。经验方⑥具有清热导滞，润肠通便的作用。适用于积滞肠燥便秘证。症见脐腹胀痛，大便秘结，舌苔薄黄或黄厚腻。经验方⑦具有导滞清心，镇惊安神的作用。适用于积热内盛，扰动心神证。症见夜眠不安，烦急哭闹，舌苔厚腻。经验方⑧具有健脾导滞，利湿止泻的作用。适用于乳食内伤，脾胃失司证。症见大便酸臭或如败卵、舌苔厚腻等。经验方⑨具有清热导滞，调理脾胃的作用。适用于中焦滞热，运化失司证。症见舌苔厚腻，两颊红赤，烦急哭闹，头蒸汗出，常表现为缺铁性贫血。经验方⑩具有清热导滞，开胃增食的作用。适用于积滞脾失健运证。症见食欲不振、面色不华、烦急哭闹、大便不调、舌苔淡黄厚腻、脉滑等。

出处 韩谨．周耀庭教授运用导滞十法治疗儿科疾病经验总结［J］．中医儿科杂志，2013，9（5）：6-7．

【方剂5】徐荣谦经验方

保和丸与温胆汤合方加减。

用法与主治 水煎服，每日1剂，早晚各一次温服。此方为北京中医药大学徐荣谦教授的经验方，具有清热化痰，通利胆气的作用。适用于饮食内积，脾胃失运，胆气不利证。症见不思乳食，食而不化，脘腹胀满，嗳气酸腐，目下、鼻周、唇周泛青，胆小，脾气急，睡眠不实，脉弦滑，苔腻等。

加减 饮食积滞明显者，加炒谷芽，炒稻芽，炒麦芽以消食和中；腹胀明显者，加枳实，厚朴，木香以增强消食导滞之力；食积化热较甚，而见苔黄，脉数者，酌加黄连等清热之品；伤阴者，加麦冬，沙参以养阴生津；郁于胸膈者，加炒栀子，淡豆豉以清热除烦；纳谷不香者，加豆蔻以醒脾调胃；兼脾虚者，加四君子汤以健脾益气；兼心神不宁而见睡眠差者，加酸枣仁，蕤仁以养心安神。

出处 冯海音，徐荣谦．徐荣谦教授“从胆论治”小儿积滞经验［J］．中国中西医结合儿科学，2013，5（2）：97-98．

【方剂6】许华经验方

经验方①：太子参（党参）、茯苓、甘草、葛根、藿香、木香、苍术、枳壳等。

经验方②：苍术，厚朴，陈皮，茯苓，甘草，神曲，连翘，法半夏，车前子，布渣叶。

经验方③：神曲、山楂、法半夏、陈皮、莱菔子、苍术、厚朴、连翘、黄芩、紫苏叶、大黄、芒硝、黄连、甘草等。

用法与主治 水煎服，每日1剂，早晚各一次温服。此方为广州中医药大学许华教授的经验方。经验方①具有恢复脾胃气机升降功能的作用。适用于小儿积滞。症见不思乳食，食而不化，脘腹胀满或痛，嗳气酸腐，呕吐，大便酸臭溏薄或秘结等。经验方②具有运脾化湿，消食和胃止泄的作用。适用于积滞泄泻。症见积滞日久发为泄泻。经验方③具有消食导滞通腑，调理脾胃气机，佐以散热的作用。适用于积滞发热。症见暮夜尤甚、腹胀、手心发热、纳差、夜卧不安、嗳腐吞酸、便秘、舌红苔黄厚、脉滑数等。

加减 若伴纳差则加麦芽、谷芽、砂仁等开胃醒脾之药；若腹胀较甚则加槟榔等宽中行气之药；若伴腹痛则加救必应、延胡索等行气止痛之药；若湿甚则加薏苡仁等健脾燥湿之药；若患儿兼有内热则加淡竹叶、夏枯草等透热之药。

出处 董秀兰，许华．许华教授调理脾胃气机治疗小儿积滞经验［J］．中国中西医结合儿科学，2013，5（2）：101-103.

【方剂7】史正刚经验方

枳实、苍术、炒神曲、炒麦芽等。

用法与主治 水煎服，每日1剂，早晚各一次温服。此方为甘肃中医药大学史正刚教授的经验方，具有健脾运脾，化湿理气，消积导滞的作用。适用于小儿积滞。症见不思乳食、食而不化、脘腹胀满、嗳腐呕吐、睡卧不宁、大便不调等。

加减 若有腹胀，腹痛者，加木香，川楝子，延胡索，槟榔以行气止痛；腹泻者，加葛根，焦山楂，炒山药，炒薏苡仁以健脾生津止泻；呕吐者，加藿香，淡竹茹，姜半夏以清热和胃，降逆止呕；便秘者，加莱菔子，决明子，火麻仁以润肠通便；寐不安，汗多者，加蝉蜕，酸枣仁，远志，石菖蒲以养心安神敛汗；咳嗽，流涕，痰多，咽红肿者，加旋覆花，夏枯草，浙贝母，僵蚕以润肺化痰，散结消肿；口干，口苦者，加栀子，龙胆，黄芩，生地黄，柴胡以清利湿热。

出处 张贵春，史正刚．史正刚教授运用曲麦枳术丸治疗小儿积滞的经验［J］．中医儿科杂志，2010，6（4）：1-2.

【方剂8】张介安经验方

厚朴、云茯苓、广木香、鸡内金、槟榔、建曲、二芽、陈皮等。

用法与主治 水煎服，每日1剂，早晚各一次温服。此方为全国名老中医张介安的经验方，具有消宿食而化滞，行气破积而和中的作用。适用于小儿积滞。症见食少、头项汗多、口臭喜饮、睡眠不宁、舌苔白厚腻等。

出处 蔡建新，加宏生．张介安运用消导法治疗儿科疾病的经验［J］．中医药临床杂志，2010，22（6）：528-529.

遗 尿

遗尿是指3周岁以上的小儿睡中小便频繁自遗，醒后方觉的一种病症。本病属于中医“遗尿”的范畴。类似西医学儿童单症状性夜遗尿。

【方剂1】向希雄经验方

益智15g，乌药10g，桑螵蛸10g，茯神6g，菟丝子15g，金樱子15g，枸杞子15g，黄柏10g，滑石15g，通草6g，远志10g，石菖蒲15g。

用法与主治 水煎服，每日1剂，早晚各一次温服。此方为湖北中医药大学向希雄教授的经验方，适用于小儿肾虚兼湿型。治以调补心肾，固涩止遗。方取桑螵蛸散交通心肾之义，缩泉丸温肾止遗之要，桑螵蛸补肾助阳，固精缩尿；枸杞子滋补肝肾，金樱子固精缩尿，益智温肾暖脾，固精缩尿，乌药温振脾肾气化，使肾气足，膀胱固，气化复常，菟丝子补肾固精，远志、石菖蒲、茯神开心窍、安心神，与上列补肾药同用，有交通心肾的作用；黄柏、滑石、通草清下焦湿热，全方共奏交通心肾，固精止遗兼清湿热之效。

出处 危艳青，向希雄．向希雄教授儿科医案2则［J］．云南中医中药杂志，2017，38（10）：102-103.

【方剂2】醒神强志方

桑螵蛸，远志，龙骨，人参，茯神，当归，龟甲，麻黄，石菖蒲，木香。

用法与主治 水煎服，每日1剂，早晚各一次温服。此方为山东中医药大学阎兆君教授的经验方，具有交通心肾、醒神强志的作用。适用于小儿遗尿。症见患儿夜间睡眠过深，觉醒不能，膀胱失约，小便自出。

出处 张海英，白亭文，阎兆君．阎兆君治疗小儿遗尿经验［J］．河南中医，2015，35（12）：2911-2912.

【方剂3】朱珊经验方

经验方①：菟丝子、巴戟天、肉苁蓉、熟附子、五味子、煅牡蛎、煅龙骨、桑螵蛸等。

经验方②：党参、黄芪、白术、陈皮、升麻、柴胡、益智、山药、甘草等。

经验方③：龙胆、黄芩、栀子、黄柏、柴胡、生地黄、车前子、通草、甘草等。

经验方④：生地黄、竹叶、通草、黄连、肉桂、甘草等。

用法与主治 水煎服，每日1剂，早晚各一次温服。上方为河南中医药大学朱珊教授的经验方，经验方①具有温补肾阳，固涩止遗的作用。适用于肾阳虚衰型遗尿。症见睡中尿频，甚者一夜多次，尿清而长，面白少华，神疲乏力，形寒肢冷，或有智力低下，舌质淡，苔白滑，脉沉无力。经验方②具有益气健脾，固涩小便的作用，适用于脾虚型遗尿，表现为夜间遗尿，日间尿频而量多，面色少华，神疲乏力，食欲不振，大便溏薄，自汗出，易感冒，舌质红，苔薄白，脉沉无力。经验方③具有清热利湿，缓急止遗的作用，适用于肝胆湿热型遗尿，表现为寐中遗尿，小便短黄，气味臊臭，性情急躁，夜梦繁多，手足心热，口渴饮水，舌质红，苔黄腻，脉滑数。经验方④适用于小儿心失所养，心火虚弱不能下达于肾，或肾气不足，肾水乏源不能上济于心，心肾不交，水火失济，最终导致膀胱气化功能失调，膀胱失约而致的遗尿。以白天玩耍过度，夜间遗尿为主要症状。

加减 经验方①：兼有郁热者加栀子、黄柏。经验方②：汗多者加煅龙骨、煅牡蛎、五味子。经验方③：夜卧不宁者加黄连、连翘、茯神。

出处 李露，蔡婷，崔萌萌，等．朱珊教授治疗小儿遗尿临证经验[J]．中医临床研究，2017，9（10）：78-79.

【方剂4】桂金贵经验方

薏苡仁15g，狗脊10g，山药10g，石菖蒲6g，炒白术10g，茯苓10g，桑螵蛸10g，首乌藤（夜交藤）15g，山茱萸10g，泽泻10g，车前草10g，益智10g，炒谷芽15g，远志6g。

用法与主治 水煎服，每日 1 剂，早晚各一次温服。此方为安徽中医药大学桂金贵教授的经验方，具有补益脾肾、清利湿热的作用。适用于小儿脾肾两虚夹有湿热者。症见遗尿外，往往还伴随有口臭、纳谷不馨等脾胃症状，舌苔厚腻或花剥，加之胃不和则卧不安，此类小儿夜间睡眠也常难安稳，或梦中呓语，或夜梦纷纭，睡眠过深难以唤醒，尿床而自不知。

出处 李志，桂金贵．桂金贵辨治小儿遗尿经验［J］．实用中医药杂志，2018，34（11）：1403-1404.

【方剂 5】自拟缩尿方

桑螵蛸，海螵蛸，黄芪，怀山药，升麻，生麻黄，益智，覆盆子，乌药，菖蒲，郁金，甘草。

用法与主治 药物浓煎，睡前 2 小时以上服用，服药后不再摄入流质饮食。此方为河南中医药大学翟文生教授的经验方，具有益气、健脾、宣肺作用。适用于小儿遗尿。症见夜间遗尿，不易唤醒，面色无华，神疲乏力，少气懒言，鼻塞流涕，纳食一般，大便溏稀，小便清长，形体消瘦，舌质淡红、苔薄白，脉细无力。服药期间，嘱患儿白天锻炼憋尿，且不宜过度劳累，以免疲劳贪睡，并嘱家长夜间按时唤醒 1～2 次排尿，从而逐步形成自行排尿的习惯。

出处 翟文生，李鹏飞，何改丽．益气宣肺法治疗小儿遗尿经验分析［J］．中国民族民间医药，2017，26（3）：65-66.

【方剂 6】尚莉丽经验方

太子参 15g，黄芪 10g，炒白术 10g，乌药 10g，炒山药 10g，益智 10g，柴胡 6g，升麻 6g，当归 10g，陈皮 6g，炙甘草 3g，炙麻黄 5g。

用法与主治 水煎服，每日 1 剂，早晚各一次温服。此方为安徽中医药大学尚莉丽教授的经验方，具有培土生金的作用。适用于肺脾气虚型便秘。症见睡梦中小便自遗、醒后方知、尿色澄清、气味不甚、面色萎黄、形体消瘦、平素体弱、反复易感、昼夜多汗、睡眠深沉、呼之不应等。

出处 张建文，项李娥，尚莉丽．尚莉丽教授运用“培土生金，金水相生”法治疗小儿顽固性遗尿伴隐性脊柱裂经验［J］．陕西中医药大学学报，2018，41（6）：35-36＋41.

【方剂7】张卉经验方

菟丝子10g、肉苁蓉10g、补骨脂15g、煅牡蛎15g、熟地黄10g、黄芪12g、山药12g、陈皮10g、石菖蒲10g、远志8g、茯苓12g、甘草6g等。

用法与主治　水煎服，每日1剂，早晚各一次温服。此方为陕西中医药大学张卉主任医师的经验方，具有温补肾阳，固涩小便的作用。适用于小儿遗尿。症见患儿素有遗尿，睡中不易唤醒，小便清长。患儿神疲乏力，面色苍白，形体偏胖，四肢怕冷，纳差，大便不成形，舌质淡、苔薄白，脉无力。

出处　郭小霞，赵春幸，张卉．张卉主任医师治疗小儿遗尿经验［J］．现代中医药，2017，37（5）：12-13.

汗　　证

汗证是指小儿由于阴阳失调、腠理不固，而致汗液外泄异常的一种病证。多发生于5岁以上的小儿。小儿汗证，多属于西医学甲状腺功能亢进、自主神经功能紊乱、反复呼吸道感染等。若是维生素D缺乏性佝偻病、结核病、风湿病等患儿有多汗症状者，应以治疗原发病为主。

【方剂1】周静冬经验方

桂枝9g，白芍9g，生姜9g，大枣12g，炙甘草6g，葛根9g，生龙骨15g，煅牡蛎15g，浮小麦9g，黄芪9g。

用法与主治　水煎服，每日1剂，早晚各一次温服。此方为上海中医药大学周静冬教授的经验方，适用于小儿营卫失和，卫强营弱型汗证。治以调和阴阳，潜阳固表。症见自汗、盗汗，头、背部汗出浸衣，汗出肢凉，夜更衣两三次，活动后头部、手心汗多，平素容易感冒，大便偏稀，小便调，眠差，多梦易惊醒，舌淡红苔白，脉缓软无力。

出处　廖芳菊，周静冬．桂枝加葛根汤治疗儿科疾病举隅［J］．山东中医杂志，2017，36（4）：337-339.

【方剂2】汪受传经验方

炙黄芪20g，桂枝4g，白芍10g，党参10g，茯苓10g，苍术6g，白术6g，陈皮3g，益智10g，砂仁10g，夏枯草12g，焦山楂15g，焦神曲15g，生姜3片，大枣3枚。

用法与主治 水煎服，每日1剂，早晚各一次温服。此方为南京中医药大学汪受传教授的经验方，具有调和营卫、益气温阳、健脾助运的作用。适用于营卫不和、气阳不足型汗证。症见全身汗出多，稍微活动则汗出沾衣，神疲乏力，面色少华，纳食一般，舌苔薄白，舌质淡胖。

出处 陶嘉磊，袁斌，汪受传．汪受传运用黄芪桂枝五物汤儿科治验举隅［J］．中医杂志，2018，59（6）：464-466+469.

【方剂3】俞景茂经验方

经验方①：生黄芪、炒白术、太子参、铁皮石斛（先煎）、麻黄根、地骨皮、穞豆衣、生山楂、炒赤芍各6g，防风4.5g，龟甲、红枣、炒麦芽各12g，五味子、炙甘草各3g。

经验方②：柴胡、黄芩、太子参、杏仁、生山楂、炒赤芍、制半夏、炙款冬花、浙贝母、陈皮各6g，蝉蜕、炙甘草各3g，桂枝2g，炒麦芽12g。

用法与主治 水煎服，每日1剂，早晚各一次温服。上方为浙江中医药大学俞景茂教授的经验方。经验方①具有益气固表、养阴敛汗的作用。适用于肺卫不固型汗证。症见动则易汗出，入寐时盗汗淋漓。平素易感冒，面色少华，择食，脐腹常作痛，咽稍红，舌红、苔薄白。经验方②具有调和营卫、和解表里的作用。症见动则易汗出，寐时汗多，且湿透衣被，午后时有低热，有汗，外感迁延，纳食欠佳，脘腹不适，面色少华，形体消瘦，舌红、苔薄白。

出处 郭琼英，陈华．俞景茂治疗小儿汗证验案举隅［J］．浙江中医杂志，2015，50（1）：53-54.

【方剂4】林季文经验方

芦根10g、冬瓜子12g、藿香6g、佩兰6g、荷叶6g、淡竹叶7g、木棉花7g、炒莱菔子10g、连翘7g、威灵仙5g、甘草

3g、枳壳 5g 等。

用法与主治 此方为广州中医药大学林季文教授的经验方，具有清热泻脾祛湿的作用。适用于小儿湿热内蕴者。症见实汗以头额、心胸部位汗出明显，手足心热且易汗出，性情急躁，唇红口干，热扰心神则夜寐不安，热积阳明则兼见便秘、腹痛、口臭等，湿热熏蒸则汗出不透、头汗出齐颈而还，面色萎黄，小便短赤，可伴恶心欲呕、舌质红、苔黄腻等。

加减 热积于阳明、食滞于胃腑者佐以麦芽、冬瓜子、木棉花等消滞通腑；湿热熏蒸则加滑石、芦根等加强清热化湿之力。

出处 翁泽林，李艳，杨京华，等．林季文治疗小儿汗证经验［J］．中医学报，2018，33（6）：1013-1016.

【方剂 5】刘晓萍经验方

炙附片 3g，黄芪、麻黄根、浮小麦、煅龙骨、煅牡蛎各 10g，白术、五味子、桂枝、白芍各 6g，大枣 5 枚，生姜 3 片等。

用法与主治 此方为陕西中医药大学刘晓萍主任医师的经验方，具有温补心阳，固表敛汗的作用。适用于小儿心气（阳）虚之自汗者。症见全身自汗出，汗出发凉，动则汗多，可伴心悸，乏力，气短，畏寒肢冷，面白色淡，脉虚弱。

出处 叶冰冰，刘晓萍．刘晓萍主任医师从心论治小儿汗证经验［J］．中医儿科杂志，2017，13（4）：28-30.

【方剂 6】董幼祺经验方

生地黄 15g，熟地黄 10g，黄柏 5g，黄连 1.5g，黄芩 5g，黄芪 12g，当归 6g，酸枣仁 10g，知母 6g，生大黄（后下）5g，天花粉 10g，浮小麦 10g。

用法与主治 水煎服，每日 1 剂，早晚各一次温服。此方为宁波市中医院儿科董幼祺教授的经验方，具有滋阴降火的作用。适用于小儿阴虚火旺者。症见以盗汗为主，烦躁易怒，夜寐不佳，颧红唇朱，口干喜饮，便干，溲量少色赤，舌质红、苔少或黄偏燥，脉细数。

加减 敛汗除烦加糯稻根须、浮小麦、穞豆衣；口干喜饮者，加石斛、天花粉、知母等养阴生津；眵多烦躁，心火偏旺者，加淡竹叶、栀子、酸枣仁等清心除烦。

出处 潘冰，夏明，胡萍萍，等. 董幼祺教授治疗小儿汗证经验[J]. 中医儿科杂志，2017，13（5）：23-25.

【方剂7】向希雄经验方

太子参15g，黄芪20g，白术10g，云茯苓15g，陈皮10g，法半夏6g，薏苡仁15g，白扁豆10g，浮小麦15g，煅龙骨30g，煅牡蛎30g，决明子15g，火麻仁15g，五味子6g，柏子仁15g。

用法与主治 水煎服，每日1剂，早晚各一次温服。此方为湖北中医药大学向希雄教授的经验方，具有益气止汗通便的作用。症见夜间汗出较多，伴磨牙、躁动不安，喜俯卧位睡觉，大便质干，呈羊屎状，小便可，舌红，苔白腻，脉滑数。

出处 危艳青，向希雄. 向希雄教授儿科医案2则[J]. 云南中医中药杂志，2017，38（10）：102-103.

【方剂8】参芪地黄汤

黄芪20g，太子参15g，山药20g，茯苓15g，山茱萸15g，枸杞子15g，女贞子15g，生薏苡仁15g，菟丝子10g，金银花15g，麦冬15g，甘草10g。

用法与主治 水煎服，每日1剂，早晚各一次温服。此方为国医大师张琪教授的经验方，具有滋阴补肾，健脾益气，调和营卫的作用。适用于小儿盗汗，脾肾气阴两虚证。症见患儿盗汗，动辄汗出，不欲衣被，面色萎黄，喜动，饮食可，二便正常，舌红、苔薄白，脉细。

出处 客蕊，王秋琳，张琪. 张琪从脾肾论治儿科疾病验案3则[J]. 江苏中医药，2016，48（8）：43-44.

泄泻

泄泻是以大便次数增多，粪质稀薄或如水样为特征的小儿常见病。一年四季均可发病，夏秋季节发病率高，不同季节发生的泄泻，其证候表现有所不同，2岁以下小儿发病率高。西医学称为腹泻，病因分为感染性和非感染性两类，感染性腹泻主要由病毒、细菌引起；肺感染性腹泻常由饮食因素及消化功能紊乱等引起。

【方剂1】清肠消乳丸

炒川黄连1.2g，炒金银花6g，扁豆衣、茯苓、炒麦芽、炒山楂、荷叶各10g，木香、生甘草各3g。

用法与主治　水煎服，每日1剂，早晚各一次温服。此方为宁波市中医院儿科董幼祺教授的经验方，适用于小儿泄泻，辨证为湿热蕴肠，脾失健运。治以运脾清肠。症见大便松散不成形，夹奶瓣，稍有酸臭味，不思纳乳，小便如常，腹软，舌红、苔黄。

出处　何乐，董继业，董幼祺．董幼祺治疗婴儿脚气型泄泻经验［J］．浙江中医杂志，2018，53（3）：163-164.

【方剂2】汪受传经验方

太子参6g，茯苓6g，煨益智6g，怀山药8g，砂仁3g，炮姜4g，苍术6g，焦山楂、焦神曲各6g。

用法与主治　水煎服，每日1剂，早晚各一次温服。此方为南京中医药大学汪受传教授的经验方，具有温运脾阳，燥湿止泻的作用。适用于泄泻迁延，脾阳已伤。症见腹泻日久，精神尚可，腹软，脱水征不显，皮肤弹性可，舌淡苔薄白，指纹淡。

出处　李涛，张奕星，毛玉燕，等．汪受传辨治小儿泄泻药毒伤脾证经验［J］．中华中医药杂志，2016，31（2）：513-515.

【方剂3】彭学礼经验方

藿香叶4g，紫苏叶4g，葛根5g，黄芩4g，黄连3g，木香3g，苍术3g，神曲5g，滑石3g，甘草3g。

用法与主治　水煎服，每日1剂，早晚各一次温服。可配合口服补液盐补充液体。此方为江西省名老中医彭学礼的经验方，具有化湿运脾的作用。适用于湿热兼滞泻。症见发热，腹泻，或伴呕吐，大便呈蛋花样稀水便，有腥臭味，口干，小便量明显减少，舌红，苔黄腻，指纹紫红稍滞。

出处　黄亚军，郭晓蒙，周德胜．彭学礼名老中医治疗婴幼儿秋季腹泻经验［J］．光明中医，2017，32（12）：1709-1711.

【方剂4】徐斌经验方

防风、陈皮、淡豆豉、浮海石、紫苏叶、甘草各2g，白术、白芍、桔梗各3g，川贝母0.5g，焦山楂、炒麦芽、炒谷芽各5g，马齿苋、仙鹤草各7g。

用法与主治 此方为浙江省金华市中心医院徐斌主任医师的经验方，具有祛风解表止泻的作用。适用于小儿泄泻兼表证者。症见感受风邪，解稀便，鼻塞流清涕，咳嗽，喉间痰鸣。舌苔薄白，脉弦。

出处 郑婷婷，李剑霜，徐斌．徐斌治疗小儿泄泻临床经验述要［J］．浙江中医杂志，2016，51（9）：683-684.

【方剂5】贾六金经验方

葛根6g，黄芩6g，黄连3g，云茯苓6g，猪苓6g，泽泻6g，炒苍术8g，秦皮6g，广砂仁6g（后下），白豆蔻6g（后下），炒山楂8g，炒神曲8g，炒麦芽8g，甘草6g。

用法与主治 此方为山西中医药大学贾六金教授的经验方，具有清热利湿，消食止泻的作用。适用于湿热泻。症见大便次数增多，粪便臭秽味明显，无黏液及脓血，神疲倦怠，食欲不振，小便黄，舌质红，苔黄腻，指纹淡紫。嘱患儿父母护理患儿应适时增减衣服，规律饮食，疾病期间清淡饮食，平时少吃寒凉油腻等食物，以增强患儿体质。

出处 郭奎廷，王逸华，郭美彤，等．贾六金主任治疗小儿湿热型泄泻经验［J］．世界中西医结合杂志，2018，13（10）：1361-1363.

【方剂6】升清运脾汤

黄连，乌梅，炒麦芽，炒金银花，石榴皮，薄荷，白扁豆，怀山药，甘草。

用法与主治 水煎服，每日1剂，早晚各一次温服。此方为宁波市中医院儿科董幼祺教授的经验方，具有清热升清，健脾运脾，固肠止泻的作用。适用于小儿泄泻脾虚与湿热并见者。症见腹泻，大便呈蛋花样，胃纳差，皮肤弹性尚可，腹部不胀，舌红、苔黄，脉细数。

出处 陈锴，董继业，郑含笑，等．董幼祺教授运用升清运脾汤治疗小儿泄泻经验［J］．中医儿科杂志，2014，10（4）：8-9.

【方剂7】程家正经验方

藿香6g，广木香3g，煨葛根10g，太子参10g，炒白术10g，白茯苓10g，炙甘草3g，山药10g，川石斛6g，乌梅6g，车前子10g。

用法与主治 水煎服，每日1剂，早晚各一次温服。此方为上海中医药大学程家正教授的经验方，适用于小儿泄泻；辨证为脾胃虚弱，气阴两伤，治以补脾健胃，生津止渴。症见稀水样便，每次泻水量较多，口渴不止，小便短少，不思进食，四肢周身皮肤干皱，两眼稍凹陷，舌淡质燥。体检：腹部平坦，腹软，舌淡苔燥，脉细。

出处 徐荫荫，程家正，沈健．程家正以运脾化湿法治疗小儿慢性泄泻经验［J］．上海中医药杂志，2017，51（12）：26-27.

【方剂8】黄甡经验方

厚朴12g，炒苍术20g，陈皮6g，茯苓10g，猪苓10g，焦山楂10g，焦麦芽10g，泽泻10g，防风6g，甘草6g。

用法与主治 水煎服，每日1剂，早晚各一次温服。此方为河南中医药大学黄甡教授的经验方，具有行气健脾，化湿止泻的作用。适用于小儿寒湿泻。症见腹泻，大便稀水样，次频，小便量少，纳眠一般，精神欠佳，舌质红，苔白腻，指纹红。

出处 李欣欣，安兰花．黄甡教授临床治疗小儿泄泻经验［J］．中医临床研究，2018，10（18）：87-88.

口 疮

口疮，是以口腔黏膜、舌体及齿龈等处出现大小不等淡黄色或灰白色溃疡，局部灼热疼痛，或伴发热、流涎为特征的口腔疾病。本病属于西医学口炎范畴，以2～4岁儿童多见，一年四季均可发病。

【方剂1】曹颂昭经验方

细生地黄10g，木通3g，人中黄5g，黄连1.5g，牡丹皮、赤芍、黄芩、茵陈各10g，瓜蒌子12g。

用法与主治 水煎服，每日1剂，早晚各一次温服，另以野菊花60g，煎水分次漱口。再以锡类散少许搽口腔，1日3～4次。此方为江苏省中医院曹颂昭主任的经验方，适用于小儿口疮，辨证为心脾积热证。治以清心泻火。症见发热，口腔黏膜红肿、糜烂疼痛，口臭，胃纳不香，大便质干，多日未解，舌苔黄浊腻，舌质红，脉数。

出处 殷明．曹颂昭治小儿口疮经验［J］．江苏中医，1994，15（12）：5-6.

【方剂2】吴丽萍经验方

升麻，黄连，藿香，当归，石膏，牡丹皮，生地黄，炙甘草。

用法与主治 水煎服，每日1剂，早晚各一次温服。此方为甘肃中医药大学吴丽萍教授的经验方，具有清胃泄热、健脾化湿的作用。适用于口疮中焦湿热证。症见口腔两侧颊黏膜散在大小不等的溃疡，周围黏膜微发红，伴疼痛，接触刺激性食物时痛甚，喜冷饮，口干，小便色黄，大便稍干，舌质红、苔黄厚腻。

出处 李雁，吴丽萍．吴丽萍教授运用清胃散合泻黄散治疗小儿口疮经验［J］．中医儿科杂志，2012，8（2）：11-13.

【方剂3】王霞芳经验方

藿香10g，佩兰10g，川厚朴6g，杏仁6g，薏苡仁30g，青蒿9g，半夏9g，黄连3g，黄芩6g，猪苓10g，茯苓10g，陈皮3g，银柴胡6g，滑石（包煎）9g，甘草3g。

用法与主治 水煎服，每日1剂，早晚各一次温服。此方为上海交通大学王霞芳教授的经验方，具有清热化湿、芳香辟秽的作用。适用于口疮，湿热阻滞证。症见口疮常缠绵难愈，多伴纳呆、大便黏滞不爽及舌红、苔黄腻、脉滑数。

出处 丁惠玲，王霞芳．王霞芳论治小儿口疮四法［J］．上海中医药杂志，2013，47（3）：19-20.

【方剂4】李新民经验方

藿香10g，防风5g，石膏20g，栀子6g，甘草6g，焦山楂、神曲、麦芽30g，莱菔子10g，玉竹10g。

用法与主治　水煎服，每日1剂，早晚各一次温服。此方为天津中医药大学李新民教授的经验方，具有清心泻脾的作用。适用于心脾积热证。症见口腔溃疡，伴疼痛流涎，不思饮食，烦躁不安，寐欠安，口渴欲饮，唇干，无发热，无盗汗，无腹痛、吐泻，无尿急、尿痛，大便干结，小便黄赤，舌质红苔黄厚，脉数。

出处　任艳艳．李新民治疗小儿口疮经验［J］．山东中医杂志，2010，29（12）：858.

【方剂5】陈进经验方

栀子、黄芩、连翘各9g，生地黄、天冬各10g，薄荷6g，薏苡仁15g，山楂、麦芽各12g。

用法与主治　水煎服，每日1剂，分3次或少量频服，服用前最好先含漱。此方为江西省中医院陈进主任医师的经验方，具有清热、泻火、养阴的作用。适用于口疮肺胃热盛证。症见口腔黏膜充血水肿，齿龈、舌、两颊及上颚等处出现大小不等的溃疡，边缘鲜红，表面有灰白色假膜覆盖。疼痛拒食，心烦不安，口干欲饮，流涎；或有发热，口舌糜烂，疼痛剧烈，口臭涎多，烦躁。

加减　大便不通者加大生地黄用量或加玄参，以滋阴增液；疮周红肿严重，表面分泌物多，舌红口干者，可加牡丹皮养阴清热凉血；兼发热者，加生石膏凉血泄热；夜寐欠安，哭闹多，脾气急躁，小便短赤者可加菊花、白蒺藜、生白芍、北沙参以清热泻火养阴；口腔溃疡稀少，色淡不甚痛者可加生黄芪以补气敛疮；兼有咳嗽或气喘者可加杏仁、桔梗以开宣肺气。

出处　秦曦，孔蕊，高丹，等．老中医验方治疗小儿口疮50例［J］．新中医，2009，41（11）：86.

【方剂6】刘永年经验方

生地黄10g，牡丹皮5g，黄连2g，升麻4g，金银花10g，土茯苓10g，南沙参10g，玉竹10g，麦冬6g，芦根10g，生薏苡仁10g，生甘草5g。

用法与主治　水煎服，每日1剂，早晚各一次温服。此方为南京中医药大学刘永年教授的经验方，适用于小儿泄泻。辨证为脾胃虚弱，气阴两伤。治以补脾健胃，生津止渴。症见反复发作，难愈，口腔两侧黏膜、咽部、上下唇及舌下有多处溃疡，米粒大小，疼痛妨碍进食，喜食凉品，口干，小便色黄，大便干，咽红，舌质红、苔淡黄，脉数。可配合漱口方：野蔷薇 5g，黄柏 6g，连翘 12g，生甘草 5g。5剂，每日 1 剂，煎水含漱。

出处 叶吉晃．刘永年教授治疗小儿复发性口疮验案［J］．江苏中医药，2006，27（1）：39.

【方剂 7】徐小圃经验方

栀子 8g，玄参 10g，灯心草 10g，生石膏 10g，生地黄 10g，薏苡仁 10g，茯苓 10g，黄连 6g，黄芩 6g，金银花 12g，连翘 12g。

用法与主治 水煎服，每日 1 剂，早晚各一次温服。此方为海派名医徐小圃的经验方，治疗小儿口疮，辨证为心脾蕴热、湿热上攻证，具有清热解毒止痛的作用。症见溃疡大小不等，圆形或椭圆形，小米粒到绿豆或黄豆大小，溃疡数目较多，互相融合成片，周围可红肿高起，中央凹陷，局部灼热疼痛，口渴欲饮，面红，口鼻灼干而热，烦躁流涎，便干，尿黄赤，舌尖偏红而干、苔黄或腻，脉弦细数。

出处 胡心怡，李冰，陈红娟，等．徐氏验方内服外敷治疗心脾积热型小儿疱疹性口炎的临床研究［J］．上海中医药杂志，2016，50（5）：51-54.

【方剂 8】王素梅经验方

金银花 10g，连翘 10g，桔梗 6g，牛蒡子 10g，蝉蜕 6g，薄荷（后下）6g，青蒿 6g，钩藤 10g，僵蚕 10g，生地黄 6g，荷叶 5g，牡丹皮 6g，淡竹叶 10g，贯众 2g，芦根 10g，生甘草 6g。

用法与主治 水煎服，每日 1 剂，早晚各一次温服。此方为北京中医药大学王素梅教授的经验方，治疗小儿口疮，辨证为风热乘脾证，具有疏风散热、凉血解毒的作用。症见发热，咳嗽，流涕，口腔黏膜可见溃疡面，溃疡周围黏膜鲜红，伴流涎，进食后哭闹，夜寐不实，唇红，有汗，小便黄少，大便两日未解，时而干呕。咽红，舌质红，苔薄黄，指纹紫滞。摄生调护注重食贵有时、有节，不能偏食挑食，保证食物种类多样化。

出处 王道涵，王素梅．王素梅教授辨治小儿口疮经验［J］．吉林中医药，2011，31（12）：1162-1163.

尿 频

尿频以小便频数为特征，多发于学龄前儿童，尤以婴幼儿时期发病率最高。泌尿系感染、结石、肿瘤、白天尿频综合征等现代医学疾病均可出现尿频。儿科以泌尿系感染和神经性尿频最常见。

【方剂1】张宗礼经验方

金银花6g，野菊花9g，蒲公英9g，苦地丁6g，车前子草9g，萹蓄9g，瞿麦9g，生甘草6g。

用法与主治 水煎服，每日1剂，早晚各一次温服，大龄儿童如有必要可配合外治法，取少许花椒以沸水浸泡或稍加煎煮后静置冷却至适宜温度，取上清液清洗外阴，有燥湿杀虫之功。此方为天津市中医药研究院张宗礼教授的经验方，适用于小儿尿频，辨证为下焦湿热证。治以清热解毒利湿。症见小便频数不畅，尿道灼热疼痛，或伴发热，甚则腰痛或腹痛，尿常规检查可见大量白细胞，血象或可升高，舌质红，苔黄腻。

出处 周祎然，张宗礼．张宗礼教授辨治小儿尿频经验［J］．中医临床研究，2017，9（36）：101-102.

【方剂2】邵征洋经验方

生地黄、淡竹叶、生甘草、蒲公英、郁金、炙麻黄、连翘各6g，白茅根、石菖蒲各10g，炒白芍9g，灯心草3g。

用法与主治 水煎服，每日1剂，早晚各一次温服。此方为杭州市名中医邵征洋教授的经验方，具有清热利湿的作用。适用于脾胃湿热证。症见白天小便频数，无尿急尿痛感，无发热腹痛，腰骶平片无骶骨隐裂。易怒多汗，舌尖红，苔白腻，脉滑数。

出处 许斌斌，邵征洋．邵征洋应用导赤散治疗儿科疾病验案举隅［J］．浙江中西医结合杂志，2018，28（4）：261-262.

【方剂3】汪受传经验方

菟丝子、覆盆子、山药、枸杞子、炮附片、肉桂、炙龟甲、杜仲、补骨脂、桑螵蛸等。

用法与主治 水煎服，每日1剂，早晚各一次温服。此方为南京中医药大学汪受传教授的经验方，具有温补脾肾、固摄膀胱的作用。适用于脾肾阳虚证。症见小便频数，尿色清澈，面色白，畏寒肢冷，大便清稀，舌质淡、苔薄白，脉象沉细无力。或有先天不足胎怯病史，或有后天失养、久病所伤，甚至生长发育迟缓。

加减 尿次过频加五味子、煅牡蛎固涩小便；肾精虚亏加紫河车、鹿角胶补肾填精；大便清稀加肉豆蔻、补骨脂温肾散寒。

出处 林丽丽，汪受传．汪受传治疗小儿神经性尿频经验［J］．中医杂志，2014，55（23）：1988-1989.

【方剂4】伍炳彩经验方

柴胡，白芍，枳实，甘草，茯苓。

用法与主治 此方为江西中医药大学伍炳彩教授的经验方，具有透邪解郁、疏肝理脾的作用。适用于肝郁气滞证者。症见焦虑、紧张、受惊吓后出现尿频，量少、小便清、色淡黄，无尿痛，纳可，胆怯易惊，舌红、苔薄白。四逆散加茯苓，疏泄之中兼以渗利小便，通达膀胱，泄泻水气。

出处 吴向武，钟石秀，伍建光．伍炳彩治疗小儿神经性尿频验案1则［J］．江西中医药，2016，47（11）：50-51.

【方剂5】任勤经验方

滑石粉10g，小通草10g，车前子10g，萹蓄10g，生大黄5g，生栀子10g，灯心草10g，清半夏10g，胆南星5g，陈皮10g，枳壳10g，茯苓10g，石菖蒲10g，竹茹10g，甘草10g。

用法与主治 此方为天津中医药大学任勤主任医师的经验方，具有清热利湿，通利膀胱的作用。适用于小儿神经性尿频湿热下注证。症见尿频尿急，胸脘痞闷，头身困重，食欲不振，嗜睡多梦，面色萎黄，口渴而不欲饮，时有烦躁，舌淡红，苔薄黄微腻，脉细弱

出处 车沼燕，任勤．小儿神经性尿频治验举隅［J］．吉林中医药，

2011，31（4）：359.

【方剂6】春泽汤

党参15g，猪苓9g，茯苓9g，泽泻9g，桂枝9g，白术9g，黄柏6g，萹蓄6g，瞿麦6g，石韦6g，车前草10g。

用法与主治　水煎服，每日1剂，早晚各一次温服。此方为宁波市中医院儿科董幼祺教授的经验方，具有健脾益气的作用。适用于小儿尿频肺脾气虚者。症见患儿尿频，无尿急、尿痛，纳可，便调，舌质红，苔白微腻，脉滑。

出处　韩晓花，梁锐．春泽汤治疗小儿神经性尿频验案一则［J］．吉林中医药，2010，30（1）：60.

【方剂7】刘虹经验方

炙黄芪、陈皮、茯苓、粉葛根、乌药、炒粉萆薢、焦山楂、炒莱菔子、火麻仁、白术各10g，黄芩、肉桂、炙甘草各6g，升麻、柴胡、盐小茴香各5g。

用法与主治　水煎服，每日1剂，早晚各一次温服。此方为天津中医药大学刘虹主任医师的经验方，适用于小儿尿频；辨证为脾肾阳虚，下元虚寒证；治以健脾温肾，固脬缩尿。症见小便频数，时不能自控，无尿痛、尿灼热，尿量少而色清白，甚则量少至数滴，时腹部疼痛，喜温喜按，面黄少华，形瘦，舌淡、苔薄白腻，脉沉细。

出处　葛盈盈，刘虹．刘虹辨治儿科疑难杂症验案三则［J］．浙江中医杂志，2018，53（11）：853-854.

【方剂8】彭宪彰经验方

麻黄，杏仁，甘草，石膏，山药。

用法与主治　水煎服，每日1剂，早晚各一次温服。此方为成都中医药大学彭宪彰老中医的经验方，治疗小儿尿频，辨证为热邪郁肺证，具有宣肺降气的作用。症见小便频数量少，无尿痛感，吐黄痰，面黄较瘦，口渴，有时出汗，纳眠可，大便正常，舌苔薄黄，舌质红有津液，脉弦数。

出处　曹锡本．彭宪彰用麻杏石甘汤治疗小儿尿频经验介绍［J］．四川中医，1995，（6）：6-7.

【方剂9】袁斌经验方

太子参10g，黄芪10g，黄精10g，山茱萸10g，枸杞子10g，茯苓10g，炒白术10g，炒谷芽10g，焦山楂10g，鸡内金10g，麦冬10g，玉竹10g，白芍10g，陈皮6g，炙甘草3g。

用法与主治 水煎服，每日1剂，早晚各一次温服。此方为南京中医药大学袁斌教授的经验方，具有补肾益气、升提固摄的作用。适用于小儿尿频，脾肺不足，肾虚肝郁证。症见小便频数，偶有尿意窘迫，无尿痛，尿色清，每次尿量较少，无淋漓不尽感，形体偏瘦，面色少华，舌淡红，苔薄白稍腻，脉细弱。

出处 王璐，袁斌．袁斌治疗儿童神经性尿频经验拾撷［J］．山东中医杂志，2018，37（6）：497-499.